江苏省“十四五”时期重点图书出版专项规划项目
昆山市中医医院经费资助项目
苏州市吴江区吴根越角中医药博物馆经费资助项目
苏州明基友达公益基金会资助项目

苏 州 研 究 丛 书

苏州医药简史

马一平 著

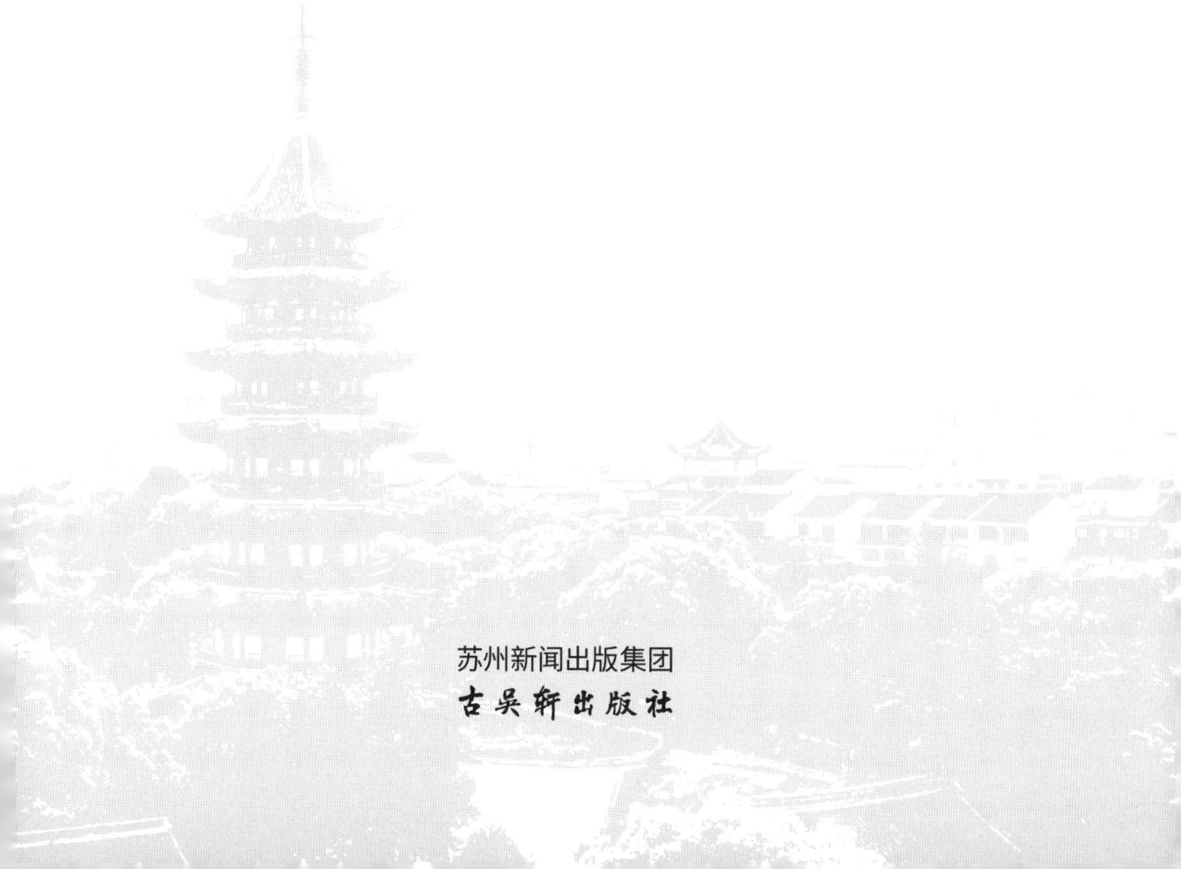

苏州新闻出版集团
古吴轩出版社

图书在版编目（CIP）数据

苏州医药简史 / 马一平著. -- 苏州 : 古吴轩出版社, 2024. 12. --（苏州研究丛书 / 王国平主编）.
ISBN 978-7-5546-2561-3

Ⅰ. R-092

中国国家版本馆CIP数据核字第2024WA4302号

责任编辑： 鲁林林
见习编辑： 刘　楠
封面设计： 李　子
装帧设计： 葛勒蔓
责任校对： 张雨蕊
责任照排： 刘　浩

书　　名： **苏州医药简史**
著　　者： 马一平
出版发行： 苏州新闻出版集团
古吴轩出版社
地址：苏州市八达街118号苏州新闻大厦30F
电话：0512-65233679　　邮编：215123
出 版 人： 王乐飞
印　　刷： 苏州市越洋印刷有限公司
开　　本： 889mm × 1194mm　1/16
印　　张： 29.75
字　　数： 420千字
版　　次： 2024年12月第1版
印　　次： 2024年12月第1次印刷
书　　号： ISBN 978-7-5546-2561-3
定　　价： 99.00元

编 委 会

总　序

苏州是首批国家历史文化名城之一，亦是吴文化的重要发祥地之一，有“人间天堂”的美誉。从2500多年前建城至今，任凭风吹雨打、时光流转，苏州保留了中国城市最完整的肌理，勾勒着承载诗意栖居的都市梦想。历史赋予生命，活力创造未来。苏州的名片不仅是“人家尽枕河”的江南好景，更是依托强有力的工业基础而迅速崛起的现代化强市。改革开放以来，从“小康构想”印证地到“勾画现代化目标”地，“强富美高”美好蓝图正一步一个脚印在苏州大地化为美好现实。站在全面建设社会主义现代化国家的新起点，一向敢为人先的苏州人再次拿出当年创造“三大法宝”的魄力，努力将全面小康阶段的“曾经先发”变为现代化新征程上的“再度领先”。

“苏人以为雅者，则四方随而雅之。”苏州是一座被文化浸润的城市，长江文化、运河文化、吴文化、古城文化、江南文化等在此交汇融通。历史给苏州留下的不仅是园林文化、精致文化，更是一种追求卓越、胸怀天下的文化。追溯历史，放眼全国，苏州是一种独特的文化现象，中国式现代化的重要特征在苏州都有更为集中的体现，苏州理应成为中国区域经济、社会和文化研究中一个独具魅力、独领风骚的重要研究对象。党的二十大报告指出，要推进文化自信自强，铸就社会主义文化新辉煌：“全面建设社会主义现代化国家，必须坚持中国特色社会主义文化发展道路，增强文化自信，围绕举旗帜、聚民心、育新人、兴文化、展形象建设社会主义文化强国，发展面向现代化、面向世界、面向未来的，民族的科学的大众的社会主义文化，激发全民族文化创新创造活力，增强实现中华民族伟大复兴的精神力量。”站在“两个一百年”奋斗目标的历史交汇点，把苏州城市发展作为一门学科来探索和打造，是一个城市增强历史自觉、坚定文化自信的体现。文化自信是种态度，是苏州的信心和决心；文化自强是种行动，是推进中国式现代化的重要支撑。近年来，苏州全力推进文化自信自强，增强历史责任、时代责任，高标准高质量推进苏州地域文明探源工程，加强太湖流域文明、史前文化、吴越文化等研究力度，扎实做好“苏州全书”编纂等工作，着力填补苏州历史研究缺环，进一步发扬光大苏州优秀传统文化，为推动中华文化更好走向世界做出更大贡献。

对苏州发展的研究，应当立足于苏州在中华文明发展历程和世界城市发展史中的地位和贡献，突出城市文脉、城市品质、城市精神、城市叙事的一体建构，从根本上回答苏州何以成为苏州、苏州将成为什么样的新苏州等重大命题。当前，要把文献开发研究摆在突出位置，编纂汇聚分散在世界各地有关苏州的文献，再通过出版向世界各地传播苏州历史文化，钩沉文献原著的全貌，探寻我们的精神原乡，重建文化高地的辉煌。

当前，苏州社科界各路“大军”都在为推动城市文化的基础性工程建设群策群力、添柴加薪。作为苏州唯一的市属公办本科院校，苏州城市学院责无旁贷、奋勇争先。苏州城市学院在建校伊始就成立了苏州发展研究院，旨在就深入挖掘、传承、保护、利用苏州历史文化资源方面做出自己的努力和贡献，为城市的数字化转型、城市更新和创新发展进一步集智汇力、建言献策。为此，苏州城市学院苏州发展研究院隆重推出“苏州研究丛书”，近期主要包括苏州历史文化与当代苏州研究系列、苏州文献史料编研系列，希望能为讲好苏州故事、展现苏州风采而绵绵用力、久久为功。

聚沙成塔、集腋成裘，我们期待大家的共同参与！

是为序。

芮国强

2022年11月

序

苏州是得天眷顾的宝域，地灵人杰，文化隆盛，独具匠心的园林、巧夺天工的刺绣、余音绕梁的弹词、风格各异的绘画，令人叹为观止。尤令人击节赞赏的是其医学，它每领风气之先，频开学理之端。葛可久、戴元礼、薛立斋、缪仲淳、张路玉、曹沧洲诸家，一皆声震医林；《女科万金方》《医经溯洄集》《伤寒贯珠集》《外科证治全生集》《医学源流论》《吴医汇讲》众著，并同名噪杏苑；其中不乏可以尊为“先驱”“鼻祖”的医家、视作“第一”“开山”的医著。吴中医学至精极粹的部分应为温病学说：前有王安道伤寒、温病“施治不得以相混”之卓识，续有吴又可《温疫论》之创新，缀以叶天士卫、气、营、血辨证方法之确立，殿以周扬俊《温热暑疫全书》、薛生白《湿热论》、缪遵义《温热朗照》等著作之刊行，温病学说一跃成为医界的一门显学。前人赞扬“吴中医学甲天下”，今可续以“温病学说冠吴中”。

是书作者马一平先生，人如其名，一心于苏州医学，平作乎吴门文化，寝馈其中四十余载，翻箱倒柜地寻觅，去伪存真地爬梳，持论有据，叙事多元，运用通俗的语言，阐述信实的医史，撰就《苏州医药简史》。赏其文稿，获益良多。

其一，采撷丰富，资料翔实。医著而外，大凡方志、史书、文集、笔记，乃至于实物资料如《平江图》之类，有关乎吴中医学文化的素材，并属选摘之列。唯其搜罗繁富，遂有抉择之精、叙述之细。如明代苏州府及吴江县、常熟县、昆山县、嘉定县、太仓州、崇明县“医学”机构设立的时间、处所的变迁、先后出任的人员及供职的期限等，均被其如数家珍般地娓娓道来。

其二，论说中肯，剖解允当。叙事得宜不易，析理到位实难，而寓析理于叙事，则尤艰而又艰。作者却好似信手拈来，每能化二者于一体。如讲述温病学说因何创自吴中，从地理环境、经济水平、人文因素等多个角度予以论析，表明温病屡发乃是相应学说形成的直接动因，进而阐明温病学说创立的过程及其对中医学发展所起的不可限量的推进作用，如水之泻下，畅流无阻。

其三，富含学理，启迪心智。此著以“简史”形式详载苏州医学之故实，其中每多豁目开襟、发人深省之事例。如所记“元明长洲沈氏八世医”，述沈廛治刘太守小便闭案，沈据紧滑之脉象，断为积痰凝滞于上，因其上闭而致其下不通，遂采用提壶揭盖之“下病上治法”，投以吐药而愈。此深得朱丹溪治小便不通案（见戴良《丹溪翁传》）之真谛。《金匮要略·呕吐哕下利病脉证治》有“食已即吐者，大黄甘草汤主之”条，用大黄甘草汤清实热、除积滞，不治吐而吐自止。叶天士《临证指南医案·呕吐》亦有“呕吐，得小便通少缓”之说，此并属“上病下治法”。下病救上，上病救下，似出常规之外，然合乎情理之中，实有异曲同工之妙。所载之案，学理通贯，是足可嘉。

此书熔学术性、知识性、可读性于一炉，一展卷而多裨助，于吴中医学，既可知其积渐之久远、沉淀之厚重，更能晓医著之精广、影响之深邃，尤可通医家之名望、流派之鼎盛。当今治吴中医药史者，昆山马一平，俊彦其一也。

不佞与一平相交有年，前蒙赠《阆苑集》诸作，读之颇有所得。今承邀为序，谨撰此小文，用志印行之贺。

段逸山

（上海中医药大学终身教授）

壬寅季秋望日

目　录

第六章　吴门名太医掇英

第七章　吴地名世医撷秀

第八章　苏州近代名医选粹

第九章　吴中名医著掠影

第十章　吴郡名药店拾萃

引　言

以苏州城为中心的江苏苏州地区，古代又名吴中，还有吴郡、姑苏、平江、吴门等别称。历史悠久，经济发达，文化繁荣，杏林鼎盛，名医辈出。汉至民国，仅据文献统计，苏州（现辖区域）就有医家2 000多人、医著1 300多部，其中不乏医林翘楚，如葛乾孙、倪维德、王履、薛己、缪希雍、吴有性、张璐、叶桂、薛雪、尤怡、王维德、徐大椿、缪遵义、曹存心、陆懋修、曹沧洲等名扬天下的大医学家；也多杏苑名著，对中医学发展产生过重大影响的医著有《女科万金方》《十药神书》《医经溯洄集》《薛氏医案》《温疫论》《张氏医通》《温热论》《湿热论》《临证指南医案》《伤寒贯珠集》《外科证治全生集》《徐灵胎医学全书》《吴医汇讲》等30多部。值得一提的是，吴中历代出太医250多人，其中有太医院院使19名；涌现世医百余家，其中传代最久、最为著称者为昆山郑氏二十九世妇科，自宋末以来，世代相承，绵延至今近800年，为中外医学史所罕见。名医踵接，医者荟萃，形成了享有盛誉的区域性医学——吴中医学。

吴中医学是我国著名的地方医学，是中医学的重要组成部分，在中国医学史上占有举足轻重的地位。其名医之众多，医著之宏富，分科之完备，成果之丰硕，影响之深远，确实出类拔萃于中华。近代著名中医学家丁甘仁先生尝谓“吴中医学甲天下”，确为名副其实之言。数千年来，吴中医学为吴地人民的健康和社会繁荣昌盛做出了杰出贡献。

本书为苏州地区的医药简史。收录范围：唐代为苏州、宋代为平江府、元代为平江路、明清为苏州府、民国为原苏州府的全域。清雍正二年(1724)太仓州升为直隶州后,太仓州与镇洋县因是今太仓市故收入,而其所辖嘉定县、宝山县与崇明县则不再收入。本书除近代名医章收录卒于20世纪60年代以前者,世医章与药店章为保住其完整性写至现今外,基本截止于1949年,因此20世纪50—80年代隶属于苏州专(地)区的无锡、江阴两县自然不在收录范围。

第一章　吴中医学的起源

一、三山岛疗疾旧石器

1985年，苏州市太湖三山岛古文化遗址的考古发掘中，出土了大量的古人类打制的石制品和哺乳动物化石，表明远在1万年以前的旧石器时代晚期，吴地的先民就已经在太湖流域打制石器、渔猎水生生物、繁衍生息了。三山文化是迄今所知苏州历史文化的源头，有力地证明了包括苏州在内的太湖地区也是中华文明的重要起源地之一。

世界著名生理学家巴甫洛夫说过："有了人类，就有医疗活动。"确实如此，人类在原始社会的生产和生活中必须同疾病和伤痛作斗争，以保护自身

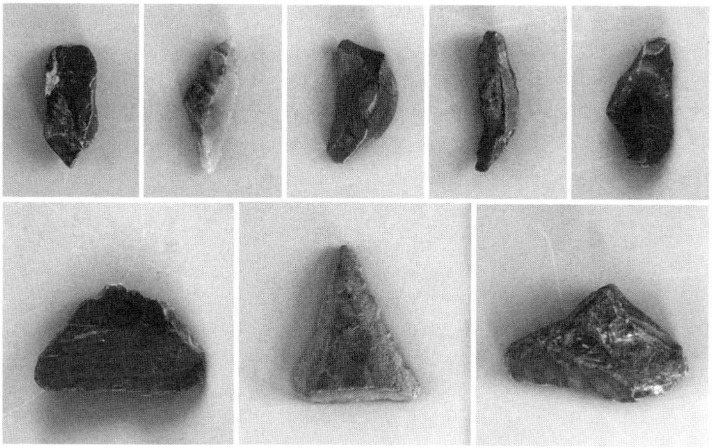

图1-1　三山岛出土的旧石器时代晚期近似砭石的石器　苏州市吴中区吴文化博物馆藏

的生命健康。他们遇到疾病和意外创伤，自觉或不自觉地去探求解除痛苦、恢复健康的方法，从而逐步产生了简单的医疗卫生活动，如用砭石疗伤、用植物百草治病等，医学就这样慢慢地起源了，但这是一个漫长而又曲折复杂的过程。人类同疾病作斗争的需求及有意识地积累和传播医学知识，是医学产生的真正源头。

原始人类最早所使用的生产工具——石器和骨器，当时既是生产工具与生活用具，同时也被作为医疗用具。砭石是石器的一种，是原始人类最初使用的医疗工具，有锐利的尖端或锋面。它主要被用来切开痈肿、排脓放血，或用以刺激身体的某些部位以减轻和消除病痛。三山岛出土的石制品中就有很多近似砭石的石器。

二、商代著名巫医巫咸

随着历史的发展，太湖流域经历了新石器时代的马家浜文化、崧泽文化、良渚文化时期后，在公元前2000年左右，进入了马桥文化时期。此时，中原地区进入了夏、商王朝时期。随着当时人们祖先崇拜、宗教意识的日益浓厚，能“通鬼神”的巫，在先民的生活、生产和政治上居权威地位，属于政治和文化精英阶层。视疾病为鬼神、祖宗作祟的认识也更为普遍，对疾病的治疗也从原始社会的朴素经验，逐步转为以巫术为中心的祈祷活动。有些巫掌握了一些医药知识，成为专职的巫医，为人治病，出现了巫、医难分的局面，从殷墟出土的甲骨文可见，巫为人治病在形式上看是用巫术制造一种神秘气氛，对患者有精神上安抚慰藉的作用，但要想真正治疗身体上的病，还是得借用药物，或采取技术性治疗。巫医的双重性决定了其对医药学的发展功过参半（对医药的应用与阻碍）。

这个时期，先民已开始用谷物酿酒，并发现了药用酒类——醪醴；又因冶炼技术的提高，他们在制作金属生产工具的同时，也发明了医用铜刀针。

故虽然在宗教巫术的笼罩下，医药技术仍日益进步。

古文献中记载的常熟虞山之小山（虞山北之低丘，今商相村）人巫咸（卜辞称咸戊），便是商初著名的巫医，他以祈祷、祝由、禁咒、占卜的方法治疗疾病；同时，他也是商朝第十代君王太戊的贤臣，还是最早的星象家（即天文学家）。记载巫咸及其为常熟人的文献有《尚书·周书·君奭》载殷商“在太戊，时……巫咸乂王家”。《史记·本纪·殷本纪第三》载太戊时“巫咸治王家有成”（治理王家政事很有成绩）。东汉《越绝书·外传·记吴地传第三》：“虞山者，巫咸所出也。虞故神出奇怪。去县（这里是指吴县）百五里。”梁《招真治碑记》：“海虞县境有虞山，巫咸之所出也。咸居虞之小山。”唐《史记正义·殷本纪第三》：“巫咸及子贤冢皆在苏州常熟县西海虞山上，盖二子本吴人也。”南宋《吴郡志·古迹》：“虞山，今为海巫山，山即巫咸山所出。”常熟历代县志，也多以巫咸父子为邑中先贤。

自汉至唐的诸多典籍确记巫咸墓在虞山，可当巫咸墓在唐代湮没后，就有人对此产生质疑。然而，南宋嘉定年间，巫咸墓忽露踪迹，有山农在虞山西岭半山腰的青龙冈（即今小石洞地段）锄地，发现一块刻有“商相巫咸

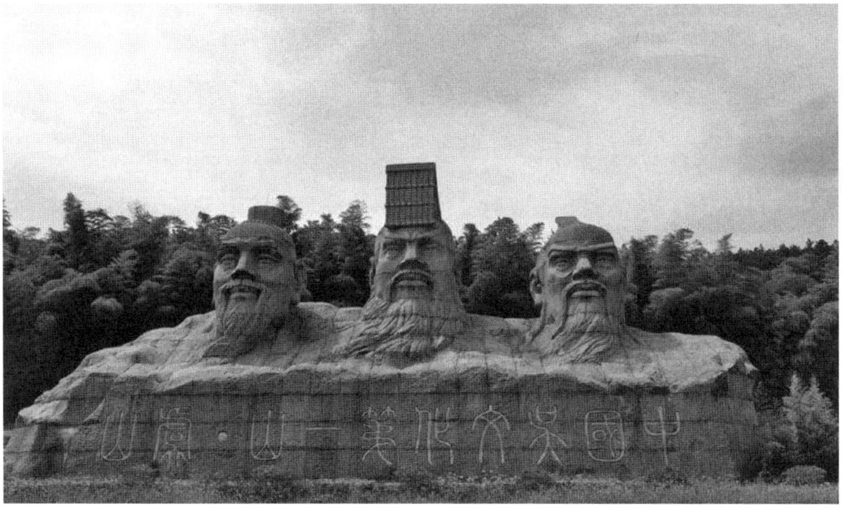

图1-2　常熟虞山北麓圣贤广场上的三贤石雕像（从右至左：巫咸、仲雍、言子）

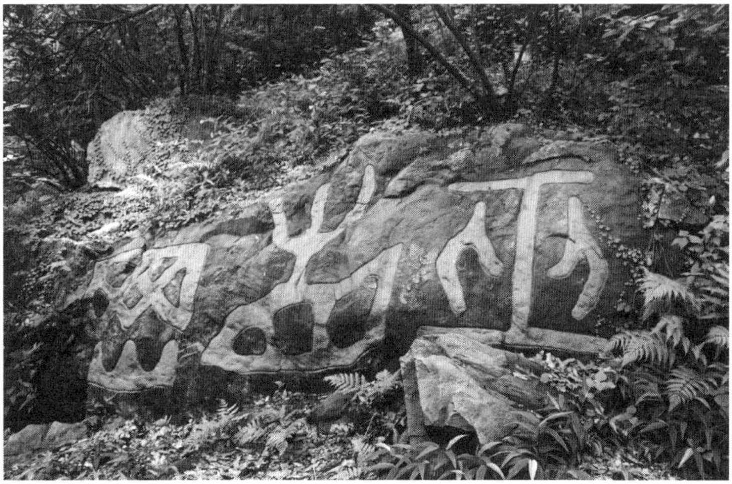

图1-3　常熟虞山宋代摩崖石刻“巫相冈”　杜祯彬摄

冢”五个隶书大字的古碑，知县闻报后即组织修墓建庙，撰文立碑，并在青龙冈石壁上镌刻“巫相冈”3个擘窠大字，字径高达1.9米，宽1.5米，钟鼎文体，用双勾法所刻，古朴苍劲。这在明代以后的多数《常熟县志》中有记载。

关于巫咸里籍与墓葬地的争论早在唐代之前就已经开始，至今未停歇。另一说是“晋人说”，其依据是山西夏县境内有一座山，汉前就称“巫咸山”（见《水经注》与《汉书·地理志》）；北宋的《太平寰宇纪》中也说陕州夏县（今山西夏县）有巫咸山，山下有巫咸祠；历史上夏县有巫咸山、巫咸河、巫谷等，县城附近的巫咸山麓建有巫咸祠和巫咸墓；夏县历代县志，更是都将巫咸父子载入邑内的“贤才”之列，其居所名“巫咸里”（后更名为“商相坊”，今为“南商里”）。

三、传说中的周代吴医沈羲

“随着中国古代农耕文明的崛起，人们在造成一个人化的环境的同时，逐渐地打破神化的世界，显示了人的价值，不断冲淡了对神的信仰。到了周代，特别是周末，巫、医消长的趋势已有了反差，医药知识与经验开始逐渐从医、巫合流的堤岸中分流出来，按自身的规律发展，而且愈向前发展，医、巫的流向分歧愈明显。文化价值的取向成为医、巫的分水岭，医药的取向是科学文明与精英文化，而巫则基本上转向下层位文化和神秘主义。”[①]至战国晚期，医药学终于与巫分离，走上了独立发展的道路。

约公元前11世纪的商代末年，泰伯、仲雍让国避位奔吴，开始建立勾吴国。他们带来的较先进的中原文化，与本地先民创造的先吴文化相融合，后又吸收越、楚的先进文化，慢慢地孕育成了吴文化。春秋战国时期，由于生产力迅速发展，经济形态剧烈变动，学术思想活跃，形成了“诸子蜂起，百家争鸣”的局面。医学也继续发展，巫医日益得不到社会各阶层信任，专业医生在社会上活跃起来，标志着医与巫的完全决裂。医学在临床治疗经验、理论知识总结、医学分科和职业医生的出现等方面，都取得了显著进步，苏州地区也不例外。

《古今图书集成·医部全录·医术名流列传》引东晋道教学者、著名炼丹家和医药学家葛洪所著的《神仙传》中《沈羲》一篇，说春秋战国时期，吴郡人沈羲，去蜀中学道，虽没学会服食仙药之道术，却学会为人治病，救济百姓，其功德感动上天。沈羲后遇仙升天，在太上老君处服了长生不死仙药，四百年后回到家乡治病救人，还给许多人传授他的医术。要注意的是，葛洪的《神仙传》是一部古代志怪小说集，并非信史，且吴郡这个建置名，是东汉永建四年（129）会稽郡分浙江（钱塘江）以北、以西地设置后才有的，故以上这个故事只能作为传说来弥补先秦时期吴中地区医学文献的空白。

①李经纬、林昭庚主编：《中国医学通史·古代卷》，人民卫生出版社2000年版，第62页。

第二章　吴中医学的发展

一、秦代至唐代的吴医

从公元前221年秦国统一六国，建立第一个封建王朝——秦朝，历经两汉、三国、两晋、南北朝，至隋唐，中医学进步巨大，临床分科越来越细，出现了不少著名医家，产生了许多重要的医学著作，宫廷及地方医事组织逐步设立完备。苏州医学也与全国同步发展，但由于文献记载寥寥无几，无法知晓详情，只能将一些只字片言罗列于下，以窥其一斑。

三国吴赤乌二年（239），吴人吕广任吴国太医令。吕广（至隋代，为避炀帝讳，以“博”代“广”，故又称吕博，一作博望，或为其字）少即以医术知名，善诊脉论疾，著述较多，撰有《玉匮针经》《募腧经》及《注八十一难经》（又名《黄帝八十一难经》，为《难经》的最早注解本），对我国针灸学和中医理论颇有贡献。

南朝陈天嘉三年（562）秋八月，医僧吴人知聪携《明堂图》（针灸穴位图）、《甲乙经》等医书160多卷到达日本，此为中国医学传到日本的最早记载。知聪后定居日本，他的儿子也精通医学，日本天皇赐名为“和药使主”，对中日医学交流起到了促进作用。

唐开元年间，名医吴人纪朋，精于望诊，观人颜色，便知疾病深浅，不待诊视六脉，而剖决精详。他的学生周广（亦吴人），尽得老师真传，治病多奇效。开元年间，周广被征至京师，妙手治愈一宫人狂疾，玄宗欲赐以官爵，他坚辞不受，固请还归吴中，玄宗不违其意，令其还乡。

二、唐代吴中医药机构

唐代，是中国封建社会的鼎盛时期，号称“盛唐”。此时期的医药事业也呈现出空前昌盛的局面，全面整理前人的医学成就，吸取当代医家、各民族群众和来自外国的有效方药经验，继往开来，为医学理论和实践在更高层次上继续发展奠定了新的基础。除设置为帝王服务的尚药局和为太子服务的药藏局外，中央还设有为百官医疗服务兼具医学教育与医政管理功能的太医署，置规定员额的太医令（署主官）、太医丞（署副主官）等医官和医药专业人员。从中央到地方已形成较为完整的医政与医学教育体系，极大地提高了医学整体水平，对后世的医事组织和学校式医学教育的发展起到奠基作用。朝廷主持修订并颁布了《新修本草》，它是世界上第一部国家药典，使药物学有了规范。此外，唐代先后编辑颁行的《广济方》《广利方》，对普及医药知识、促进医药事业发展起到很大推动作用。

唐贞观三年九月十六日（629年10月7日），唐太宗诏令各州设置“医学”，为州一级医疗、医学教育和医政管理合一的机构。这在中国历史上属于首创，把医药服务推广到了全国。医学中的医官为医药博士（开元元年〔713〕改为医学博士）等，还有规定数量的医学生。三都，各大、中、下都督府和上、中、下州置医学博士、助教（下州无助教）各1人，医学生10—20人不等。医学博士身兼医疗、教学与医政管理之职，既以“百药救民疾病”，又在助教协助下教授医学生，还要管理医药事务，医学生有在州境内巡回医疗的任务。当时县一级尚无医药机构。

唐代，苏州也设置医学，有医学博士1名，以医术济民众，以医技教育医学生。道光、同治《苏州府志》和民国《吴县志》记载，程仪（其子程修己于唐大和四年〔830〕举孝廉，出任浮梁县尉，仕至太子中书舍人）曾任苏州医学博士。

唐代，药肆、药市在州级以上城市逐步兴起，成为固定的药材交易场所。苏州与国内许多大州一样，也有药肆，在著名诗人陆龟蒙的《奉酬袭美先辈吴中苦雨一百韵》诗中就有“良医只备位，药肆或虚设”的描述。

三、宋代吴中医药机构

宋代，是我国医学发展史上一个承前启后的重要阶段。宋政府实行抑武兴文的基本国策，提倡“仁政”，认为“医乃仁术”，为仁政的重要内容，故历代皇帝对医学的重视是史无前例的，从而有力地促进了医学的发展。

宋代的医事制度在沿袭唐、五代的基础上进行了前所未有的改革，为适应其繁杂且不断变化的职官制度，先后建立了众多医药机构，有的机构之间职责还有交叉重叠。有翰林医官院（元丰五年〔1082〕改称翰林医官局），隶属翰林院，是全国医官管理机构，掌管医政和医疗；有太医署（庆历四年〔1044〕改称太医局），隶属太常寺，又隶属过国子监和礼部，是国家医药事务管理机构（即中央卫生行政管理机关），其管理全国医学教育职能尤为突出；有尚药局和御药院，为帝王和宫廷医疗服务；有医学（庆历四年创立，犹如中央医学院），是中央医学教育机构，初隶太常寺太医局，崇宁二年（1103）改隶国子监，改名太医学，政和三年（1113）又与太学一样隶属礼部，南宋复隶太常寺太医局；有熟药所（熙宁九年〔1076〕设立，又称修合卖药所），面向平民兼营制药、售药，后制药业务划出为和剂局（南宋改称惠民和剂局），而售药的熟药所称惠民局（南宋改称太平惠民局）；还有安济坊（南宋改称安养院）、养济院、居养院、福田院（养老院）、慈幼局（收养弃婴）、保寿粹和馆（医治宫人）和病囚院等收容贫、病、孤、老、幼、残与乞丐的兼慈善救济和医疗性质的机构。

指南针和活字印刷术对北宋社会经济和科学文化的发展起着极重要的

推动作用。活字印刷术的发明和造纸术的进步与推广，有力地促进了医学著作的撰述和传播。宋朝廷于嘉祐二年（1057）在京城设立校正医书局，校印宋以前的历代重要医学著作。官方几次组织编纂印行《太平圣惠方》《圣济总录》《太平惠民和剂局方》等大型方书和医典，还多次组织编修本草书籍，对促进中医学的发展做出了重大贡献。

宋代的地方医药机构，初承唐制，在州设有医学博士、助教等医官，负责地方医政事务。嘉祐六年（1061），诏各州设立医学，为地方医学教育机构，置医学博士（徽宗起改称职医）、助教等教师，吸收本地学生习医，由医学博士教习医书，学习期满后，考试合格者贡举给中央医学作为生源，本地医官有缺亦从中择优补充。政和五年（1115），又诏令各州县两级普遍设立医学。政和年间，州医官分医长、医职、医工三级，后又有医学教授。南宋医事制度袭承北宋，然因国势衰弱，战事不断，朝政腐败，无复北宋之盛了。

据苏州博物馆藏《有宋翰林医痊夏公圹志》，夏舜俞（1137—1198，字钦夫，官至从七品的翰林医痊）于淳熙元年至六年（1174—1179）出任平江府（今苏州市）医官，后于淳熙、庆元年间又两次出任平江府医官，遂定居平江，卒葬吴县（今苏州市）灵岩乡宴宫里何家村。

方志记载，平江府原有1所居养安济院，位于平江府城（今苏州市古城区）社坛东，建炎四年（1130）毁于兵火。南宋淳熙三年（1176）二月，平江府知府陈岘在府城象院旧基重建安济院，费时7个月，其规制甚宏大，有屋65幢，是1所医院、孤老院、育婴院和义冢兼而有之的综合性慈善机构。绍熙元年（1190），提举张体仁又在府城西南隅创办安济院1所。

嘉定年间，在府城州钤厅后（今十梓街西瓦爿弄），建立了1所官办医院。苏州碑刻博物馆的镇馆之宝——宋绍定二年（1229）镌刻的《平江图》石碑上东南隅就有标注“医院”2字的房屋，这是苏州地区历史上最早的医院，也是中国历史上到目前为止有实物可考最早定名为“医院”的记载。宝庆元年（1225），浙西提刑（尚书郎）林介将医院改建，并更名为安养院，有“屋

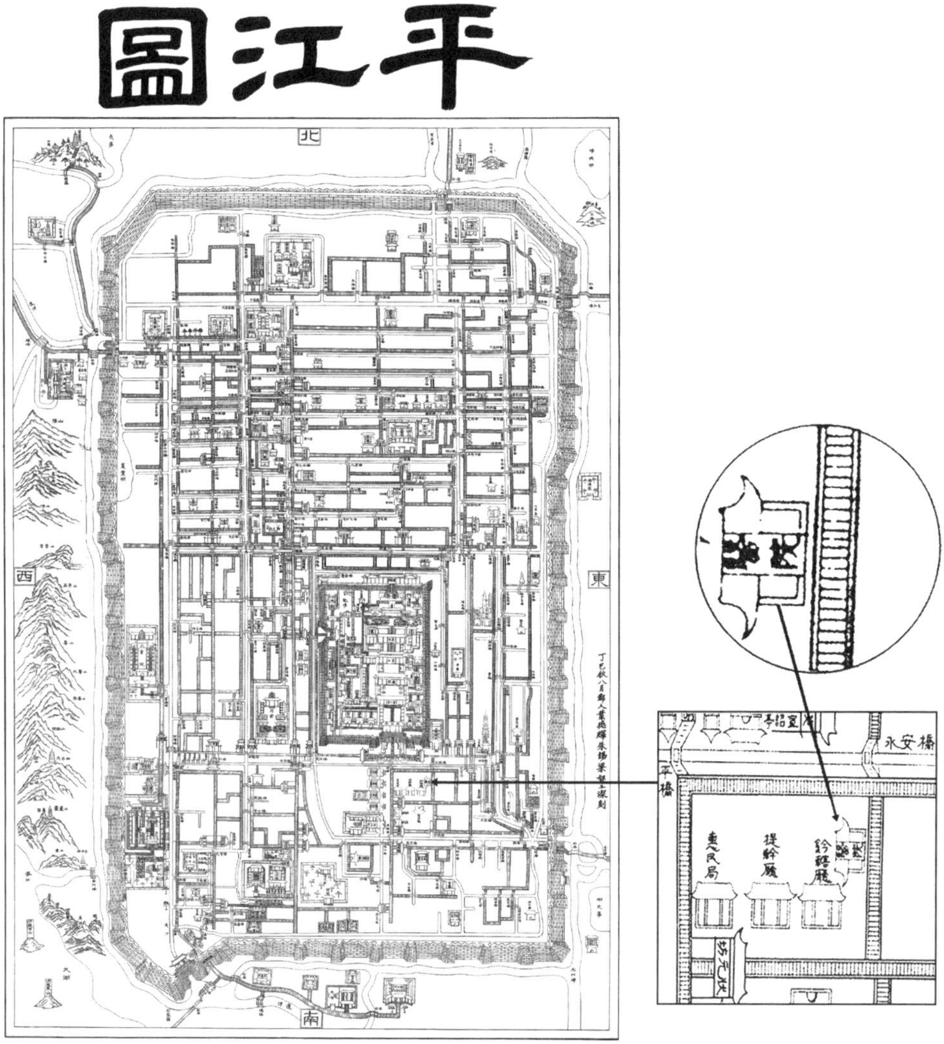

图2-1　载有中国实物可考最早定名为“医院”“惠民局”的宋石刻《平江图》摹绘本

百础，田三顷”，收治郡府院监狱的病囚，院内卧具、膳食和医疗器械靡不具备，医师精良，选择名方良药为病患医治，又配备医院管理、护理和仓库保管人员，还订有“激犒”等奖励制度。

庆元元年（1195），太平惠民药局在平江府城醋库巷建立，这是现江苏行政区域内历史上首家面向平民施医给药、救济贫病的具有门诊部性质的官办医药机构。平江府下辖的吴江县（今苏州市吴江区）、常熟县（今常熟市）、昆山县（今昆山市）、嘉定县（今上海市嘉定区）四县均设惠民药局，其中嘉定县惠民药局建于县市西太平桥北堍东偏。

绍定四年（1231），吴中春疫流行，平江府知府吴渊积极组织城内良医，划区包干，至家到户送医送药，从二月至七月，共救活1 749人。疫后，吴渊即在鱼行桥东（今嘉余坊东南）创设济民药局，药局有房屋35楹，病房、制药室、管理机关、贮藏室与厨房等一应俱全，共耗钱7 845缗、米323石，是1座较具规范的医院了。济民药局建成后，他又给予购药费20 000缗，为应对以后再次发生流行病疫情做好充足准备，使之成为宋代地方药局中最为优秀的代表。济民药局后逐渐衰败并关闭。开庆元年（1259），平江府知府马扬祖在城内路分厅故址（在子城西门府西楼下东南）重建济民药局，继又将其迁至北面今马医科处（这就是马医科巷名的由来）。

宋代商业、手工业的发达，使医药业进一步分工。除官办药局外，民间药商亦很活跃，开设了不少药肆。1978年在苏州城西南瑞光塔中发现了一张木刻印刷的熟药皂角丸仿单（即说明书，现藏苏州博物馆），边款有“起初朱□发熟药铺”字样，据考证约印刷于北宋大中祥符年间。南宋初年龚明之《中吴纪闻》记载，大观、政和年间人朱冲（朱勔之父）在平江城内开设过一家药铺。南宋洪迈《夷坚志》中记载，绍熙五年（1194）前，平江人江仲谋在府城内饮马桥南开设了一家熟药铺。其后，平江人韩龙（北宋魏国公

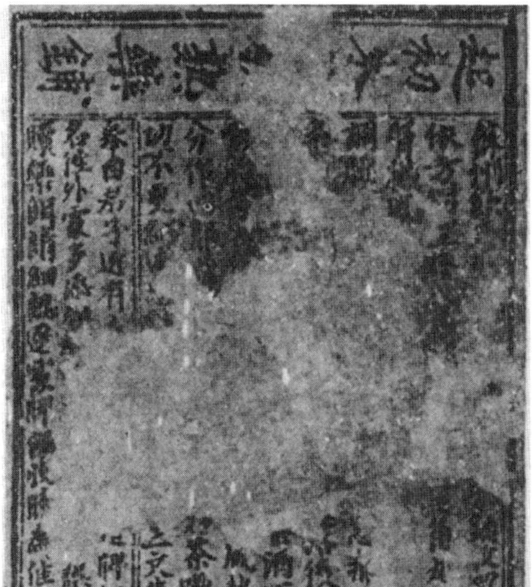

图2-2 北宋“起初朱□发熟药铺”皂角丸仿单 苏州博物馆藏

韩琦六世孙）也开设过熟药铺，人称韩府药局。官办和剂局和民间药坊的增多，大大推进了制剂和成药的发展。

当时的大都市中多设有专门定期进行大宗药物交易的市场——药市，药业进一步繁荣发展。平江府的药市街（即现在的学士街），就是当年进行药材交易的场所，药业兴盛，蔚然成市。

四、元代吴中医药机构

元代，医药学在继承前朝成果的基础上，进入了发展的黄金时期，取得了较为突出的成就。

一是建立医事管理机构。元太宗十三年（1241）[1]，成立了统领天下医政的最高医事管理机构——太医院，将服务于宫廷皇族的御医系统分属其下，结束了自汉代以来御医系统和医事管理系统并行的模式，形成了自上而下的树状辐射管理体制。这种模式集中了管理权，大大便利了医药管理政策的推行。元代历位皇帝都非常重视医事，大德五年（1301），更是将太医院升为正二品机构，地位高于六部，这在中国古代历朝历代是空前绝后的。院使为正二品职，是我国历代医官中的最高品秩。至元五年（1268），太医院下设医学提举司，专司全国医学教育。但元代未设中央医学学校。

元政府又逐步建立地方医药管理行政机构，至元二十五年（1288），在河南、江浙、江西、湖广、陕西五行省设官医提举司，置提举（从五品）、同提举、副提举各1人，其余各行省置太医散官。在各路、州设官医提领所，置提领、副提领各1人；在各县设官医管勾1人，掌管医户差役、诉讼等医政事务。

平江路（今苏州市）也于至元二十五年（1288）在谯楼南（平桥南）原宋观察推官厅设置了官医提领所，这是江苏地方卫生行政机构之肇始。大德

① 《元史·百官志》记太医院始于中统元年（1260），然多篇文献记载太医院在此之前早已设立，今据许有壬《至正集》卷四十四《大都三皇庙碑》，采纳建于元太宗十三年之说。

八年（1304）例革，提领所并入路医学，官医保留。府、县志及其他文献记载，元初，宋太医沈良惠后裔、长洲县（唐武周万岁通天元年析吴县东部地置，1911年与吴县、元和县合并成苏州，次年改称吴县，今苏州市）名世医沈瑛和杭州名世医范德诚相继出任平江路官医提领。此后，长洲名医周继善也曾任过平江路官医提领。大德六年前，长洲名世医葛应雷任平江路官医提领，大德十年调任平江路医学教授，后升任江浙行省官医副提举（医愈郎，从八品），延祐五年（1318）又晋为提举阶（成全郎，正七品）。大德十年，葛应泽（葛应雷弟）继任平江路官医提领。后溧阳名医陈桂发也任过平江路官医提领，卸任后遂移家于吴门。吴江州官医提领所，设在州城东门内仙里桥西南，置提领1人。元末，常熟整骨科名医徐亨甫曾任常熟州官医提领。

沈德辉（沈瑛之孙）曾出任江浙行省官医提举。吴县名世医、名太医刘勉和吴县名医张元善也曾任过江浙行省官医提举，两人官阶均为正五品的保冲大夫。

二是建立地方医学教育机构。元世祖忽必烈继位不久，即在中统三年（1262）下令要求地方建立各级医学教育机构——医学。当年九月起，太医院副使王安仁奉旨至各路设立医学，并规定仿效儒学与孔庙结合的制度，在各地医学校址建立三皇庙，实现庙学合一，这是元朝独有的制度，尊伏羲、神农、黄帝三皇为医学始祖，将他们定为医家专祀的神祇，纳入国家祀典，因此凡医学必须建有祭祀三皇的庙宇。后各州、县也逐步设置了医学。医学教官编制：各路医学设教授、学正、学录各1人；上州、中州医学设教授1人，下州医学设学正1人；各县医学设教谕1人。

平江路医学的确切建立时间不详，应在元朝取得江浙地区政权后。史志记载，平江路医学置医学教授1人，俸钞三十八两五钱；下辖吴江、常熟、昆山、嘉定四州均设医学，置医学教授1人，每人俸钞三十八两五钱。元元贞年间，嘉定名世医唐永卿为平江路医学教授。长洲名世医陈天祐、陈元善父子俱担任过平江路医学学正。长洲名世医沈彦才（沈瑛之子）、吴县名医周子华先后任平江路医学学录。平江路医学和三皇庙初建时非常简陋，大德五年（1301）新任达鲁花赤岳烈和总管董章到任见状后欲扩建，终因基址狭窄而未果。次年七月初，特大暴雨将路总管府衙、县衙、寺观、亭宇悉数摧毁，灾后复建路总管府衙时，吴县、长洲县两县衙被附建在总管府衙旁。岳烈首捐己俸，在空出的吴县县衙址（位于府衙西北隅流化坊），募建三皇庙和医学。在岳烈的主持下，路医学教授苗寔和路官医提领葛应雷全力以赴负责建设工程，劝率众医捐款捐田。经过1年多（大德六年秋至七年冬）建造，终于筑成。新庙规模宏大，前为凌霄门，次为大门，居中为大殿，翼以两庑，殿后为讲堂，东西各立四斋，讲堂东南为教授厅，总有53间屋，周以围墙，凌霄门外临衢对峙两井亭，“轮奂华耀，甲于诸郡”。另有学田200亩，解决了日常祭祀和医学教学的经费。大德十年，继任达鲁花赤马速忽在庙之东南垒土成阜，并在其上筑聚远亭，以便登览。又辟治花圃，便于学生进修之暇，以寓游息。同年，葛应雷继任平江路医学教授。后至顺二年（1331）、至正七年（1347）、至正二十年三皇庙相继得到修缮。至正十八年至二十年，平江路医学教授为郡人林以义（后为医正郎、太医院御医）。元末，世医陈新斋（郡人）和周继周（周子华长孙）相继为平江路医学学正。

吴江州医学，建在旧州市。延祐五年（1318），常熟州也在虞山东南麓建三皇庙设立医学。至正年间中期，常熟名医陶埴任常熟州医学学录。至正末年，陈仲明任常熟州医学教授。元初，常熟名医赵仲先任过昆山州医学学正。大德十年（1306），昆山州通过募捐集资集材在州治东南50步处新建了三皇庙和医学，时任医学学正为张成祖、赵璧（赵仲先之子）。延祐元年，州治移至东北境太仓城后，三皇庙日趋坍废。至正十七年（1357），昆山州治迁回旧所后，于至正十九年，再次通过募捐集资修复三皇庙和医学。至正二十三年，昆山州医学权（权：代理、兼摄）教授为王晔、许规。元末昆山名医许矩任过昆山州医学教授，昆山名医董济川则任过昆山州医学学正。嘉定州医学，于泰定年间建在城西三皇庙内。

三是建立惠民药局。元承宋制，早在元朝尚未正式建立的太宗九年（1237），就在10个路建立了惠民药局。但与宋代制药、售药机构分设不同，元代的惠民药局为制药、售药合一机构，后因管理不善，本钱亏蚀，于至元二十五年（1288）停办。大德三年（1299），诏各路重设惠民药局，给贫民提供低价或免费的医药服务，以嘉惠贫病民众的医药需求。各路惠民药局设提领1人，由太医院委派，还由地方征聘“良医”在局内应诊，“良医”员额为“上路二员，下路、府、州各一员”。其后，府、州、县也普遍建立了惠民药局。

平江路奉诏即将惠民药局设置在旧和丰楼，延祐三年（1316）迁至医学，然场所狭小，无法制药。次年，在府治东南吴会坊侧宋盼春亭旧址重建，延祐五年落成，有屋两间各四楹，高大壮观。下辖吴江、常熟、昆山州也先后设立惠民药局，嘉定州于延祐三年在前朝原址太平桥北重建惠民药局。

元代，民间药业继续发展，河南禹州形成了中原地区药材集散贸易的常年大市。此时平江城的药市缺少记载，不过在著名的《马可·波罗游记》（反映元世祖至元年间中后期〔约1275—1292〕的中国见闻）第75章中，已经把有许多医术高明的医生当作苏州城的特色之一加以誉扬，既然名医众多，可以猜想药业肯定兴旺。

五、宋元吴中医学成就

宋元时期，是我国医学发展史上一个比较发达的重要阶段。中医学临证分科成倍增加，从唐代的四科发展至宋代的九科，到元代又增加至十三科（大方脉科、风科、针灸科、小方脉科、眼科、产科、口齿科、咽喉科、正骨科、金疮肿科、杂医科、祝由科、禁科）。分科越细，钻研益精，发展愈快。

从南朝起，江南地区经济快速增长，全国经济重心逐渐南移，至宋代，以苏州地区为中心的江南地区作为全国经济重心的地位得到完全确立，“苏湖熟，天下足”“上有天堂，下有苏杭”的谚谣蜚声海内外。靖康之难，宋室南渡，北方和中原地区的大批官宦、世家大族迁徙到江南，给苏州地区带来了不少北方医学流派和新的医学知识，大大地促进了吴中医学的发展。

宋元时期，吴中医学的诊断学、药物学、方剂学和临证医学各科都得到了全面发展，取得一定的成就，出现了一批著名的专科医家和医著。

诊断学　宋元时期，继承晋唐以来的医学成果，诊断学的发展较快。脉诊有了重要进步，产生了几部脉学的诊断学专著，如南康军（宋政区名，隶属江南东道）道士崔嘉彦的《脉诀》、崔嘉彦弟子刘开的《脉诀》等，这些著作为普及和发展脉学发挥了积极作用。南宋名医刘开，字立之，号复真，南康军星子县（今庐山市）人，精于脉学，人称“刘三点”。其孙刘岳，移居吴县，得家学，工医术，擅切脉，以手指在患者寸口脉上点三下，即知得病原因，人也颂之为“刘三点”。

药物学　宋元时期，特别是北宋，由于政府的关注与重视、造纸术和印刷术的进步与推广、大批知医理儒臣的参与等内外因素，本草学（即药物学）的研究和著作编纂工作空前繁荣，先后问世多种本草学著作，使我国药物学发展到了新的高度，药品的炮制加工方面亦多有发明。元常熟名医王珪，创制“滚痰丸”，将青礞石（捶碎）和焰硝若干两，放入瓦罐内盖之，铁线缚定，用盐和泥封固，晒干，火煅红，候冷取出，然后取大黄（酒蒸）、黄芩（酒洗）、沉香（研）三味各若干两，一起水泛为桐子大的小丸，治痰证有神效。

方剂学　受政府重视医学的影响，宋代文人编撰方书风气盛行，或整理家藏及个人秘方，或搜集民间验方，方剂学呈现出欣欣向荣的景象。沈括（1031—1095），字存中，北宋钱塘（今杭州市）人。因父亲沈周长期在外做官，沈括自幼借居苏州母舅家，随母许氏入籍吴县，以吴县籍考取举人、进士。他是我国古代伟大的科学家，他的名著《梦溪笔谈》是他毕生精研天文、历法、气象、数学、物理、化学、地理、地质、冶金、水利、兵器、建筑、动物、植物、医药、文学、史学、易学、音乐等学科的科学结晶，记载了古代许多重大的科学发明，被誉为“中国科技史上的坐标”，其中也记述了许多医药学的成就（共69条）。沈括的医药学造诣很深，他广泛搜集民间验方、秘方、单方，留心记录效方良药，著有《良方》（又称《沈存中良方》）10卷。其中“秋石方”记录了我国早在11世纪以前就已能从人尿中提制秋石（含性激素的结晶制剂），是世界药物化学之重大成就，比外国医药学家同一发现早800余年。令人注目的还有他在苏州收集到的不少验方，如有“一丸治一人，曾无失者”神效的“小还丹”等。后人将此方书与苏轼《医药杂说》中经苏轼本人搜集的验方合刻刊行，易名为《苏沈良方》（共收方150余个），风行天下，书中绝大部分药方至今仍有很高的临床实用价值。沈氏所撰另一方书《灵苑方》20卷，也记录了许多效方精论，惜已散佚，有现代学者辑得佚文80余条。

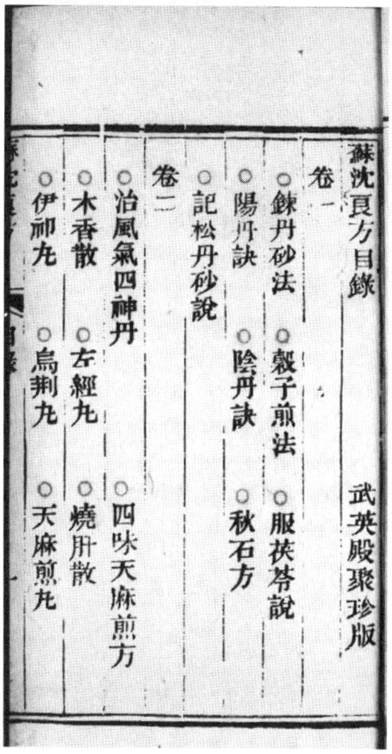
蘇沈良方目錄　武英殿聚珍版
卷一
○鍊丹砂法　○褻子煎法　○服茯苓說
○陽丹訣　○陰丹訣　○秋石方
○記松丹砂說
卷二
○治風氣四神丹　○四味天麻煎方
○木香散　○左經丸　○燒肝散
○伊祁丸　○烏荆丸　○天麻煎丸

图2-3　《苏沈良方》（清武英殿聚珍版）书影

内　科　宋元时期，吴中医家对内科疾病的诊治，在理、法、方、药诸方面总结了许多新方法，较前代大有进步。南宋初寓居吴门悬壶的名医王克明，治伤寒有显效，遇病人身患数症，只下一药，除其本，而余疾自去。宋末元初长洲名世医葛应雷，精研医经，取得较深造诣，处方用药，皆超轶群医，著有《医学会同》20卷，可惜已佚。其子葛乾孙，医名更大，以治疗痨病和内科杂病著称于世，元至正八年（1348）撰成医著《十药神书》。葛乾孙对痨症，尤其是肺痨病的治疗，总结出一套完整的方法，成为我国医学史上第一位研究肺痨病的专家，名重南北，与义乌朱丹溪并称于世。元常熟名医王珪，创百病皆痰、痰多怪症理论。元末吴县名世医倪维德，以《内经》为宗，吸取刘完素、张从正、李杲学说精华，融会贯通后应用于临证，疗效显著。元吴县名世医韩凝，幼禀家学，精于医术，人称“中吴卢扁”。元末昆山名医朱焕常，精医，某妇人中秋暑，神昏勺水不下，众医束手，朱氏开方一剂而苏。

外伤科　宋元时期，皆设有疡科（外科之古称）。由于长期战争，加之蒙古族崇尚骑射，治疗金创与跌打损伤的需求大，金元时期专设“正骨兼金镞科”，促进了外伤科的发展。南宋长洲名医颜直之（1172—1222），精外科，尤以药石济人，赖之痊愈者众多。他还精心编撰医著《疡医方论》《外科会海》《疡医本草》，惜均已散佚。元延祐年间，常熟州医官徐亨甫，工整骨科。其子伯修，得父真传，选为太医院医士。后至元年间，吴县著名外科世医刘勉因医术高明，被举荐为太医，成为元顺帝的保健医生，深得其信任。

妇产科　宋元时期，吴中地区的妇产科很发达，并产生了一批专著。南宋末昆山名医薛将仕，精医术，擅女科（妇科之古称），凡经、带、胎、产诸症而求治者，均能应手奏效，故而声震东吴，人称“薛医产家”。因无子嗣，传医术于女婿钱氏，钱氏复传医术于女婿郑公显，郑氏遂世代业女科，至今已达29代。将仕乃郑氏女科世医之始祖，其医学经验，经郑氏后裔整理成医著《女科万金方》和《薛医产女科真传要旨》等传世，是诊治各种妇产科疾病的极为重要的医典，至今仍被业者奉为圭臬。

儿　科　宋元时期，我国儿科学发展飞速，取得了突出的成就。南宋吴县名医滕伯祥，善幼科，子孙世传其术，著有《走马急疳真方》，是诊治幼儿走马疳（坏疽性口炎，一种细菌性急性传染病）的良方，流传甚广。元吴县儿科世医徐仲芳，宅心仁义，诊治小儿疾病谨慎细心，处方给药精良，常乘一驴出诊于烈日狂风之中，众多患疾稚婴正赖其妙手回春而转危为安。

五官科　宋代，眼科的发展水平已达到一定高度，著名科学家沈括的眼疾，被从其苏州表兄许复处学到方法治愈，便是一例。元代名医倪维德，除精内科外，兼善眼科，有感于前代内、外、妇、儿科著作已多，而独缺眼科，乃专攻眼科，博集古今眼科理论与临证经验，撰成《原机启微》2卷及附录

1卷。该书初刊于明洪武三年(1370),大行于世,为我国现存仅迟于最早的《秘传眼科龙木论》之眼科专著,对眼科的发展产生了重要影响。

针灸科 宋元时期,针灸学有了很大发展,出现了闻名中外的针灸铜人和《铜人腧穴针灸图经》,是我国针灸发展史上一个新的里程碑。南宋常熟名医潘琪,精针灸之学,创灸膏肓俞穴别法,能医治重疾。传医术于弟子庄绰,庄氏将其理论整理成针灸学著作《灸膏肓俞穴法》。元吴门名医葛乾孙,兼善针灸术,他对人体经络走向,气血流注,研究甚深,有“神针”之誉。曾著有《经络十二论》,论述人体十二经脉、穴位和针灸法,是一本针灸学专著,可惜早已失传。

第三章　吴中医学的兴盛

明清两代，江南经济高度繁荣，成为全国的经济和赋税中心。江南文化在前代文化长期积累与创造的基础上，也进入了极其辉煌的时代，在很多方面堪称中国传统文化的典范。江南地区已卓然成为中国文化之中心，而位于长江三角洲核心地带的苏州在其中又占据了中心地位。

吴中医学更臻昌盛，名医接踵，医著迭出，取得了许多杰出的新成就，温病学说、温补学说和苏派外科相继创立，中医药发展进入了鼎盛期。明清时期吴中医学之所以如此昌盛，有以下几方面的原因：首先是明初即承元制建立了固定的职业户籍制度，一旦确定为医籍后就是世袭制，子孙不能变动，父子相继、祖孙相传医业。吴中出现许多著名世医，有利于医疗经验的积累、提高和深化，世医们往往都有自己的传世绝技。这是职业户籍制度因素。其次，官方尊崇儒学，儒家仁义济世思想和崇尚“不为良相，则为良医”的人生信念，激励着儒士运用医术济世利人。在科场失意、仕途乖舛之时，部分儒士便选择放弃举业，退出官场，投身医道。吴中地区教育发达，儒学人才众多，大批儒士的加入使吴医队伍的文化素质和医学研究水准大为提高。儒医们较重视医疗经验的总结和医学理论的研究，著书立说，推动了医药著作的编撰和刊行，促进了医药知识的保存、交流、传播和发展。这是吴中医学保持长期兴盛的重要人才支撑因素。再则，朝廷与社会传统倡导孝悌，医学被视为履行孝道的重要手段，激发了人们习医以疗亲的行为，以至于有些人终身致力于从医。吴中地区以这种原因从医而成为名医者，屡见不鲜。这是至诚孝亲的思想因素。

一、温病学说创自吴中

温病学说，是历代中医在漫长的岁月里，伴随中医理论体系的发展，在与外感发热性、流行性疾病作斗争的实践中得来的中医理论体系，是中医学宝库中的瑰宝之一。

吴中地区是温病学说的主要发祥地。温病学说的出现，与这里的地理环境、经济和人文因素分不开。吴中地处东南卑湿之地，湖泊星布、河流密集、交通便利、人口流动大，是瘟疫、温热病（即传染病）的屡发流行地区。在温病学说形成以前，瘟疫、温热病统属伤寒，一般医家都遵从张仲景《伤寒论》六经传变的论证方法，进行辨证论治。但温病的病因、发病、传变过程和治疗原则实际上不同于伤寒，故运用治伤寒的方法来治疗瘟疫、温热病疗效不佳，迫使医家们找寻一种新的治疗方法。

元末明初昆山人王履在《医经溯洄集》中认为温病是"感天地恶毒异气"而致，提出了"温病不得混称伤寒"的独特见解，并认为温病治法也应与治伤寒有异，主张以辛凉苦寒清里热为主，成为温病学说的先驱者。明末清初吴县人吴有性在医疗实践中进一步认识到瘟疫、温热病流行是"天地间别有一种异气（戾气）所感"，这种异气（戾气）从口鼻侵入，具有很强的传染性，在治疗上也创新性提出以疏利、祛邪为要义，突破了《伤寒论》的框架，临证大获奇效，救人无数。他在全面总结大量医疗实践经验的基础上，加以系统地理论归纳，撰写成我国第一部温病学专著《温疫论》（又名《瘟疫论》），从而成为温病学说的奠基人。清乾隆年间长洲人[①]叶天士的温病

①叶天士名桂，道光、同治《苏州府志》和《清史稿·列传·艺术》均将叶桂作吴县人，但叶桂在《本事方释义·序》中自署"长洲叶桂"，又考崇祯、康熙、乾隆《吴县志·桥梁》，上津桥与北埏（舍叶桂居所）均属长洲县，故叶桂应为长洲县人。

学说最重要经典著作《温热论》，创新地提出了不同于《伤寒论》的"卫、气、营、血"辨证论治纲领，确立了清热养阴治则，处方用药注重实效，具有"轻、清、灵、巧"的特色，并完善了温病的病因、症状、证机、治法等内容，使之成为一门在理、法、方、药上自成体系的学说，因此被公认为温病学派的创始人。同一时期，经过周扬俊、薛雪、缪遵义等吴中名医对温病的医疗实践和理论上的不断补充与发挥，群贤毕集，掀起了研究温病学的高潮，吴中地区成为当时温病学说研究之中心。以上为温病学说诞生的全过程，从此它成为治疗外感病方面一门与伤寒并列的中医学说，既补充伤寒学说的不足，又与伤寒学说互为羽翼，使中国医学对外感热病的理论、诊断与预防等，向着更加完善的方向继续发展。

温病学说的创立，使中医学在急性传染病和危重感染性疾病的病因、病机、诊断和治疗方面，取得了突破性进展，形成了完整的理论体系，成为一门独立学科；极大地丰富了中医学内容，对中医学的发展起到了十分巨大的推进作用，影响深远；并在相当长的时间内，其抗感染治疗学水平世界领先。温病学说的创立与发展，是吴中医学对中医药学的一大贡献，在中国医学史上占有极其重要地位。

二、温补学派开山祖薛己

薛己，字新甫，号立斋。明代苏州府（今苏州市）长洲县[①]人。生于成化二十三年（1487），卒于嘉靖三十八年（1559），享年73岁。父薛铠，字良武，号会仁，府学生员，精医理，擅外科及儿科，治病屡获奇效，弘治年间以名医征为太医院医士。长兄薛正，亦太医院医士。

薛己天资聪颖，过目即能成诵，幼承家训，惜父早亡（客葬京师），赖母

①乾隆、道光、同治《苏州府志·人物传》均作薛己为吴县人，但薛己校刊元代杜本《敖氏伤寒金镜录》撰序落款时，自署"长洲薛己"，从之。

颜氏（1455—1542）抚教成立。因多次应考不利，遂继承家学，殚精方书，于医技无所不通。最初精疡（外）科，继而又擅内、幼科，并博通女、正骨、眼、口齿各科与本草学，治病务求本原，用张仲景八味丸、钱乙六味丸直补真阳、真阴，以滋化源。又多用古方而加减，在一两味间见神妙变化之巧，一时名声大噪。正德元年（1506），补为太医院医士。正德三年至五年，外差在居庸关任医士。六年，升吏目。九年，擢御医。十三年，兴王朱祐杬进京朝觐，明武宗朱厚照特派薛己至湖广安陆州（今钟祥市）为兴王府提供医疗服务。次年授南京太医院院判（正六品）。十六年，朱祐杬子朱厚熜继位为明世宗，薛己随从入京。嘉靖七年（1528），皇太后蒋氏有消渴之症，薛己以凉瓜（苦瓜）、山药等配伍入药，辅以玉竹、葛根煎之治疗，尽收奇效，明世宗大悦。嘉靖十二年正月十四日（1533年2月7日），又由南京太医院院判升任太医院院使。数年后，因遭人构陷，以太医院院使（奉政大夫，正五品）致仕归里①。

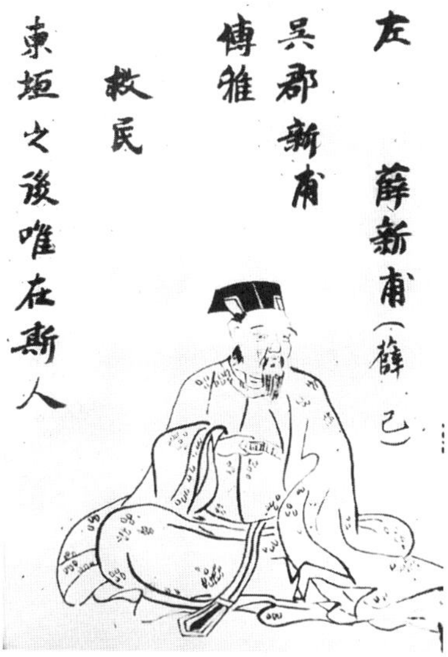

图3-1　薛己木刻画像（日本《医仙图赞》）

薛己离任太医院后，继续临证、著述，毫不松懈。临床诊疗，对病家有求必应（远至外地甚至跨省出诊），悉心诊治，每获良效，享有盛誉。撰写医著，

①史常永先生在《薛立斋生平年表》（见《中华医史杂志》1981年第2期）中推定薛己于嘉靖九年以南京太医院院使致仕归里，然据《明世宗肃皇帝实录》卷一百四十六《嘉靖十二年正月丁巳条》“升南京太医院判薛己为太医院使”，可知他于嘉靖十二年之前还在太医院。又据文徵明撰《诰封太宜人薛母颜氏墓志铭》（见金宏久、严建蔚《明薛己母颜太宜人墓志铭考析》，《苏州文博论丛》2012年：总第三辑第56—59页，文物出版社）“……乃弗克自慎，为人构陷，几蹈不测，重为太宜人忧，既又失禄，无以给养，郁郁数年，而太宜人竟疾不起……”，薛母颜氏病卒于嘉靖二十一年元月，可以推测薛己应是嘉靖十二年至二十年之间致仕。

常“蓬头执卷，紬绎寻思”，治学极为刻苦，研精覃思垂二十载，勤于撰述，故著作宏富，涉及中医学的各个分支学科。撰有《内科摘要》（中国第一部以内科命名学科及书名的医著）2卷、《外科发挥》8卷、《外科心法》7卷、《外科枢要》4卷、《外科经验方》1卷、《疠疡机要》（我国第一部麻风病专著）3卷、《女科撮要》2卷、《正体类要》（正骨科专著）2卷、《口齿类要》（我国现存古代唯一口腔和喉科专著）1卷、《本草约言》（有学者考定为后人托名之作）4卷等。经其校注和增补的前贤医著，有宋陈自明的《妇人大全良方》24卷和《外科精要》3卷、宋钱乙的《小儿药证直诀》3卷、宋陈文中的《小儿痘疹方论》1卷、元倪维德的《原机启微》3卷、明王纶的《明医杂著》6卷、著者不详的《过庭新录》（一名《保婴金镜录》）1卷，以及其父薛铠的《保婴撮要》20卷。经其校刊的前贤医著，有元滑寿的《十四经发挥》3卷、元杜本的《敖氏伤寒金镜录》1卷、明陶华的《痈疽神秘验方》1卷、明徐用诚的《本草发挥》4卷。后世合编而成的多种《薛氏医案》，记录了薛己治疗医案数千例，是迄今为止古代医家中医案记录最多者，影响很大。

当时医界承金元遗风，重视降火，部分医者用药偏执于苦寒，常致损人脾胃，克伐真阳。薛氏潜心研究前人学术思想、医疗经验并结合自己的临证心得，熔李东垣脾胃学说与王冰、钱乙肾命水火学说于一炉，力纠此流弊。他诊断注重脾胃与肾命辨证，强调其阳气对生命的主宰作用，治疗善用甘温益中、补土培元之法，推崇温补脾肾，创立了温补学说，为温补学派的先驱者和开山祖，影响了后世无数医家。明末著名医学家张景岳对薛氏外科非常推重，所撰医著《景岳全书》中引用薛己外科论述与医案极多。

薛己依靠自己的勤奋治学，勇于实践，精研深究，终于成为一位博通各科且著书立说的著名医学家。其子、侄继祖业，其中薛鸾，为周王府良医所良医；薛鹏，为太医院医士；薛凤，也为太医院御医。

三、中西医汇通第一人王宏翰

王宏翰，又名洪翰，字惠源，号浩然（亦作浩然子）。清初松江府华亭县（今上海市松江区）人，家住府城，后迁居苏州府吴县西城。生于顺治五年（1648）[①]，卒年不详，据现有资料当在康熙三十六年（1697）之后[②]。祖王国臣，字仰庄，性端方，为明经老儒，兼精医理，受同学徐光启影响，接受西方天文、人性之学。父王廷爵，字君惠，号蒲村，隐居蒲溪（今上海市闵行区七宝镇）行医，得父传，亦通晓天文、人性之学，收藏不少西方著作。王宏翰自幼耳濡目染，少勤习儒业，博学通览。因母患奇疾，四方求医不愈，乃潜心岐黄，刻苦钻研多年。迁居苏州后，在一位精通西方医学的外国神父和一位本地针灸名医的共同会诊治疗下，终于医好了母病。于是王宏翰的孝名与医名传遍四方，前来就医者络绎不绝，遂以医术悬壶济世。

明末清初正是西学东渐的鼎盛期，王宏翰研习传教士著作，吸纳大量西学知识，兼采西医学说精华，用中国的“五行”太极阴阳学说汇通西人的“水、风（气）、火、土”四元素说，又从西医“胎生学”角度阐发中医“命门”学说，创立“元神元质”学说。在理论上进行思辨，竭力将儒家思想与西方医学相融合，为我国历史上中西医汇通第一人。同时经过多年的医疗实践，王氏医术精湛，擅长诊治疑难杂症，屡起沉疴，因疗效显著，被誉为“神医”。

王宏翰为匡正时弊，传播学问和启迪后学，一生辛勤撰述，著作宏富。有医书15种，其中《伤寒纂读》9卷、《刊补明医指掌》18卷、《病机洞垣》

①据马智慧的2013年浙江大学博士学位论文《王宏翰中西会通研究》，考证王宏翰生于顺治五年（1648），系王宏翰《乾象坤图格镜》自序中“康熙三年（1664）……，不肖年虽十七”推算所得，今采用其说。《古今图书集成·医术名流列传》将其归入明朝，实误。

②王宏翰卒年无确切记载，范行准从陈薰《医学原始·序》（作序时间约康熙四十年〔1701〕）中“讳宏翰”，推测他卒于康熙三十六年至三十九年之间，其后许多医学人物辞典均作卒于康熙三十九年，但“讳”也有用于生者的，故当存疑，采纳马智慧“卒于康熙三十六年之后”的观点。

《女科机要》9卷、《幼科机要》5卷、《本草性能纲目》40卷、《方药统例》30卷、《怪症良方》2卷、《急救良方》1卷、《寿世良方》3卷、《古今医籍志》12卷这11部医著，已亡佚；流传至今的仅有《医学原始》9卷、《古今医史》9卷、《四诊脉鉴大全》9卷、《性原广嗣》不分卷4部医著，而以《医学原始》和《性原广嗣》两书最为重要。《医学原始》成书于康熙二十七年（1688）正月，刊行于康熙三十一年，是集中反映王氏医学理论思想的代表作。《性原广嗣》成书于清康熙三十年四月，除继承中医传统体系外，还接纳了西方医学的解剖学、生理学理论，是一部具有指导临床实践价值的佳作，其中还有关于胎教的论述。

医学之外，王氏还深研西方传入的天文学、地理学，撰著《乾象坤图格镜》18卷、《天地考》8卷及《辟妄》三书，介绍西方天文与地理知识，普及格物之学，阐述天地之本原、造化之机奥。

王宏翰子四，长子王兆文（字圣来）、次子王兆武（字圣发）、三子王兆成（字圣启）、四子王兆康（字圣章），均继医业，并都是天主教徒。

四、温病学派创始人叶天士

叶桂，字天士，号香岩，晚号上津老人。清代长洲县人，世居苏州府城（今苏州市古城区）阊门外上津桥北堍（今渡僧桥下塘46—54号）。生于清康熙六年（1667），卒于乾隆十一年（1746）春，享年80岁。是中国古代杰出的医学家之一。

先世徽州歙县人，高祖叶封山徙居苏州，乃占籍吴中。祖叶时，字紫帆（一作子蕃），研究张仲景《伤寒论》颇精深，擅儿科，行医济世逾40年，挽救患儿甚众，并救济贫病，名噪吴中。父叶朝采，字阳生，承父业，医术益精，所治病症亦广；因手术治愈一婴儿的肛门闭锁症，名声大振；与当时吴中名医张璐等往来会诊，切磋医道；康熙十九年（1680），未满50岁壮年早逝。叶天士自幼聪明颖绝，从师攻习科举，读书过目不忘，12岁起每晚由父传授医学。14岁父卒后，遂弃举子业，一意肆力于岐黄，从父之门人朱某学医，医理日精，见解常胜于师。又博览医书，自《素问》《难经》及唐宋诸名家医著靡不搜集研读，以广见闻。更虚怀若谷，至24岁，10年内先后拜师17人，其中有王子接、周扬俊、马元仪等名医，转益多师，吸取各家之长，刻苦钻研，融会贯通。初承家传幼科，继之扩大到内科，进而贯通于临床各科。医技高超，治病往往有出奇制胜之处，诊治温病与疑难病症更是卓效绝伦。其治痘疹（天花）尤出神入化，隔窗而嗅，生死立判。未满30岁时便盛名于世，并声震天下50余年，为广大医家奉为宗师，在群众中享有极高威望，大江南北无人不知其名，常有不远千里慕名前来求治者，被视作当世扁鹊，有“天医星”下凡之盛誉。

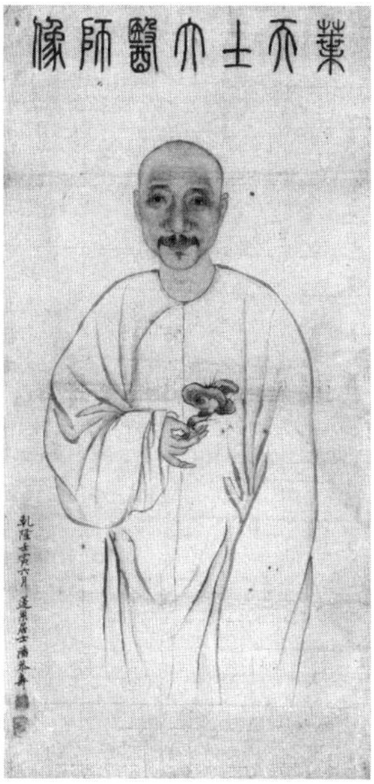

图3-2　叶天士画像　清潘恭寿绘

民间流传着很多有关叶天士医术奇效的故事，兹据地方志书与文献录数则于下，以窥一斑：

有一富户，新娶媳妇，然而不知何原因，新娘状如呆鸡，神思恍惚，延医用药也无效果。特恭请叶天士前往诊治，叶诊后命主人在空室内掘地作池，将许多脏物贮存其中，在上面覆盖木板，抬病者卧躺在板上，静静观察。不一会就发现病人有呻吟声，等到次日天明将新娘移还他室，她的神志就慢慢清醒，恢复如常了。主人询问病因，叶天士说：“此乃香闭也，以臭可辟香耳。”就是说新娘因接触新房香味太多而致七窍闭塞，用臭相克，所以得治。其妙术心裁独出常人外，为一般医生所不及。

叶天士一邻居家中有产妇难产，请医诊治数日无效，其丈夫手持处方来请教叶氏，天士看后加梧桐叶一片作引子，与原处方药同煎，产妇服药后胎儿果然立即娩出。后来，有人仿效，也在催产方上加梧桐叶却不见效，叶氏知道后笑道："前吾用梧叶，因正值立秋，过了此节气加梧桐叶有何用呢？"此乃叶氏巧用"立秋叶落"因时制宜之法。

一嘉兴人卧病已两月，遍服柴胡、葛根等解散之剂不效，专程赴苏州就诊于叶天士。叶氏在他医所开处方中加厚朴一钱、老姜三钱，患者一服而大下宿垢盈器，又寒热大作，再服大汗淋漓，返回至家，病已霍然，其起痼疾难症竟如此神效。

叶氏享盛名后，不论医事多么繁忙，仍于诊务之暇不断重温经典医著，又研读明清医家著作，汲取前贤与他医学术之精粹，手不释卷，至老不辍。

叶氏毕生忙于诊务，平时虽有读书随笔评注之习惯，但较少专门著述，门生、后人据其学术思想和所遗医稿、医案整理编辑，刊刻成医著多种，其中以《温热论》《临证指南医案》两书影响最为深广。《温热论》1卷是门人顾景文随师出诊太湖洞庭山时，在舟中将叶氏口授多年诊治温病之经验记录而成，为温病学重要代表作。该书阐明了温病的病因、病机、症状、诊断与治疗方法，确立了温病学说的理论体系，从而使其成为一门与伤寒并列的独立学说，对祖国医学的发展影响巨大。《临证指南医案》10卷乃叶氏故世后由华岫云等门人整理编辑而成，刊于乾隆二十九年（1764），是叶氏诊治温病、杂病等各科疾病的临床心得和经验结晶，刊行后因切于临床实用，流传甚广，风行海内。

叶氏首次提出"温邪上受，首先犯肺，逆传心包"的温病病因、感受途径与传变规律，创立了"卫、气、营、血"的辨证论治纲领与辛凉解表、甘寒养阴、清热解毒、滋阴护津等治疗方法，是温病学说的主要创始人，对中医学的发展做出了重大贡献。叶氏还创立了"养胃阴说""阳化内风说""调补奇经八脉说""久病入络说"等杂病学说，他提出的许多新见和治法方药，为后世医家所推崇，至今在临床上仍有重要的指导意义和实用价值，许多处方成为广传后世的效验名方。《清史稿·叶桂传》载："大江南北，言医辄以桂为宗，百余年来，私淑者众。"可见其影响之大。叶氏又精心培养学生，入室弟子有十数人，皆继承衣钵，随师时间较长者为朱心传、顾景文、张揆亮、吴厚存4人，私淑者更是不计其数。

天士博学多才，岐黄之外，会篆刻，还工书法、诗词，从流传为他创作的《四季药名诗》即可窥其文才：

四季药名诗·春

春风和煦满常山，芍药蓖麻及牡丹。

远志去寻使君子，当归何必问泽兰。

四季药名诗·夏

端阳半夏五月天，菖蒲制酒乐丰年。

庭前几多红娘子，笑道槟郎应采莲。

四季药名诗·秋

秋菊开花满地黄，一回雨路一回香。

扶童便取葡萄酒，醉到天南星大光。

四季药名诗·冬

冬来无处可防风，白纸糊窗重复重。

睡到雪消阳起时，户悬门外白头翁。

配潘氏，子二：叶奕章、叶龙章。奕章，字又帆，亦善医，但被其父的盛名所掩盖。孙叶堂、叶坚，曾孙叶铨、叶钟、叶钧，玄孙叶滋（万青）、叶潮（青来），五世孙叶椂、叶榕、叶柼，除长孙叶堂毕生研究韵律戏曲外，余皆习儒而通医。他们校刊先祖遗著《叶评伤寒全生集》《本事方释义》《叶氏医案存真》《景岳全书发挥》，均有功于叶天士医学经验的保存和流传。

叶天士故居，即眉寿堂，位于阊门外渡僧桥下塘46、48、50、52、54号，1983年被列为苏州市控制保护建筑，2009年升格为苏州市文物保护单位。故居坐北朝南，分东、中、西三路七进。中路第三进为高大精致的砖雕门楼

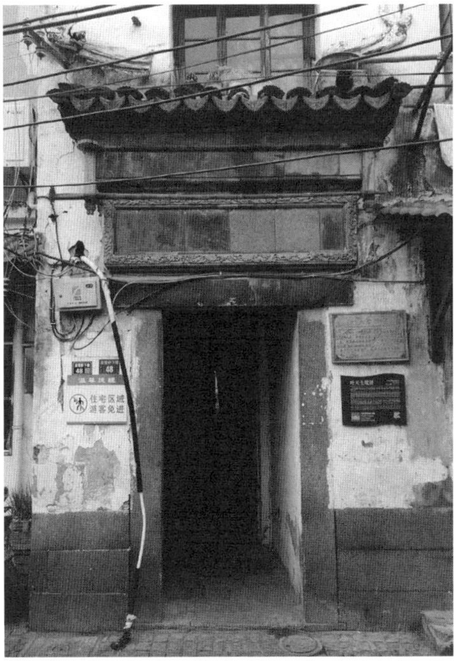

图3-3　叶天士故居（2024年摄）

和楠木大厅，面阔三间12.7米，进深13.6米，扁作梁架，前后翻轩，步桁、枋间施隔架科，垫拱板镂雕灵芝纹，脊桁中央彩绘方胜纹，内山墙有清水砖勒脚（墙裙）；第四进、第五进皆为楼房，而且是跑马楼。故居后来数易其主：嘉庆、道光年间为张廷济所有，太平天国时被纳王部永宽作为王府，太平天国后为赵氏所有，民国时期被天津银行家倪远甫买下，1949年后半为药材仓库半为民居，如今全部是民居（公、私房混杂）。历经了300多年风风雨雨，昔年三路七进的大型宅院现存三路五进，虽然整体格局仍在，但已被分割成好几十户互不连通的民居，部分房屋还经过了装修与翻建。

五、苏派外科与“全生派”鼻祖王维德

吴中医学除内科“温病学派”独步天下外，外科也很著名，有“苏派外科”之称。苏派外科有以下特点：一是从业者以世医为多，且精通内科，基础理论扎实，临床经验丰富；二是受吴地人文思想影响，尽量采取保守疗法，“以消为贵”，不轻用刀针；三是在治疗阴疽、肿瘤等疑难病方面有独特见解，积累较多医疗经验，研制了不少秘方；四是与温病学说融为一体，用温病方药处理疔疮走黄等绝症。代表人物有薛己、王维德、曹沧洲等。薛己前已叙述，曹沧洲在后面《吴门名太医掇英》章中有详介，因此现将王维德生平及“全生派”学术成就简述如下。

王维德，字洪绪，一字澹然，又字林洪，号林屋散人、林屋山人，一号定定子，又号洞庭山人。清代苏州府吴县长寿乡慈里（位于太湖西山岛西南部，今属苏州市吴中区金庭镇）人。生于清康熙八年（1669），卒于乾隆十四年（1749），享年81岁。

王维德出身世医之家，曾祖王若谷精通医学各科，对外科痈疽治疗有独到经验，汇录疡科效方成册以作传家之宝。维德幼年与少年时期家境富裕，祖业丰隆，虽早年丧母，但其聪颖好学，自幼受家庭熏陶，凡经典医书、各科方书无不研读，又旁涉阴阳、星命、卜巫等术数之书，学识颇广。23岁时父亲去世，家业逐渐衰败，26岁不得已以占卜为业。31岁离开西山岛，外出卖卜，辗转颠沛于江浙地区。康熙四十一年（1702）二月，回到家乡太湖西山岛慈里，继承祖业，开始悬壶济世，诊病救人。后又至苏州府城市肆，垂帘行医卖卜，医名远播，誉重医林。

王氏通晓内、外、妇、儿各科，尤擅外科，对痈疽之证有精深研究，提出“以消为贵，以托为畏”内消法治疗初期痈疽的学术主张，创立“阳和通腠，温补气血”的辨证施治阴疽法则，反对滥用刀针，并禁用蚀药，发明以阳和汤、犀黄丸、小金丹为代表治疗阴疽的名方，由此成为中医外科三大学派之一“全生派”（也称“外症内治派”）的创始人。中医外科另两派为明代陈实功为代表的“正宗派”与清代高秉钧为代表的“心得派”，共同促进了中医外科学术的发展。王维德的学术思想对清代及近代外科学产生了深远影响，在中医外科学术史上占有重要地位。但王氏完全否定外科刀针排脓，反对使用丹药和过于强调外科局部望诊而忽视脉诊的观点，乃属偏见。王氏以自家四代医疗实践为依据，经过40余年的努力，撰成

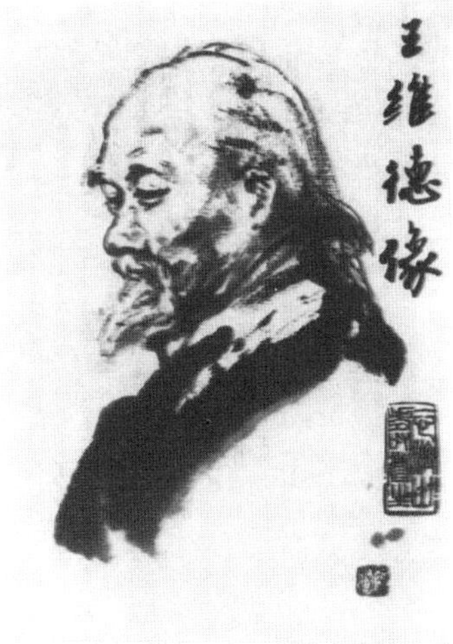

图3-4　王维德画像　刘国辉绘

《外科证治全生集》（又名《外科全生集》），其长子王其龙（字云客）、孙王三锡（字功纯）、王三才（字功一）参加了校订。该书在其72岁即乾隆五年（1740）刊行，迅播海内，为中医外科史上的重要著作，对后世中医外科影响巨大。刊行至今280多年间，屡经翻刻，已有100多种不同版本。该书几被之后的外科医生奉为枕秘，按法使用均获良效。乾隆五年，王维德还编写了《外科证治全生择要诸方》（不分卷），此书后由潘霨选编，被收入《灵芝益寿草》，刊于同治十二年（1873）。

岐黄之外，王氏精研易理。他41岁时辑编成的《卜筮正宗》14卷，刊刻于康熙四十八年（1709），流传甚广，是六爻预测学的集大成著作，对卜筮学发展具有重要影响，至今仍被周易卜筮研究者所重视，王氏也因此被誉为清代周易大家。与此同时，王维德对术数之学、趋吉避凶深有研究，他在康熙五十年夏，43岁时撰成的《永宁通书》，分天、地、人、和四集共12卷，版刻于凤梧楼，其子王其龙、王其章参与校订，为地理堪舆学（即风水学）一部影响极大的名著。王氏还利用诊余闲暇，遍访西山全岛，经20余年辛勤努力和实地考察，45岁时完成了西山地方志《林屋民风》12卷的编纂。该书记述了太湖西山地区地理、历史、名胜、古迹、物产、风俗、人物等，是了解清代太湖西山及太湖历史文化、山水人文的重要文献，今存康熙五十二年凤梧楼刻本（由其子王其龙、王其章校订）。

王维德长子王其龙，字云客；次子王其章，字琢如，一字琢成（又作琢轩），为长洲名儒沈德潜入门弟子，乾隆二年丁巳恩科（1737）进士，与吴县名儒医缪遵义同列二甲，通医学。孙王谋，幼承庭训，续传祖父医学思想而有所发扬。

六、明清吴中医药机构

朱元璋自称吴王之初（1364），即仿元制，设置中央医药行政管理机构——医学提举司。两年后，改医学提举司为太医监。1367年，改太医监为太医院。明初医官名称与品秩屡有变动，至洪武二十五年（1392）十月重订官制，太医院设置规定员额的院使（院主官）、院判（院副主官）、御医、吏目、医士等医官、医生。永乐十九年（1421）迁都北京后，新建太医院，南京太医院虽保留，但规模大为缩小，仅设院判、吏目各1人及医士、医生若干人。新建太医院成为中央医药行政管理、宫廷医疗和医学教育合一的机构。同时，还设有为皇帝服务的御药局和御药房、为皇太子服务的东宫典药局、为后宫嫔妃服务的安乐堂和月子房、为藩王府服务的良医所等宫廷医疗机构，为军队官兵服务的军医与惠军药局，其医官均由太医院派遣轮值。洪武七年，明政府在全国设立养济院，收养民间与军队中的鳏寡孤独贫病无依者，院中设有医官，负责治疗工作，所需物资由所在府、州、县按时供给。至永乐年间，全国州、县普遍建立了慈善救济和医疗性质的养济院。

清代医事制度多沿袭明朝旧制，但取消了典药局、安乐堂、月子房和良医所等宫廷医疗机构，医官统一由太医院管理。康熙年间，开始设立养济院，至乾隆年间各地普及，之后又逐渐废弛。

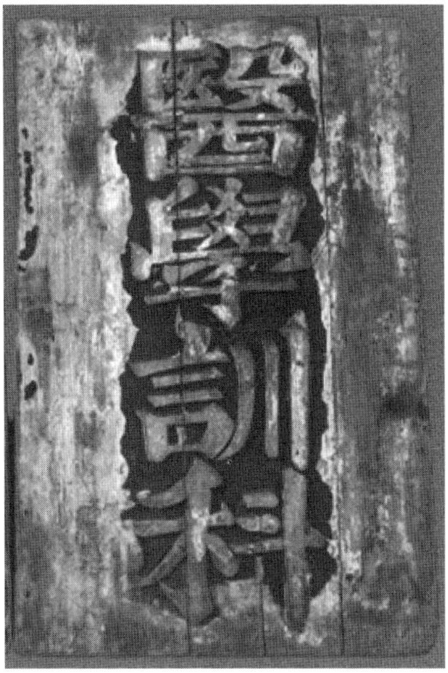

图3-5 清代“医学训科”官衔牌（长71厘米，宽45厘米，厚2.5厘米，木质） 浙江中医药博物馆藏

地方医药机构，明代承前制，洪武十七年（1384）六月，朝廷下令全国各府、州、县均设置医学，是医疗、医药行政和医学教育合一的机构。医学的主官，府设医学正科、州设医学典科、县设医学训科。至洪武三十一年乃为定制，设官铸印。医官的品秩较低，医学正科为从九品，而医学典科、医学训科均为未入流（即无品秩杂职），“设官不给禄”，故而无薪俸。因无俸，故医学典科和训科均须业医

维持生计，一般遴选当地名医担任。学生从医户（明承元制，将户籍分为民、军、儒、医、匠等籍，子承父业，不得更改）子弟中选录。明中后期，因地方官府对医学不重视，加之医官无俸，一般民间医生都不愿就任，基层医学名存实亡。清代大体上沿袭宋明以来的地方医事制度，也开办医学，虽然主官名称、品秩、俸禄、任用人选籍贯与明代一样，并规定了考试制度，但规模小并趋向衰弱，不复前代兴盛。反倒是具有悠久传统的民间家传与师徒相授成为主要的医学教育形式，造就出了不少名医。

明洪武年间，革三皇庙存医学，苏州府医学原在元代路医学处，后迁移。嘉靖四十一年（1562），苏州府医学重建于府治后柳巷，岁久圮废。据现存文献，先后任苏州府医学正科的有洪武十八年（1385）初任（不久后，地方医官都被罢免）和洪武三十一年至永乐二年（1398—1404）复任的韩诒孙（后明成祖赐名改夷，名世医）、永乐三年至约十五年（1405—约1417）盛寅（名世医）、永乐年间末期（约1417—1424）郁震（名世医）、宣德三年至景泰五年（1428—1454）盛侃（盛寅次子）、景泰五年至成化四年（1454—1468）盛昱（盛寅侄孙）、成化八年至弘治十五年（1472—1502）盛俌（盛寅第十一子）、弘治十五年至正德十年（1502—1515）盛早（盛寅孙、盛俌侄）、正德十年至约嘉靖四年（1515—约1525后）盛曾（盛俌长子），以及嘉靖年间沈基（长洲名医，太医沈玄曾孙）、陈惠（吴县儿科名世医陈新斋六世孙）、袁銮。不明任职时间的有陆熤（字子惠，号东圃，长洲人）、陆应宾（长洲人）、张准（长洲人）。

吴江县医学，洪武十八年（1385）重设，有官无署，置医学训科1员，寓惠民药局任事。正统二年（1437），经医学训科吴宗文请示上级同意后，在三皇庙废基重建，后移置城隍庙右，弘治十八年（1505）又移置北门外大有桥西、巡抚行台西，嘉靖年间圮。先后任吴江县医学训科的有正统年间吴宗文，约景泰四年至弘治元年（约1453—1488）盛佾（名世医），弘治元年至十八年（1488—1505）沈经（吴江县城北门人），正德年间徐朝和、陈沄，嘉靖年间史铭。常熟县医学，在县治西，弘治十年（1497）由旧惠民药局址改建。设医学训科1人、医生5人。前后任常熟县医学训科的有洪武十八年宋恕（邑人，名医），永乐十一年（1413）[①]李原（邑沙溪人，名医），永乐十八年[②]黄彦立（邑人，名医），宣德六年[③]至景泰六年（1431—1455）郁巽（名世医），景泰六年郁贞（郁巽子，接任10多年），成化至弘治年间郁完（成化九年任，郁贞子）、郁宜（成化年间任，郁贞子）、郁寅（成化二十三年七月任，郁贞子），嘉靖年间陈慈（吴县儿科名世医）、钱应选、陈从教、顾士达、邵鲸、陆应辰。昆山县医学，在县治东南50步元朝旧址，嘉靖年间中期徙置茅家桥东察院前河南岸。先后任昆山县医学训科的有明初董伯儒（名医，元昆山州医学学正董济川之孙）、永乐至宣德年间葛睿（名世医）、天顺年间葛阑（葛睿孙）、弘治五年郑育（名世医，名儒医郑文康次子）、弘治年间袁肅（苏州府城人）、许奎（邑人，名世医）。嘉定县医学，洪武十七年重设，但未建署。弘治十八年建署于按察行台西，后移建于西库泾东岸，与阴阳学合署。先后任嘉定县医学训科的有约正统年间徐惟德（长洲人）、正德年间后期杜山（长洲名世医，太仓州医学典科杜璧子）、明中叶傅璪（邑人）。崇明县医学，洪武十五年建。成化初医学训科为长洲名世医杜祥。太仓州（清雍正二年〔1724〕升格为直隶州，并析州境之半置镇洋县，1911年复与镇洋县合并为太仓县，今太仓市）弘治十年建立后，设医学于太平桥西，置典科1人。首任医学典科为杜璧（长洲名世医，崇明县医学训科杜祥长子），正德年间医学典科为徐庭（太仓名世医）。

清康熙二十八年（1689），经上级巡抚都御史同意，苏州府医学重建三皇庙于长洲县清真观西，更名为医皇庙，后圮。乾隆四十六年（1781）民间捐

①此为《〔弘治〕常熟县志》卷三《叙官治·医学训科》所载，《〔崇祯〕常熟县志》卷五《官师表》作永乐三年。

②此为《〔弘治〕常熟县志》卷三《叙官治·医学训科》所载，《〔崇祯〕常熟县志》卷五《官师表》作永乐十九年。

③此为《〔弘治〕常熟县志》卷三《叙官治·医学训科》所载，《〔崇祯〕常熟县志》卷五《官师表》作正统三年。

资重建，咸丰十年（1860）毁于兵灾。任府医学正科者，有文献记载的仅乾隆时的长洲生员唐大烈。

清一代，有文献记载者，吴县医学训科有乾隆年间唐学士、何国栋、翁介寿。长洲县医学训科有乾隆年间汪元轼。吴江县医学有官无署。常熟县医学也废，医学训科各就所居。昆山县亦有医学训科一职。雍正二年（1724），析昆山县之半（西南、西北至东北境）置新阳县（1911年两县复合并为昆山县，今昆山市），同城分治。乾隆三十八年（1773）两县分设医学训科，但工作场所却已久废，就任医学训科者竟“僦居无定所”，各就所居，可见县医学已形同虚设。

明代沿袭宋元旧制，于洪武三年（1370）在南京、北京及各府、州、县均设惠民药局，两京惠民药局由太医院统辖，设大使、副使各1人；各府惠民药局设提领；各州、县设官医。惠民药局是为平民诊病、卖药的官办慈善医药机构，掌管贮备药物、调制成药等事务，军民工匠贫病者均可到惠民药局求医问药。遇疫病流行，惠民药局有时也免费提供药物。明代惠民药局的设置及管理均很不完善，许多药局有名无实，或有医无药或局舍破败。至明代中后期，惠民药局逐渐消亡。清代则未设惠民药局。

苏州府惠民药局，明洪武年间重建于三皇庙西偏，成化年间中期移置胥门外。清初，虽官方未再设置惠民药局，但民间有士绅倡办。雍正十二年（1734）孟冬，长洲士绅朱清溪（佚其名，北宋名贤朱长文后裔）、徐尚明征得江苏巡抚同意，参照前朝模式，在葑门至行坊乐圃先生祠（祀宋儒朱长文）兴办惠民药局，并由朱清溪之弟名医朱铨主持局务，施诊救济，惠泽贫病民众。

吴江县惠民药局，洪武元年（1368）重建在县治西无碍寺右，嘉靖年间废为民居。常熟县惠民药局，宣德七年（1432）在裁革的镇抚司址改建，岁久颓圮，正统六年（1441）重建于县治西旧城隍庙基，天顺年间又废，嘉靖年间有医士王沐。昆山县惠民药局，一在县治南，一在平桥，后废。嘉定县惠民药局，正统八年迁建于呈瑞坊万户府旧基，成化元年（1465）局址被改建为兵备行台（后又改为按察使司行台），乃改设在县西关王庙。崇明县也建有惠民药局。太仓州惠民药局，设在镇民桥南，成化元年局址被改建为府官馆。

在明代官药局遭遇重重困难、逐渐衰亡的同时，民间药业却得到了繁荣发展。河南禹州明初即成为全国药材交易市场，至明末形成了河南禹州、河南百泉、河北祁州（今安国市）、江西樟树全国四大药市。清代，民间药业发展尤为迅速，全国形成了高、中、初三级药材市场，各地开设了许多后来名扬遐迩的老字号药店。

明清时期，苏州药业尤为繁荣，药商药铺大多集中在阊门外京杭运河两岸，特别是南濠街一带，各种名号的中药店、药材行、参燕店、祖传秘方小肆如雨后春笋般地兴起。城内外著名中药店有雷允上诵芬堂、沐泰山堂、宁远堂、良利堂、童葆春堂、王鸿翥堂、天益生堂、潘资一堂、杜良济堂、灵芝堂、老益生堂、太和堂、庆余堂、天德堂、天和堂、大德生堂、沈留余堂等。祖传秘方小肆则依据祖传秘方、经验方，利用本地资源和外来药材，选料考究，工艺精湛，秘制成各具特色的名药。它们所制的丸、散、膏、丹、花露、药酒，品种繁多，疗效显著。

七、明清吴中医学成就

明清两代，吴中名医辈出，医著荟萃，创立了温病学说、温补学说和苏派外科，医药学进入了发展史上的兴盛期。诊断学、药物学、方剂学和临证医学各科都得到空前发展，创造了许多杰出新成就，以至于“吴中医称天下”。

诊断学　明代医家在诊断上大都强调四诊兼备，脉证合参，强调全面掌握材料，抓住纲领，辨证施治。“八纲辨证”纲领即在明代发育成熟，脱颖而出。四诊之中，舌诊、问诊、脉诊发展尤为突出。明清时期，吴中地区的诊断学也有较大发展。明初长洲名太医盛寅所著《脉药玄微》，成书于明永乐十六年(1418)，为其以脉诊疾、论述治则的心得之作。上篇总论诊脉与治疾要点，强调诊脉必须以举、按、寻等法诊候脉之浮、沉、迟、数、滑、涩、虚、实，根据病人形证与脉象是否相符、病情之顺逆、病程之长短及表里虚实决定治疗方法；下篇列述31种脉象，并根据脉象列出不同的方药，以四言韵语加以阐述。正德年间太医院院判常熟卢志著有《脉家奥学》，是其40年太医生涯脉诊经验之结晶。明常熟名医缪希雍撰有《辨脉法》，为其研究脉象之作。明末长洲名医申斗垣所著《伤寒观舌心法》，是其临证仔细观察舌象，经长期积累，绘出135种舌图，运用分经、运气的理论，把舌和证联系起来，使舌诊成为诊断的重要依据之一，为集当时舌诊大成之作。“清初医学三大家”之一长洲张璐所撰脉学专著《诊宗三昧》，刊刻于康熙二十八年(1689)，寓以三昧之水涤除诊脉流弊陋习异端玄说，专明脉理，颇有见地。其长子张登在康熙七年著成《伤寒舌鉴》一书，为舌诊史上重要著作，张登将舌苔与舌质区分立论，根据颜色的深浅、兼杂、润燥、偏全及形态等不同，逐一绘图形显示，叙其证，明其理，列其治，辨证详确，要言不烦，医者观察对照竟可按图索“治”。

药物学　明初，本草学(即药物学)发展缓慢，到了明后期，发展速度加快，出现了《本草纲目》《本草经疏》等影响深远的著作。文献记载，明代编写的本草著作不下百种，在药物学的研究深度和广度上，都有巨大进步，是我国药物学史上的重要时期。清代药物学也异常繁荣，本草著作的数量极多，种类空前丰富。吴中地区也不例外，明弘治十六年(1503)，一批太医院医官共同奉明孝宗敕命纂修本草著作《本草品汇精要》。参与编修和绘制工作共49人，其中苏州府籍的有太医院院判长洲刘文泰[①](任总裁)、太医院医士常熟卢志(任副总裁)、太医院冠带医士长洲徐镇(任纂修)、太医院院判长洲钱钝(任催纂)。2年后修成，全书共42卷，分为10部(玉石、草、木、

①网络上有“刘文泰为江西上饶人”之说，明万历《太医院志》记载：“刘文泰，南直隶长洲县人。”

人、兽、禽、虫鱼、果、米谷、菜)，共载药物1 815种，其中新增48种，每药有24项(名、苗、地、时、收、用、质、色、味、性、气、臭、主、行、助、反、制、治、合治、禁、代、忌、解、赝)内容，涉及药物形态、产地、采收季节、鉴别、性味功治、配伍、炮制、禁忌等，绘有彩图1358幅，其中新增绘366幅，是明代唯一的官修大型综合性本草著作，也是中国古代规模最大的一部彩色本草图谱。然而因该书编成后，长期藏于内府，未能刊行，故对其后的本草学影响较小，令人惋惜。

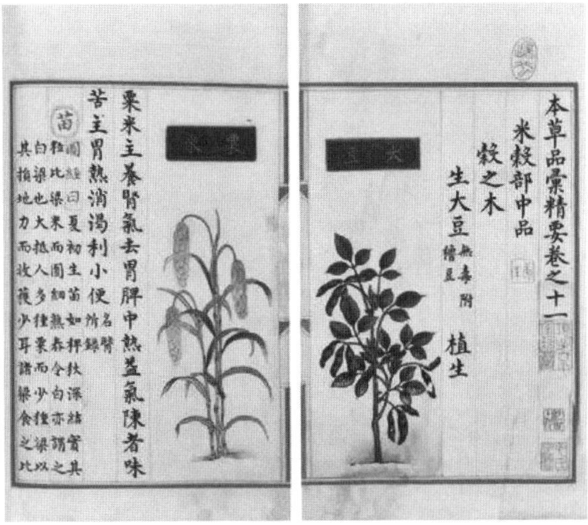

图3-6 《本草品汇精要》(明内府彩绘本)书影

明常熟缪希雍深研本草30多年，约于万历四十年(1612)撰成《神农本草经疏》(简称《本草经疏》)30卷，该书阐释493种中药药理，详列病忌药忌，并列七方十剂，阐发五脏苦欲补泻用药法则，为明代本草注疏药理之先声，天启五年(1625)刊行，与李时珍的《本草纲目》为明代药物学双壁，影响甚广。缪希雍还著有《炮炙大法》，阐释了439种药物的炮制方法，包括操作程序、贮藏保管等内容，还述及个别药物炮制前后的药性变化和不同疗效，很有实用价值，是明代最有影响的炮制专书。清初长洲张璐所著《本经逢原》4卷，收药780余种，阐发药理较为明晰，介绍其临证用药经验和心得，流传甚广。清吴县名医雷大升于雍正十二年(1734)创设“诵芬堂”药铺，创制了一大批组方精当、功效显著的名药，又研究丸散膏丹的制作技艺，选地道药材，遵古法炮制了痧药蟾酥丸、诸葛行军散、八宝红灵丹、辟瘟丹、紫雪丹、卧龙丹、玉枢丹、纯阳正气丸、小儿回春丹等各种丸丹，专治风痧暑邪、疫疠丹毒等急症和传染病，药效灵验，疗效显著。

方剂学 明清时期，随着药物学的发展，方剂学也有巨大进展，吴中地区也是如此。明吴县名儒医王鏊于弘治九年（1496）撰辑成的《本草单方》，录方3 200余个。明常熟缪希雍将明以前499种中医药著作中摘录出的实用有效之单方、验方、秘方和毕生搜集的民间验方及自己临证中形成的验方，共4 736个，撰成与王鏊所辑同书名的《本草单方》19卷。缪氏卒后，该书由其后辈友人遵遗嘱捐资刊于崇祯六年（1633）。明成化年间太医院御医长洲刘伦，撰辑成《济世经验全方》（包括《济世内科经验全方》3卷、《济世外科经验全方》1卷、《济世女科经验全方》1卷、《济世幼科经验全方》1卷），刊行于世。清初长洲张璐认为孙思邈《千金方》可与张仲景医书媲美，因此在原书内容基础上，撰成《千金方衍义》30卷，对原书处方特点，钻研颇深，逐一发挥。清代较有影响的方书还有长洲名医王子接所撰的《绛雪园古方选注》（又名《十三科古方选注》）3卷，精心选注《伤寒论》古方和历代各科良方341个，“申明其方中之矩、法中之规”，分析透彻，切中肯綮，系其半生之临证心得，对后世方论影响很大。清吴江名医徐大椿撰辑成《伤寒类方》（又名《伤寒论类方》），将《伤寒论》中113方分为12类，每类先论主方条文，次以同类方条文附述于后，再次附注文并方药加减，以简驭繁，纲举目张，条理清晰，见识独到。清吴县名医雷大升撰著有《经病方论》《丹丸方论》等方书。

内　科 明清时期，吴中地区的内科杂病学全面发展，并达到空前繁荣，辨证论治水平较以前明显提高，相关著述也很丰富。明初长洲盛寅根据长期临证心得，撰成《医经秘旨》，精辟论述治病求本、阴阳学说、脏腑学说及气血神的关系，对病因、病机、病症的辨治，援引经文，深入阐发，启迪后学。明初昆山王履治学多创意，对中风提出了“真中风”与“类中风”的独特见解，对后世颇具影响，所编撰的《医经溯洄集》对中医理论多有阐发。明中叶起，出现了以薛己为代表的温补学派，他们治病时讲究固本滋源，注重温养补虚，对后世内科杂病学术的发展产生了深远影响。薛己所撰的《内科摘要》是中国医学史上最早以“内科”命名的医学专著，总结了其调治杂病

（特别是虚劳病）的精湛临床经验，对后世影响很大。常熟缪希雍创脾阴学说、治血证三法，用药偏于寒凉，擅用石膏，所著《先醒斋医学广笔记》堪称其一生医学经验之汇粹。清初长洲张璐集30余年研究伤寒心得，于康熙初年撰成《伤寒缵论》《伤寒绪论》两书。《伤寒缵论》将《伤寒论》原文重新编次，并加以诠解，使读者豁然；《伤寒绪论》补《伤寒论》在流传中的残佚与证治不全，正本清源，以方便后学。清初吴县名医沈颋（朗仲）著《病机汇论》，举历代医家对内科疾病脉、因、证、治的有关论述，推崇脾肾学说。沈颋学生吴县马俶（元仪）青出于蓝，临证中侧重甘温补中、益气扶阳，以毕生医疗经验撰成《印机草》（一名《马氏医案》），论治多所发明，一时医名籍籍，弟子众多。马俶得意弟子长洲尤怡所著《伤寒贯珠集》，是《伤寒论》多种注本中的上乘之作；又撰《金匮要略心典》，被公认为《金匮要略》最佳注本；另著《金匮翼》，是明清时期内科杂病专著的代表作。清中叶长洲叶桂是中国古代最杰出的医学家之一，《临证指南医案》是其诊治温病、杂病等临证心得和经验的结晶，刊行后因切于临床实用，流传甚广，风行海内。同时期的长洲名儒医薛雪，辑集成《医经原旨》，对世传《内经》进行辑集整理删汰，详加注释，使其内容更加精练，富具灼见，更为实用。同时期又有吴江鸿儒大医徐大椿，疗重危之疾每能手到病除，名扬天下，又笔耕勤奋，尤注重阐发医经，有医著8种，后世刊有《徐灵胎医学全书》多种，影响巨大。清咸丰三年（1853），新阳名儒医潘道根撰成《临证度针》，为其毕生医疗经验之结晶，阐述杂病近200种。

外伤科　明清时期，吴中地区的外科、伤科水平均有明显提高，出现了以尽量采取保守疗法，“以消为贵”，不轻用刀针与用温病方药处理疔疮走黄、痈肿内陷等绝症为特点的苏派外科和强调整体观、以八纲辨证用药、通过补气养血实现活血化瘀、反对单纯依赖手法与外治的治伤平补派，两派均以薛己为代表。薛己著有《外科枢要》《外科心法》《外科发挥》《外科经验方》等系列外科专著，对外科疾病的病因、症状、诊断与鉴别诊断、治法、方药及预防方法等，都作了详细叙述，并附验案，对推动外科学发展做出了突出贡献。与此同时，也有崇尚外科手术治疗的医家。明末长洲名医申斗垣著《外科启玄》12卷，主张早期治疗、早作手术。薛己又著《正体类要》，为我国第一部骨伤科内伤专著，对伤科疾患十分强调脏腑气血辨证论治，主张以补气为主、佐以行气活血的治则，对后世伤科内治法的发展有较大影响。薛己还著有《疠疡机要》，为我国第一部麻风病专著，成为此后诊治麻风病的重要参考书。清吴县名医王维德则对痈疽之证研究精深，提出内消法治疗初期痈疽的学术主张，创立辨证施治阴疽法则，反对滥用刀针，并禁用蚀药，发明治疗阴疽名方，为中医外科三大学派之一“全生派”（也称“外症内治派”）创始人，在中医外科学术史上占有重要地位。他以自家四代医疗实践为依据，历时40余年，撰成《外科证治全生集》（又名《外科全生集》），为中医外科学的重要著作，对后世中医外科发展影响巨大。太仓伍胥庙方氏外科世医自清康熙年间行医起，对疮疡诸症辨虚实、明深浅、察善恶有独到之处，能达“指头犹眼”之境界，术前对疮痈脓肿的生熟、部位早就成竹在胸，故刀不虚发，发必中的。临证讲究外病内治，除局部治疗外，尤重整体观念，内外结合，辨证施治，运用消、托、补、泻诸法，得心应手，外科用药考究，故能救急拯危，愈者无数。新阳白塔港闵氏伤科世医自清道光初年行医起，临证注重外治内服结合，通过祖传“柳枝接骨”等正骨、推拿理筋绝技和秘方伤膏药医治各种跌打损伤、骨折脱骱、扭腰曲筋等骨伤科疾病，疗效卓著，蜚声苏浙。

妇产科　明清时期，吴中地区的妇产科继续发展，有了显著进步，也产生了一批专著。昆山郑氏女科世医继承发展祖上经、带、胎、产医疗经验，治效显著，名扬江南。第七代传人明初郑壬，以儒医被荐征为太医院医士，并成为太医院学生的教师，卒后从祀北京三皇庙；第八代传人正统进士郑文康，整理祖传女科医术而成《产宝百问》等医著传世；第十一代传人郑宗儒，医技拔萃，正德年间被荐授太医院御医，后晋升为院判；第十五代传人明末清初郑敷政，编撰有《薛氏济阴万金书》；第十九代传人清乾隆、道光年间郑祥徵，医道大行，编有《灵兰集义》《女科集义》《医方括囊》《医学指南》等医著。明长洲薛己发明的燃蕲艾烧灼断脐、预防脐风之方法，为当时引人注目的成就，著有《女科撮要》2卷，还校注和增补南宋陈自明的《妇人大全良方》成《校注妇人良方》，影响颇大。清常熟名医吴道源撰著的《女科切要》，内容系统全面，简明扼要。

儿　科　明清时期，吴中地区的儿科学取得了较显著的进展，名家辈出，著述丰富，人痘接种术的应用及对痘症、麻疹、惊风、疳积等疾病的防治积累了不少新经验，小儿推拿术、外治法得到普遍应用。明长洲薛铠撰著、薛己增补的《保婴撮要》20卷，是一部理论和临证实践相结合、价值较高、影响较广的儿科著作。清长洲叶天士的《临证指南医案》第10卷《幼科要略》，总结了叶氏精湛的儿科临证经验。清长洲名医汪琥、伍大华和陈标分别撰著《痘疹广金镜录》《痘疹秘诀》和《痧痘金针》，为痘症治疗之指南。此外，以吴江徐大椿为代表的医家对小儿纯阳之体进一步阐发，认为小儿体禀纯阳，所患热病最多，在治疗上不宜使用温阳药物，该学说对后世影响较大。长洲钱氏儿科世医第四代传人钱瑛，治病孩无不愈，医名闻天下，明宣德年间被征为太医院医士。钱瑛长子钱恒，也以儿科名医被召入太医院，任职御药房，后晋升为太医院院判。钱恒次子钱钝，医术益妙，应召入太医院御药房，诊治多奇效，历成化、弘治、正德三朝，逐级晋升为太医院院使。吴县陈氏儿科世医第六代传人明宣德、弘治年间陈公贤，为太医院院判，任职太医院14年，兢兢业业，曾保护皇子有功。公贤次子陈宠，儿科医技了得，亦为太医，至东宫治疾奏功，历弘治、正德、嘉靖三朝，逐级晋升为太医院院使。常熟裴家桥裴氏儿科，家传幼科"二十四秘方"有神效，为适应小儿服用，先将中药材碾磨成粉末，又把麦粒炒熟磨成麦粉，与药粉拌匀，小儿服用时又加以食糖，深受小儿喜爱与家长称赞，皆呼之为"麦粉散"。

五官科　明清时期，眼科学发展至高峰，吴中则是其重要地区。明状元宰相昆山顾鼎臣，公余喜研究医学，尤擅眼科，著有《医眼方论》1卷。清初长洲张璐所撰《张氏医通·七窍门》中列有《金针开内障》专节，详细讨论圆翳内障（白内障）的成因、症状及针拨内障的适应证与具体操作方法。书中不仅详细介绍了大小形状各异的金针、拨障时应注意的事项、并发症的处理等，还提及拨障最关键的瞳神内夹道（即虹膜与晶体间的狭窄空间），是古代唯一明确指出这一点的医籍，其载明进针后如不慎触及黄仁会导致术中出血事故，和现代临床观察一致，说明张氏对针拨内障的这一重要并发症的认识达到了相当高的水平。明清时期，由于白喉、猩红热等传染病的流行，喉科得到迅速发展，同时也带动了口齿科的发展，吴中地区尤为突出。明长洲薛己的《口齿类要》为我国现存最早且古代唯一的口齿科专著，成书于嘉靖七年（1528）。该书分12门，以辨证论治原则论述了口、齿、唇、舌、喉等12类口齿科疾病的病因、症状和治疗，并附验案20余例，卷末载验方70首。薛氏在继承前人经验基础上加述个人见解，重视脾胃不足对口齿疾患的影响，治疗多使用补中益气汤、归脾汤、六味丸和八味丸等，方法灵活，有常有变，迄今仍是口齿病治疗与研究的重要参考书。清长洲名医尤乘撰《喉科秘本》1卷，刊于康熙十四年（1675），记述口、齿、舌、咽、喉、面、腮等部位常见病的诊治，简明实用。清元和县（雍正二年析长洲县东半而置，1911年与吴县、长洲县合并为苏州，次年改称吴县，今苏州市）名医程永培专精喉科，著有《咽喉经验秘传》《喉症机要》等专著。

针灸科　明代，针灸学进入一个新阶段，重视针刺手法，在单式针法基础上，形成20余种复式手法；灸法也进步显著，由艾炷灸发展为使用艾卷的温热灸法。吴中地区也不例外。昆虞郁氏世医第四代传人明初郁性，是元代针灸名医窦默再传弟子，尽得针砭之妙，疗疾辄奇中，能起危症，擅声于时，传医术于两子郁震、郁巽。明昆山名医诸祚晋精针灸，著《针经指南》。清代前中期，针灸学发展趋于缓慢甚至一度停滞，道光二年（1822），皇帝颁旨取消太医院针灸科，使针灸医术受到了严重打击，但针灸因简便易行且有效在广大民众中仍受到欢迎。清初长洲尤乘精针灸术，曾任太医院御前侍直3年，归里后继续以针药济世，求治者甚众。清初长洲世医俞明鉴专精针灸，活人无数，撰《针灸要略》8卷。清吴县名医李学川，殚40余年精力研究针灸之学，于嘉庆二十年（1815）著成《针灸逢源》6卷，其确定的腧穴归经规范一直为后世医家所遵循，提出的穴位的定位标准亦沿用至今。清末苏州小日晖桥九氏针灸世医始祖九松泉，擅治风痨臌膈、文武痴癫、妇女经带诸疾，对一些内、外、妇科的疑难杂症往往能针至病除。

第四章　苏州中医学的坚守和西医学的传入与发展

第一次中英鸦片战争以后，中国逐步沦为半殖民地半封建社会，这个时期是中国医学发展史上发生重大变革的阶段，西方医学在中国得到快速传播和发展，传统的中医学受到挑战。中医学深受民国政府的压迫和摧残，但终因其临床实践的有效性和民众上千年的信任，得以凭借强大的生命力而继续存在和发展。苏州地区的医学发展进程也不例外。

一、苏州中医学的坚守

进入民国，由于北京政府与南京政府歧视、排斥、摧残甚至企图消灭中医，中医处境艰难。战乱频仍，社会动荡不安，也严重影响了中医药事业的发展。

在此乱世之际，苏州中医药界与全国同道一起，奋起抗争，坚守阵地，为保存祖国传统医学的宝贵遗产，在艰难困境中顽强地生存和发展，涌现出一批出身世医家族、具有专科特色的吴中名医。他们中有名御医曹沧洲家族子弟，内科有擅治伤寒、温病与杂病的艾步蟾、金兰升、经绶章、顾允若、顾福如与李畴人，外科有太仓伍胥庙方氏，儿科有程文卿与金昭文，妇科有昆山郑氏与吴县“假山郑氏”，喉科有马觐侯、马友常父子，伤科有闵采臣、闵蕴石兄弟，耳科有顾君安，针灸有尢皞民与殷铁珊等。这个时期，吴中地区还逐渐形成了吴门医派的三个学术流派：以经绶章、李畴人为代表的主张用药轻清，以祛病邪的温病派；以顾允若为代表的擅治风劳臌膈的杂病派；以顾福如为代表的以中医中药为主，吸取西医西药知识，运用于临床实践的中西汇通派等。

（一）抗争当局的歧视与迫害

整个民国时期，政府当局一直歧视和企图取缔中医。1929年2月23—26日，国民政府中央卫生委员会在南京召开第一届会议，25日，会议通过了余岩（字云岫）提出的《废止旧医以扫除医事卫生之障碍案》。提案提出了六项措施，试图彻底消灭中医：限期登记中医执照；训练中医并授证书，无证书者停止营业；检查新闻杂志，不准刊登介绍中医内容；禁止非科学医学之宣传；禁止设立中医学校；特种营业执照限期15年。

消息传出，引起了全国中医药界的极大愤慨和强烈反对。上海中医药团体向全国中医药界发起召开全国医药团体代表大会倡议，以团结全国中医药界力量进行抗争。苏州与各县中医药界紧急召开会议，纷纷推举代表：苏州中医专门学校推举朱少云，吴县中医公会推举郁惠伯、陆志东、郭寿山，吴县医学研究会推举李卓颖、张绳田、王闻善，吴县太和公所推举朱汇善、郑馥棠、黄汶水，吴县饮片业职工会推举程鸿钦，吴江中医联合会与全国医药总会吴江县支会（临时名称）推举费石嵚、王廉钦，盛泽中医协会推举王立凡、简伯龙、张念诒，盛泽药业公所推举钮擎球，常熟中医协会（临时名称）推举张霞洲、邹良才、尤冠群，常熟药业公会推举徐剑豪、俞文钊，神州医药总会昆山分会、昆山中医药联合会（临时名称）与全国医药总会昆山县支会（临时名称）推举戴轶凡、闵采臣、徐景伯，浏河医药学会推举傅雍言、陈得天，此外，西山医药学会、震泽医药公会、震泽中医学会虽未推举代表，但以团体名义报名参加大会。1929年3月17—19日，代表们从各地赴沪出席全国医药团体代表大会，大会到会代表272人，来自17个省和3个海外地区的132个团体。会议决定成立全国医药团体总联合会，并推选谢利恒、随翰英、蒋文芳、陈存仁、张梅庵组成晋京（南京）请愿团，张赞臣、岑志良为随行秘书，分别向国民党第三次全国代表大会、国民政府、行政院、立法院、卫生部、教育部等单位请愿，要求撤销“废止中医”提案。与此同时，社会各界也纷纷通电抗议。由于全国中医药团体的强烈抗议和包括海外华侨在内的社会各阶层的大力声援，南京政府在强大的社会舆论面前做出让步，不得不将“废止中医”提案搁置，未予施行。全国中医界从此将“三一七”定为“国医节”，苏州中医药界则为此做出了积极贡献。

（二）建立中医医院和联合诊所

鸦片战争之后，西方医学大量传入中国，苏州在辛亥革命前后已设有很多西医医院，西医学处于日新月异的发展阶段。中医在当时则还是依靠传统的个体行医，为了适应社会需要与生存竞争，中医界内部很多有识之士认为中医应该与时俱进，亦须设立医院。于是，一些名中医在苏州创办中医医院，探索中医革新之路。民国时期，苏州主要有以下几所中医医院和联合诊所：

苏州中医院　1928年创办。系名中医季爱人、祝曜卿等效仿西医医院，在王枢密巷（今五爱巷）租屋所建，1928年8月26日开诊。医院内设各临床专科及病房，病床数不详。住院病人有看护护理（非正式护士），汤药则有专人负责煎送。次年，医院异地扩建，分设二个院区，设有内、外、妇孺、咽喉、皮肤、花柳、损伤、戒烟等科。第一医院主任为承澹盦[①]，特聘眼科医生杨汉年常年驻诊，院址在天后宫大街地方法院东首；第二医院主任为季爱人，特聘各科专家送诊给药，地址在装驾桥巷内殿基巷。该院何时停办不详。

苏州国医联合诊所　1935年6月29日正式成立。筹建者有顾福如、侯锡蕃、马觐侯、严葆丞、颜星斋、李畴人、钱伯煊、王慎轩、王闻喜、郑连山等26位名中医。地址在景德路27号，设有内、外、妇、儿等科。各科医师于每日上午7时至9时轮流值诊，诊费4角，号金100文，比一般名医收费低，以优惠平民，故

① 承澹盦与后文承淡安为同一人。

就诊者甚踊跃。旋因1937年“七七事变”爆发，该诊所停业。

苏州国医医院 1939年4月17日开诊。院长唐慎坊，副院长陈康生，医务主任叶橘泉。院址初在西美巷况公祠及江西会馆内，后因求治者渐多，原址病床少，不敷应用，同年9月10日迁至景德路林姓住宅，计有房屋50余间，较原址扩大三分之一。医院设有内、外、妇、儿、针、伤6科，聘请祝曜卿、陈丹华、陈松龄、丁竺君、舒而安、陆以梧、柳济安、王懋勤、卫勤贤、夏良民、龚文炳11名各科医师负责医疗工作。有护士长1人、护士6人。另有李畴人、马友常、宋爱人、马良臣、张绳田、丁友竹、王南山、王厚荪、王闻喜、王德森、王镜明、沈寿石、李石坡、姚寅生、颜星斋等10多名特约医师常至医院会诊。该院设头、二、三、四等病房大小10余间，共有病床50余张。医疗业务由医务组负责管理，并仿效西医医院的管理制度。该院以应用经方为特色、提高疗效为宗旨，在治疗疾病用药上，经方占15%，时方占23%，单方占2%。据统计，其临

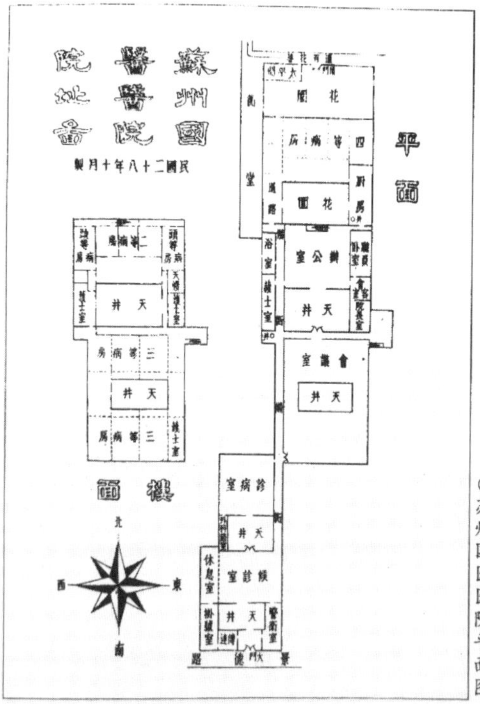

图4-1 苏州国医医院平面图（1939年10月）

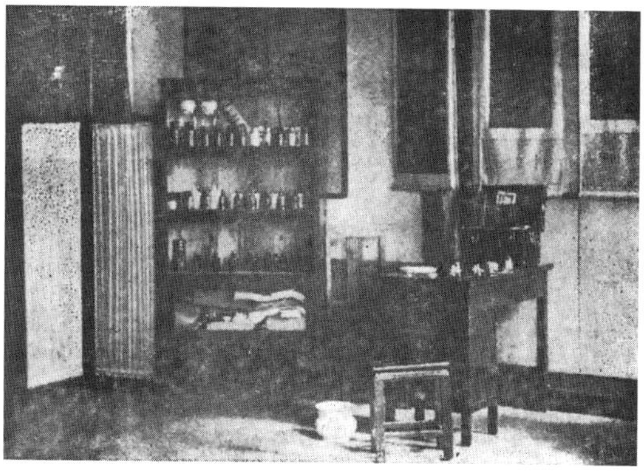

图4-2 苏州国医医院诊察室（1939—1941）
杜祯彬提供

床治疗治愈率为62%，总有效率为93%。在改进中药剂型方面，该院也有所尝试，如自制国药痧疫水、眼药水、消炎膏、止咳糖浆等。1939年12月，出版《苏州国医医院院刊》创刊号，是民国时期出版过院刊的极少数中医医院之一。该院因收费较低廉，加之伪江苏省政府每月仅补助1千元，故经费常支绌，至1941年初，终因补助费停发而经费无着停办。

吴县中医医院　1948年5月由吴县中医师公会开办。院址在养育巷西麒麟巷10号吴县中医师公会内。董事长李畴人，常务董事朱葆良、马友常、葛云彬、钱伯煊，董事九皞民、沈仲青、沈养吾、周侣安、金识彦、姜南田、承淡安、祝怀冰、奚凤霖、郁司权、唐祥麟、徐蔚霖、张之仁、陆甦世、陈雪楼、陈明善、黄一峰、许伯安、闵蕴石、费浩然、喻伯年、程之万、郑连山、钟平石、谢明德、顾乃绩、顾友权。监察长侯锡藩，监察王慎轩、金昭文。院长朱葆良，副院长葛云彬、钱伯煊，医务主任马友常，事务主任朱继良。门诊开设内、外、女、幼、伤、针、眼等科，有床位20张。门诊收号金1角，出诊收车号金1元；住院费分三等，每天头等病房1元2角、二等病房8角、三等病房4角，包含膳食。各科医师皆属特约，住院医师和护士仅各1名。特约医师均为聘请，内科有王硕卿、毛惠人、艾南屏、陈辅沅、金识彦、姜南田、祝怀冰、张之仁、张惠安、张子瑛、叶鸿钧、蔡育仁、张詠伯、张时应、张道生、程之万、祝曜卿、侯锡藩、奚凤霖、马友常、徐蘅伯、徐瑜若、叶橘泉、樊颂穀、顾乃绩，外科有王寿康、王达云、朱葆良、朱继良、吴一鸣、俞大祥、范文青、耿炳麟、陈明善、喻伯年、杨寿元、蒋颂椒、钱伯煊，幼科有王闻喜、李洪元、汪震远、金昭文、陈协和，妇科有王慎轩、王南山、王雪峰、袁吉人、陈雪楼、葛景川，伤科有闵蕴石、葛云彬、谢明德，针灸科有九皞民、承澹盦、濮清怀、萧见龙，眼科有于崇恕、吴复明、费浩然、潘承杰。从上述的名单可以看出，当时吴县中医医院在社会上有较大影响力，几乎囊括了当时苏州中医界的所有知名中医。可惜的是由于医院经费依赖外界捐助而没有保障，故5月开业后，仅维持数月即告结束。

（三）开办中医学校

中医教育历史悠久，传统方式有祖传、师授、自学3种。进入民国后，国民政府规定医师行医须凭学历和毕业文凭申请执照，否则得另行登记，考试合格后方准开业。这项规定迫使中医不得不在教育方式上改弦易辙，仿效西医开办学校，但北京政府又禁止中医办校，故办学者只得将学校命名为“学社”。1931年，国民政府为缓和因废止中医药而引发的全国中医声势浩大的抗争，核准通过了《中央国医馆组织章程》，设立了全国中医的管理机构——中央国医馆，但国民政府打压中医的政策未变。苏州中医界的一些有识之士在此艰难的时局下，克服多种困难，创办中医学校，为挽救和发展中医进行不懈斗争。

苏州国医专科学校　1924年来苏州开业行医的王慎轩（毕业于上海中医专门学校），于1926年创办苏州女科医社，社址在临顿路中白塔子桥西（即西白塔子巷东首），后迁至阊门内吴趋坊。医社分实习、函授两部，学制均三年。函授课本由王慎轩自己编写，共有20余科讲义，他还编辑出版《妇女医学杂志》。医社前后办学7年，有4届毕业生700余人，遍布全国及日本、南洋诸国。1933年夏，女科医社易名为苏州国医学社（因教育部通令全国禁止中医办学校，已经设立的中医学校也只许称作“学社”或“传习所”），社址迁至阊门内专诸巷。女科之外，增设内、外、幼诸科，聘唐慎坊任社长，王志纯任教务主任，王慎轩改任总务主任，是年秋季正式开学。1934年冬，呈请中央国医馆（1931年3月17日成立）及吴县教育局审核备案，更名为苏州国医学校，次年夏又改为苏州国医专科学校。根据当时私立学校组织规程，苏州国医专科学校建立了校董会，李根源为主席董事，唐慎坊被任命为校长，王慎轩为副校长兼总务主任，并由校董会聘请章太炎先生为名誉校长。自改名为学校后，入学学生人数骤然增多，原有校舍不敷使用，故校址于1935年9月迁至长春巷全浙会馆，新校舍占地较广，建筑宏大，设施完善。该校学制四年，其中3年课堂教育，1年临床实习。课程开设德育、体育、国文、外国文、物理、化学等普通课，医史、内经、伤寒、温病、金匮、本草、方剂、医案、内科、外科、女科、幼科、眼科、喉科、伤科、针灸学等中医课，解剖、生理、病理、细菌、组织胚胎、卫生、药物、诊断、治疗学等西医课。这些课程是根据中央国医馆提出的采用科学方式整理国医药学术，阐明中国医学之真理，融化世界医学之新知，造就适合现时代之国医新人材而设置。该校专职老师有张又良、潘国贤、刘子坎、南宗景4人，其余都是聘请校外中西开业医师和教师兼任，如叶橘泉、唐慎坊、王慎轩、祝怀萱、祝曜卿、颜星斋、王志纯、凌九云、施毅轩、唐仁缙、余显亮等。1年的临床实习，主要在本校附设的门诊所进行，全班学生分为4个小组，轮流至各科临证实习，也有学生被分配至苏州各科著名中医（如顾福如、顾允若、程文卿、经绶章、郑燕山、钱伯煊、许鹤丹、曹黼侯等）处实习。校训为“诚敬勤朴”。1935年制定的校歌，由杨梦麟作词、高天栖作曲，歌词曰：“山明水秀，古吴之邦，吾党夙多俊良。创立医校，栽培后进，共把学术阐扬。溯国医，肇岐黄，治疗成绩昭彰。愿吾同

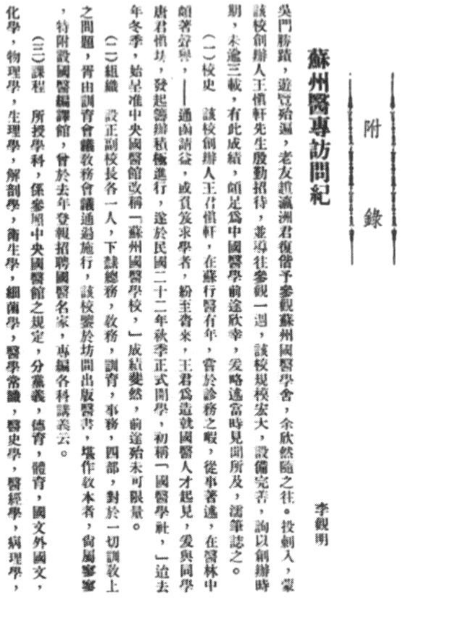
附錄

蘇州醫專訪問紀

李觀明

吳門勝蹟，遊覽殆遍，老友錢瀛洲君復偕予參觀蘇州國醫學舍，余欣然隨之往。投刺入，蒙該校創辦人王慎軒先生殷勤招待，並導往參觀一週，該校規模宏大，設備完善，詢以創辦時期，未逾三載，有此成績，頗足爲中國醫學前途欣幸，爰略述當時見聞所及，濡筆誌之。

（一）校史　該校創辦人王君慎軒，在蘇行醫有年，嘗於診務之暇，從事著述，在醫林中頗著聲譽，——通函請益，或負笈求學者，紛至沓來，王君爲造就國醫人才起見，爰與同學唐君慎坊，發起籌辦積極進行，遂於民國二十二年秋季正式開學，初稱「國醫學社，」迨去年冬季，始呈准中央國醫館改稱「蘇州國醫學校，」成績斐然，前途殆未可限量。

（二）組織　設正副校長各一人，下設總務，教務，訓育，事務，四部，對於一切訓教上之問題，胥由訓育會議教務會議通過施行，該校鑒於坊間出版醫書，堪作教本者，尚屬寥寥，特附設國醫編譯館，曾於去年登報招聘國醫名家，專編各科講義云。

（三）課程　所授學科，係參照中央國醫館之規定，分黨義，德育，體育，國文外國文，化學，物理學，生理學，解剖學，衛生學，細菌學，醫學常識，醫史學，醫經學，病理學，

國醫公報　附錄　八五

图4-3 《国医公报》第二卷第十期（1935年8月）发表的署名文章《苏州医专访问记》　徐欣晔提供

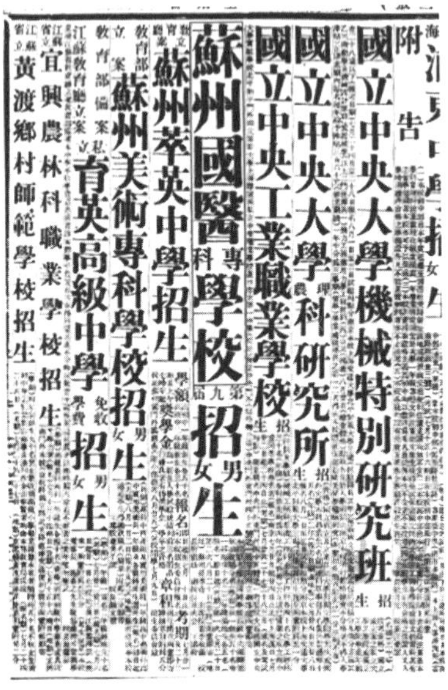

图4-4　苏州国医专科学校在《申报》上刊登的招生广告（1937年）　倪浩文提供

志，努力研讨，为国为校争光。”1936年增设苏州国医研究院，采用分科研究制，设内、外、女、幼四科，学制一年。平时学校经常邀请苏州和外地中西医学名家如章太炎、吴子深、曹颖甫、宋爱人、王畿道、李广勋、周颂凡、陆渊雷、章次公、张赞臣、谢利恒、谢诵穆、徐衡之等定期来校讲学。校内设有图书馆（有医学书籍与期刊各2 000多册）、标本室（有人体骨骼标本与动、植、矿物标本700多种）和国医编译馆（设编辑、译述、撰写、出版4部）。迁至新校舍后，学校西部设国药试植场，试种中药植物300余种。全校共有5个班，其中1个研究班，在校生总人数约200名。对学生学业成绩之考查甚为严格，有平时考查、月考、期末考试和学年考试。1937年首届学生34人毕业，毕业证书盖有中央国医馆印章。正当学校处于蒸蒸日上之际，1937年“八一三”淞沪会战爆发，日军飞机开始频繁轰炸苏州，学校不得不停办。该校首届毕业生和其他各班肄业生后来大都成为省内、国内乃至东南亚地区中医医疗与教育机构的中坚力量。

中医伤科女科研究社　1926年由苏州伤科女科施诊局筹备处创办。社址在装驾桥巷1号。招收高小毕业或有同等学力的男女生，学制三年，其中一年半学伤科，一年半习女科。经费由崇明慈善团体拨给。施诊局名誉局长为丁甘仁（上海中医学会会长），局长兼主任为季爱人。

中国针灸学研究社　1928年夏，在苏州设诊行医的承澹盦鉴于针灸学屡遭清廷与民国政府摧残，濒于灭绝，为挽救与复兴针灸医学，与同仁季爱人、祝曜卿、朱藕令、杨汉章创办苏州中医针灸学社，社址在王枢密巷。因经费困难，未满1年即停办。1929年冬，承澹盦迁居吴县望亭镇，设诊行医并带学徒，业务甚好。为实现继续办学、光大针灸绝学的心愿，遂于1931年6月[①]，联合吴县望亭8位同道创办中国针灸学研究社，并被公推为社长。1932

①中国针灸学研究社成立时间还有“1929年”“1930年”两说，此据李素云：《中国针灸学研究社的创立与发展历程回顾》，引《针灸杂志》第2卷第2期（1935年10月）《中国针灸学研究社创办经过》，《2010南京国际中医药论坛暨亚洲针灸高层论坛论文集》第8—12页。

年10月，社址迁往无锡南门。1933年8月，研究社增设通函科，发展通函研究会员，在全国最早开办函授教育。同年11月，社内附设实习科，招收各地学员，进行针灸临证实习，一期五个月。1935年9月1日，中国针灸讲习所创立，为研究社附设机构，学制有三个月速成班、六个月普通班和两年制本科班。1936年春末，讲习所更名为中国针灸医学专门学校。同年7月，在原针灸门诊基础上创办针灸疗养院，设病房和门诊治疗室，作为学员见习与实习基地。同年起，中国针灸学研究社先后在闽、浙、苏、皖、粤、陕、鄂、晋、桂、港等地和新加坡设立了17个分社，扩大了针灸医学的影响。1937年春末，动工兴建教学大楼（承氏投入全部积蓄），未及竣工而抗日战争全面爆发，无锡惨遭日机轰炸，校舍被夷为平地，学校和研究社被迫停办。1937年冬，承氏避难西迁，经皖、赣、湘、鄂，于次年6月入川，每到一地，仍不忘夙志，坚持行医和开设针灸讲习班。1947年冬，承氏夫妇南返至苏州，设诊所行医。1951年，承氏在苏州司前街83号恢复中国针灸学研究社，广收学员。1954年9月，因承澹盦受江苏省人民政府聘请参加江苏省中医院和江苏中医进修学校的筹建工作，研究社遂停办。

（四）成立中医团体

清末，苏州地区已有中医药团体出现。进入民国后，在红十字会、中华医学会等西医团体的影响下，中医药团体也相继建立，成为联系和团结中医药从业人员并维护其合法权益、切磋中医医理、交流学术经验的组织。下面简介一些中医药团体。

琴南医学研究社　创办于清光绪三十一年（1905），为常熟第一个医学团体。社址在城内桑家弄，社长为俞金门，社员有肖退庵、吴玉纯等10余人。该社以研究医学为宗旨，夏令施诊给药，以惠贫病，遇重病患者邀请会内名医会诊商定处方，经费通过募捐筹集。1926年，社务停止。

常熟医学会　清宣统二年（1910）七月，常昭城议事会常委会议决定，公推赵仲简、吴英、屈赓华、赵士庠、李汝偕等筹建常昭医学会。民国初年，改名为常熟医学会，会址在城中崇善堂。会长为李愚庄，副会长为蔡丽生、周晋麒。该学会以集合城乡医士、振兴医学为宗旨。制定了会章，中西医都可参加，有会员61人。1922年5月21日，改组为纯中医团体，选举方耕霞为会长，吴玉纯、屈谌民为副会长，并在虞东（支塘）、浒浦等地设立分会，有会员100余人。1922年5月16日，派代表王士翘参加在上海召开的江苏省中医联合会议，进行请愿斗争；同年9月，创办《常熟医学会月刊》，以团结同道，谋“发展医学，保存国粹”，先后出刊26期，发行遍及18个省。于1926年中止活动。

昆山县国药业同业公会　成立于20世纪10年代，是由昆山全县中药店铺组成的同业团体，隶属于县商会。西药业在昆山出现后，该会改称为“昆山县国（中）药业同业公会”，简称“昆山国药业公会”，以示区别。历任会长（后改理事长）有徐景伯、戴企常、蔡新甫、李家栋、张文馨、金春泉等。该会职能主要是根据市场行情统一中药售价、调解同业间纠纷、维护同业利益及商讨同业间有关重要业务等。公会实际上被春阳堂、徐泰山堂等几家实力雄厚的大药店老板所左右。1949年昆山解放后，该会职能发生根本性变化，负责配合政府做好市场供应、平抑药价等工作。1956年全行业公私合营后该会解体。

浏河医药学会　确切成立时间失考，是太仓成立较早的医药团体之一。1913年4月的《中西医学报》载有浏河医药学会情况：会长为政楚珍，主讲为傅雍言，会计为沈曙东。1922年7月14日，傅雍言出席江苏省中医联合会成立大会，当选为评议员。1934年7月，该会并入太仓中医公会。

吴县医学会　1922年7月4日，吴县医学会假座玄妙观召开成立大会，中西医生200余人出席，经选举，曹沧洲（名元恒）当选会长，艾步蟾（名毓湝）、王赓云（名祖庆）当选副会长。后改选王赓云为会长，艾步蟾、顾允若为副会长。王赓云会长于1924年初不幸病逝。1925年12月15日，再次举行改

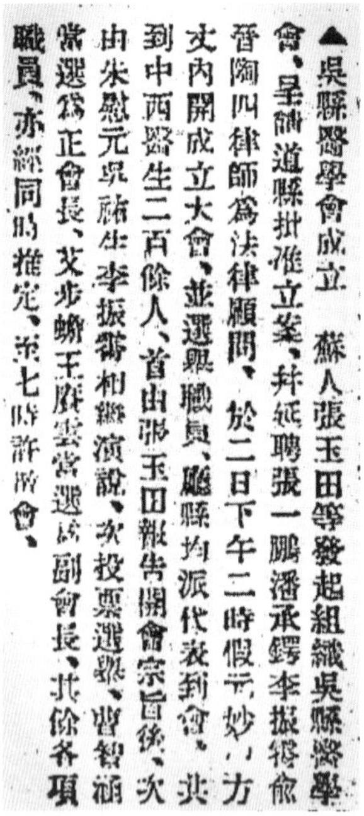
▲吳縣醫學會成立　蘇人張玉田等發起組織吳縣醫學會，呈請道縣批准立案，并延聘張一鵬潘承鍔李振緒俞晉陶四律師為法律顧問，於二日下午二時假元妙觀方丈內開成立大會，並選舉職員，應縣均派代表到會，共到中西醫生二百餘人，首由張玉田報告開會宗旨後，次由朱慰元吳祐生李振聲相繼演説，次投票選舉，曹智涵當選為正會長，艾步蟾王麟雲當選為副會長，其餘各項職員，亦經同時推定，至七時許散會，

图4-5　吴县医学会成立报道（1922年7月4日《申报》）　杜祯彬提供

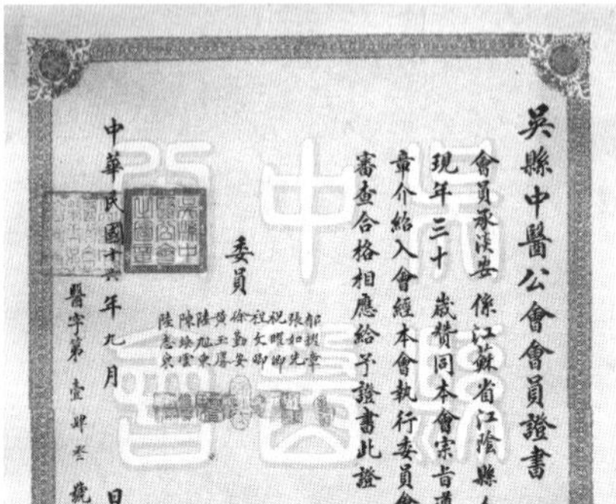
吳縣中醫公會會員證書
會員 係江蘇省江陰縣人
現年三十 歲贊同本會宗旨遵
章介紹入會經本會執行委員會
審查合格相應給予證書此證
委員
中華民國十六年九月 日
醫字第壹 號

图4-6　吴县中医公会会员证书（1927年）　南京中医药大学档案馆提供

选会议，艾步蟾当选会长，顾允若、曹黼侯当选副会长。1927年改名为吴县医学协会，顾允若、鲁永龄、王闻喜、徐勤安、颜星斋、王慎轩、黄玉麐7人当选为委员。同年5月，又改名为苏州中医公会。

神州医药总会吴县分会　1926年成立。会长为顾子选，副会长为顾怀泉、郁耀章。会员除中医外，还有沐泰山堂、良宜堂、乐寿堂、宁远堂等中药店的人士；会董中有当时社会名流刘正康、季小松、张叔良等。

苏州中医协会　1927年4月成立。艾步蟾、季敏斋、陆旭东、王卓若、陆志东、缪康寿、王慎轩当选为执行委员。

吴县中医公会　1927年5月，国民党苏州市党部决定将苏州中医公会、神州医药总会吴县分会、苏州中医协会合并，成立吴县中医公会，分设3个区部，选举执行委员各10人。

吴县医学研究会　1928年成立。后因主次之争，与吴县中医公会发生纠纷而停止活动。

常熟中医公会　1929年4月28日，常熟县医学会成立。会址设在城内午桥弄凝善堂。执行委员有张幼良、钱选青、陆敬臣、邹良材等15人。下设梅李、福山等13个乡分会，有会员379人。该会以反对废止“旧医”，保障同道职业，策励学术进步，勖勉医师道德，增进民族健康为宗旨。1933年，改名为常熟中医公会。1934年6月，受县政府委托，办理会员登记检核、领取开业执照事务。1937年县境沦陷，会务停止。

全国医药团体总联合会昆山县支会 1929年6月16日成立。选举戴轶凡为执行委员会主席。以争取中医药地位、团结中医药从业人员并保障其合法权益、保存和继承中国传统医学为主要会务。1932年“一·二八”淞沪抗战后，该会解散。

太仓中医公会 1930年5月，由郑凤石、盛凤台、陆揖三等人发起成立。在民众教育馆举行成立大会，选举郑凤石为常务委员（后由陆宝森担任），有会员200余人，每人每年交会费1元作为活动经费。公会主要负责协助政府进行中医登记、转发省政府的开业执照等事务。1937年6月，召开第六届会员大会，选举孙秉公为常务理事。该会曾在夏、秋季节组织时令义务施诊所，为民众免费治病。1937年日军侵占太仓后，该会解散。

吴县国医会（中医公会） 1930年，经调解，吴县中医公会、吴县医学研究会联合改组而成吴县国医会，会址设在观前真人殿。是年8月29日，吴县国

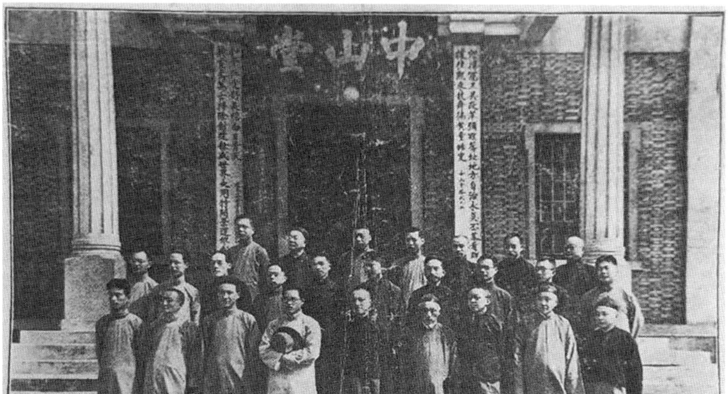

图4-7 吴县中医公会第四届执监委员就职典礼合影（1935年6月）

医会第一届会员会议召开，签到370余人，选举执、监委员会，选举产生78人为执、监委员。1932年，吴县国医会奉令改名为吴县中医公会。后因内部不和，纷争不休，常务执委、执委相继辞职，会务停顿。1935年，在广大会员的呼吁下，以顾福如为首等人整顿组织，会务活动又逐步恢复。1937年抗日战争全面爆发后，组织瓦解星散。

吴县国药商业同业公会 1930年11月15日，太和公所改建成吴县饮片药业同业公会，隶属县商会，会址在旧学前太和公所。有会员49户，1935年增至67户。1941年5月，改组为吴县国药业同业公会，有会员78户。抗日战争胜利后，1947年1月吴县饮片药业同业公会重建，有会员103户。次年2月，改名为吴县国药商业同业公会，有会员80户。苏州解放后，该会解体。该会职能主要是议定行业条规章程、根据市场行情统一中药饮片售价、调解同业间纠纷、维护同业利益及商讨同业间有关重要业务等。

吴县药材商业同业公会 1930年11月20日，药业公所、人参公所合并成立吴县药材参燕业同业公会，隶属于县商会，会址在阊门外卢家巷药业公所，有会员16户。1936年6月，会址迁至山塘街。1941年，有会员44户。抗日战争胜利后，1948年1月，改名为吴县药材商业同业公会，有会员48户。苏州解放后，该会解体。该会职能主要是议定行业条规章程、根据市场行情统一中药材售价、调解同业间纠纷、维护同业利益及商讨同业间有关重要业务等。

吴江县中医公会 1922年前后，吴江县盛泽、震泽、松陵等地相继成立了盛泽医学研究会、盛泽区中医协会、吴江中医联合会、震泽医药公会、震泽中医学会等中医团体，但散布各区，而无一全县性医学团体。1930年左右，盛泽区中医界提出成立全县性中医团体倡议，得到全县中医同仁的赞同。1934年8月19日，吴江县中医公会成立大会在盛泽区公所召开，会上通过公会章程，选举简伯龙为执行委员会主席，叶寿山、王廉钦、杨舒荣、宋霖若为常务执行委员，申辅臣、许半龙、王立凡、朱春卢、凌树人、钱星若、顾培生、秦东园、王耘渠、吕葆岳为执行委员，费汉兴、费石嵚、钮介人、俞维、汪倬云、王芷沅、金浩如为候补执行委员；张然生为监察委员会主席，杨勤之、李岐耕、庄颂穆、徐辅声、陆杏田、许逵青为监察委员，施一帆、任百川、周新民为候补监察委员。公会下设研究股、审查股、建设股、宣传股、总务股。会所设在平望镇，并在盛泽镇北大街设公会总事务所，各地设分事务所或办事处。吴江沦陷后，该会停止活动。

昆山中医公会　1934年10月24日成立。选举戴轶凡为执行委员会主席，会址在果老弄课桑园，有会员133人。会务主要为联系全县中医、传达政府法令、维护同道职业、调解医疗纠纷和组织义诊等。该公会每年在课桑园内设置秋季诊疗所，由戴轶凡总管其事，邀集城内中医公会主要骨干陈香涛、闵采臣、郑以炯、俞善君、王定龛、薛翰才等各科医生，每日下午轮流义务应诊。每位就诊者只需付号金百文，即可凭诊疗所处方至春阳堂中药店免费取药。其经费由中医公会向社会富有阶层募集，这种施诊给药、嘉惠贫病的义举，为民众所称道。1937年昆山沦陷后，该会解散。

常熟县中医师公会　1946年1月22日成立。邹良材为理事长，办理会员登记及领取中医师证书、开业执照事务，时有会员349人。至常熟解放而结束。

昆山县中医师公会　1946年2月14日，昆山县中医师公会成立大会召开，出席会议代表54人，选举第一届理、监事会，王定安当选理事长，邬俊才、陈香涛当选常务理事，薛翰才、郑绍先、王慰伯、王志贤当选理事，郑咸泽、李元吉当选候补理事；戴敖吉、刘义尊、韦云端当选监事，王慕晋、袁震寰当选候补监事。有会员199人，会址设在大街春阳堂。在各乡区设有分办事处，并选举主任负责各项事务。1947年12月，因会务废弛，王定安认为自己领导不力，主动辞去理事长职务；公会当即召开理、监事会议，一致挽留王留任，但王坚决不就。次年1月3日，经公会第二十八次理、监事联席会议议决，公推常务理事邬俊才代理主持会务。该会以协助政府卫生行政机构办理领发中医考试及格证书和开业执照、保障会员从业权益、研究中医学术、组织义诊等为主要会务。1949年昆山解放后，该会遂告结束。

太仓县中医师公会 1946年3月24日成立。王梦龄当选为理事长。负责中医登记和组织整顿事务，有会员156人，1949年3月发展至216人。太仓解放后，该会停止活动。

吴江县中医师公会 1946年6月2日，吴江县中医师公会成立大会在盛泽区公所召开，到会代表175人。会上选举简伯龙为理事长，杨舒荣、许太平、钱星若、金浩如、凌树人、汝育才、马云翔、蔡颂章为理事，顾培生、夏墨林为候补理事；杨勤之为常务监事，秦东园、宋霖若为监事，何建章为候补监事。至吴江解放，会务结束。

吴县中医师公会 1946年成立。季爱人当选为理事长。办理会员检查考试、登记，开办中医讲习所，通过向会员募捐筹建中医师公会会所及中医医院等。苏州解放后，改组为苏州市中医工作者协会。

（五）编辑中医刊物

进入民国后，中医界有识之士认为中医也应该与时俱进，效法西医界，编辑出版中医药刊物，使其成为中医药界交流学术的重要阵地。因此，20世纪20年代后，苏州地区断断续续有不少中医刊物创办。

1922年9月创刊的常熟医学会的《常熟医学会月刊》（1924年9月停刊，共出刊26期）、1926年5月创刊的吴县医学会（王慎轩主编）的《医学卫生报》（1927年2月停刊，共出刊10期）、1927年11月创刊的吴县医学研究社的《吴县医学杂志》、1927年12月创刊的王慎轩的《妇女医学杂志》、1928年7月创刊的常熟中西医界协会的《常熟医学月刊》（出刊4期后停刊）、1930年3月创刊的苏州医报社的《苏州医报》（出刊15期后停刊）、1930年9月创刊的吴县郁耀章的《吴县医报》（1931年10月停刊）、1931年创刊的苏州医药常识社的《家庭医药杂志》（季刊，1936年停刊）、1931年1月创刊的苏州季爱人的《中国药学》（月刊，1931年7月停刊，共出刊7期）、1932年8月创刊的吴江县盛泽中医协会的《盛泽医药报》(月刊)、约1932年春创刊的苏州国医书社的《家庭医药常识》(季刊, 1936年夏停刊, 共出刊14期)、1933年夏复刊的吴县中医公会(王慎轩主编)的《中医杂志》(季刊, 1933年8月停刊)、1934年春创刊的苏州国医学社的《苏州国医杂志》(1937年春停刊, 共出刊13期, 在当时有很高的知名度和影响力)、1934年7月创刊的常熟国医杂志社的《国医杂志》(出刊3期后停刊)、1935年1月创刊的吴县寿世医报社的《寿世医报》(1937年4月停刊)、1935年创刊的医钟社的《医钟杂志》和《新本草》(均出刊1期后停刊)、1936年创刊的吴江县中医公会的《吴江国医学报》、1938年8月创刊的苏州迦摩医室(叶伯良)的《中华医药学》(同年11月停刊, 共出刊2期)、1939年12月创刊的叶橘泉主编的《苏州国医医院院刊》(出刊1期创刊号后停刊)。这些中医药刊物的编辑出版, 很好地促进了苏州地区中医药学术的进步。

二、苏州西医学的传入与发展

西方医学是以古希腊、古罗马医学为基础, 随着自然科学的进步逐渐形成和发展起来的。它的发展大致经历了希腊经验医学(公元前6世纪至公元15世纪中期)、近代实验医学(15世纪中期至19世纪末)和现代医学(19世纪末至今)三个历史阶段。特别是在16世纪至19世纪的300多年间, 随着肺循环与血液循环的发现、显微镜的发明与应用、自然科学的三大发现, 以及物理学、化学、生物学的发展, 古老的西方医学发生了巨变, 逐步形成了比较完整的医学科学体系。

相对成熟的西方医学传入中国的时间, 最早可追溯到明末(16世纪末), 但在鸦片战争以前, 它对中国医学的影响并不大。直到19世纪, 尤其是鸦片战争之后, 伴随着大批传教士来华, 西方医学在中国开始日益广泛、深入地传播开来, 对处于半殖民地半封建社会、科学文化缓慢发展状况下的中国医学界, 产生了深刻而久远的影响。

由于西方医学是建立在近代自然科学基础上的，它的传入为中国带来了新的科学知识。西医医院的建立、西医药学校的开办、西医药著作刊物的翻译出版和西医药学术团体的成立，促进了我国医学的发展，对我国人民的保健事业起到了重要作用。20世纪以后，由于医学教育的发展和新成果、新技术、新药物、新器械的不断输入，我国的基础医学、临床医学和预防医学日益进步。百余年间，我国形成了中医、西医并存的局面，于是，在一个国家的医药业中包括两种完全独立医学体系的状况成为近代中国医学最重要的特点。

西医传入苏州地区，以清光绪九年（1883）美国教会创办苏州博习医院为主要标志。

（一）建立西医诊所和医院

清末，各外国教会开始陆续在苏州府城与下属各县县城及一些大的乡镇建立教会医院。进入民国以后，除了政府开始建立公立西医医院，城乡各地由私人开办的小型西医医院和诊所也如雨后春笋，日渐增多。档案记载，1936年，仅吴县就有西医医院34所，病床810张，西医101人，护士221人，居全省之冠。迨至中华人民共和国成立前，据不完全统计，苏州城区和各县城乡有公私西医医院36所，乡村卫生服务站（包括卫生分院）18个，西医诊所350家，病床884张，西医850人。

西医诊所　清光绪四年（1878）12月[①]，受美国基督教监理会（Methodist Episcopal Church, South）派遣，著名传教士蓝柏（James William Lambuth, 1830—1892）之长子、美籍医学传教士蓝华德（Walter Russell Lambuth,

---

①《苏州通史·导论卷》（苏州大学出版社2019年版）第372页和一些论文载中西医院创办时间为1877年，1878年为《中华监理公会年议会五十周年纪念刊》（1935年线装铅印本）第4—5页所载。

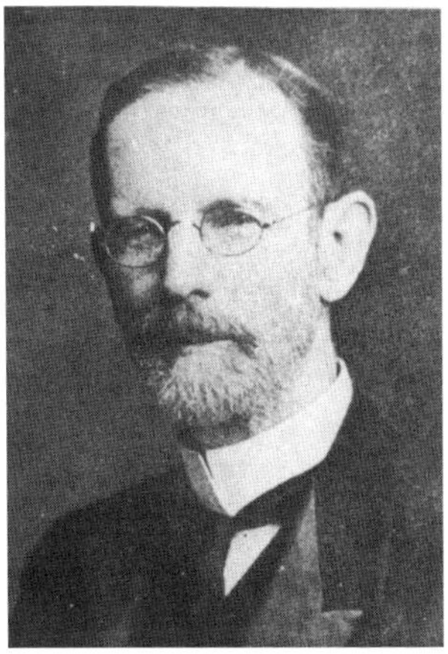

图4-8 蓝华德像 王馨荣提供

1854—1921）到达苏州，开始传教。他在天赐庄租民房3间，开办西医诊所，取名为“中西医院”，用以帮助传教。民国时期，苏州城乡私人西医诊所逐渐增多，迨至苏州解放前夕，城乡有西医诊所350家。

博习医院 清光绪八年十月初七日（1882年11月17日），受美国基督教监理会派遣，两位美籍医学传教士蓝华德博士和柏乐文（William Hector Park，1858—1927）到达苏州，他们在住处楼下设诊所为人诊疗，同时开始着手筹建博习医院。光绪九年初，两人获得教会拨款近6000美元和苏州地方人士捐款1600美元，即以其中的1000美元在天赐庄购地7亩。由蓝华德精心设计图纸，二月初七日（3月15日）动工建院，三月初六日（4月12日）李德（C.F.Reid）牧师奠基，埋下第一块基石（房角石）。历时半年多，医院竣工，总造价为1万美元。十月初九日（11月8日），医院正式开业，定名为“博习医院”，英文名为“Soochow Hospital”，性质为私立教会医院。医院有平房8幢，其中门诊部1幢，内、外科病房3幢，割症室（手术室）1幢，辅助用房3幢；病房包含戒烟所和讲堂，住院部有病床30张，设备较完备。柏乐文和蓝华德主持院务，并有几位中国人襄助工作。这是西方教会在苏州乃至江苏全省开办的第一所教会医院，也是江苏最早的一家综合性西医医院。同年，医院即开办博习医学堂（1894年又升格为博习高等医学堂），教授医学生。1884年12月，柏乐文返回美国纽约继续深造，次年冬，蓝华德随其父蓝柏赴日本传教，由从蓝华德学医多年的中国人曹子实牧师暂时主持院务。1886年春，柏乐文获得医学博士学位后重返苏州，出任博习医院第一任院长。1903年，博习医院引进了临床诊断使用的X光机，使之成为中国最早使用X光机的医院。同年，美籍传教士罗格思（B.D.Lucas）至院，主管药剂和X光机，开办博习药学院，训练药剂师。1909年，美籍医学传教士苏迈尔（John A.Snell，1880—1936）博士到院，任外科主任。同年，医院开始配备看护工作。1913年，美籍女护士福耳曼(Eva E.Forman)到院，任看护主任，并创办博习护士学校，培养女护士。博习医院与北京协和医院在全国首创由男看护改由女护士全程陪护病人，开女护士护理病人之先河。1916年，设置病理科。1917年，柏乐文因年老辞去院长职务，由苏迈尔接任。1919年，在教会与社会各界人士的支持下，经过18年的不懈努力，两任院长柏乐文与苏迈尔筹得兴建新医院款项20余万银圆，交付上海G.F.Ashley建筑公司设计建造。次年，拆掉医院旧平房开始动工扩建。1922年7月，博习医院新院全部竣工，新医院占地7.6亩，建成3层半住院大楼与2层门诊大楼各1幢，总建筑面积为3 329平方米，造价25万银圆，床位从30张增加至100张，室内装有冷热水管、电灯、电话等装置，成为当时中国较先进的西医院之一。

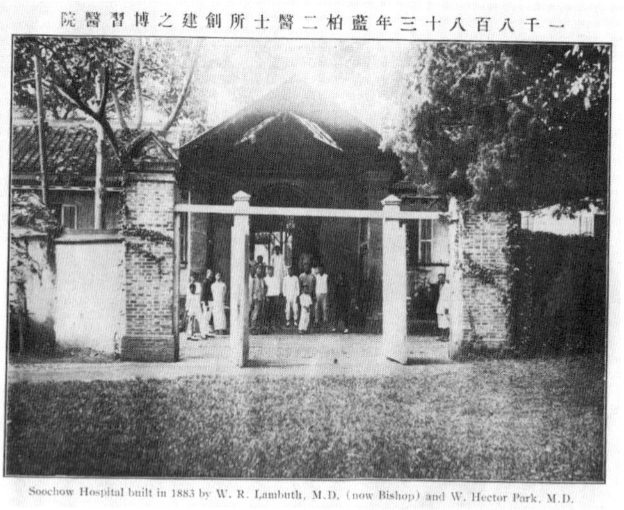

图4-9　1883年博习医院大门　王馨荣提供

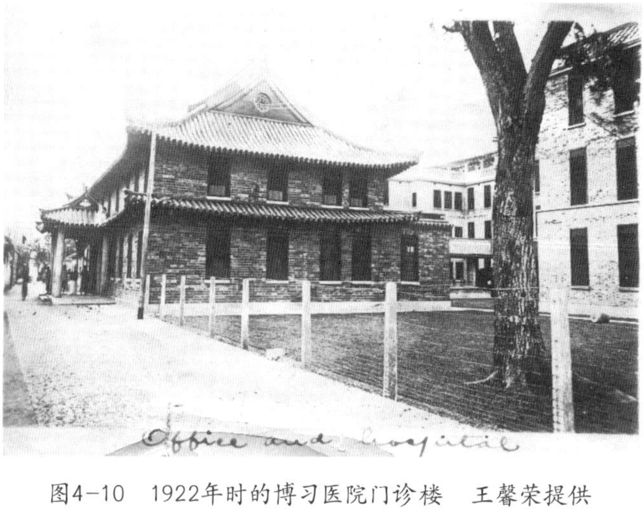

图4-10　1922年时的博习医院门诊楼　王馨荣提供

1927年8月，院董事会推选内儿

科主任李广勋博士出任院长，为第一位中国人担任的正院长。是年全院设内、外、妇产、眼耳鼻喉等科，有职工84人，其中美籍医师4人、中国医师9人。1932年夏，李广勋院长因病辞职离院，由苏迈尔复任院长。1936年3月2日，苏迈尔院长感染肺炎，不治而病故于医院，由教会调派常州武进医院副院长美籍赵乐门（James C.Thoroughman，1904—1972）博士来苏州接任院长。

1937年11月苏州沦陷，医院被迫停诊。次年10月，赵乐门院长由沪回苏，四散人员亦陆续返院，医院复诊。1940年5月，赵乐门回美休假，由儿科医师美籍米艾迪（Edmond Lee Rice，1905—1992）博士任院长。1941年初，因时局紧张，米艾迪等美籍人员先后回国，董事会推选外科主任中国人萧伯宣博士任院长。1942年底，萧伯宣因病辞去院长职务，由副院长中国人蒋育英博士继任。1941年12月8日珍珠港事件爆发，医院被日本同仁会接收；1943年1月21日，日本第百七十兵站进驻医院，日本人中山正雄任院长。1945年8月，

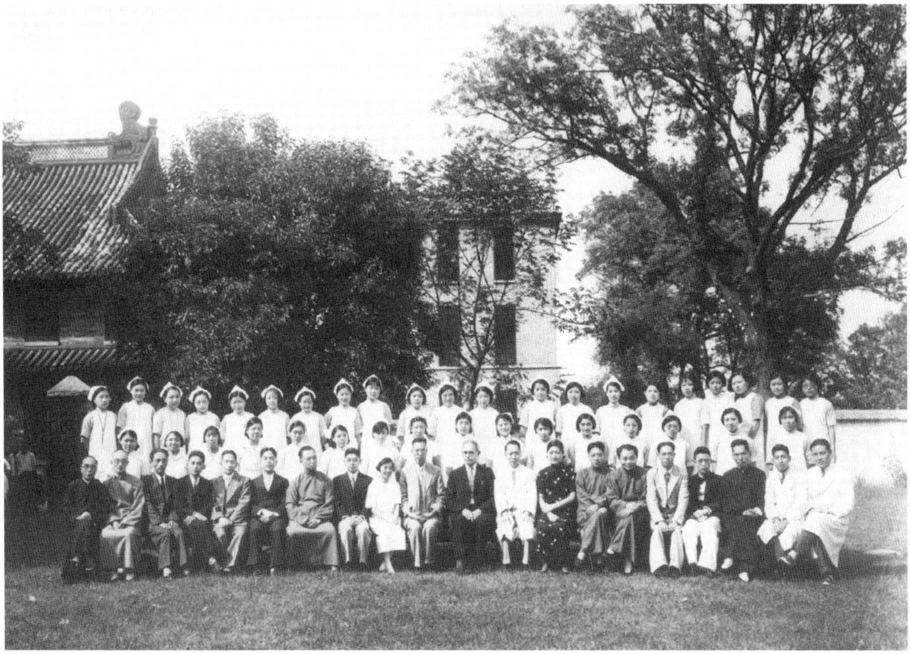

图4-11　1935年博习医院全体职员合影（前排左11为苏迈尔院长）　王馨荣提供

日本投降，10月12日同仁会撤出医院，医院收归教会，并于11月1日恢复医务。1946年6月，美籍医务人员再度来院工作，赵乐门复任院长，有病床150张，职工140人。1949年1月，院董事会推举中国人陈王善继、诸荣恩分任正、副院长，赵乐门退任外科主任。1949年4月27日，苏州解放，医院仍维持原状。1950年6月10日，赵乐门离院回国。1951年11月9日，苏南人民行政公署接管工作组到院，宣布人民政府正式接管博习医院，结束了其68年的教会医院历史。接收时，医院有床位150张，分设内、外、妇产、牙、耳目鼻喉、肺、皮肤花柳、儿科等临床科室和放射、检验、药房等辅助科室。年门诊80 700人次，住院4 968人次。全院有职工97人，其中医技人员92人，行政人员17人，工人93人。医院总建筑面积为4 990余平方米，总价值19 482 135 790元（为当时人民币）。1954年10月14日，苏州市卫生局批准博习医院改名为苏州市第一人民医院。医院名称后屡经变更，2000年8月11日，易名为苏州大学附属第一医院。

天赐庄妇孺医院　清光绪十一年（1885），美国基督教监理会女布道会派遣的美籍女医学传教士斐列佩丝（Mildred M.Philips）博士抵达苏州，她在葑门内天赐庄博习医院东邻另辟一室治疗妇女疾病。光绪十三年二月初十日（1887年3月3日）[①]，斐列佩丝正式创建妇孺医院，英文名为“Mary Black Hospital”，是江苏省内最早的专科医院，并任首任院长。光绪十七年，她又开办女医学堂，为中国培养了一批早期女性医学人才。斐列佩丝院长因丈夫病危不得不回国，诊务由博习医院柏乐文院长兼顾、两名医学生协助，不致中断。监理会差会原拟派美籍女医学传教士卜明慧（Margaret H.Polk）博士来苏主持妇孺医院，但因卜氏暂时无法从家事中脱身，遂委派毕业于美国费城女子医学院的美籍女医学传教士王美德（Anne Walter，婚后称斐美德，

①《苏州卫生志》载其成立于清光绪十四年（1888），今采纳*The China Medical Missionary Journal*（《博医会报》）1889年第3卷第1期Mildred M.Philips（斐列佩丝）的文章*The hospital for women at Soochow*中谈及的“天赐庄妇孺医院开始于1887年3月3日”。

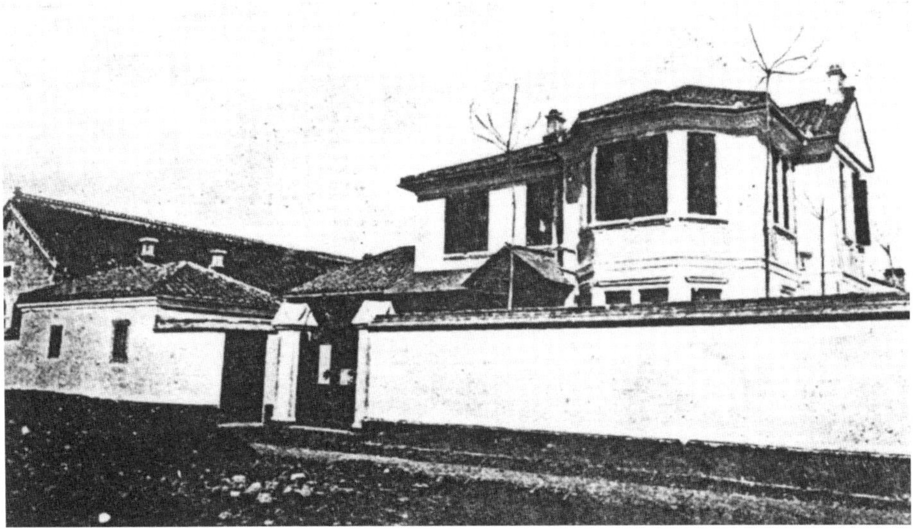

图4-12　1887年天赐庄妇孺医院外景　王馨荣提供

即Anne Walter Fearn，1867—1939）博士于光绪十九年来苏主持诊务。光绪二十二年，卜明慧抵苏接任院长。宣统元年（1909），美籍女护士何美丽（Mary A.Hood）至院，任看护主任，并开办看护（即护士）学校。1912年，卜明慧离职他就，其侄女美籍女医学传教士卜厚德（Harriet F.Love）博士继任院长。1915年，全年门诊6 464人次，住院785人次。1918年，医院有美籍医生4人、中国医生2人，美籍护士长1人，护士学生15人，药剂士2人，设一、二、三等病房，共可收容病人50余人，并设有特别产房。妇产科能做剖宫产手术。1920年，因博习医院已发展成较高水平的综合性医院，并开设有妇产科，故女布道会决定将妇孺医院并入上海西门妇孺医院（即红房子医院），从而宣告了该院结束。

苏州福音医院　清光绪二十年十二月二十六日（1895年1月21日），受美国基督教南长老会派遣的毕业于美国查尔斯顿医学院的美籍医学传教士惠更生（James Richard Wilkinson，1862—1935）博士一家抵达苏州。惠更生与早先到达的美国基督教南长老会教士戴维斯（John Wright Davis，1849—1917）一起一边布道，一边筹建医院。戴维斯毕业于美国北卡罗来纳州戴维森学院，他的大学老师布莱克（J.R.Blake）教授和夫人伊丽莎白自愿将一生积蓄捐出，希望在中国创办一所既能治疗身体疾病，又能给心灵带来安宁的医院。光绪二十二年，戴维斯与惠更生、帕克斯顿用布莱克夫妇的捐款在苏州齐门外洋泾塘岸购地40余亩，建造医院。次年秋，医生宿舍建成，医院正式成立，取名为Elizabeth Blake Hospital，中文音译为伊丽莎白·布莱克医院，含感恩布莱克夫妇捐款之意，而正式中文名为苏州福音医院，由惠更生任院长。1898年9月，医院建筑全部竣工，有男、女病房和行政楼（含药房、2个诊室、办公室和祈祷室），并正式开始收治病人，其中包括疯癫病（精神病）病人，因此，苏州福音医院是中国最早收治精神病人的两家医院之一（另一家为广州惠爱医癫院）。惠更生院长临诊态度诚挚，疗效颇佳，故求医者渐多。因为精神病人在医院得到良好的照顾和治疗，所以求治者日增，为了建造专门的疯癫病房，惠更生院长开始募

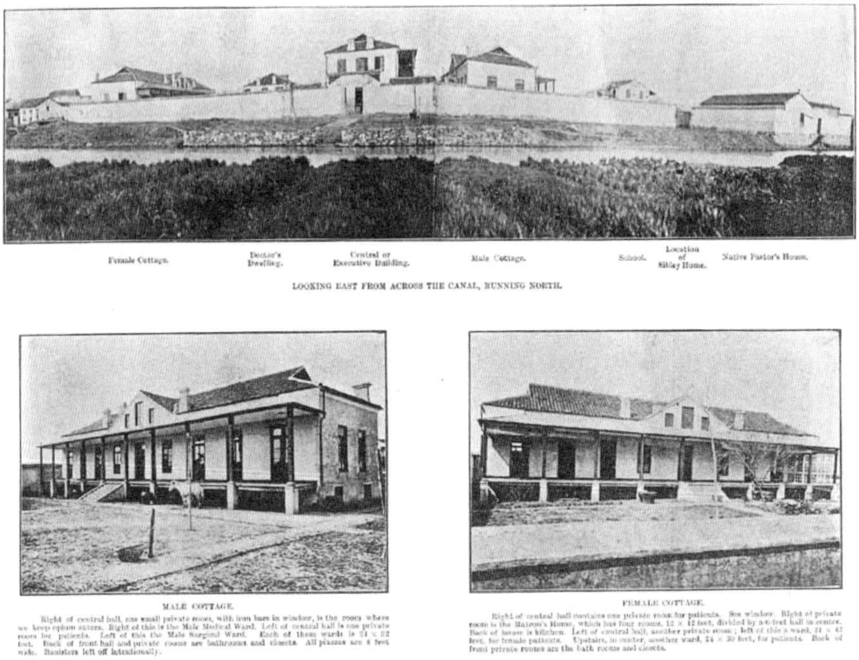

图4-13　1899年时的苏州福音医院，上图为医院全貌（从河对面向东拍摄），下左图为男病房，下右图为女病房　范庭卫提供

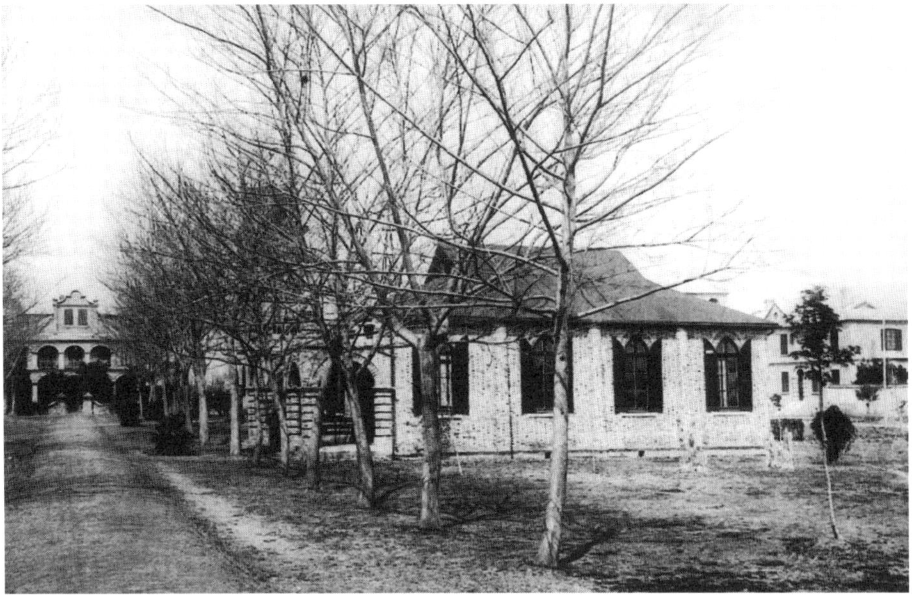

图4-14 1903年时的苏州福音医院 徐苏君提供

捐筹款。经过多方筹集资金，福音医院于1911年建成1幢三层楼男病院，有床位18个；1912年，又建成1幢三层楼女病院，有床位50个（包括精神病床位），电灯、暖炉、冷热自来水等设施应有尽有，堪称当时一流病院。建成后的男、女疯院统称为苏州福音医院疯癫病院，百姓则称其为苏州齐门外“疯人医院”。1914年，医院住院病人达1 384人。1917年5月，惠更生院长任期届满卸任，由毕业于美国费城杰斐逊医学院的美籍医学传教士荣梅生（Mason Pressly Young，1887—1960）博士接任院长。1921年，该院有精神病床位30张，全年收治精神病人71人。1930年4月至1931年4月，有精神病床位70张，但只能收治重病人，全年收治精神病人145人，平均住院天数为35天。精神病房分普通病房、通包房和包房，普通病房每日收费大洋1元，通包房每日收费大洋1元半，包房有大小间，每天收费在大洋2—8元之间，病人入住需要预缴一个月的住院费。精神病房的收入，是苏州福音医院重要的经费来源。虽然收费昂贵，但因该院在治疗精神病方面良好的声誉，吸引了周边地区甚至海外的精神病患者前来住院治疗，也收治从南京、上海、浙江等地教会转送来的精神病患者。1933年，苏州福音医院接受外交部委托，收治了患精神病的旅居荷兰华侨7人。1934年，该院精神病床位达200张，全年收治精神病人343人。1937年8月13日，中日淞沪会战打响，苏州福音医院由中国红十字会吴县分会协调为第三伤兵医院。当日军轰炸苏州时，院长荣梅生、护士长葛文娟（Lucy H.Grier，1904—2002）都坚守在医院，不愿从苏州撤离，当得知日军逼近苏州，他们又与吴县国际救济会的传教士梅乃魁（Henry Augustus McNulty，1874—1950）、闵汉生（Henry Hudson McMillan，1885—1959）、麦嘉祺（Charles Gilbert McDaniel，1872—1956）一起，将108名精神病人转移到太湖边的光福镇。同年11月19日，苏州沦陷，苏州福音医院也未能幸免，传教士医生和护士的住宅被日军洗劫一空，设有精神病房的三层楼女病院被焚毁，夷为平地。不久，日军占领光福，在其逼迫下，荣梅生、葛文娟等先后离开了光福。其他在光福的苏州福音医院医生和护士，则被日军押送到苏州，被迫到已被日军控制的苏州博习医院工作。在光福的精神病人，后经荣梅生与上海教会协商，在王兰荪医师等人的护送下，于1938年初到达上海北桥精神病院继续治疗[①]。苏州福音医院随即告终。

上津桥妇孺医院　清光绪二十五年（1899），美国基督教北长老会派遣美籍女医学传教士兰蒂摩尔（Mary Lattimore）博士在苏州阊门外上津桥东南埯创办妇孺医院，英文名为“Tooker Memorial Hospital”，并由其任院长。1910—1930年间，由美国籍康福安夫人任院长，之后由白本立夫人负责院务。先后聘有美籍医师2人及中国女医生戴梅侣、陶漱石、许桂珍和护士长兼药剂师刘竟慧（4人均为天赐庄女医学堂毕业生），另有一位洪师母，为专职传教士。医院规模较小，医生看病不分科别，有病床15张，每天门诊约30号。因在当时颇有名望，常有附近乡村难产或其他重病者来诊。护士生6人，

①范庭卫等：《苏州福音医院精神病人收治研究（1898—1937）》，*History of Psychiatry*（《精神病学史》），2020年第1期第163—177页。

都是从社会上招聘的，由医院进行训练，习文化、学技术，属半工半读性质。1937年抗日战争全面爆发后，美籍医护人员离开苏州，医院被日军占领，即告结束。

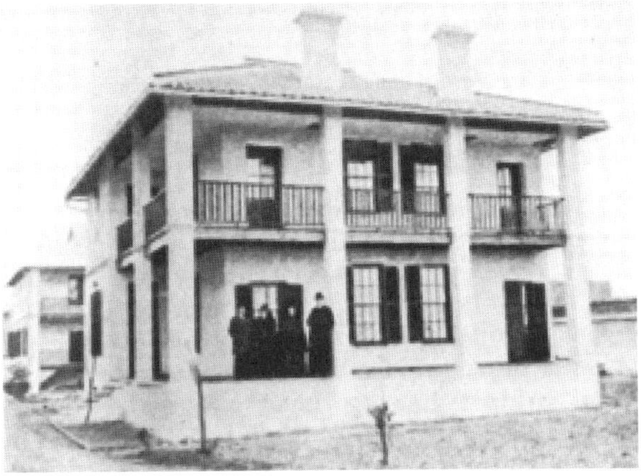

图4-15　20世纪初时的上津桥妇孺医院　徐欣晔提供

惠中医院　清光绪十四年（1888），美国基督教安息浸礼会纽约差会上海惠中堂派美籍牧师但弗斯（即台佛史）、柏佩兰（Rosa W.Palmborg）夫妇，到太仓直隶州镇洋县（今太仓市）刘河镇传教。柏佩兰女士擅医术，急诊救助几名难产妇成功，名声大振。后在信徒滕少堂的帮助下，她购房1所，为乡民治病救难，医务大盛。光绪三十二年正月[①]，但弗斯携通事（翻译）葛澄抵达刘河镇，向驻守镇上的太仓直隶州州同知傅振海呈请创办医院，获准，于是买下镇南市梢兴隆村（十九都下七图）村民范阿福的荒地5亩1分6厘，建二层洋楼1幢，命名为惠中医院。医院的一切费用均由教会资助，柏佩兰女士任院长。1918年，教会又派美籍女医师辛克兰（Bessie B.Sinclair）来浏河镇主持医院。1924年，惠中医院毁于江浙战争。战后，教会再派美籍女医师康德兰（Grace Irene Crandall）来浏河镇，于原址废墟重建惠中医院，建成三层欧式洋楼1幢，作为医院主建筑，并由其任院长。重建后的惠中医院配置各种先进设施，尤以肺科治疗为特色，太仓、嘉定、宝山三县病家纷至求治。1932年，日军偷袭浏河，医院又遭破坏。1937年，抗日战争全面爆发，医院毁于日军炮火。抗日战争胜利后，康德兰医师获

---

①《太仓县志》（江苏人民出版社1991年版）和《江苏省志·卫生志》（江苏古籍出版社1999年版）均载惠中医院创办时间为1907年，今据光绪三十二年正月二十七日太仓州分州署州同知《美国安息会医院、教堂请保护示禁》，作1906年。

得联合国善后救济总署的物资援助，又依靠医院董事会朱恺俦、吴琢之、赵锡庭等人呕心沥血募捐集得到的资金，于1947年再次建造惠中医院。医院建成后有房屋30间，面积为1 410平方米，其中有病房6间，床位26张；时有医师、员工10人，设西医内科、外科、妇科、骨科、五官科；年门诊量7 200人次，住院532人次；主要医疗设施有30毫安X光机1台，显微镜1架等。同年8月，康院长在上海病故，上海惠中堂再派美籍海军少校军医方甘至浏河镇任惠中医院董事会长，赵锡庭为名誉院长。1949年浏河解放前夕，惠中医院占地15亩，建筑面积为2 800平方米；有医师5名，其中美籍医生2人（不久回国）；职工5人；床位30张（以肺科为主，占床位18张）；年门诊量8 473人次，出诊199人次，住院646人次。浏河解放后，惠中医院继续维持日常医疗业务，1952年1月21日，由太仓县人民政府接管，改组为浏河人民医院。

江苏省立医院 1914年，省拨燕家巷苏州学务公所（旧提学使司署）用作江苏公立医学专门学校附属医院的院舍，既为医学生的临床实习基地，同时也是江苏省立医院。同年9月1日，省立医院开诊，系苏州第一所由政府开办的颇具规模的西医医院。后因房屋狭小，乃在阊门外广济桥建立分院。1920年2月5日，学校新校舍在阊门外五福路（今留园路）建成，医院随着学校迁入新址。临床部设有内、外、儿、妇产、眼、耳鼻喉、皮肤、花柳等科及手术室、检验室、药局等，临床及辅助

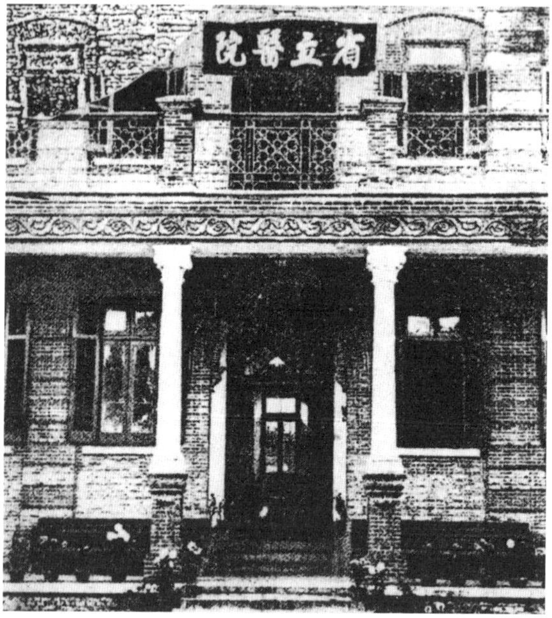

图4-16　江苏省立医院（江苏公立医学专门学校附属医院）　徐苏君提供

科室齐全。1923年增设X光机，床位由最初的50张扩至200张，且另设有隔离病床。历任院长都由校长兼任，先后有蔡文森、周威、吴济时；副院长范绍洛兼内科主任，外科主任为林世伟，妇产科主任为汤养岩，眼耳鼻喉科主任为黄实存，皮肤花柳科主任为汪桐美，各科医师则均由教师兼任，医院技术实力雄厚。据文献，1923年时门诊分普通号、特别号两种，普通号1次60文、特别号1次1元60文，可指定医师诊治；住院费分三等，每天头等病房1元4角、二等病房8角，均可有陪客，三等病房4角，不能带陪客。1925年8月15日，江苏公立医学专门学校升格为江苏医科大学，医院也改称江苏医科大学附属医院。1927年，学校成为国立第四中山大学的医学院（国立上海医学院前身），迁往上海吴淞办学，翌年医院停办。

持德医院 1917年，婺源人余生佳（1893—1969）从国立北京医学专门学校毕业，得到苏州金融巨商洪少圃的资助，在阊门内五峰园弄创办持德医院，自任院长。后又于下塘街购地10余亩，扩充医院。该院设有手术室、化验室、电疗室，配备X光机。1927年，余氏先去德国图宾根大学妇科病院进修，次年入奥地利维也纳大学研究院攻读医学专业，获医学博士学位。1928年年底回国，继续主持持德医院。1932年，在院内创办持德高级助产职业学校，学制三年，培养了2届毕业生。苏州沦陷期间，该院因院址被日伪报社强占而停办。抗日战争胜利后，该院重建，设头等病床14张、二等病床12张、三等病床20张和隔离病房9张。聘有医师3人、护士5人、助产士2人、化验士与药师各1人。因余氏颇重视妇产科，故产科手术器械等设备齐全，颇有特色。1951年7月，余生佳被任命为苏南康复医院（1951年7月在原更生医院院址成立，1953年1月改为江苏省第三康复医院，1958年4月移交苏州市，更名为苏州市精神病院）医务院长。持德医院由政府征购，宣告结束。

更生医院 1917年5月，苏州福音医院院长惠更生任期届满卸任，将返回美国，苏州绅士杨翼之出面挽留，并宴请地方贤达名流，设法为惠氏募款，为他另创一所医院。天官坊陆翥双当即捐赠四摆渡地基一块作为院址，其他绅士也捐款多少不等。当月，惠更生返美进修妇产科，同时在美国募捐。1918年秋，惠更生携家人从美国返回苏州，在阊门外护城河渡口四摆渡租张慎甫新式房屋暂住，并回到福音医院任医务主任[①]。1919年，惠更生用苏州绅士的捐款和他在美国募得的捐款，在暂住屋对面、陆氏捐赠地基边购地30亩，开始建造医院。1920年，定名为更生医院，惠氏自任院长。医院因系募捐建立，故不隶属于教会系统。1923年，医院建筑项目全部竣工，当年12月21日下午3时，更生医院举行隆重的开幕典礼，苏州军政法各部门长官均出席。督军齐燮元、省长韩国钧慷慨捐助开办费3 000元。12月22日至23日，上海的《新闻报》《申报》《时报》对更生医院的开幕盛况分别作了报道。该院主要建筑为1幢三层楼房，底层为门诊部、化验室、X光室等，楼上则设有病床100张，分内、外、妇产等科。其他建筑还有惠更生住宅（即更生楼）1幢、医护宿舍楼2幢、钟楼、教堂等。门诊收费分普通号与特别号两种，前者由中国籍医生诊治，收费4角，后者则由惠氏诊治，收费1元。住院费普通病房每天5角，单人病房每天1—2元。该院除美籍医师惠更生、米艾迪（Mi Eddie）[②]、惠路易（Louis Lee Wilkinson，1899—1981）外，还有中国籍医师徐维达、李尚义等五六人，护士、工友各20余人。1924年江浙战争时期，吴县红十字会曾在该院设立伤兵医院。同时多次在该院附近的亚细亚煤油公司仓库内设时疫医院，收治霍乱、乙型脑炎等病人，经费由红十字会提供，治疗则由该院承担。该院因临近火车站，曾是沪宁铁路戚墅堰站至安亭站铁路员工的特约医院，故也挂过铁路医院的牌子。该院曾办过护士和助产士学校，培养了一批中国籍医务人员。1927年由中国籍医师李尚义任院长，但实权仍掌握于惠氏家族手中。1935年2月21日下午4时，惠更生因患急性肺炎不幸病逝，享年73岁。遵其遗愿，他被安葬在苏州福音医院后花园

①陈一鸣口述，王馨荣记录：《更生楼》，《姑苏名人故居》，古吴轩出版社2021年版，第35页。

② 此米艾迪与曾任博习医院院长的米艾迪不是一人，汉译同名而已。

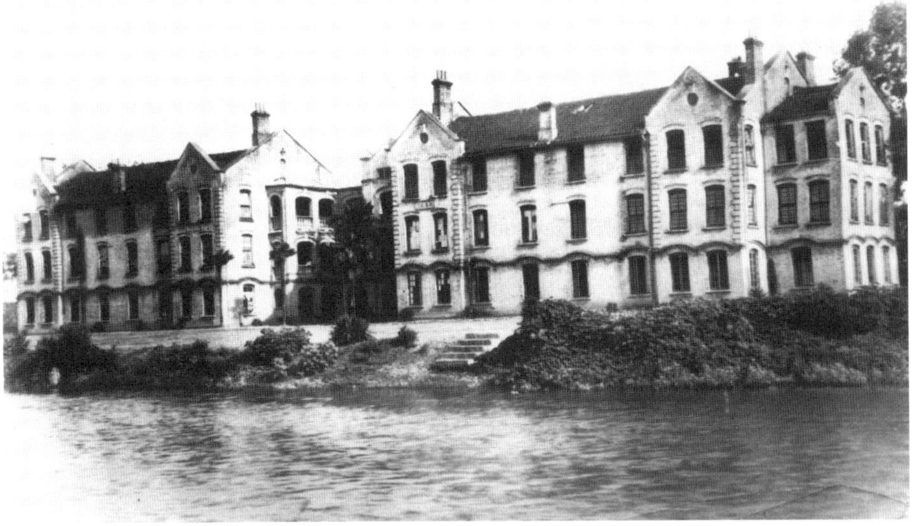

图4-17　1923年时更生医院（位于苏州阊门外护城河畔四摆渡）　王馨荣提供

内的教会墓地。此后，由惠路易（惠更生幼子）接管医院。抗日战争全面爆发后，惠路易于1937年9月17日特将价值20万元的医院赠予国际扶轮社吴县分社。因抗战需要，更生医院一度改为苏州红十字会医院第四分院。1937年11月，苏州沦陷，更生医院为日本侵略军所霸占，人员星散，设备陆续被盗、被毁，遂告结束。

吴县县立医院　1920年，江苏省立医院从燕家巷迁至阊门外五福路新址，吴县县公署即在其旧址筹建吴县县立苏州医院，院长为吴传缃。1927年，医院由吴县公益局领导，更名为吴县公益局第一医院。同年10月，在省拨给毗连医院的旧提学使司署扩建大楼、病房40余间，8个月后落成。1930年，医院改由吴县救济院领导，更名为吴县救济院第一医院，院长为黄逸生，院长、主任均为兼职。1933年，增设平民产院，推行新法接生。1936年，奉江苏省政府令，医院改组并改名为吴县县立医院，院长为杨和庆，专任医师为方为。医院成立初期仅设内、外两科，后逐渐增设儿、妇产、五官、眼、皮肤、戒烟、花柳等科，有医务人员10多人；病床由80张增至100张，另设隔离病床10张、产科病房35张；先后建立手术室、放射科，并配备有流动诊疗车1辆。1937年抗日战争全面爆发后，该院成为上海后方第一线伤兵医院。同年11月，日军侵入苏州，医院停办。

志华产科医院 是苏州较早推行新法接生的专科医院。院长常熟人顾志华（女，1901—1983）早年毕业于苏州福音医院护士学校，后入苏州更生医院进修，专攻妇产科。1920年12月学成毕业，即在苏州萧家巷35号开设产科诊所，业务发展很快。翌年将诊所扩充为医院，并迁至萧家巷10号。聘请3名产科医生协助诊务，尚有学徒五六人及其他辅助人员。为严密消毒，保证安全，医院设有专司消毒产包的专职人员。院内设门诊室、药房及病房8间，产床20余张，分一、二、三等。对贫困者，特设平民产科部，收费5元，可住院两星期，接产费、住院伙食费等一应在内。如属赤贫，诊费可再酌情减少，甚至免费。当时孕妇都习惯在家待产，故业务以出诊接产为主，收费10元，凡预约者，产前检查不再收费。顾医师医术高明，医德高尚，贫富一视同仁，因此业务蒸蒸日上，蜚声苏州。1925年创办志华产科学院，专门培养西医接产人员，共招生三届，毕业学生60余人，后均服务于各地任产科医生。同时又热心帮助用老法接生的稳婆（俗称老娘），传授她们新法产科知识和接产消毒要求，所以稳婆遇到产妇难产，都愿请志华医院的医生去处理。1944年10月，顾志华因服务社会20余年，无间寒暑昼夜，殊少休息，积劳成疾，特登报声明停止一切诊务，志华产科医院遂告结束。

吴县县立第二医院 该院前身为苏州工商界于1923年7月17日创建的时疫医院，院址在阊门内宋仙洲巷的华岩禅寺。1926年，时疫医院改建，定名为华岩医院。1928年3月，该院创办人宋友裴、丁春之、程之万等将医院无偿赠给政府，更名为苏州市华岩医院。1928年4月17日开诊，章守成为主任。同年12月10日，吴县实行县、市分治，苏州市政府成立，医院改名为苏州市立第一医院。1930年5月，苏州市撤销，复与吴县合并。该院隶属于吴县县政府，更名为吴县县立第二医院，设内、外、妇产、戒烟等科。1931年6月，医院划归吴县救济院领导，改名吴县救济院第二医院。1937年11月，苏州沦陷，医院陷入瘫痪。1941年8月，由中国社会事业协会接管，改称苏州保健医院。1945年抗日战争胜利后，保健医院由吴县县政府接管，恢复县立第二医院之名，院长为方杲，设床位30张。1949年元旦，又改名为公济医院，院长为陈愕。同年4月，医院由吴县人民政府接管。1950年6月，苏南人民行政公署令该院改为苏南传染病院，院长仍由陈愕担任，专门收治各种传染病病人。1952年，该院并入苏州市人民医院（1954年11月更名为苏州市第二人民医院）。

昆山医院　1924年5月19日开诊，由昆山人陈大衡（1901—1979，毕业于浙江公立医学专门学校）与友人集资创办，陈大衡任院长。院址设在昆山风车浜高桥西堍（约在今前进西路与中山路交叉处）。初创时只设门诊部，有工作人员10余人，其中医务人员9人。1927年，医院增设送诊给药部，为贫病百姓免费治疗。医院逐步形成规模，分设门诊部和住院部。门诊设内、外、妇产各科，并有化验室和药房。内科兼治小儿疾病，化验室可进行血、尿、大便等常规检查和疟原虫、结核分枝杆菌、梅毒螺旋体等检查及细菌培养。住院部有病房10多间，病床30张。1933年前后，有院舍30余间，医务人员也有所增加，是当时昆山创办较早、规模较大、时间较长的一所私立医院。1934年10月，因院长陈大衡被省政府委任为昆山县戒烟所所长而停办，一些医疗设施于次年捐赠给了陈大衡任院长的昆山县立医院（在县立戒烟所基础上扩充成立）。

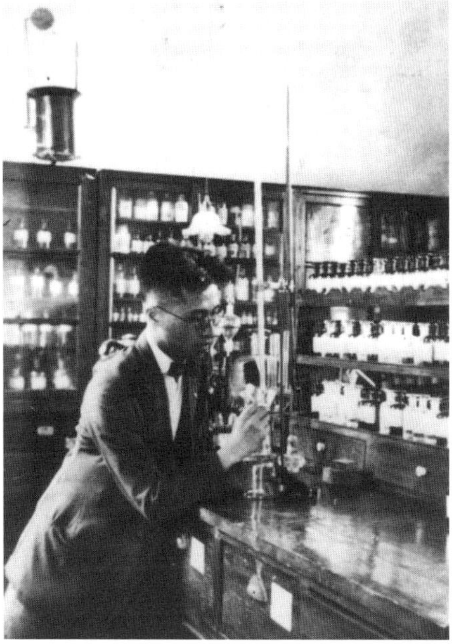

图4-18　1930年昆山医院院长陈大衡在药房调制药剂

卜熊医院 院长浙江鄞县人张卜熊（1894—1975）早年就读于美国哈佛大学医学院上海分校，获得医学博士学位，毕业后在北京协和医院任外科医师。1920年赴美国，任密纳德医院外科助教。1923—1924年，再度留学深造，赴英国和德国攻读热带病学、妇产科学和外科学，均获得学位，并成为英国皇家医学会会员。回国后曾任苏州博习医院外科主任。1925年，在苏州接驾桥55号创办卜熊医院，初创时医院规模甚小，仅有内、外科门诊。1928年，卜熊医院迁至阊门外大马路595号，建洋楼一座，增添设备，扩充业务，有病床45张，置一、二、三等病房和肺病疗养病房。设内、外、儿、妇产、花柳等科，还开设新法戒鸦片烟专科，治疗鸦片成瘾病人。张氏擅长外科，医院业务亦以外科为主，因技术力量强，设备较先进，故是当时较著名的私立医院。1937年，张氏又在五卅路金城新村设立分诊所，聘请德国籍马霞德与李维英两位博士，开设五官科门诊。1937年苏州沦陷后，该院遭到破坏。张氏辗转上海、衡阳、柳州等地医院，任外科主任等职。抗战胜利后返回苏州，在旧址重新恢复该院。1946年，卜熊医院逐步扩大业务范围，增设矫形外科、防痨门诊、沙眼防治门诊、节育门诊等专科门诊。手术室、放射室、电疗室等设备基本齐全，但收费昂贵，非一般平民所能求诊。该院招收医学生多人，据1948年吴县卫生院的《医师登记调查》，该院此年毕业生有13人；还招收女生10人，通过实际工作锻炼，将她们培养成护士。1949年，张卜熊又发起创办私立中华助产学校（校址在景德路黄鹂坊桥126号），自任校长。1951年，卜熊医院由市人民政府接管，改为苏州市西区诊疗所及第一卫生所。

预和医院 1931年8月1日成立，由常熟人邵预凡（1897—1979，毕业于江苏公立医学专门学校）、顾志和（顾志华之姐）夫妇联合创办，院址在常熟县城（今常熟市老城区）菜园弄。全盛时，医院有病床50张。常熟沦陷时停业，院舍一度被日伪当局占用。1939年1月复业。1948年，有卫技人员10人，事务员1人，全年诊疗5 149人次。常熟解放后，私立预和医院如常应诊，有病床30

张，职工15人。1951年10月，该院与几家诊所筹组集体性质的市联合医院。次年2月经市政府批准成立，设病床50张，职工增至76人，其中卫技人员48人，邵预凡任院长。1956年3月6日，市联合医院又与市第五联合诊所、宝善诊所等合并，由市人民政府批准转为全民性质的市第二人民医院。1958年4月，常熟市撤销，市境归入常熟县。同年7月，市第二人民医院撤销，以该院中医力量为基础，在旱北门大街（原县人民医院院址）正式成立常熟县中医院。

常熟县立医院　经省民政厅、财政厅批准，1934年11月19日成立。院址位于县城石梅读书里，系由城隍庙后宫修缮而成。首任院长为蒋迟辉。设内、外、戒烟等科，内附平民产院，共设病床20张，兼理卫生行政、防疫。1937年11月，常熟县城沦陷前夕关闭。

昆山县立医院　经省民政厅、财政厅1934年12月14日批准，1935年4月11日，昆山县立医院暨平民产院在昆山县立戒烟所基础上扩充成立，15日开诊。院址在县城东太平弄原李平书宅第，有平房、楼房10余栋。设有门诊、住院、戒烟部和产院，兼理卫生行政、防疫。院长相继为陈大衡、许学培。1937年11月，医院毁于日军军机轰炸。

太仓县立医院　经省民政厅、财政厅批准，1935年7月7日成立开业。院址在县城蒋家花园，占地2 100平方米，有房屋32间。设有内科、外科、妇科、戒烟4科，另有药房、化验室、挂号室，共有病床20张，男女病室分设，有水电装置、冰箱及普通医

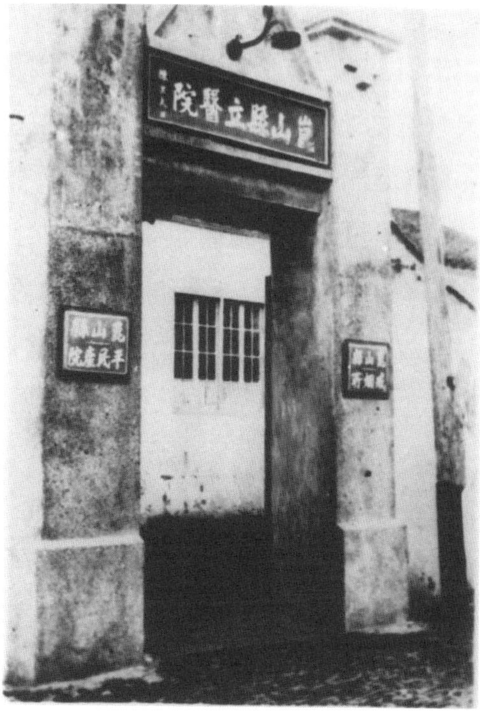

图4-19　1935年时昆山县立医院院门

疗设备。首任院长为庄畏仲，工作人员有11人。1937年11月14日，日军占领太仓县城，医院解体。

吴江县立医院 1936年6月，吴江县立医院房屋落成，院址在松陵镇书院街松陵书院旧址（今流虹路），占地1 198.8平方米，共有楼房、平房30余间。当月，经江苏省民政厅批准，吴江县政府委任县戒烟所所长张坚忍为县立医院院长，负责筹备医院开业事宜，戒烟所并入医院。9月1日医院成立，9月20日开诊，12月16日举行开幕典礼。医院设禁烟、医务2科，医疗仅办理门诊业务，但同时担负全县预防传染病流行的任务。在日军侵占吴江期间，被改为伪内政部直辖第四病院。1945年8月抗日战争胜利，复为县立医院。1946年2月，医院设内、外、妇、五官及花柳科，有病床30张、工作人员21人、病房18间、手术室1间、显微镜1架、高压消毒器1具。同年4月16日，医院更名为吴江县卫生院。1948年12月，江苏省卫生处令省立淮阴医院将原有人员、经费、物资暂迁至吴江县卫生院院址，改称省立吴江医院，管理原县卫生院门诊、住院业务。吴江县卫生院则主管卫生行政工作。1949年5月，吴江县人民政府接管省立吴江医院和吴江县卫生院。1949年7月24日，省立吴江医院（原省立淮阴医院）奉苏南人民行政公署令迁往无锡市。8月，吴江县人民政府在县卫生院基础上筹备成立吴江县人民医院。

昆山浸会医院 1939年春，基督教昆山浸会在县城前浜老礼拜堂旧址扩充战前诊病所，设立浸会诊疗所，有医护人员5人。最初免费施诊给药，后改收费。1941年12月被日军强占，诊疗所停办。1945年抗日战争胜利后复办，并获得上海国际红十字会接济的医疗设备与药品，恢复施诊给药。1948年得到美国基督教援华救济委员会和联合国救济总署的物资援助，增设住院部，扩充为浸会医院，院长为美国南浸信会传教士沈约翰（William Buren Johnson，1895—1974）。医院建筑面积增至380平方米，病床增至40张，医务人员有10多人；聘请苏州博习医院名医外科张卜熊、眼科蒋育英、儿科田北辰、妇产科李杜莲等为各科特约医师，每周定期来昆应诊；医疗技术当时为全县之冠，能做腹部外科及剖宫产等手术。还举办过一期学制为二年的护士训练班，有学员10余人。1949年，美国南浸信会差会将扬州浸会医院撤离的美国籍医务人员包氏父子带着X光机调至昆山浸会医院。1950年沈约翰回美国后，昆山浸会医院有工作人员19人，其中卫生技术人员10人，院长为张炳全。1951年12月，昆山县人民政府派卫生科姜嵩山、公安局刘书云接管浸会医院。次年，县人民政府卫生院（即县人民医院）因在半茧园院址建造新院舍，借浸会医院院址对外应诊。至年底，卫生院新院舍竣工，浸会医院并入县人民政府卫生院，并一起迁回半茧园原址应诊。

吴县公医院　1946年1月，吴县地方知名人士（如严欣祺等）组织董事会并出资，经政府协调指导，建立公办民助的慈善性医疗机构——吴县公医院，院部设在沧浪亭原吴县县立医院院址。同年7月，设在北局兰花街的门诊部先行开诊。是江苏省首批设立的10所公医院之一。邹斯泰为首任院长，开设内、外、妇、儿、口腔、皮肤、花柳等科，有房屋18间，病床150张，另有隔离病房。有X光机4台、显微镜3架及孵箱、冰箱等设备，且有药库1幢，自建了水塔、锅炉房和发电设备，备有救护车供急救之用。1949年4月苏州解放，由中国人民解放军苏州军管会接管，1951年3月改组为中国人民解放军一〇〇医院。

昆山公医院　1946年1月，昆山县政府受江苏省卫生处之命，开始筹办一所以地方力量为主组织经费、当地政府及团体机关补助的慈善性质医疗机构——昆山公医院。同月29日，昆山公医院董事会成立，由昆山著名士绅、时任县商会理事长的张仰之任董事长。4月，县政府拨半茧园前广仁医院旧址为医院院址，开办经费和物资，除省、县拨补外，由医院董事会向社会募集。7月11日，昆山公医院开诊，设门诊部和住院部，置内、外、妇产、眼科，并有手术室、化验室、药房等科室。是江苏省首批设立的10所公医院之一。1947年4月1日，公医院在南街民众教育馆内增设门诊部，开业应诊。同年12月，公医院新院舍落成，占地4亩，实用面积约为310平方米；门诊部有

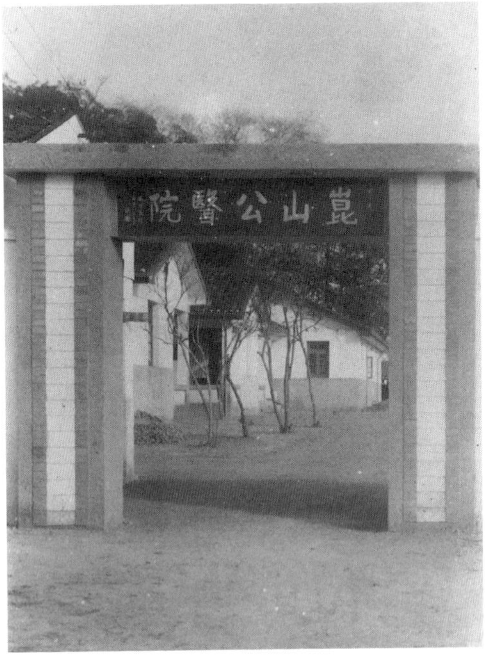

图4-20　1947年时昆山公医院大门

房屋7间；住院部有病房17间，病床30张，分头、二、三等病房。时有工作人员16人，其中卫技人员8人。能开展腹部外科手术、产科手术、一般眼科手术和红、白细胞计数、分类与血色素等化验项目。免费诊疗患者约占全部患者的一半。1948年底，县卫生院与公医院合署。历任院长为王冀恢、邓立诚、傅光，历任副院长为顾志毅、蒋劳生。1949年6月，由昆山县人民政府接管，时有房屋28间，病床30张，员工10余人。8月，在其基础上正式成立昆山县人民医院。

太仓公医院　1946年12月10日，太仓公医院筹备发起人会议在上海召开，会上成立董事会，公推著名旅沪士绅朱恺俦为董事长，狄君武、陆京士等19人为董事。同时决定以公园弄蒋家花园为院址，由各董事及里贤募捐基金5 000万元用于建设医院。经申请，董事会于1947年2月5日和3月9日相继获得江苏省卫生处和国民政府行政院善后救济总署苏宁分署拨付的2批医疗物资，又自行购买铁床30张和手术室医疗器械若干。同年3月1日，院舍动工修葺，至4月初竣工。4月5日举行开幕典礼。医院占地10亩，有房屋54间，其中病房12间，分头、二、三等，有病床30张，设有门诊部、病房部、手术室、化验室和临产室。首任院长由县卫生院院长王颂平兼任，内儿科主任为沈延履，外科兼眼耳鼻喉科主任为卢圣豪，妇产科主任为任以辰，护士大多数为无锡普仁医院出身。与县卫生院合署，分挂牌子。兼理卫生防疫工作。后因物价飞涨，经济萧条，就诊者甚少。据1947年4月至12月业务统计，门诊日平均就诊26人次，住院治疗每天不足1人。1949年5月27日，由太仓县人民政府接管，仅有职工15人，后改组为太仓县人民医院。

常熟公医院 筹建于1946年6月9日，成立于1948年5月2日。院址初设在逍遥游，1947年迁至旱北门大街（原私立集善医院旧址），首任院长为周冠文。开办经费、物资，除省拨外，由县政府组织的董事会向社会各界募集，旅沪邑人资助甚巨。上海善后救济总署配发X光机1台。置内、外、妇产科，X光、手术、化验等室，设病床50张。是江苏省首批设立的10所公医院之一。外科手术以下腹部为主，曾施行过数例胃、脾和肾切除手术，并较早用人工气胸治疗肺结核。1949年5月1日，该院由常熟市军管会接管，9月1日与常熟县卫生院一起组建成立常熟人民医院。

（二）开办西医学校

外国教会在中国建立医院后，因为外籍医师数量有限，中国本土医学专业人才又非常缺乏，因而十分重视医学教育；在建立医院的同时，即着手创办西医学校，既在中国人中培养西医医生，又可从中发展信徒。进入民国后，政府和一些私人医生也纷纷创办西医学校，促进了西医教育的繁荣，也为西医学的可持续发展奠定了基础。民国时期，苏州主要的西医学校如下：

博习医学堂、药学院和护校 清光绪九年（1883），苏州博习医院创办人柏乐文在创建医院的同年，就在医院内开办医学堂。博习医学堂学制五年，只收男生，学生毕业后授予医学士学位，为苏州甚至江苏地区最早的西医学校。博习医学堂的课程设置是逐渐完善的，有全体阐微（即解剖学）、体用（即生理学）、西医内科、西药略释（即药物学和治疗学）、眼科撮要、皮肤新编、西医略论（即外科学）、妇婴新说（即妇产科学）、化学初阶及化学易知（即化学）等。任课教师主要由美籍医学传教士担任，如潘慎文（化学和物理）、柏乐文（西医内科、儿童疾病、药剂学等）、蓝华德（解剖学和生理学、外科学原理和实践、药物学和治疗学）等。每年教授9个月的理论课，即

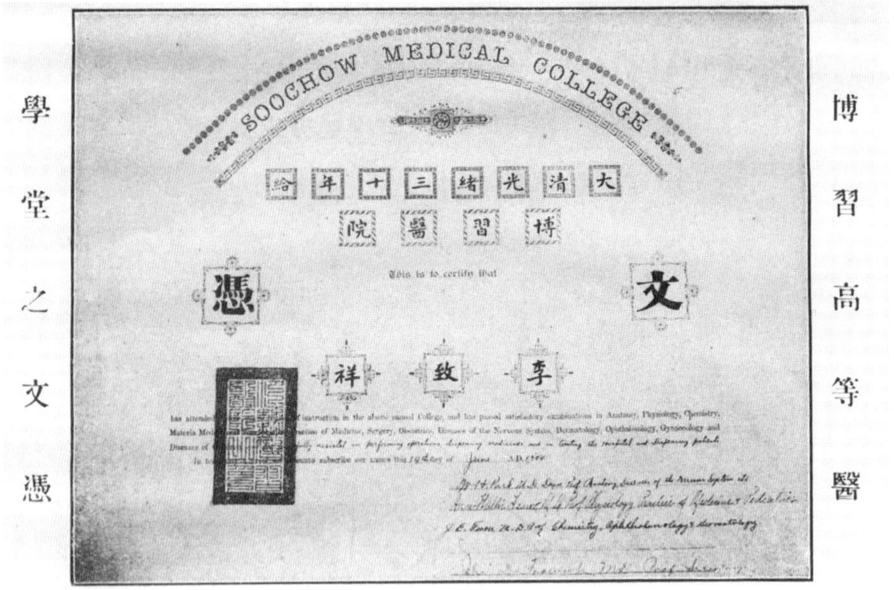

图4-21　1904年博习高等医学堂毕业文凭　王馨荣提供

当年10月到次年6月；其余时间为临床课，在手术室、病房或门诊进行。每年的课程教学结束后，举行年度考试，并规定获得75—100分者，才能进入下一年度的课程学习。医学堂还实行奖励制度。光绪十四年，首批3名学生毕业。光绪二十年，博习医学堂和毗邻的妇孺医院女医学堂联合办学，并更名为博习高等医学堂。分男生部和女生部，男女学生在同一教室内听课，男女分坐，中隔帷幕，分道进出。授课老师仍由原博习医学堂和原女医学堂教师担任。每一届毕业典礼，邀请驻苏城巡抚、布政使、按察使、知府、知县、外国领事、洋务委员等参加，由院方请来宾代表向学生颁发毕业文凭，场面颇为隆重。

光绪三十年（1904），男生部成为东吴大学堂（亦由美国基督教监理会创办）的医学院。1888—1904年共有毕业生30多名，这些毕业生为中国早期本土培养的西医专业骨干，服务于社会，获得较好声誉，他们对西医在中国的传播和中西医交流做出了重要贡献。其中成颂文、李詠和两人还是中华医学会21位创建人中的2位。

光绪二十九年(1903),美籍传教士罗格思药师至博习医院主管药剂和X光机;三十三年,博习医院与妇孺医院合办博习药学院,这是中国第一所现代药剂学校。博习药学院学制三年,2年理论课程、1年医院实习,由罗格思负责教授,1909年、1911年两届毕业生共7人。毕业生除本院留用外,还服务于江浙两地各大医院。

1913年,博习医院看护主任福耳曼主持创办护士学校,1916年在中华护士学会注册。护校初期仅招男生,1922年起改招女生,学制三年半。1927年起,学校一度停办。1931年,博习医院在医院对面的天赐庄36号建造两层楼房1幢,作为护校教学、生活用房,学校始有校舍,并改名为博习医院护士女校。1936年,护校在教育部立案时又易名为江苏吴县私立博习高级护士职业学校。1937年因抗日战争全面爆发而停办,翌年11月复办。课程设置完全按照中华护士学会的要求开设,有文献记载,1939—1942年开设的课程有溶液学、药物学、英文、护病学、护病技术、国文、护士伦理学、圣经、细菌学、解剖生理学、音乐、绷带学、内科学及护理、外科学及护理、妇产科学及护理、小儿科学及护理、耳鼻喉眼科学及护理、传染病学及护理、手术室技术、饮食学、揉捏法、心理卫生等,后来又增设公共卫生。学生在校学习半年后去病房见习,见习护士穿蓝领蓝袖白长袍工作衣,不戴帽子,见习2—3月行加冕典礼后,方能带护士帽。1944年因日军强占校舍,学校停办,1946年秋复办。1951年11月9日,苏州市人民政府派工作组接管学校并改其为公立,归苏南人民行政公署卫生处领导。从1952年1月起,学校经费由苏南人民行政公署卫生处拨付,与博习医院脱离关系,同年10月,改名为苏南苏州护士学校(1953年更名为江苏省苏州护士学校,1965年改名为江苏省苏州卫生学校)。博习护校自开办至1952年,共有毕业生205人,他们服务于本院和京、津、沪、宁等各大医院,口碑甚佳。

天赐庄妇孺医院女医学堂、护校 光绪十七年(1891),天赐庄妇孺医院创办人、美籍女医学传教士斐列佩丝在院内开办女医学堂,这是国内第一所

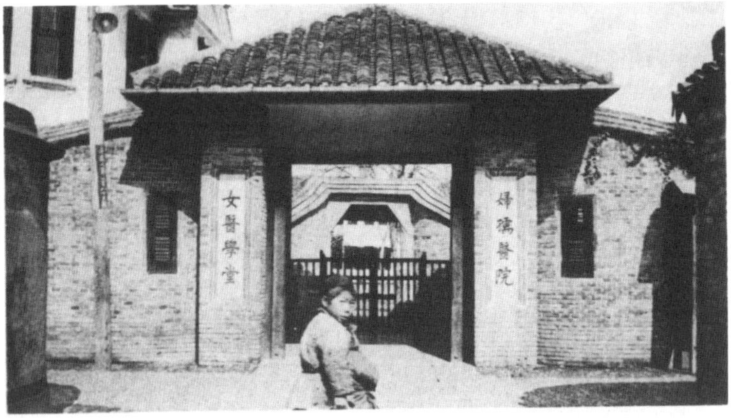

The street entrance to "The Heaven Given Place," Soochow.

图4-22　1910年时的天赐庄妇孺医院女医学堂大门　王馨荣提供

女子医学校。招收具有高等科12年毕业或具同等程度的学生，学制五年。据该校1914年毕业生陶漱石（中华医学会21位创建人之一）医师回忆，当时学堂老师有医院美籍医生4人及博习医院柏乐文院长，还有东吴大学堂的老师兼教课程，教材均用英语讲授。光绪二十年，与博习医院附设的博习医学堂联合办学，更名为博习高等医学堂，分男生部和女生部。光绪三十年，男生部成为东吴大学堂医学院，而女生部成为女子医学校。女子医学校规模较小，没有校舍与实验室，后因经费拮据，至1919年只得停办。1909—1919年，共有七届毕业生。1920年，美国基督教监理会女布道会将女子医学校迁至上海；1924年，该校成为上海基督教联合会女子医学院的一部分。

宣统元年（1909），美籍女护士何美丽至妇孺医院任看护主任，并开办看护（即护士）学校，招收20—30岁的女生，学制三年半。该校是最早向中华护士学会申请注册的学校。1913年，首届学生毕业，同年起，与博习医院护校联合办学。1920年，随天赐庄妇孺医院一起并入上海西门妇孺医院。

苏州福音医院医学校　光绪二十三年（1897）秋，苏州福音医院正式成立，惠更生任院长。同年，为解决医务人员短缺问题，创办医学校，学校在美国南卡罗来纳州立案注册，惠更生任校长。医校的课程包括圣经、体学、体功学、看护学、产科学、内科学、外科学及英文，各学科除授课外，并要求学生在医院中实习，以增加临床经验。学制医科五年，看护科三年。收费标准为每学年收学费25元、膳宿费50元，5年共375元，但保送生全部免费。学校校舍设施非常先进，1幢二层高大西式建筑，每层均有浴室，安置白瓷盆、冷热水管，全部装有电灯。每届学生毕业时，均举行隆重的毕业典礼，邀请驻苏城的江苏巡抚及以下官员与士绅代表、教会牧师、学生家长等参加。据1911年6月19日《新闻报》报道，该届毕业典礼来宾有400余人，江苏巡抚程德全亲临并向学生颁发毕业文凭。1921年，经校董决定，医科停办，并入济南医科大学[①]。苏州福音医院医学校自开办至1921年，共毕业七届学生，培养了多名西医，著名西医杨济之、谢仲莲、侯锡藩等均毕业于该校。

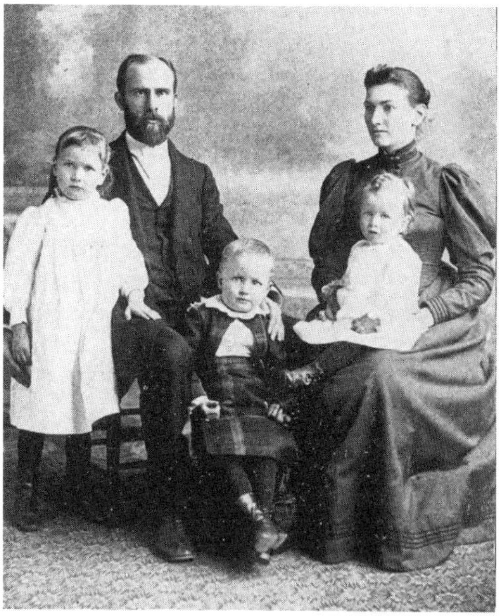

图4-23　1894年惠更生夫妇来华前全家合影（左起：长女安妮、惠更生、长子乔治、次子詹姆斯、惠更生夫人）　范庭卫提供

东吴大学堂医学院　光绪三十年（1904），博习高等医学堂男生部成为东吴大学堂医学院，这是江苏第一所西医高等学府。柏乐文任医科总理兼教习，博习医院负责学生的临床实习。宣统元年（1909），毕业学生3人（沈阶平、陈葆生、富绍卿），获医学学士学位。同年，东吴大学堂医学院停办教学与招生。1912年医学院并入前一年由美国长老会等六教会合建于南京的东方医科大学，1913年东方医科大学并入金陵大学，建立医科，1917年金陵大

①王馨荣：《更生楼》，《姑苏名人故居》，古吴轩出版社2021年版，第23页。

学医科停办，并至齐鲁大学医科。故东吴大学仅开设三年制医预科。

江苏公立医学专门学校（江苏医科大学）　1912年11月，江苏公立医学专门学校成立，校址在沧浪亭江苏高等学堂旧址。该校是我国最早的三所公立高等医学院校之一，另两所为国立北京医学专门学校和浙江公立医药专门学校。翌年1月16日正式开学，学制预科一年，本科四年。第一、二学年教授基础医学课程，第三学年起教授临床医学课程，1914年9月在燕家巷设立附属医院（同时为江苏省立医院），供学生临床实习。德文为第一外语，日文为第二外语，因教师大部分为中国籍留德、留日学生，并有德籍、日籍教师任教。历任教授有汪尊美、汪桐美、沙风千、范绍洛、胡绍成、朱蓉锦、吴传缃、朱缙卿、周复培、彭敏伯、许汉珊、顾祖汉（月槎）、林世伟、许栋材、华阜熙、李望平、王畿道、祝振纲、赵师震、孙道夫、储天任、杨晓岚、刘元纲、郭琦元、李广勋等，外籍教授有伍立希（德籍）、西成甫（日籍）、费德考（德籍）。历任校长为蔡文淼、周威、吴济时。学生每学期交学费20银圆，膳食自理。学校经费为省拨款，但因连年内战，公库空虚，所拨款项甚少，学校自行筹款购置了标本仪器与医学图书，建立了实验室与图书馆。人体解剖实习所需尸体，经省高等检察所核准，为处以死刑而无人认领之罪犯尸体供给。校长蔡文淼和周威曾将自己病故子女的尸体献出，周威还亲自进行解剖，将两个婴儿尸

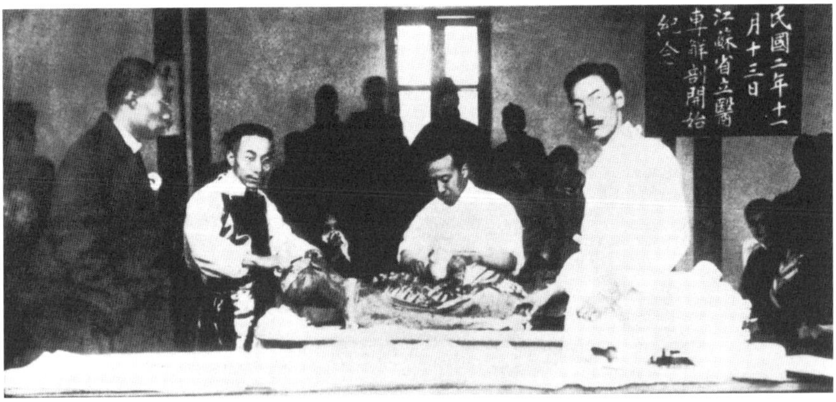

图4-24　1913年11月13日，江苏省立医专（即江苏公立医学专门学校）教授进行苏州历史上第一次人体解剖　徐苏君提供

体制成标本陈列于病理教研室。1919年，因学生人数不断增加，校舍不敷使用，附属医院房屋也拥挤不堪，必须进行扩建，但省库拮据，学校乃动用校、院多年积蓄资金，加上政府少量拨款，将附属医院阊门外分院进行修葺并扩建，次年初竣工。1920年2月5日，学校与附属医院均迁入阊门外五福路（今留园路）新址。1925年8月15日，奉省令，学校升格为江苏医科大学。1927年，南京国民政府成立后，改革教育行政制度，实行大学院和大学区制。同年6月9日，江苏境内国立东南大学等9所公立高校合并，组建国立第四中山大学，江苏医科大学成为其医学院，并迁至上海吴淞原江苏法政大学校址办学。次年2月，改称国立江苏大学医学院；5月又改名为国立中央大学医学院；1932年7月，又从中央大学划出，改为国立上海医学院。江苏公立医学专门学校（江苏医科大学）历届毕业生共有226人，他们为我国早期西医事业的骨干力量，毕业后大多服务于江苏、浙江、上海、广东、山西等地的医院，部分去日本、德国、美国、奥地利等国留学深造。

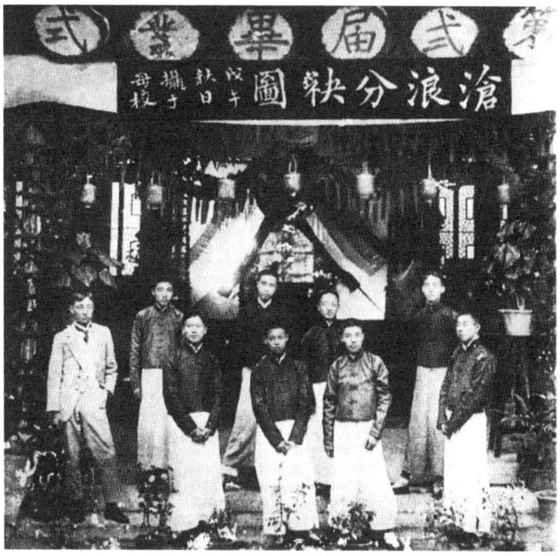

图4-25　1918年江苏公立医学专门学校第二届毕业生合影　徐苏君提供

更生医院护士学校、助产士学校　惠更生于1923年在阊门外四摆渡创办私立更生医院后，又在医院内创办了护士学校，但具体开办日期不详。该校至少举办过5届，护士毕业文凭均由中华护士学会发给。惠更生后又创办助产士学校，培养了一批中国籍妇产科专业人才，如苏州著名的产科医师蔡永兰、沈霄鹤、顾志华、尤孟辉等均是该校毕业生。

志华产科学院　1925年秋，由顾志华医师创办于苏州萧家巷。学制三年，招收小学毕业生及初中生，学生入学后全部住宿。教员有苏州名西医张卜熊、唐仁缙、惠更生等。学生学习期满，学校颁发由校长、教师签章的中英两种文字的毕业文凭。共办3届，每届有毕业生20余人，均服务于各地医院、诊所任产科医生，1949年后，不少成为妇保工作的骨干，如第三届的朱琏，曾任卫生部妇幼保健司副司长。1930年因多种原因停办。

自宣统元年（1909）天赐庄妇孺医院创办护士学校起，民国时期苏州地区的教会和私人在苏州城区与吴江、常熟、昆山、太仓等地陆续开办了20多所护士学校、助产学校和齿科学校，培养了大批中级西医医学专业人才。

（三）派出西医留学生

除创办西医学校外，向外国派出西医留学生，也促进了中国西医学的发展。

光绪三十一年（1905），清政府在苏州沧浪亭设立“江苏游学预备科”，选送公费留学生出国求学，其中有苏州籍医学生多名。同时，受“戊戌变法”维新思潮影响，自费出国深造的苏州籍医学生也不在少数。据《苏州卫生志》的不完全统计，清末至中华人民共和国成立前，苏州城区和吴县的留学医学生就有102人，涉及9个国家，留学日本和美国的人数最多，留学欧美者大多获得医学博士学位。他们学成归国后，均服务于祖国的医疗卫生事业。太仓人俞凤宾是其中的突出代表，他于1912年赴美国宾夕法尼亚大学留学，获公共卫生博士学位后归国。1915年2月，与颜福庆等21名西医师发起组织中华医学会（该会是我国历史最久、规模最大、影响最广、声望最著的医学学术团体），学会初期的事务所就设在他位于上海的诊所内，俞凤宾曾任第三届会长。同年11月，又和学会同仁一起创办《中华医学杂志》（中英文两个版本，该刊是我国历史最久、影响深远、享誉中外的著名医学期刊），他也担任过总编辑。

（四）翻译、出版西医书刊

随着西医学的传入和医学校的设立，传教士医师也开始翻译和出版西医书籍，包括基础医学、临床医学和公共卫生学等各学科内容。最早在中国翻译西医药书籍的是英国传教士医生合信（Benjamin Hobson），他从咸丰元年（1851）起，与他人合作翻译了《西医五种》，这是一本比较系统介绍西方医学的著作。最早译述西医药书籍的中国人是苏州府新阳县人赵元益（1840—1902），赵氏是名儒医，其祖父、父亲及本人三代均为举人。赵元益师从外祖父常州府金匮县（今无锡市）荡口镇人华沛恩精研中医，曾以医官身份随出使大臣薛福成出使英国、法国、意大利、比利时4国3年，故博通中西医学。同治八年（1869），应聘至江南制造局翻译馆，从事述译，前后达30余年，与英、美学者林乐知、傅兰雅、卫理等合作翻译出版了大量西方医学、数学、物理、水利、法律等书籍，共200多万字，是近代向国内传播先进科学技术（尤其是西医学）知识的先驱者之一。所译医书有《儒门医学》《内科理法》《西药大成》《法律医学》等11种，对推动当时西医学在我国的传播起到了非常积极的作用。

由于教会医院、医学校的设立，西医人数的增加，加之学术交流的需要，创办医学杂志之风随之兴起。光绪六年（1880），美国传教医师嘉约翰主编的《西医新报》在广州发行，这是我国最早的西医药刊物。此后，西医药定期刊物陆续创办。辛亥革命后，西医药刊物大量出现。苏州地区也断断续续有西医刊物创办，如1915—1916年的《江苏公立医专校友会杂志》（年刊）、1923年江苏公立医学专门学校创办的《江苏医学》（季刊）、1929年的《博习医院年报》等，可惜因各种原因，这些期刊都未能长期出刊。另据不完全统计，民国时期苏州籍医家还出版了西医医著44部。以上种种，都促进了苏州西医学的发展。

（五）成立西医团体

为了适应西医在中国发展的需要，又受西方医事组织的影响，民国时期我国建立了一些西医药团体，其中影响较大的有中华医学会、中国药学会和中华护士学会。这些团体的总部大多设在上海，苏州毗邻上海，又是人文渊薮之地，故常得风气之先，建立了若干分会。此外，各县也先后成立了西医师公会。这些学会、公会的成立与活动，也进一步促进了苏州地区西医学的交流、发展与提高。

吴县医师公会 1927年4月5日成立。张卜熊、范补程、陈鲁珍、林苏民等为执行委员。当时对会员要求很高，须具有政府承认之医学校毕业证书，同时开业行医之西医方可入会。1933年3月31日改选执委，林苏民当选主任委员，李广勋、吴谷宜为执行委员，顾月槎、吴卓人为监察委员。1936年3月10日再次改选执委，林苏民继任主委，杨和庆、顾月槎、周颂凡、华霁荪为执委，顾寅、徐逢生、黄逸生为监委。次年，林苏民任期届满，顾月槎为主委，李广勋、杨和庆、蒋育英、葛成之为执委，吴立如、许维扬、陈鲁珍为监委。1944年，庄觉为理事长，顾月槎为常务理事，顾维诚、范钧为监事。抗日战争胜利后，1948年3月29日，吴县医师公会改组重新成立，张卜熊、吴谷宜、顾镜清、吴仲刚、庄畏仲、陈荣章、蒋育英、张惠理为理事，王观荦、方嘉谟、余生佳、林谌荪、沈卓汉为监事，有会员100多人，会址在大儒巷。1949年吴县解放后，改选王观荦为会长。1950年2月5日，改组为苏州市新医工作者协会。

常熟县医师公会 1929年5月16日，邵预凡、周冠文等发起成立常熟医师协会。1932年改称常熟西医师公会，同年11月，受县政府委托，办理西医师、助产士登记，领发中央卫生署颁发的西医师、助产士证书。抗日战争期间，县境沦陷时停止活动。1940年11月，王恩广等人另建常熟医师公会，办理过换领伪政府所颁的医师开业执照事务，迄于抗日战争胜利。1946年3月10日，常熟县医师公会改组重新成立，理事长为邵预凡，会址在预和医院，有会员105人。重行办理医师登记检核、换领医师证书和开业执照等会务，直至常熟解放而告终。

中华民国医药学会苏州分会 中华民国医药学会由厉绥之、汤尔和与侯希民等发起成立于1915年8月，学会总事务所设在北京，1930年迁至上海，改称总会。该会是由留学日本回国和国内日本系医学院校毕业的西医师、西药师组成的学术团体，以研究医药学术、参加编订医药名词、调查寄生虫病、研究国医国药、向政府提供医药卫生事业建议为主要会务。苏州分会成立于1931年前①。据1934年《新医药杂志》第2卷第6期所载《中华民国医药学会苏州分会会员录》，该年苏州分会有会员顾月槎等33人。

中华医学会苏州分会 中华医学会（中国人自己创办的全国性西医学术团体）1915年2月5日在上海成立，后逐渐在各地发展分会。1933年5月，张卜熊、荣梅生（美籍）等发起筹建中华医学会苏州分会。同年6月4日，中华医学会苏州分会成立大会举行，苏迈尔（美籍）、杨和庆等30余名中、外籍西医师会员出席。会议选举出分会领导：会长张卜熊，副会长荣梅生，执委兼会计蒋育英，执委兼书记林苏民，执委惠路易（美籍）。苏州分会是中华医学会成立较早的10余个分会之一，以开展学术交流、组织医学科学研究、提高医学学术水平、普及医药卫生知识为宗旨。1941年6月30日，林苏民发起再建分会，有会员10余人，理事长为林苏民，理事为林汝丰、何振、吕养正、俞伯平，监事为顾寅、徐维达、许祖武，会址设在苏州病院。抗日战争胜利后，1947年分会改组，理事长为张卜熊，理事为赵乐门（美籍）、邹斯泰、徐维达、余生佳、陈荣章、肖伯宣，监事长为成颂文，监事为蒋育英、许维扬、刘克望、潘孺荪，会址设在阊门持德医院内。1949年苏州解放后，苏州分会改组，第一届会长由吴县医师公会会长王观荦兼任。

昆山县医师公会 1941年4月30日成立，有会员13人，理事7人，其中常务理事3人。抗日战争胜利后，1946年3月24日改组重新成立，选举第一届理、监事，顾志毅当选为理事长，瞿康伯、潘福元、姚奕人、韩清渠当选为理事，朱兆奎、蒋劳生当选为候补理事，周适、杨锡栋、龚智当选为监事，刘仁秋当选为候补监事。有会员19人，会址暂设城内南街77号瞿康伯医师诊所内。后理、监

①中华民国医药学会苏州分会确切成立时间未详，据《医事汇刊》1931年第8期所载《中华民国医药学会苏州分会为医药专校事呈教部文》，可知1931年前已成立。

事会换届改选，蒋劳生、周适相继当选为理事长。会务主要是协助政府卫生行政机构办理医师登记检核，更换医师证书和开业执照，接受分配的预防接种任务，交流医学学术经验等。1947年9月4日起，在昆山《旦报》上不定期地编发《医药旬刊》。1949年昆山解放后，该会遂告结束。

太仓县医师公会　由周润民、金曜弘等人发起，1947年3月1日在太仓公医院召开成立大会。有私人开业西医25人参加会议，黄兰言当选为理事长。该会宗旨是保障西医开业，提高西医地位。会址设在城内南门街123号。同年8月，黄兰言、王颂平代表太仓县医师公会出席在镇江国立江苏医学院召开的江苏省医师公会成立大会，黄兰言被选为省医师公会理事。1948年3月，黄兰言以省医师公会代表出席全国医师公会联合会第二届代表大会。后黄氏赴浙江行医，太仓县医师公会由周润民负责管理。1949年太仓解放后，该会自行解散。

苏州防痨协会　痨病（肺结核）是严重危害人类健康的疾病之一，鸦片战争后，我国肺痨患者日益增多，被夺去生命者更不知凡几，有“十痨九死”之说，可见其为害之烈。有鉴于此，中国预防痨病协会（1948年改称中国防痨协会）于1933年10月21日在上海成立。中华医学会苏州分会立即响应，于1934年5月6日召开第十届常委会，决定筹备成立苏州防痨协会，主席荣梅生指定苏迈尔、林苏民（世伟）、李广勋、惠路易、张荫先5人为筹备委员。1937年，中国预防痨病协会为使国人知晓痨病之危害，特派专员携带标本，赴各大都市举行防痨宣传，5月6—9日在苏州长春巷苏州国医学校举办了防痨展览会，同时又在苏州电台进行广播宣传，影响颇大，对苏州的防痨工作起了很好的促进作用。然而，不久抗日战争全面爆发，苏州防痨工作被迫中断。抗日战争胜利后，1947年，苏州扶轮社理事长严欣祺（苏纶纱厂经理）积极发起筹建苏州防痨协会，并在经费方面给予很大支持。同年12月16日，苏州防痨协会成立大会在苏州中山堂召开，到会医药、教育、工商等各界人士100余人，中国预防痨病协会总干事吴绍青教授专程来苏祝贺，并作防痨演讲。

会议通过了协会章程，选举了理事会及监理会，名誉理事长钱大钧，理事长严欣祺，副理事长余志华（吴县卫生院院长）、赵乐门（博习医院院长），理事单束笙、彭战存、顾浩然、王志瑞（吴县教育局局长）、王季勉（吴县银行公会理事长）、张寿鹏、赵宗灏、邓邦逖、赵乐门、王士坤、高杨保瑜、蒋育英、严欣淇、孙蕴璞、邹斯泰（吴县公医院院长）、朱家积、赵维骏、王介佛、王叔介、许宝光，监事长薄铸，监事诸荣恩（博习医院肺科专家）、陆景宣（吴县县中校长）、郑范五、夏旦初、张为平、颜文樑（苏州美专校长）。次年4月20日，理事会决定将西美巷“裕社”部分房屋作为防痨协会临时办事处和临时防痨诊所，由博习医院肺科主任诸荣恩任主任。严欣祺捐资在大公园北首修建正式会所与防痨诊所，1948年8月22日，举行开幕典礼，防痨协会与防痨诊所迁入新居。诊所共有房14间，设有X光室、暗室、诊疗室、化验室、护士室、候诊室等。门诊部备有50毫安X光机1台，还有人工气胸、气腹等简单工具。工作时间为每日下午两点至四点，由诸荣恩、陈长辛、陈务民、宋汉英、吴大健、蒋庭章、黄高锡等7人轮流担任医生，吴县卫生院派护士轮流值日。共聘名誉医师12人、化验师3人、护士2人、会计1人、总干事1人，正式工作人员只有工役2名。办公经费主要由苏纶纱厂提供，部分由其他工商界人士捐献。1948年1月28日，苏州防痨协会严欣淇、袁刚中、诸荣恩3人代表江苏省参加中国防痨协会在上海召开的抗日战争胜利后第一次全国防痨会议，理事长严欣祺被选为总会理事，充分体现了总会对苏州防痨工作的肯定。1949年9月4日，苏州防痨协会与防痨诊所停办。

三、民国苏州卫生行政机构

清光绪三十年（1904），清政府推行新政。三十二年，江苏各府、州巡警局下设卫生股（科），县巡警局设卫生警察，掌管医疗、卫生防疫等卫生行政事务。民国元年（1912），撤府、州，并入附郭县。县卫生行政由县警察所

（1927年改为公安局）掌管。1932年起，根据全国内政会议要求，设立县立医院，除诊治病人外，兼管防疫、妇婴卫生、卫生教育、戒烟等卫生行政工作。抗日战争时期，在汪伪统治区，伪县政府设卫生事务所，有的县设卫生股，为卫生行政机构。抗战胜利后，1946年11月，江苏省政府令各县凡已恢复县立医院者，一律改设县卫生院，统管全县医疗、药品及社会诊所等卫生行政工作。

苏州与吴县　清宣统二年（1910），苏州巡警道下第四科为卫生科，其主要职能为掌管卫生警察事务，包括清洁街道、防疫、检查食物和屠宰、考验医务人员和医疗机构及管理官立医院等。辛亥革命后，吴县巡警总局易名为警察厅，仍沿清制，设有卫生科。1928年春，吴县临时行政委员会成立，其下属的公益局设有卫生课，负责城市清洁、防疫、卫生统计、卫生教育等工作；下属公安局亦设有卫生课，但有关卫生行政的事务须与公益局协商办理。1929年，苏州市政府正式成立，下设公安、公务两局，卫生行政由市公安局负责。翌年5月，市政府撤销，市公安局并入吴县公安局，卫生行政由该局二科掌管。当时的民政部门亦参与部分卫生行政管理，如贫民医疗、组织防疫工作等。直至抗日战争前夕，吴县政府始配设卫生科长1名，但不久因苏州沦陷，故未开展工作。历届卫生科（课）曾开展过接种牛痘、注射霍乱预防针，对医药行业人员进行登记，修浚公井，对粪池、厕所、粪船、垃圾进行管理，开展卫生知识宣传教育，规定每年大扫除两次，制订了一些卫生法规，号召戒烟（鸦片）等工作，但收效甚微。

1931年，国民政府为缓和因废止中医药而引发的全国中医声势浩大的抗争，核准通过了《中央国医馆组织章程》及《中央国医馆各省市国医分馆组织大纲》，设立了全国中医的管理机构——中央国医馆，并在省设分馆，县设支馆。1936年6月15日，中央国医馆吴县支馆成立，顾福如、王慎轩当选为正、副馆长。中医通过抗争，虽然成立了合法的官方机构，但未得到国民政府的真正支持，故各级官方机构徒有其名。不久抗日战争全面爆发，中央国医馆吴县支馆无形消亡。

1937年苏州沦陷后，伪江苏省政府和伪吴县县政府均设于苏州城区，卫生行政机构亦分为省、县两级。苏州沦陷初期，伪吴县自治会曾建立防疫处，地址在小仓口。防疫处除开展医疗业务外，兼办卫生行政工作。1938年5月，伪自治会改称伪县署，防疫处改为吴县卫生事务所，由伪江苏省卫生处和伪吴县县政府领导，主管城乡公共卫生工作。还在泰让桥崔君庙设诊疗室1处，开展施诊给药工作。伪江苏省政府于1944年成立伪江苏省卫生处，同年6月并入伪江苏省政务厅，改为卫生科，旋又易名为第七科，设医政、保健、防疫3股，办理全省卫生行政事宜。其设于苏州的附属诊所——江苏省第一、第二诊疗所，专为省会（苏州市）一般贫民诊疗而设。诊所有主任1人，医师、助产士、事务员等7人。

抗日战争胜利后，遵省政府令，1945年11月接收东吴医院改建而成的吴县县立医院于1946年4月1日改组为吴县卫生院，管理辖区内卫生行政工作。院址在景德路，设置医务部、事务室和门诊诊疗所。院长相继为方杲、余志华，有医师4人、护士5人、公共卫生护士2人、助产士2人、药剂员1人、检验员1人，会计及行政人员5人。1949年4月27日苏州解放，同年6月，吴县卫生院由苏州市军管会接管。3年间，该院主要开展以下工作：医药行政方面，医事人员登记共1 144件（1945年11月至1946年10月），对7个医药职业团体进行整顿和督导，对各级卫生机构和卫生学校的建设进行监督；防疫保健方面，开展免费预防接种，3年共接种牛痘疫苗52 925人次、霍乱疫苗494 100人次、伤寒疫苗1 254人次、白喉疫苗161人次。为全县公务员及中小学学生17 911人作健康检查，并对1 031人进行矫治。对29家冷饮厂、牛奶场进行卫生检验和监督，督促卫生警察对饮食行业进行卫生管理。附属门诊诊疗所对居民开设门诊，并设有若干简易病床；妇婴卫生方面，开办助产员训练班，推广新法接生和育婴指导，宣传妇女卫生常识和举办儿童健康比赛，县立产院设有免费产床8张供平民生产之用，并进行新生儿统计；环境卫生方面，协助警察局、各区公所处理清除垃圾、粪便；其他方面，戒烟所3年共调验吸鸦片烟民1 728名，并分批勒令戒绝。娼妓检验工作由警察局移归卫生院后，2年共检验422人，查出染有梅毒等疾病者196人。卫生院专业人员定期为警察局卫生警士进行卫生业务知识训练，使其可担负卫生监督任务。1947年9月，卫生院筹建的吴县火葬场建成投入使用，推广尸体火化，但民间百姓对此难以接受，火葬者寥寥。

吴江县　1912年起，吴江县卫生行政由县警察所（1927年改为公安局）掌管。1936年9月，吴江县立医院成立，兼理卫生行政、防疫工作，首任院长为张坚忍。1946年4月16日，县立医院改为吴江县卫生院，除医疗外，主管全县卫生行政、防疫、公共卫生、妇婴保健和戒烟工作。1948年12月，省立淮阴医院暂迁至吴江县卫生院院址，改称省立吴江医院，办理县卫生院门诊、住院业务，吴江县卫生院则专管卫生行政工作。

常熟县　1912年起，常熟县卫生行政由县警察所（1927年改为公安局）掌管。1934年11月19日，常熟县立医院成立，兼理卫生行政、防疫工作，首任院长为蒋迟辉。1937年12月，伪县自治委员会下设卫生课，次年4月撤销，职权移交伪县警务处。1940年8月15日，施疗所改组为县卫生事务所，掌管全县卫生行政和防疫事务，所长为顾见山。1947年2月8日，常熟县卫生院成立，院址设在粉皮街，院长为邵预凡，主管全县卫生行政、防疫、公共卫生、妇婴保健和戒烟事务，兼办医疗业务。

昆山县　1912年起，昆山县卫生行政由县警察所（1927年改为公安局）掌管。1935年4月11日，昆山县立医院成立，兼理卫生行政、防疫工作，院长相继为陈大衡、许学培。1941年1月1日，伪县政府第一科下属卫生股成立，主任相继为杨其诚、王圣民、陈旭初，主管全县卫生行政、防疫、公共卫生等工作。1943年5月1日，卫生股奉命改组为县卫生事务所（所内增设诊疗室），掌管全县卫生行政事宜，所长为陈旭初，有所员1人、办事员3人，主要施行种痘、防疫、公共卫生调查指导、学校学生体检等工作。1946年2月26

日，昆山县卫生院成立，主管全县卫生行政、防疫、公共卫生、妇婴保健和戒烟工作，兼办医疗业务。院长相继为朱兆奎、邓立诚、傅光，有工作人员21人，其中卫技人员12人。1948年后，因经费不足，与昆山公医院合署。

太仓县　1912年起，太仓县卫生行政由县警察所（1927年改为公安局）掌管，其第二科负责管理保安、交通、户籍、公共卫生和消防工作。1935年7月7日，太仓县立医院成立，兼理卫生行政、防疫工作，首任院长为庄畏仲。1941年1月，伪县政府第一科内设卫生股，有主任、股员3人，主任为金曜弘，主管全县卫生行政、防疫、公共卫生等工作。1944年3月，县卫生股下设卫生事务所，有工作人员7人，主任兼所长，负责城厢防疫卫生事宜。1946年7月，城区戒烟示范所改组成太仓县卫生院，有医工11人，主管全县卫生行政、防疫、公共卫生、妇婴保健和戒烟工作，兼办医疗业务。院长相继为葛天民、王颂平。1947年与太仓公医院合署。

第五章　姑苏名儒医摭菁

旧称攻读研习儒学的儒生转行从医者为儒医，民谚云：“儒学医，菜作齑。”“秀才学医，笼中捉鸡。”齑是指切碎的腌菜或酱菜，意思是儒士当医生，就如把酱菜切碎那么容易，实质是强调为医者具备扎实文化基础知识的重要性。因为像《黄帝内经》《伤寒论》等中医学基础理论著作大多文诘义奥，学医者没有较高的古文素养，就很难读懂并理解其含义，更谈不上融会贯通地指导临床诊疗了。儒士的加入使医生队伍的文化素质和医学研究的水准大为提高，他们比较重视医疗经验的总结和医学理论的研究，推动了医药著作的编撰和刊行，促进了医药知识的保存、交流、传播和发展。儒医们扎实的文字功底和广博的哲学、文学、历史、天文、地理、博物、气象、历法、心理等医学之外其他学科的知识，有助于丰富和完善医学理论与实践，进一步促进了中医药的发展。纵观中国医学史，取得显著成就且对后世影响较大的医学家，没有一个不是具有较高文化素养、长于著述的。儒医们又遵循“医乃仁术”古训，谨记儒家仁义思想，十分重视医德，把医术作为尽忠尽孝、济世救人的手段，不太计较报酬多寡，对贫病者往往送诊给药。有些儒医有其他生活来源，为人治病只是他们好义行善之举。

吴中名医中儒医占的比例较高。在他们中间，有先儒后医、先官后医的，也有以官、以儒通医的。较多的是先攻举子业，后或因屡试不第，或因双亲、子女抱病，或因自身体弱多病，改而习医，盖遵循“不为良相，即为良医”的优良传统。下面介绍21位最著名的吴中儒医。

一、眼科先驱倪维德

倪维德，字仲贤，晚号敕山老人。元末明初吴县人。生于元大德七年（1303），卒于洪武十年六月二十日（1377年7月25日）。祖籍汴梁（今河南开封）。曾祖倪昌嗣，曾任宋和州防御史。祖倪秀文，宋亡后携医术游于江南，后定居吴县。父倪鼎亨随父迁居吴县，也以医术名于世。

维德自幼习儒，学《尚书》于名儒汤碧山，焚膏继晷，探精抉微，作文有奇气，具济世之才。然不屑于仕途，弃儒习医，绍承家学。以《内经》为宗，研其奥旨，悟其真谛。北宋末年起，时医多遵用《和剂局方》治病，然新病用旧方已多不相合。维德乃求得刘完素、张从正、李杲三家名医著作，精读并吸取他们学说之精华，与《内经》融会贯通，出而治疾，无不立效，医名震于远近。诊治疑难病症，细心辨证，对症下药，疗效颇佳。试举一二例：淮南周万户子，才8岁，忽得昏懑疾，数日方苏，戆如木偶人，寒暑饥饱皆不知，欲语不能出声，并常用土炭塞口。维德切其脉后说："此乃慢脾风证，脾藏智，脾慢则智不足，故不知人事也，宜投之疏风助脾之剂。"患者数服而瘳。又同郡顾显卿妻，年50余岁，右耳下生瘿，像头一样大小，疼不可忍，近3年相继请数十位医生诊治均无效。倪氏诊毕，曰："此手足少阳经受邪故也，甚易治耳。"即予处方剂药令其服之，逾月而愈。倪氏素怀仁心，凡来延请出诊者皆即往，不分贫富。贫病者抱疾求医，不仅送药，还赠予煎药之器。有人不解，问道："药可宿备，药罐也提前贮存吗？"维德笑指其室北隅，只见堆积有药罐百余只。

倪维德主张医者当通习伤寒、内伤、妇女、小儿治法，不可单业某一科，故其本人精通临床各科。有感于前代内、外、妇、儿科著作已多，独缺眼科著作，抑或散见于其他医著，内容多不精备，遂专攻眼科。博集古今眼科理论与临证经验，撰成《原机启微》2卷。上卷论眼病病因与治则，首创病因分类法，把眼病分为淫热反克、风热之制、七情五贼、血凝、气散、血气不分、热积等18类；下卷论制方要义，并附疗目方剂46首。倪氏以病因、病机分类眼病，审因论治，立法处方，并把眼病与人体功能及外部环境联系起来，开创眼科病症综合辨证治疗之先河。该书刊于洪武三年（1370），大行于世，为中国现存早期的两部眼科专著之一，对后世眼科学的发展起到极大推进作用。明代名医薛己曾对该书详加注释。倪氏又校订《东垣试效方》，锓版行世。

倪维德嗜藏书，凡书肆有新刻者辄购入，积至5000余卷，特盖书房以藏之。晚年建别墅于苏州胥门西20余里的敕山之下（今苏州市吴中区木渎镇天平村委会北天平寺北侧赤山坞），该地盘纡郁秀，有岩壑卉竹之美。维德每乘扁舟，备酒肴，与二三知己放浪于水光山色之间，怡然自得，如在世外。明洪武十年（1377）卒后，于当年七月二十一日葬吴县至德乡上沙村两重山之下（今属苏州市吴中区木渎镇天平村天平社区）。子一，倪衡，通儒书，亦以医鸣于时。

二、治痨圣手葛乾孙

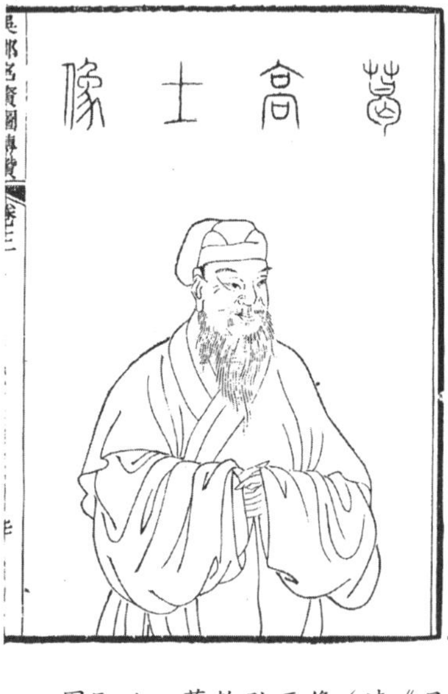

图5-1　葛乾孙画像（清《吴郡名贤图传赞》）

葛乾孙，字可久。元代平江路长洲县城（今苏州市古城区）人。生于元大德九年（1305），卒于至正十三年（1353）七月，年仅49岁。出身于有“宋元吴中世医第一家”之誉的葛氏世医家族，曾祖葛思恭，宋宣议郎（为从七品下的文阶官），以医术著名于时。祖葛从豫，南宋进义校尉（低于从九品的无品秩武阶官），亦以医享誉于宋末。父葛应雷（1264—1323）、叔葛应泽均为元代名医，曾分别出任江浙行省官医提举阶副提举（省级卫生行政机构副主官，后晋成全郎，正七品）和平江路官医提领（府级卫生行政机构主官）。

乾孙少即颖悟不凡，12岁便通四书五经。父藏书数千卷，乾孙昼夜吟诵，学日益进，遂邃于经学。父又令其熟读《素问》《灵枢》等经典医著，并抽查学习成效，乾孙均能应对不爽。乾孙生有奇气，体貌魁梧，膂力过人；又好击刺、战阵之法，以至阴阳、律历、星数之学靡不精究。皇庆元年（1312），元朝恢复科举。乾孙文武兼善，却屡试不第。当时科举南北士人分试，南人受歧视，江南参试人口多、进士配额少，竞争激烈。上了考场，乾孙按自己的理解诠释经典，文风保留个性。乾孙的文章在当时享有盛名，他还不时指点弟子们写出好文章。主考官私下极钟爱他的文章，不忍舍弃，却不敢坏了“规矩”录取他，因为科举本就为“驯服”士人而设，有不可变更的范式，经义解释要按官方标准答案来。屡试不中，乾孙仍不愿写违心的文章，他认为官方的解读歪曲和背离了儒学经典，不愿同流合污，逢迎献媚，于是决定不再应试，专心致志继承家学，精研岐黄之术，为人治病，屡见奇效。

为博采众家之长，葛乾孙曾遍历江湖，考究方脉30余年。曾偶遇一高人，与之同处3个月。该人极明医道，精通方术，用药如发矢，无不中的。乾孙遂拜其为师，得授奇方1册，自此回至吴中，治痨症，一用一捷，无不刻验。临证能综合运用多种治疗手段，除药物、针灸、推拿外，颇注重精神疗法。一邻家孕妇临产，痛不可忍。乾孙见此情形，立即用手掌猛拍桌面并厉声大骂。孕妇一受惊，孩子就生出来了。乾孙这才安慰她道：“刚才见你脸色发青，胎气上逆，再等便不能救了。你受了惊胎气会下降，孩子也就能生出来了。”他医不能治疑难患者，皆往求治，治则均能愈，故名重南北，与婺州义乌名医朱震亨（丹溪）并称于世。两人交谊颇深，常共同会诊病人，互相砥砺，给当时医界树立了良好榜样。明“吴中四才子”之一的徐祯卿在其《异林》中载有葛氏医治顽疾之逸闻：浙中有女子患痨瘵病，经朱震亨医治已基本痊愈，唯两颧赤色如丹不退，朱氏邀请乾孙前往会诊。乾孙至，隔衣针刺该女两乳穴位，女子脸上丹点即应手而灭。神奇若此，令人佩服，乾孙医名益盛。乾孙为人倜傥而温雅，慈爱而好施，凡病家求出诊，不计贵贱皆前往。平素又好赈济贫病，故民众皆敬爱之。

乾孙对痨病深有研究，颇多创获，理法方药自成一体，总结出治疗肺痨病的一套完整方法，成为我国医学史上第一位研究肺痨病的专家。其治血证，首重止血，次则化瘀，继用人参补益元气，并辅以止咳润肺、下气消痰等法，最后滋养全身，复其根本；同时，让患者保持安静，避免身心过劳与环境刺激，严格遵守服药时间与方式；治疗肺痨病有较好疗效，后世医家多遵其法。他所著《十药神书》，成书于元至正八年（1348），是我国现存第一部治疗肺痨病专著，载有10首方剂，至今仍为行之有效的良方。另著有《医学启蒙》和《十二经络》，均已亡佚。

后人为纪念他，为其立传收入《明史》（实应入《元史》），清代又将其入祀苏州沧浪亭五百名贤祠，其赞词曰："洞明方术，世业知医。咸池运厄，未究厥施。"子四，葛观、葛晋、葛涣、葛升，均继承祖传医业。

三、医画双绝王履

王履，字安道，晚号畸叟，又号奇翁、雨公，别署抱独老人。元末明初昆山太仓人。生于元至顺三年（1332），约卒于明洪武二十四年（1391）。我国元明之际杰出的医学家、画家、诗人和艺术理论家。

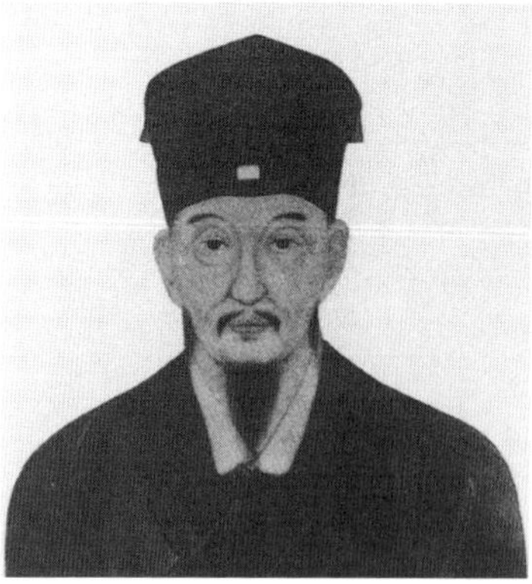

图5-2　王履画像　宋大仁绘

王履自幼笃志苦学，博涉群书。少年时拜"金元医学四大家"之一、"滋阴学派"创始人朱震亨（丹溪）为师，刻苦攻习医学，尽得其传。又肆力深入研究医学经典著作，反复揣摩体会医经原旨，并结合临床实践，形成了自己的学术思想，取得精深的医学造诣，成为驰誉大江南北的名医。入明后，于洪武四年（1371）被征为秦王府良医正。《明史·诸王世表一》载：秦愍王朱樉是明太祖朱元璋的嫡次子，洪武三年四月初七日封秦王，十一年就藩西安府；据《明史·地理志·西安府》之《长安》条："洪武三年四月建秦王府。"又据《明实录》：从洪武四年开始兴建秦王府，至洪武十一年朱樉就藩西安时，秦王府邸已完全竣工。可见当时的秦王府邸尚在京师（南京），王履任秦王府良医正应该从南京开始的。后秦王朱樉就藩西安，王履跟随去陕，继任秦王府良医正，没几年，因病返回家乡。

王履勤于著述，医著甚富，据史志，有《医经溯洄集》①（一作《溯洄集》）1卷、《标题原病式》1卷、《百病钩玄》20卷、《医韵统》100卷、《小易赋》1卷等，然大多散佚，流传至今者唯有《医经溯洄集》（收入《东垣十书》《四库全书》）和《小易赋》。《医经溯洄集》撰于明洪武元年（1368），寓对医学探本溯源、贯彻源流之义。全书有医论21篇，对中医理论多有阐发，包括研究《内经》《伤寒论》《本草经》《难经》等经典医著的心得和对李东垣学说的探讨及对宋以后20余家名医的评述等。刊行后，受到后世医家的推崇。明代医学家、徽州祁门徐春甫在《古今医统》中称誉王履"学究天人，文章冠世，极探医源，直穷奥妙，推演东垣之旨，著《内伤余议》，名曰《溯洄集》"。王履在医学学术上建树良多，首次明确提出应严格区分伤寒和温病的独创性见解，并发挥其师朱丹溪"滋阴学说"，主张治疗温病当清里热，用辛凉方药，奠定了温病治疗中的清热养阴法则，洵为温病学说的先驱者；又首创"真中风""类中风"学说，精辟阐述两者之区别和治法，完善了中风理论；对"亢害承制"理论进行深刻阐发，提出"造化之常，不能以无亢，亦不能以无制"的辩证观点，深受后世医家盛赞；又对四气所伤、五郁之治、阴阳虚实补泻、温病热病之分、中暑中热之识、三阴寒热之辨等独抒灼见，咸

①乾隆、道光、光绪昆山、新阳县志的《著述目·王履》中均有《伤寒立法考》一书，经考辨，应为《医经溯洄集》中的一篇文章，故弃用。

有至理。王氏在学术上，敢于对前人的一些著作提出大胆的批评，对即便是时人奉为经典的《伤寒论》和当时影响很大的名医李东垣的学说，也提出了不少商榷的意见，实属难能可贵。其主张既要重视经典医著的指导作用，又应临证活法圆机，不拘泥于经文，此是他在大量实践的基础上得出的宝贵经验。王履不仅在临床医疗实践中医技精湛，为广大民众解除了病痛疾苦，而且在医学理论研究上卓有建树，为祖国医学的发展做出了较大贡献。

岐黄之外，王履工诗文，又精于书画，多才多艺，名冠一时。明代著名文学家、吴县王鏊看到《华山图册》后，曾无比叹服地说："余始读《溯洄集》，知此翁之深于医，不知其能诗也。及修《姑苏志》，知其能诗，不知其又工于文、又工于画也。今观此册，三者皆绝人远甚。"从现存的王履诗文与书法来看，其诗典雅隽永，造诣甚高；其文词翰精美，文采斐然；其书端雅灵秀，直追晋唐，确是一位诗文书画兼擅并长的文学艺术大家。王履学习南宋马远、夏圭山水画的笔法达30年之久，功力很深，但却被马、夏画法所束缚。洪武十六年七月二十一日至二十三日（1383年8月19—21日），王履携书僮张一，在西安新丰镇友人邱某的外孙沈生等3人的陪伴下，一行5人登临华山四峰绝顶，饱览华岳胜景。面对变幻无穷的自然景色，目睹奇峰插天、绝壑无地的雄伟气象，胸襟为之大开，艺术见地骤升。华山之行对王履的艺术思想和创作实践都产生了重大影响，他归后呕心沥血作画40幅（每幅均题纪游诗）、诗150首、记4篇、序跋4篇，这便是中国美术史上的不朽杰作——《华山图册》。图册精美地描绘了华山诸胜奇秀壮伟的景致，用笔秀劲凝重，墨色苍郁明润，布置茂密，意境深邃，形神兼具，"作家士气咸备"，体现了画家高度的概括能力和创作构思才能。且画上题有纪游诗，诗、书皆精，与画珠联璧合，共臻其妙。录数首纪游诗于下，让读者一窥其诗韵：

石关

裂石为关似洞门，天悭神秀此相分。

不曾临涧先眠石，未暇登峰且看云。

鸟哢只从中界断，松声专许上方闻。
谁人更似周征士，不怕钟山孔氏文。

镜泉

微涟不动见容成，忘却蝉鸣与鸟鸣。
忽有小风轻飏过，暗移清影上岩屏。

玉女峰待月

万松林里夜萧萧，月影来时转寂寥。
试看影从何处起，正东峰上水波摇。

千尺撞百尺撞

千尺亭亭百尺连，只缘奇观在层巅。
欹斜朽级难为步，飘忽飞魂只看天。
云谷可探神未许，松风宜听耳无权。
老夫敢向危中过，不是真仙也近仙。

南峰顶

搔首问青天，曾闻李谪仙。
顿归贪静客，飞上最高巅。
气吐鸿蒙外，神超太极先。
茅龙如可借，直到五城边。

《华山图册》是王履精神才气高度升华和绘画技艺高度成熟相凝集的结晶，标志着画家平生创作的最高成就。明末清初文坛宗师钱谦益盛赞王履："自有华山以来，游而能图，图而能记，记而能诗，穷揽太华之胜，古今一人而已。"《华山图册》今分藏于故宫博物院和上海博物馆。他的艺术思想同样高超，强调生活是艺术之源泉，作画应师法自然、师法造化，将其创作方法精辟地归纳为"吾师心，心师目，目师华山"；认为绘画应表现基于"形"的"意"，只有"以形写意""意溢乎形"，方能达形神兼备之境界；主张宗法古人传统应在"宗与不宗之间"，既需学习前人技法成就，又不墨守

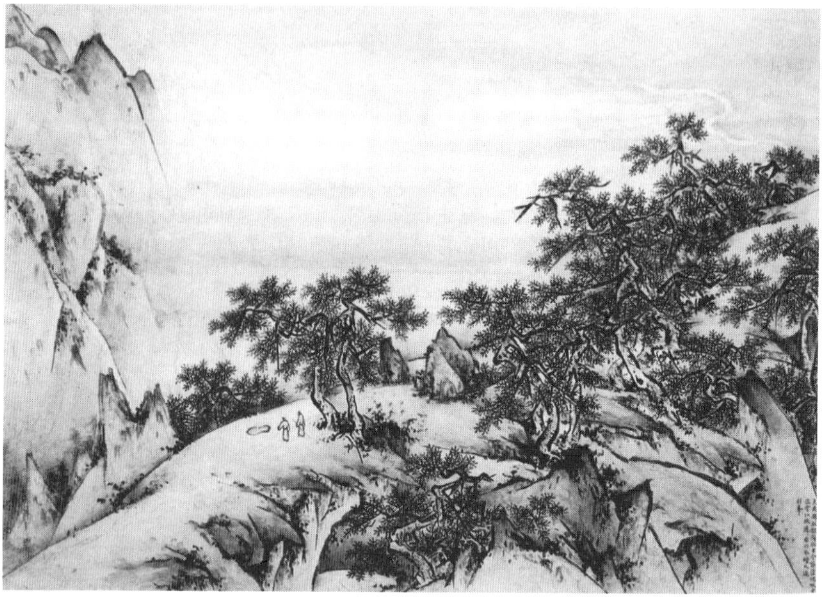

图5-3 《华山图册》选页　上海博物馆藏

成规，贵在自辟蹊径，所谓“师古而不泥古”，“去故而就新”。这些艺术观，对当时与后世的绘画艺术发展产生了极深远的影响。综观数千年中国医学史和美术史，像王履这样能在两门不同学科中都取得卓越成就者极为罕见，在中华文化史的浩瀚星空中，他是一颗辉煌的双子星座。

王履晚年病魔缠身，终至不治，约在明洪武二十四年（1391）逝于故里，入祀乡贤祠。其煌煌医业，后继有人，其子王伯承和门人许谌，尤为佼佼者。王伯承善继家学，医技出众，明永乐年间，医道大昌，名噪两京（南京、北京）。因无子嗣，将其医学技能全部传授给女婿沈仲寔（号松岩），故沈仲寔亦成名医，并世传医业。仲寔之孙沈承先（1478—1520），字引仁，继祖业，医术大行，闻名遐迩。

门人许谌，字元孚，号娄愚，昆山太仓人，“少从王履游，通儒书，深造医理”，有名于世。因无子嗣，将医术悉传给赘婿陶浩。陶浩，字巨源，亦昆山太仓人。少攻儒学，寄读于许谌家，后成为昆山县学生员。又从许谌习医，尽得其传，遂悬壶济世，能治愈疑难杂症，驰名远近，求诊者日众，士林乡人咸称之为名医。其医术又传于徐德美。

四、高士儒医王宾

王宾，初名国宾，字仲光，号光庵。元末明初长洲县[1]人。约生于元至元六年（1340），约卒于明永乐七年（1409）。父王仁美，字安之，善相人之术。王宾自幼聪颖，七八岁入乡塾，刻苦攻读。20岁时，唐虞三代至秦汉唐宋元的六经贤传、诸子百家、阴阳历数、山海图志、兵政刑律及稗官小说等书籍，均已博览，无所不知。然以药自毁面貌，以求潜隐不仕。知府往访，避而不见。奉母至孝，终生独居，不娶妻妾，幽怀萧散，放棹烟江。清初钱谦益在《列朝诗集小传》中将王宾、韩奕、王履称为"吴中三高士"。

据明杨循吉《苏谈·吴中医派》：名医朱彦修高足、浦江戴思恭（字原礼）来苏州悬壶行医，以医术高明著称，然身价也高，每看一位病人需诊金五两银子。王宾当时业儒，尚未知医，慕名前往面谒求教，咨学医之道，戴氏告知其须熟读《素问》。王宾乃归而苦学3年。3年后戴思恭又来姑苏，与王宾见面时，闻王宾谈论医理，大为惊骇，自叹不如。王宾虽精熟医学理论，但当时还未能临诊开处方。戴氏藏有《朱彦修医案》10卷，秘不肯授王宾。王宾私窥而知其藏处，俟戴氏外出，径取之

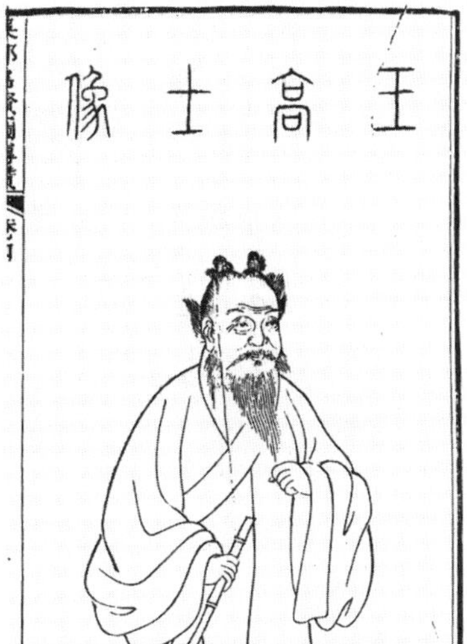

图5-4　王宾画像（清《吴郡名贤图传赞》）

①文献多载王宾曾祖王德文、祖父王敉、父王仁美均为长洲人，王鏊《姑苏志》（1506年刻本）也作王宾为长洲人。而明张昶《吴中人物志》（1570年刻本）和民国张郁文《木渎小志》（1921年铅印本）均作王宾为吴县木渎人，似因王宾曾隐居于吴县木渎，将其误为吴县人了。

归。戴思恭回家，发现医案遗失，懊恼得无以名状，深深叹息道："可惜啊！今后受到老师恩惠的不仅仅是我一个人了。"王宾得到丹溪医案后，深入研读，并以其指导实践，运用于临证后俱获神效，"于是仲光之医名吴下"。

王宾曾在府治（今苏州市区）开设药店为业，乐善好施，里巷贫者求治，即往诊视，并施以药物，然不肯给富贵人医病。寓居虎丘，题其室曰"三畏斋"。其诗文奇崛，文辞艰深，著有《光庵集》1卷、《王仲光诗集》2卷、《吴中古迹诗》2卷、《吴中名贤纪录》。曾应虎丘山住持普真禅师之请，纂《虎丘山志略》，编《虎丘诗集》。还工丹青，曾在天平山绘制《龙门春晓图》等画作。王宾70岁时先于母亲而卒，少师姚广孝于永乐七年（1409）五月撰《王宾传》，墓在吴县灵岩乡横山桃花坞祖茔。清代入祀苏州沧浪亭五百名贤祠，其赞词曰："翁年七十，望隆乡校。临殁呼娘，终身大孝。"

王宾的医术和医书传予学生盛寅、韩有和侄王宽（1369—1426）。王宽次子王敏（1414—1485），字时勉，号聩斋。父早亡，从韩有、盛寅学医，尽得两家之传，为吴中名医，与同县张颐齐名。王敏长子王鼎，字惟用，善继父业；次子王节为太医院医士；四子王观（1448—1521），字惟颙，为人志行整饬，高简自爱。继承祖传家学，为医操远识，治病获奇效者先后不可胜数，明成化二十二年（1486）征为太医院医士，大江南北及京师能称为上医者，王观为之冠。王观子王穀祥（1501—1568），嘉靖八年（1529）进士，著名书画家。

五、女科贤医郑文康

郑文康，字时乂，号介庵。明永乐、成化年间昆山县城（今昆山市玉山镇）人。生于永乐十一年（1413），卒于成化元年正月二十四日（1465年2月19日）。太医院医士名世医郑壬长子。少攻儒业，17岁游邑庠为生员，10年后于正统三年（1438）中举，再10年后登正统十三年（1448）进士。授观政大理寺，尚未满月闻父患重病即乞归养亲。未抵家而父亡，4年后母又病卒，悲悼数年成疾，遂不复仕进。

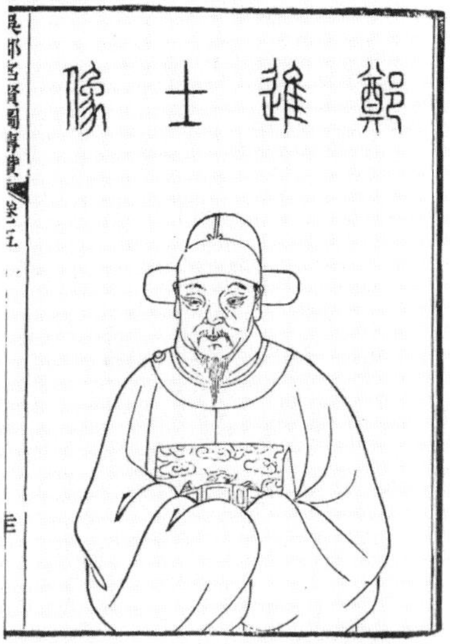

图5-5 郑文康画像（清《吴郡名贤图传赞》）

郑文康身长伟躯，目光炯炯。家居日取群经子史披阅，无书不览，虽病不少休。筑书院于家庙（平桥东）旁，开门授徒，讲学春和里，一时轩盖云集，致不能容马足。奖掖后学，不遗余力，远近踵接争列门墙，经其教诲者多取科第功名。春露秋霜，常与龚诩、沈愚等耆老，寻访郊外断碑荒冢，搜述乡邦文献。节操卓行，蜚声遐迩。与同乡叶盛（吏部左侍郎、著名藏书家）最为友善，道德、文章旗鼓相当。擅诗文，数千言操觚立就。以居（宅在春和坊西偏）近平桥，乃取之而冠书名，著《平桥稿》18卷，该书内容丰瞻淹博，文笔朴实，清代被收入《四库全书》。另著有《介庵杂纪》（《昆新两县志》等方志作《介庵杂录》）6卷、《平桥漫录》1卷等。天顺三年（1459），重修郑氏家谱（在宋谱基础上），并题为《郑氏家宝》。

攻研儒学的同时，郑文康又继承世传女科医术，整理医籍（今存经其整理而成的《产宝百问》等抄本），品剂草木。每年经其诊治而愈的病人，不可胜数。卒葬城西南溢渎先茔穆位，入祀乡贤祠。清代入祀苏州沧浪亭五百名贤祠，其赞词曰："谈忠论孝，菲史枕经。平桥遗集，浚发性灵。"配董氏，子三，郑膏、郑育、郑受（嗣为薛氏后），后世均继祖传医业，代代相承，历29世，无有间断，迄今已近800年。

六、兼通医术两名相王鏊和顾鼎臣

吴中名儒医中有多位进士兼善医者，此处介绍两位官至宰相（大学士）

的善医大臣，即明代的王鏊与顾鼎臣。

王鏊，字济之，号守溪，晚号拙叟，学者称其为震泽先生。明吴县东山人。生于景泰元年八月十七日（1450年9月22日），卒于嘉靖三年三月十一日（1524年4月14日）。太原王氏先祖自宋南渡时由汴徙吴，世居吴县东山之王巷。

王鏊出生在洞庭东山震泽乡陆巷口王氏三槐堂旧第。父王琬曾任湖广光化（今老河口）县知县。王鏊为次子，自幼聪颖异常，7岁起就学于同乡翁先生，8岁能读经史，12岁能作诗。16岁时随以贡生入国子监学习的父亲北上京师，以侍奉父亲的名义随之读书，因写得一手好文章，其文一出，国子监诸生就争相传诵。礼部右侍郎、昆山人叶盛曾试其学，大为惊奇，对其欣赏备至。成化四年（1468），19岁时南归应乡试，县、府、院试皆为首名，补为府学生员。提学御史陈选阅其卷后很是赞誉，称之为“天下士”，寄予厚望。然之后两试不利，直至成化十年25岁时，才考取乡试第一名解元。次年春，礼部会试又取得第一名会元，殿试获一甲第三名探花，被授予翰林院编修，一时盛名天下。成化十四年冬，母叶孺人逝世，王鏊便守制居家。成化十八年还朝，复职翰林院编修，二十三年升翰林院侍讲。明孝宗弘治年间，历任右春坊右谕德、翰林院侍读学士、詹事府少詹事兼侍读学士、吏部右侍郎兼日讲官等职，参与编修《明宪宗实录》、《大明会典》（任副总裁）。弘治十六年（1503），父王琬去世，王鏊返乡奔丧，在守孝期间修成了苏州府志《姑苏志》。弘治十八年十二月，被任命为《明孝宗实录》副总裁。正德元年（1506）四月还朝，被起用升为吏部左侍郎。明武宗“好逸乐”，不问政事，司礼监太监刘瑾专权，吏治大坏。王鏊与户部尚书韩文等人要求武宗

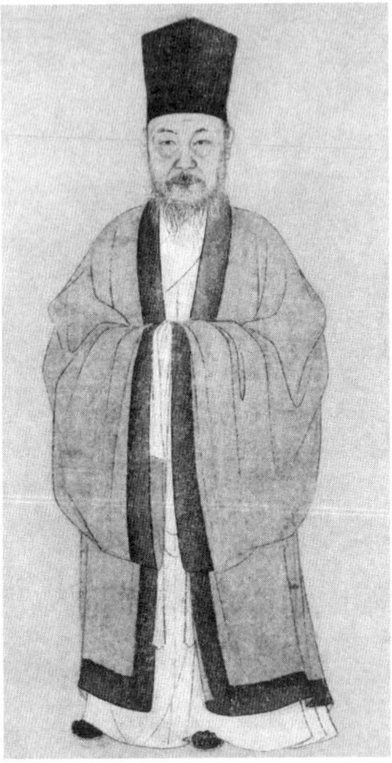

图5－6　王鏊画像（《明清肖像画》）　徐苏君提供

诛刘瑾等“八虎”，但失败未成。同年十月入阁供事，十二月升任户部尚书、文渊阁大学士、国史总裁、同知经筵事。次年八月，加少傅兼太子太傅、武英殿大学士。王鏊在任上尽力保护受刘瑾迫害之人，并屡次劝谏刘瑾，终因武宗庇护而无法挽救时局，于是愤然要求辞官返乡。正德四年五月，他三次上疏请辞，才被批准。此后王鏊家居16年，朝臣们曾多次请求他复职，可他始终不肯。嘉靖元年（1522）初，明世宗朱厚熜派官员慰问王鏊，并赐羊酒以示优待。王鏊上疏致谢，并奏献《讲学篇》和《亲政篇》劝帝明政，世宗以优诏回报，还恩准其一子入朝为官。嘉靖三年三月十一日，王鏊在苏州家中逝世，享年75岁。五月，世宗闻讯后，辍朝一日，赐麻布50匹、赙米50石，赠太傅，谥“文恪”，谕令祭九坛，赐茔并诏命工部派遣官员营葬。嘉靖四年正月初一日，王鏊葬于东山梁家山西麓，南京礼部尚书无锡邵宝撰墓志铭。

墓地原约40亩，规模非常宏伟，封土厚达4米，罗城直径约20米。墓葬神道之前有石坊，石柱上镌有楷书对联“海内文章第一，山中宰相无双”，款署门人唐寅拜撰。墓道两旁设有石羊二、石马二、武将二、文将二。墓前左右碑亭各一座，中各树明嘉靖帝御祭碑一块，碑高2.52米，宽76.5厘米，厚22.5厘米。墓冢周围筑半圆形青石墙垣，前部敞为拜台。“文化大革命”期间，墓地建筑尽数被毁，除墓穴未动外，石像生、碑亭、墓碣、石坊、墙垣等尽数拆毁，墓区成为橘林。20世纪90年代末，王鏊的墓穴两次被盗，文物部门和地方政府对整体墓冢浇灌了钢筋混凝土，并填土封盖。现为苏州市文物保护单位。

王鏊博学广识，经学通明，制行修谨，文章高洁，为弘治、正德年间文体变革的先行者和楷模，影响了一代文风。有《震泽编》《震泽先生集》《震泽长语》《震泽纪闻》《姑苏志》等著作传世。虽然长期在朝廷身居要职，但居官清廉，当官一辈子竟然没有多少积蓄，被人们称为“天下穷阁老”。

王鏊由儒至仕，兼通医学，不时取古医方为人治病，应手而愈。编辑有《本草单方》8卷，系其在翰林院任职时抄录《大观本草》及汉晋以来名医效方纂辑而成，录方3 200余张，成书于弘治九年(1496)，嘉靖年间由其长子王延喆刊刻行世，有益百姓。

王鏊配吴氏、继配张氏、李氏，均早逝；侧室胡氏、万氏。子四，王延喆(张氏出，恩荫任大理寺右寺副)、王延素(胡氏出，南京中军都督府都事)、王延陵(胡氏出，州学生员)、王延昭(万氏出，中书舍人)；女五。

王鏊故居共有三处，其中惠和堂，位于今苏州市吴中区东山镇陆巷古村。宅前原立有登俊、解元、会元、探花、阁老5座牌坊。现存建筑是一处明基清体大型宅院，占地面积约5 000平方米，三路五进，共有厅、堂、楼、库、房等104间，建筑面积约2 000多平方米。轩廊制作精细，用料粗壮，大部分为楠木；瓦、砖、梁、柱也均有与主人宰相身份相符的雕绘图案。1986年3月25日，包括惠和堂在内的陆巷古村被公布为吴县文物保护单位，2000年12月31日，随着吴县市撤市设区，陆巷古村遂成为苏州市文物保护单位。东山镇上前山柱国府大学士宅，为王鏊致仕归乡后所居，规模宏大，前有牌坊，后有花园，然早已废，尽为民居。苏州市区的王鏊故居怡老园，位于今苏州市学士街北段西侧。为方便父亲能在城中与故交林下惬意唱和，王鏊长子王延喆仿照故乡洞庭东山景物，在药士街北段建造了风景优美的怡老园，“筑园娱亲”。文献记载，当时该园占地颇广，前为柱国坊，后为天官坊，旁枕夏驾湖。王鏊常在园中与门生文徵明、祝允明、王宠、唐寅等谈文论诗，觞咏雅集。因王鏊曾任大学士，门前

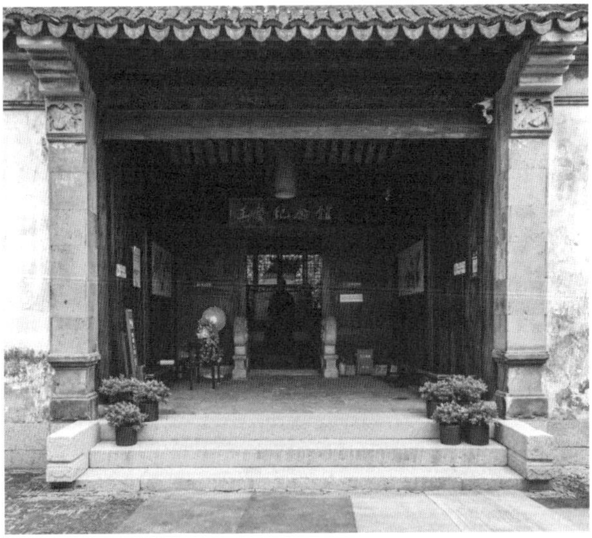

图5-7　东山镇陆巷古村王鏊故居——惠和堂

的“药士街”被改名为“学士街”，柱国坊、天官坊也是为他而立。王鏊去世后，王延喆居住园中。至明末，王氏在此园已传六世两百年，园中虽颓败，但依旧保留着最初的景名。清康熙年间，园南部被用作江苏布政使司衙署，王氏子孙散居于柱国坊与天官坊之间。乾隆五十七年（1792），徽商陆义庵购得园北部住宅，重加整修，并将中路第四进大厅命名为“嘉寿堂”，至此，怡老园不再是一个整体宅院。原陆宅东路第二进花厅清荫堂，自2009年起为民营博物馆——苏州砖雕博物馆，“嘉寿堂陆宅”于2019年8月23日被公布为苏州市第八批文物保护单位。而怡老园南部花园故址上仅存的一座五开间二带厢两层明代楼房“怡老园后楼”，在当时的平江中学（今为苏州市教师发展中心）校园内，作为王鏊故居和江苏布政使司署旧址，2003年被列入了苏州市控制保护建筑，2009年平江中学投入230万元进行修缮。

王鏊去世后，王延喆于嘉靖十一年（1532）奏请朝廷，得到批准后在苏州城内景德寺废基建王文恪公祠。历经清康熙、乾隆、嘉庆、同治、光绪年间多次修缮，又于1980—1981年全面整修。今名王鏊祠，坐落于今苏州市景德路274号中国苏绣艺术博物馆内，1995年4月19日被列为江苏省文物保护单位。建筑坐北朝南，分头门、过厅、享堂三进，中间以庭院过渡，两侧连以廊庑，占地约1 000平方米。头门面阔五间，进深五界，硬山顶，明间立砷石，设抱框，置金刚腿，做断砌门，额枋挑门簪一对。过厅面阔五间，进深七界，硬山顶，明间前后设长窗，次间及梢间砌半墙，置短窗。础石均为青石素覆盆式，明间和次间廊柱、金柱、脊柱皆承以木。享堂面阔三间15.02米，进深十一界13.84米，高7.66米，硬山造。前设轩廊，檐枋下饰挂落，次间和梢间檐柱间安栏杆，廊东西两端粉墙辟砖细贡式门洞。前廊柱间装落地长窗，明间八扇，次间各六扇。各柱均承以覆盆式连磉青石础，明间金柱又于础上加置合盆式石櫍。石础雕饰不一，有缠枝花卉、莲荷婴戏、萱草双鹤、牡丹莲荷婴戏等，雕饰精工。梁架扁作。廊枋上置一斗三升隔架科承桁。脊桁坐斗，缀山雾云，饰抱梁云，雕刻精细。后檐柱间，明间设长窗八扇，次间砌半墙，各置短窗六扇。王鏊祠是一座保存较完整的祠堂建筑，头门虽已改为清式，过厅和享堂仍为明代遗构。清代时王鏊入祀苏州沧浪亭五百名贤祠，其赞词曰："筹边计熟，立朝行危。急流勇退，弗事委蛇。"

顾鼎臣，初名仝，字九如，号未斋。明昆山县城人。生于成化九年二月二十五日（1473年3月23日），卒于嘉靖十九年十月初六日（1540年11月4日）。弘治十八年（1505）一甲一名状元及第，授翰林院修撰。历弘治、正德、嘉靖三朝，累官至礼部尚书、武英殿大学士，加少保兼太子太傅，阶光禄大夫、勋柱国。嘉靖十八年，明世宗朱厚熜出巡，特命顾鼎臣留守京师，辅太子监国三月。次年病死任上，赠太保衔，谥"文康"，谕祭九坛，赐葬吴县十九都聚坞潭山。少傅兼太子太傅、礼部尚书、谨身殿大学士翟銮撰墓志铭。

嘉靖初年，顾鼎臣曾奏请东南滨海诸邑营筑砖城以拒倭寇，皇帝唯批准昆山首筑之。后倭寇大举侵犯，横行纵掠吴越间，附近诸邑城均损失惨重，独昆山官民凭借坚固的城墙，多次击退倭寇的进攻，尤其是嘉靖三十三年（1554）坚持守卫45日城未攻破，大大减少了军民伤亡。时顾鼎臣已去世14年，为表彰他的功勋，巡抚都御史张景贤奏请于马鞍山阳慧聚寺法华堂遗址，为其建祠祭祀。嘉靖帝诏可，赐"崇功"额，并撰祝文，春秋祭祀。嘉靖三十八年，顾文康公崇功祠建成。隆庆四年（1570），太子太保、礼部尚书兼文渊阁大学士赵贞吉撰《太保文康顾公崇功祠碑》，顾鼎臣长孙、前尚宝司卿顾谦亨立石。昆山民众为了纪念顾鼎臣，在城内修建了"起凤坊""宫谕坊""尚书坊""状元宰相坊"四座牌坊。清代入祀苏州沧浪亭五百名贤祠，其赞词曰："泽被东南，功存桑梓。救时良相，名炳青史。"

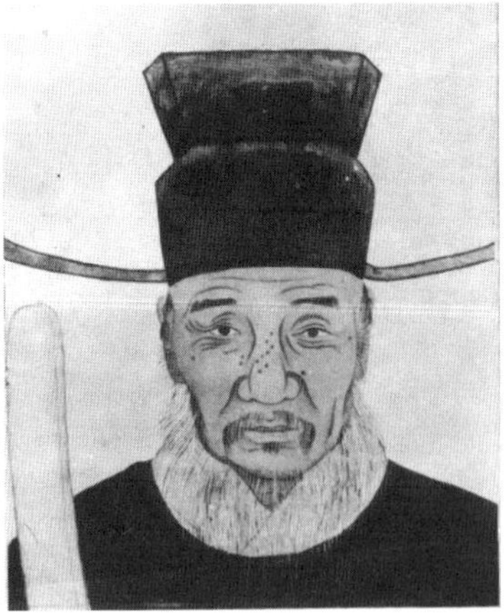

图5-8　顾鼎臣画像（民国《吴中文献展览会特刊》）

顾鼎臣平素精书法，善馆阁体。著有

《未斋集》22卷、《文康公集》24卷等。元配朱氏，累封一品夫人，卒谕祭二坛，合葬潭山；侧室薛氏、高氏、京师张氏，也合葬潭山。子四，顾履方（朱氏出）、顾履祥（薛氏出）、顾履贞（高氏出）、顾履吉（张氏出）；女二。

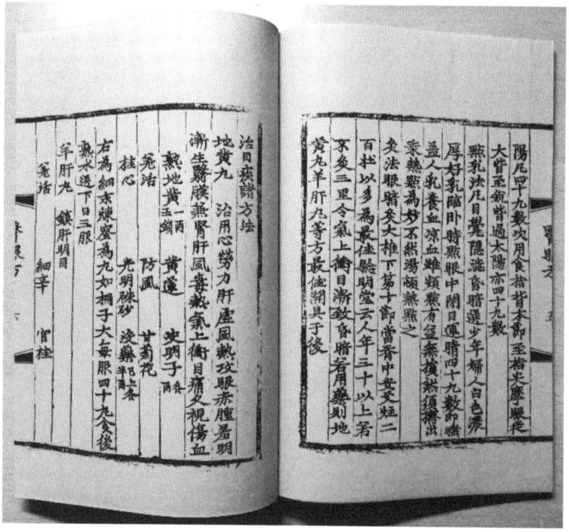
图5-9《医眼方》书影（日本国立公文书馆内阁文库藏）

顾鼎臣对医学颇有研究，尤对眼科病有独到见解，著有《医眼方论》（一作《昆山顾公医眼论并方》）和《经验方》各1卷。日本学者丹波元胤所著《中国医籍考》卷六十八方论（四十六）中引《国史经籍志》，著录“《顾氏（鼎臣）医眼方论》一卷”，标“未见”；而《江苏艺文志》引地方志，著录“《医眼方论》一卷”，标“佚”。今存明嘉靖十九年（1540）朝鲜庆州府刊本《昆山顾公医眼论并方》1册，藏日本国立公文书馆内阁文库；又有日本文化十一年（1814），日本东都书林据万笈堂藏朝鲜庆州府刊本的翻刻本《医眼方》1册。

七、施药救民佳尚书周伦

周伦，字伯明，号贞庵。明昆山人。生于天顺七年（1463），卒于嘉靖二十一年七月一日（1542年8月11日）。弘治十二年（1499）三甲十二名进士，授河南新安县知县。弘治十三年秋，新安遭遇严重旱灾，飞蝗云集，周伦徒跣虔祷三日，天降大雨蝗皆负草死。次年又遇大水，疏请停派未发寄养马匹，朝廷从之；又仿古常平法减价粜谷，以济饥民；适逢长堤溃，请示巡抚

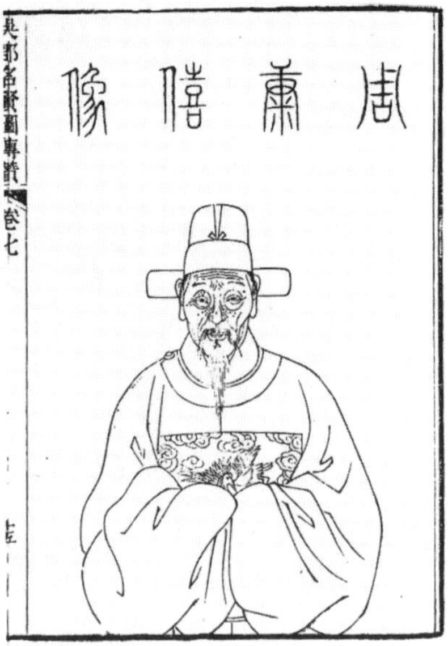

图5-10　周伦画像（清《吴郡名贤图传赞》）

后以粟募民筑堤，长堤修成，民众亦得食粟免死；还疏浚诸乡水道，教民戽以灌田，自是始广种水稻。知县任满经考核，擢升为山东道监察御史，奉敕巡视居庸、龙泉等关军务。正德元年（1506），奉敕勘太监李兴擅伐禁林山木，奏入，皇帝嘉其正直。同年九月，闻父病，请假急归而父已卒。时太监刘瑾掌朝纲，以请假超过期限为由，勒令其致仕，又以曾荐御史雍泰，及论西库花米积弊，共罚米三百石，致倾家荡产。刘瑾被诛后，正德七年复官江西道监察御史。嘉靖元年（1522），升都察院右佥都御史。母忧归，服阕，嘉靖四年改南京都察院右佥都御史。五年升都察院右副都御史，六年转南京工部右侍郎，又转兵部右侍郎。七年升南京刑部尚书，十年，晋资政大夫（正二品）。次年，3年任期满，乞休不允，敕会同都察院考察本部属官。十二年再次上疏恳求乞休，皇帝终于同意。归乡后，与里中故旧倡导简约朴真，以厚风俗、兴礼法为志向。

周伦性识医理，在各地任职时，每逢疾疠流行，常发动当地医生，并亲自带头施药医治，救活百姓甚众。其为人坦易而操履特严，诗词清健，行草书有晋人风韵。年80岁卒，赠太子少保，谥“康僖”，赐祭葬，墓在昆山珠区六图车塘里北海圩（今属陆家镇），吏部尚书、少傅兼太子太傅许赞撰墓志铭。清代入祀苏州沧浪亭五百名贤祠，其赞词曰：“中官不私，君嘉其直。飞蝗不灭，民戴其德。”子三，周凤鸣，字于岐，正德九年（1514）进士，仕至大理寺左寺丞；周凤起，字于霄，仕至辽东行太仆寺丞；周凤来，字于舜，博洽工诗文，擅楷书，早卒。

周伦有医著《医略》4卷，已佚。又著有《贞翁净稿》12卷、《西台纪闻》2卷、《奏议》20卷。

八、名贤儒医王执礼

王执礼，字子敬，又字敬文，号思简，又号华松。明昆山县城人。生于正德十六年三月初八日（1521年4月14日），卒于万历十八年四月廿九日（1590年6月1日）。出身昆山王氏名门望族，八世祖王安贞原籍河南安阳，为琅琊王氏安阳支后裔，元延祐元年（1314）任昆山州知州，后遂定居于昆山，厥后子孙繁衍，蔚为巨族。祖王秩（1460年12月12日—1516年1月11日），字循伯，号前山，明成化二十三年（1487）进士，历任浙江永康县知县、江西按察使、云南右布政使，卒葬昆山城西三里桥藏字圩父母茔昭位，南京礼部右侍郎杨廉撰墓志铭，入祀永康、江西、云南等处名宦祠和昆山乡贤祠。父王可大（1490年10月11日—1530年6月18日），字广业，号简斋，由增广生员入北京国子监，以子王执礼官职赠南京大理寺寺丞，卒葬昆山城西三里桥藏字圩祖茔再昭位，由王可大岳父、山西道监察御史、提督京畿学政顾潜撰墓志铭。母顾氏（1490年2月13日—1578年11月22日），封宜人，高寿至89岁。

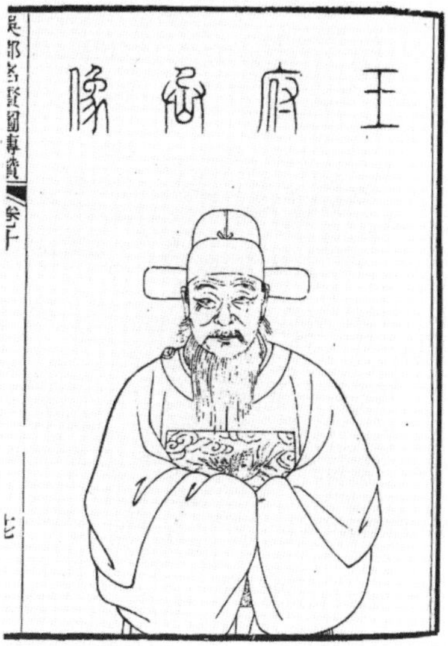

图5-11 王执礼画像（清《吴郡名贤图传赞》）

王执礼10岁丧父，孤贫力学，从母顾氏学习诗书。无一日离书，即便隆冬盛夏，亦不少怠。每有校雠，必为按甲证乙，未尝苟安疑义。及长，又入著名文学家、同邑归有光之门，得师激赏，文名翕然。嘉靖四十四年（1565），与其师归有光一同成进士，授建宁府推官。任内有名张生者，诬陷贫民为盗，王执礼调查清实情后，将贫民释放，将张生拘捕。张家是大族，姻党多贵显，大力营救为之说情，王执礼不为所动，并说：“杀人媚人，吾不为也。”坚持将张生法办。后升南京刑部主事，寻改北京刑部福建司主事，以母老乞归终养。

因母多病，故王执礼深入研究医学，遂精医理。察脉制方，每为名医推服，濒死者往往因治而得救。有邀诊，即平民役夫，亦必应不倦。与堂兄（二叔王可学之子）名医王执中（1520—1585）最为亲密，经常互相探讨医理。母卒，服阕后，补礼部仪制司主事，又历任尚宝司司丞、光禄寺少卿、南京大理寺寺丞，终南京应天府府丞（正四品）。

卒年70岁，葬昆山城西元区十图东宾字圩小澞浦新阡，著名文学家、太仓王世贞撰墓志铭。入祀昆山乡贤祠，清代入祀苏州沧浪亭五百名贤祠，其赞词曰：“斟今酌古，太仆是师。骩法媚俗，仁者不为。”配盛氏，封宜人；侧室宋氏，赠宜人。子二，王协康，万历二十三年（1595）顺天举人；王协嘉，昆山县学廪膳生员。

九、“神医安道全”缪希雍

缪希雍，字仲淳（一作仲醇），号慕台。明中后期常熟县城人，世居城中辛巷。约生于明嘉靖三十二年（1553）[①]，卒于天启七年（1627）。出身世代仕宦之家。父缪尚志，字行达，号虞台，正德十四年（1519）举人，官至汉阳府通判。因元配孙氏无子，续娶次室周氏，希雍生时其已年老。希雍幼时体弱多病，然天资聪颖，攻读儒书。13岁时父病故，家道中落，靠母纺织为生，然仍聘良师授读，教育甚严。17岁患疟疾，数请医生，遍尝汤液丸饮，久治不愈。缪氏乃自阅医书，研究病情与处方，为自己治疗，竟至痊愈。遂立志学医，博

①褚玄仁，张耀宗：《缪仲淳的生年和葬地》，《南京中医药大学学报（社会科学版）》2010年第2期，第115-116页。

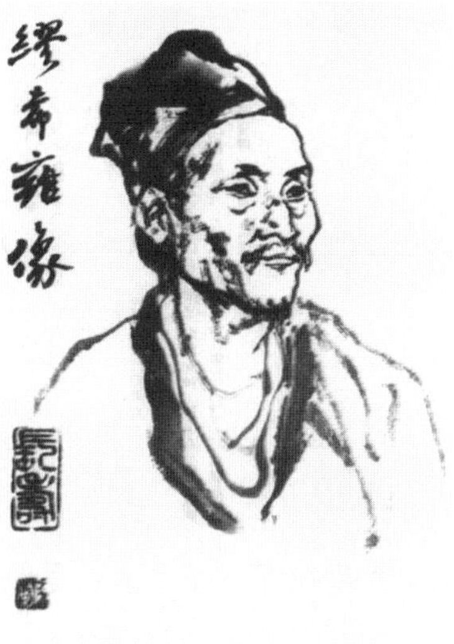

图5-12　缪希雍画像　刘国辉绘

涉各种医书，搜求医方，苦心钻研药道。弱冠起，一边在家设馆授徒，以维生计，一边至距家数街之隔的著名藏书家赵用贤的藏书楼“脉望馆”里，研读宋代珍本医书。发愤10年，打下坚实的医学基础，终于自学成才，悬壶行医，名扬常熟城。但其志向高远，于是离乡外出，游学行医，寻师访友，切磋学问，汲取新知，搜集秘方，查考药物，足迹遍及苏、浙、闽、鲁、皖、鄂、湘、赣等10余省和京师，时间长达20余年（迁居后也常出游）。

万历七年（1579），缪希雍在白下（今南京）结识名医王肯堂，相互推崇，遂成知友，后曾一起会诊治疗过多位疑难病例，缪氏还参与了王肯堂医著的撰订。万历十年左右至常州府宜兴县开业，万历十五年又迁居浙江湖州府长兴县城东下箬里行医，一住30多年，直至天启元年（1621）移家至常州府金坛县。多年的浪迹江湖，希雍磨炼成一位身材魁梧、电目戟髯的豪侠之士，同时医验日丰，医术益精，名声大著，远近登门求医或邀请出诊者络绎不绝。万历年间，浙江督学陈大绶因过劳感暑，下痢纯血多日，所请当地名医皆难治愈，遂慕名派人寻请缪氏。时值希雍在苏州出诊，闻讯后，不顾旅途劳累，策马就道，一日夜驰至杭州，诊脉处方，陈大绶服药两剂后很快痊愈。万历十五年，治好了他医认为必死的长兴温病患者史鹤亭（翰林）。2年后，又治愈无锡王兴甫停食发疟症。天启元年，吴兴朱国祯（官至内阁首辅）患膈病，剧痛不能支，希雍至，用苏子五钱即止，足见其医技之高。

缪希雍治学不墨守成规而独辟蹊径，用药偏于寒凉，擅用石膏，创脾阴学说、治血证三法和名方资生丸（沿用至今的名中成药），在医药、内外各科都取得极高成就，后人无不折服。并且医德高尚，治病不计贫富，一视同仁。

其好友丁元荐（东林党骨干）在《先醒斋笔记·序》中说他行医“往往生死人（救活濒死病人），攘臂自快，不索谢”。写有《祝医五则》，提出良医标准，与行医者共勉。其临床心得及验案、效方，经丁元荐汇编成《先醒斋笔记》，刊行于万历四十一年（1613）。后该书经希雍亲自增广，扩充成《先醒斋广笔记》4卷，在通家子庄继光、庄绶光兄弟的资助下，刊于天启二年（1622），堪称其一生医学经验之汇粹。又深研本草30多年，60岁时撰成《神农本草经疏》30卷，阐释493种中药药理，详列病忌药忌，列七方十剂，阐发五脏苦欲补泻用药法则。曾二刻而未竟，后在著名藏书家、出版家毛晋（其堂甥孙）资助下，于天启五年由绿君亭刻印行世，与李时珍《本草纲目》为明代药物学双璧，影响甚广。《本草单方》19卷，收录了缪氏从明以前499种中医药著作中摘录的实用有效之单方、验方、秘方，毕生搜集的民间验方及自己临证中得来的验方共4 736个，卒后由其后辈友人遵遗嘱，捐资刊于崇祯六年（1633）。另撰有《辨脉法》，为其研究脉象著作。

希雍品性忠贞，注重气节，为人豪爽，交结天下俊杰，嫉恶如仇，关注国计民生，抨击宦官擅权，积极参与东林党反阉党斗争。阉魁魏忠贤曾指使党羽王绍徽仿水浒一百零八将座次，编造《东林点将录》黑名单，希雍被列为“神医安道全”，加以陷害，然缪氏之名益扬大江南北，在民间有“义侠神医”美誉。且多才艺，能诗，工榜书，娴熟经济，又善中药炮制与酿酒，还精风水地理之学，著有《葬经翼》。

天启七年（1627），希雍病故于金坛，墓在宜兴山中①，无子女。《明史》为其立传，附于李时珍传。弟子颇多，马瑞伯、张应遴、荣之迁、李枝、沈令誉、徐鹏、刘默、钱青选、周维稚、司马大复等，均有医名。

---

①今常熟市虞山北麓兴福寺旁、舜过井畔有缪希雍墓，并被列为常熟市文物保护单位，实有误。据褚玄仁、张耀宗《缪仲淳的生年和葬地》一文考证，此地为缪希雍祖墓，而缪希雍与其父母均葬于宜兴山中。

十、温病巨匠吴有性

吴有性，字又可。明末清初吴县东山镇（今属苏州市吴中区）人。出身吴氏望族，祖吴地、父吴唐，吴有性为次子。约生于明万历十年（1582），约卒于清顺治九年（1652）。精于医道，名震于时。

明崇祯十四年（1641），大疫流行，传染迅速，山东、浙江等省和南、北直隶（今江苏、河北等地）尤甚，感染者阖户相率倒毙。一般医生墨守伤寒治法，疗效很差，死亡者踵接。吴氏目睹惨景，痛心疾首，乃不畏传染，深入疫区，悉心为患者诊治疫病。他在医疗实践中仔细观察，穷思竭虑，研究病源后认为这是温疫之病，虽然表面上与伤寒有相似之处，但病因、病机、病证、治法等迥然不同，独创出一套辨证论治方法，竟大获奇效，救人无数。于是潜心研究，在全面总结大量医疗实践经验的基础上，加以系统理论归纳，于次年撰成《温疫论》2卷，提出了温疫源于一种不能见、闻、触到之“戾气”（或作异气、疠气），有很强的传染性，并阐明戾气从口鼻而入的传染途径和在人体内居于半表半里之间膜原的病所，有9种传变方式，治疗宜表里分消、以“逐邪”“达原”为要义的学术观点。这是我国第一部温病学专著，在急性传染病和危重感染性疾病的病因、病机、诊断和治疗方面，取得突破性进展，可以说达到了当时国际医学最前沿的水准。书成后不到2年即有刊本问世，嗣后流传甚广，被多次翻刻，仅清代版本就有近80种，近现代也已出版过10多种点校本。他的这些理论对温病学说的形成和发展产生了很大的促进作用，开现代传染病学之先河。他本人对后世温病医家影响极大，被称为温病学说最重要的奠基人。

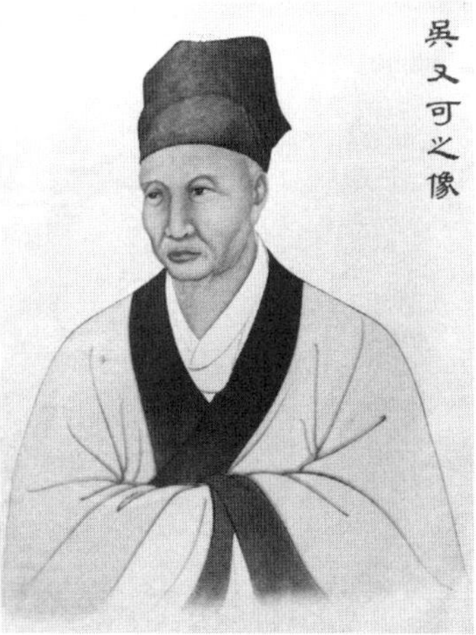

图5-13　吴有性画像

吴氏一生治愈了很多温病患者，其中包括一些疑难病者，且往往出奇制胜。一患者，大便不通，脘腹胀满，疼痛难忍，四肢强直不能动，卧如塑像，目闭口张，舌强，问话不能答，脉实有力，苔生芒刺。根据证候，乃一派实热现象，病情危重。患者儿子代诉，其3日来已服承气汤3剂，每剂大黄用至一两左右，病仍不减。一般医家遇此状况，定会考虑另立治法，而吴氏则不然。他仔细权衡患者脉症，认为“下证悉具，药轻病重也”，非但不改方剂，反将方中大黄增至一两五钱，患者连服半月而痊愈。吴氏用药之妙，可见一斑。

吴有性在显微镜尚未发明、病原微生物闻所未闻的17世纪中叶就提出“戾气”致病说，是前所未有的创举。直至现在，我国仍应用温病学说的理、法、方、药治疗一些传染病，如流行性乙型脑炎、流行性感冒、麻疹、猩红热、痢疾等，取得了很好的疗效。其中很多方面就是继承和发扬了《温疫论》的理论学说，例如方剂“达原饮”在2003年治疗非典型性肺炎时就起到了奇效。

吴有性生子二，长子吴时元，字起侯，嗣长兄吴有恒（字见可）为子；次子吴时恺，字起伯。吴时元无子，立弟吴时恺独子吴永贻为嗣子。

吴有性墓在东山镇翠峰坞关帝庙附近（原湖湾村四组，今莫厘行政村境内），已毁。故居凝德堂，位于苏州市吴中区东山镇莫厘行政村的建新村25号（翁巷花园弄东侧），为明代中晚期（嘉靖至万历年间）的建筑。凝德堂临巷而建，坐北朝南，占地1 050平方米，建筑面积达872平方米，平面呈长方形，三路四进，南北长50米，东西宽21.09米。中轴线依次为门屋、仪门、大厅、后楼（已毁），左路设有书楼、客房，右路的花厅、花园均已毁。各进建筑均以墙垣分隔成相对独立的院落，院落以铺石板形式划分交通空间。整座建筑布局合理，功能分明。门屋面阔五间18.78米，进深七檩8.95米，为诊病行医之铺面；大厅面阔三间13.05米，进深七檩前后带12.58米，为接待宾客之场所；后楼为生活起居之用房，左右两路是读书休闲的养心之处。现存巷门、门屋、仪门、大厅，保存较好，其中主体建筑大厅尤为华美。88幅彩画是该建筑的精华所在，基本保存完好，主要分布在大厅、仪门、门屋3座建筑的木构架表面。工艺采用“下五彩”的苏式彩画，基本形制为“包袱锦”，按梁枋大小、位置不同，绘有各式纹样，主体突出，用色明快，是苏南地区现存明代建筑彩画中不可多得的珍贵实物，对研究我国明代民居建筑彩画艺术，具有极高的参考价值。1982年3月，凝德堂被江苏省人民政府公布为江苏省第三批文物保护单位；2006年5月，凝德堂与明善堂、怀荫堂合并成“东山民居”，被国务院公布为第六批全国重点文物保护单位。

十一、寓居常熟的杏林国手喻昌

喻昌，字嘉言，晚年自号西昌老人。江西南昌府新建县（今属江西省南昌市）人。生于明万历十三年（1585），卒于清康熙三年（1664）。家族本姓朱，是明宗室宁献王朱权的后裔，与清代著名画家、八大山人朱耷同出一脉。因祖上宁王朱宸濠密谋造反，事败得祸，连累家族各支，后人不得不改姓，“加朱以捺为余”，从“朱”姓改为“余”姓；后又“易禾以刖为俞”；后又加“口”，变“俞”为“喻”。

喻昌自幼天资聪颖，少年读书习儒，从“临川四大才子”之一的陈际泰游，攻举子业，博览群书，喜好游历。虽才高志远，但仕途却并不顺利。明崇祯三年（1630），已是46岁的喻昌在南昌参加江西乡试，考中了副榜贡生，被选送至京城国子监就读。进京后，踌躇满志的他希望有所作为，以诸生名义上书朝廷，陈述辅国政见，要求“修整法治”，但因人微言轻，他的建议没有引起已经风雨飘摇的明王朝的重视。在京城期间，喻昌郁郁不得志，只得扫兴而归。50岁时决定削发为僧，遁入空门。出家期间，在学习佛教经典的同时，他潜心钻研医学，苦读《黄帝内经》《伤寒论》等历代中医名著，为以后成为一代名医打下了坚实的理论基础。几年后，他决定蓄发下山，以行医为业。《靖安县志》记载，喻昌行医初期，因胞姐嫁于靖安舒氏，常往来于南昌与靖安之间为乡民治病。生性喜欢云游的他，此后足迹遍及赣、浙、皖、苏，所到之处，皆以善医闻名；在游历途中，还结识了不少名士，更与明末文坛领袖钱谦益成为至交。清顺治元年（1644），受钱谦益盛情之邀，喻昌定居常熟城北虞山脚下，开设一间草庐医所。他治病不分贫富贵贱，审证、用药、开方反复推论，德高而术精，治疗多奇中，深为同道与民众所敬仰。喻昌50岁才习医，却大器晚成，医术卓著，冠绝一时，与长洲张璐、歙县吴谦齐名，并称为“清初三大名医”。顺治初年，朝廷曾诏征其为官，但喻昌早已绝意于仕途，力辞不就。

喻昌有感于“执方以疗人，功在一时；著书以教人，功在万里”。于是在行医之余，他将主要精力用于著书立说和教授生徒，精心撰写了医学著作《寓意草》《尚论篇》和《医门法律》。《寓意草》以笔记体裁写成，书前有医论2篇，强调“先议病，后用药”的诊疗程序，并自订议病格式。同时记录了自己以内科杂病为主的疑难医案60余则，案中详录病因和病情，讨论辨证精辟明细，并指出每案的关键之处和疑难之点，有很多独到的见解。该书初刊于明崇祯十六年（1643）；《尚论篇》全称为《尚论张仲景〈伤寒论〉重编三百九十七法》，又名《尚论张仲景〈伤寒论〉》，卷首有6篇医论，其后详论伤寒六经证治，并认为《伤寒论》中的397条条文是397法，分隶于大纲之下。喻昌此见解，后成为《伤寒论》研究中的一个重要流派。该书初刊于清顺治五年（1648）；《医门法律》是一部综合性医书，结合临床病证，正面阐述辨证论治的法则，谓之“法”，同时指出一般医生在临床辨证治疗上容易发生的错误，并提出相应的禁例，谓之“律”。因以“法”和“律”的形式确立医生行医时的规范，故书名为《医门法律》。该书初刊于清顺治十五年，现存版本有近50种之多。这三部书被合称为“喻氏医学三书”，集中体现了喻昌的医学思想，受到了后世医学界的普遍重视，影响较大，也正是这三部书确立了他在中国医学史上的重要地位。当时赣、浙、苏、皖等地的医者皆前去聆听喻昌讲学，他也由此培养出了一大批具有高超医术的医家，其中不乏徐彬（字忠可）、陈骥（字千里）、罗子尚等著名医家。

喻昌在学术上有很多独特的见解，多为后世所推崇：一是开创病历议病方式。他强调“治病必先识病，识病然后议药”，这是对辨证治论精神的很好发挥。二是阐发伤寒三纲学说。他认为伤寒为四时外感之大纲，而在“伤寒六经中，又以太阳一经为大纲；而太阳经中，又以风伤卫、寒伤营、风寒两伤营卫为大纲”。风伤卫用桂枝汤，寒伤营用麻黄汤，风寒两伤营卫用大青龙汤。三是提出秋燥论。他在《医门法律》中专列《秋燥论》一篇，对秋燥的邪气生成、病邪性质、致病特点、临床表现、治疗原则、临床用药详加论述，并创制了著名方剂清燥救肺汤，还强调治燥忌用辛香行气之品，以防伤津助燥，为后世温病学论治秋燥奠定了基础。四是创立大气论。他在《医门法律》中撰有《大气论》一篇，认为大气即胸中之气，包举于肺之周围而行治节，“五脏六腑，大经小络，昼夜循环不息，必赖胸中大气，斡旋其间”。人体的一切生理活动全靠大气来维持的。还指出膻中之气、宗气与大气虽出于同一部位，但有所不同，应当加以区分。五是要重视脾胃养护。他援引释教“过午戒食”的观点，主张少摄饮食以爱惜脾气，夜间戒食以静息脾气，饮食清淡及戒食性味稠厚之品，这些饮食调摄方式对后世的疾病治疗法则均有十分重要的借鉴意义。

《常熟县志》记载：清顺治十五年（1658）八月，喻昌突然中风，昏迷达200余日，直到次年六月才开始好转，并为自己的最后一部医书《会讲温证语录》题了辞。据相关史料，喻昌平日尤喜下围棋，常达旦不倦。清康熙三年（1664）的某日，80岁高龄的他与围棋国手李兆远对弈了3个昼夜，局终收子时，溘然逝世。喻昌去世后，钱谦益将其骸龛安置在常熟寺院中，被民众视作神像予以奉祀。喻氏无子嗣，后来其外甥赴常熟扶柩而归，暂厝于靖安萧寺中。50多年后的雍正某年间，在医家曹必聘的倡议下，众医共同迎其柩至南昌百福寺中，并立塑像和画像以祀。百福寺僧人为了表达对喻氏的崇敬之情，又在寺旁修建了喻先生祠，并将其柩安葬在东汉高士徐稚墓附近，以示两人皆为德高望重的乡贤。1957年，喻墓被定为江西省文物保护单位，1966年被毁，现改葬于新建县西山万寿宫之西。

十二、宿儒硕医张璐

张璐，字路玉，晚号石顽老人。明末清初长洲县人。生于明万历四十五年（1617），卒于清康熙三十七年十一月十六日（1698年12月17日）至翌年（1699）十一月之间。祖籍昆山。曾祖张情（1499—1566），字约之，号少峰，昆山县匠籍出身，明嘉靖十七年（1538）进士，仕至福建按察司副使（充兵备副使），与弟张意（字诚之，嘉靖八年进士，仕至山东按察司副使）称安溪张氏。曾祖母朱氏。宅第在昆山县菜区四图西泗泾北岸（今上海市嘉定区安亭镇区西侧），又在昆山县城半山桥北和嘉定县城宫保桥西筑有宅院。祖张应文（1530—1595），字茂实，号彝甫，昆山安亭[①]人，后迁徙长洲。弱冠师从在安亭讲学的同邑名儒归有光，成为太学生。善文辞，工书画，是知名书画收藏家和鉴赏家，与次弟张应武、幼弟张应忠并称“清河三杰”。嫡祖母王氏，系太仓王世贞族兄王罗溪之次女；生祖母李氏。父张丑[②]（1577—1643），原名谦德，一作广德，后改名丑，字叔益，一字青甫，号米庵。昆山人，随父移居长洲，为著名书画收藏家和鉴定家。嫡母郭氏，庶母顾氏。

张璐为张丑第三子，自少颖悟，博贯儒学，攻读举子业之余研习岐黄。28岁逢甲申年（1644）明清易代，为避战乱隐居太湖洞庭西山，遂弃绝科举而致力医药。在西山的15年中，搜览大量古今医籍，长期考察验证本草与方剂，积累了丰富的医疗经验。顺治十六年（1659）43岁时，回到苏州故园，行医为业，医术高超，名声大振。当时吴中医界高手云集，他积极广交同道，切

---

①从明代起，安亭集镇由昆山、嘉定两县合辖，大致以南北流向的漕塘河为界，东半部属嘉定县，西半部属昆山县。1952年9月10日，安亭镇区西部的昆山县部分划归嘉定县，结束了数百年一镇两县分治的历史。

②张丑为张璐之父，见《张氏宗谱》，清道光十三年（1833）刻本，上海图书馆藏。

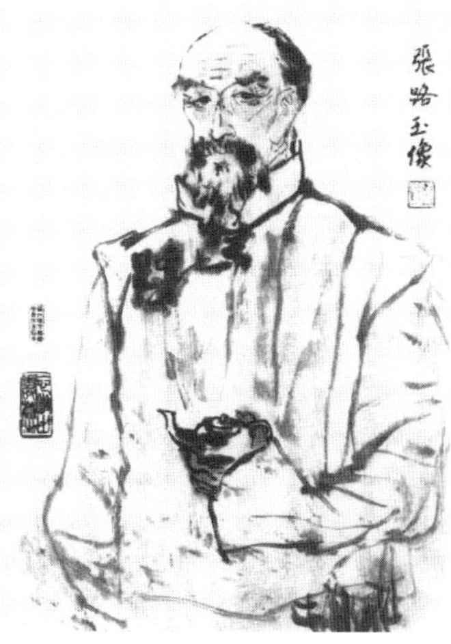

图5-14 张璐画像 王孟奇绘

磋医术，反对相互诽谤与自私保守，深为医林所重。与叶阳生、程郊清、李修之、沈朗仲、尤生洲、王公俊、吴雨公、郑月山、汪缵功等名医常往来切磋，许多医生患病或经名医治而不愈者，常邀他前往会诊。从医60余年，在内、儿、妇、外、皮肤、五官诸科俱取得较高造诣，达到了“察脉辨证，辅虚祛实，应如鼓桴，故能运天时于指掌，决生死于须臾”（清周中孚《郑堂读书记·医家类·〈诊宗三昧〉题解》）的境界，声名卓著，被誉为“国手”，与喻昌、吴谦并称“清初医学三大家”。

张氏国学功底深厚，且治学严谨，学术上取得硕大成就。集30余年伤寒研究所得，于康熙初年撰成《伤寒缵论》《伤寒绪论》各2卷，刊刻于康熙六年（1667）。《伤寒缵论》将《伤寒论》原文重新编次，并加以诠解，使读者豁然；《伤寒绪论》补《伤寒论》在流传中的残佚与证治不全，正本清源，以方便后学。康熙二十八年，撰成刊刻脉学专著《诊宗三昧》1卷，以“三昧之水”涤除诊脉学中的流弊陋习和异端玄说，专明脉理，颇有见地。张氏在温热诸证上亦深有研究，对温病学说的形成做出一定贡献。有感于古来医书“诸家各殊，相互辨击”“医书愈多，医学愈晦”，令后学者无所适从，自28岁开始即广搜历览，由博返约，着手撰写一部贯通各家而临床切用的医著。历时五十寒暑，“颖秃半床，稿凡十易”，参考了130种医著，引用98位医家医论，在诸儿的协助下，终于纂成综合性医书《医通》（又名《张氏医通》）。稿成后又邀当时名医48人及门人13人参校，其治学之严谨，求索之苦心，确非常人所能及。该书16卷，仿明王肯堂《证治准绳》体例，汇集古人方论、时贤名言，参以己见，附录医案，初刊于康熙三十四年。刊行后即广为流传，迭经翻刻，且于康熙年间即已东传日本，乾隆年间又被收入《四库全书》。是其学术思想代表作，影响极大，久负盛名，为从医者案头必备医典。康熙三十四年又刊刻《本经逢原》4卷，收药784种，介绍临证用药经验，阐发药理明晰，流传甚广。又取孙思邈《千金方》旧刻善本，参互考订，注释衍义，于康熙三十七年以82岁高龄撰成《千金方衍义》30卷，当年付梓，刊行后成为历史上唯一的《千金要方》注释之书，很受读者好评。

张氏重医德，提出“医门十戒”，与同道、学生共勉。他还极重视培养后学，及门颇盛，已知门人有郭友三、王舜年、施元倩、黄二乾、邹恒友、汪楚文、邹鹤坡、袁觐宸、黄采芝、朱丹臣等10多人。年逾古稀行走不便时，犹趺坐绳床，耳提面命、诲人不倦地为弟子解疑答难。张璐配长洲顾氏、侧室吴氏。生子四，长子张登，字诞先，号肇庵，业医，著《伤寒舌鉴》1卷；次子张倬，字飞畴，号引庵，业医，著《张子内外编》《伤寒兼证析义》1卷；三子张以柔，原名尚志，字安世，号聶哉，监生，儒且通医；季子张讷，字逊言，与诸兄共同参订其父所编的《医通》。

十三、学验兼擅周扬俊

周扬俊，字禹载。清吴县人。生卒年月未详。少攻举子业，然而屡试不第，仅在顺治三年（1646）中过一次乡试副榜。年近40岁时，慨然领悟同邑先贤范仲淹之名言“不为良相，即为良医”，于是弃儒习医，以良医为己任，励志攻研轩岐之学。初读王叔和、成无己、李东垣诸名家医书，参考有年，仍觉茫然；后读喻昌《尚论篇》，豁然有悟。通过10多年的研习医书，周氏医学造诣日渐精进，但还没有什么医名。

康熙十年（1671）至京师，希望有所发展。在京师，周氏虽刀圭所至，疠瘵尽平，声名鹊起，官民均礼重之，然其医术犹未臻于至善，直至遇见其恩师名仕医林起龙（官至漕运总督）。林氏精仲景学说，以医术享盛誉，周扬俊对其医术大为折服，恳拜林氏为师。整整5年的跟师学习，深造有得，不仅提高了周扬俊的医学水平，也播扬了他的医名，“语肺腑而穴膏肓，咸叹其技之神”，享盛名于京师，于是王公贵人辄延请之而日不暇给。康熙十四年冬，周氏友人、时任翰林院编修的昆山人徐乾学的一个儿子患伤寒夹他症，请医生，先用辛热药物治疗，病情加剧；换了个医生，用寒凉药物，想不到病情更加严重了，于是急求诊于周扬俊。周氏诊治后认为病情在少阳，用“和解之法”就足够了，无需使用那些辛热、寒凉之药物。仅仅一剂药后，次日早晨，患者就转危为安了。徐乾学对此感到非常惊奇，对周扬俊充满感激之情，后来在为周扬俊的《伤寒论三注》所作的序言中，提到了这段看病的经历，颂扬周氏高超的医术。

周扬俊习医虽晚，然不但医有大成，而且勤于撰述。康熙十八年（1679），著成《温热暑疫全书》4卷，选辑《伤寒论》《温疫论》有关原文，详加阐释，在总结前人成就的基础上，结合个人见解，对温病学进行了较为深入的研究。该书分卷论述了温病、热病、暑病、疫病，详细分析各种证候及治法，并附前人医案以供临证借鉴，是全面系统论述温热性质疾病的较早专著之一。康熙二十二年，著成《伤寒论三注》16卷，参以方有执的《伤寒论条辨》和喻嘉言《尚论篇》，加上个人见解，对《伤寒论》逐条予以注释，故称“三注”。周氏在历代《金匮要略》注家中推崇元末明初赵以德的《金匮方论衍义》，遂以此书为蓝本，于康熙二十六年，补注《金匮方论衍义》而成《金匮玉函经二注》22卷，故云“二注”，流传甚广。

十四、吴医耆宿王子接

王子接，字晋三。清初长洲县人，祖籍太仓。生于顺治十五年（1658），卒于雍正十年（1732）后。

王氏原习儒业，为生员。制举之余，刻苦学医，深研医理，对《黄帝内经》《伤寒论》《金匮要略》等中医经典著作独有心得，处方调剂，立起沉疴，其名不胫而驰，远迩向慕，争赴求治无虚日。王氏经常出游扬州、镇江等地，与扬州著名盐商黄履暹（安徽歙县潭渡人，瘦西湖趣园主人）交好，又与当时名医杨天池、黄瑞云等往来密切，研讨医药学。康熙五十七年（1718），王子接在镇江口结识了当时在此任江苏常镇道员的魏荔彤，两人一见如故，成为莫逆之友。魏荔彤，直隶柏乡（今河北省邢台市柏乡县）人，清著名理学家、易学家，著述甚多，兼通医理，撰有《伤寒论本义》《金匮要略方论本义》等医著。魏氏后被罢官，侨居姑苏时，王子接与他来往更为密集，曾为王子接的《绛雪园古方选注》作序，盛赞王氏之书"殆仲景之功臣，古昔圣贤之羽翼也"。

王子接治学十分严谨，从医20余年后，自认为对医学有了深刻的理解，撰成《脉色本草伤寒杂病》一书。过了50岁后，其医学见解更为精辟，医疗技术更为精益，医疗经验更为丰富，回观前著深感不足，"乃知从前急于著书，尚觉卤莽，深自愧悔，尽付之火"。继续精心研究，重新构思，至雍正九年（1731）终于著成《绛雪园古方选注》，时已74岁高龄。该书又名《十三科古方选注》，系博采《伤寒论》和历代医家名方，结合《内经》《本草》，融入王子接本人的见解，在曾受其指教过的名医叶桂、薛雪和门人吴蒙、王士琳、陆得楩、周德秀帮助校订下而完成。该书精心选注《伤寒论》古方113个和各科良方228个，分析透彻，切中肯綮，颇为实用；初刊于雍正十年，后被收入《四库全书》；医学界对该书评价甚高，对后世方论的研究影响很大。又编成本草著作《得宜本草》，又名《绛雪园得宜本草》，刊于雍正十年，现存乾隆二年（1737）刻本。该书载药458种，除扼要叙述每味药的性味、归经及主治功用外，还介绍了药物配伍的临床意义，精练通俗，易懂易记，临证颇为实用，其中绝大多数配伍方法沿用至今。两书由于实用性强，因此流传很广。

王子接行医50余载，治疗疾病宗仲景法而能灵活变化，活人不可胜数，与吴中名医叶天士、薛生白、徐灵胎齐名。其门人众多，且多学有所成，如吴蒙（字正公）、王士琳（王子接侄，字幼程）、陆得楩（字禹川）、周德秀（字懿士）、徐焯（字占采）等。

十五、一代诗医尤怡

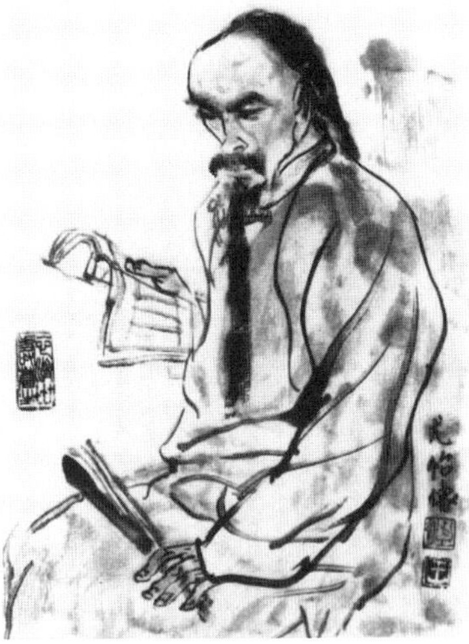
图5-15　尤怡画像　王孟奇绘

尤怡，字在京，晚年更字在泾，号拙吾，晚年又号饲鹤山人。清长洲县人。生年未详，约生于康熙十五年至十九年（1676—1680）间，卒于乾隆十四年（1749）。出身吴中尤氏望族，为清代著名文学家尤侗（1618—1704）的族曾孙[①]。自幼攻习儒业，能诗善文。家道原来十分兴旺，父有良田千亩和城内园林式宅第——亦园（约在今苏州市滚绣坊巷内）。后因受尤怡兄尤鼎黄牵累致倾家荡产，父辈田园家产几鬻尽。至析产时，尤怡仅分得田30亩，后因事又失去，家里一贫如洗，过着十分窘迫的生活。有一年除夕夜，爆竹声中家家户户喜庆过年，然尤怡家中粒米无存。百般无奈之下，尤氏去寺院出售春联，而其妻携幼子在陋室中饿着肚子等待。直到晨光微透之际，尤氏才疲惫地背着柴薪、拿着买的米及数十串钱而归，家境贫寒至此。其妻为人缝纫以补助家用，终年辛苦劳作，严寒达旦，刀尺犹未离手，以致积劳成疾而卒。尤氏痛心疾首，时常怀念她，立志不续姬妾者20年。尤氏生活虽清寒，然交往皆一时名流，与同郡顾嗣立、沈德潜诸先生诗文唱和，结成颇负盛名的城南诗社。尤氏擅诗文，有《北田吟稿》2卷行世，沈德潜说其诗“得唐贤三昧”，在所辑《国朝诗别裁集》中收入尤氏诗9首，可见其在文坛之地位。录尤怡诗三首于下，以供读者体会下其中诗味：

---

①尤侗的孙子尤世辅（尤珍三子）在《金匮翼·序》中说“余侄在泾”，可见尤怡为尤侗的同族曾孙辈。侄，可指亲侄，也可指堂侄，但如是亲侄则年龄不符。

馆娃宫

峰顶曾闻置别宫，艳歌娇舞欲无穷。
美人一去碧云冷，行客独来山殿空。
香径落花春度曲，古廊依树夜鸣风。
登临漫为勾吴感，旧馆荒台处处同。

白秋海棠

谁将清泪洒幽墀，散作瑶华别有姿。
最是玉人肠断后，淡妆无语背人时。

江上闻笛

沧江秋霁暮烟消，玉笛频催客思遥。
回首姑苏愁不见，海门明月上寒潮。

尤怡弱冠起即喜博涉医学，历代医著无不披览，凡有所心得，辄记之书简，后学医于吴门名医马俶（字元仪）。马氏负盛名，是明末著名医学家李中梓（字士材）和吴中名医沈颋（朗仲）之门人，从游者众多。尤氏学有渊源，钻研刻苦，悟性又强，深得其师赏识，马氏曾十分高兴地对夫人说："我今日得一人，胜得千万人矣。"尤怡后帮助马俶编撰了很多著述，还协助他参订完成太老师沈朗仲的重要医著《病机汇论》。李中梓之学一传沈朗仲，二传马元仪，三传尤在泾，世称"士材学派"。尤氏行医之初不显于时，至壮年诊治技术娴熟，治病多奇中，名声大著。与同郡叶天士、徐灵胎、王晋三齐名，且与徐灵胎过从甚密。雍正十年（1732）和乾隆四年（1739），徐灵胎曾先后为尤怡所著《金匮要略心典》《医学读书记》作序，对尤氏医著倍加赞赏。

尤氏平生推崇张仲景，精研《伤寒论》《金匮要略》，很有造诣，乃伤寒学派中辨证论治派健将。著《伤寒贯珠集》8卷，刊于嘉庆十五年（1810），该书将《伤寒论》原文按六经次序进行重新编排，每经首订条例大意，按法类证，随证出方，附系注释，透彻阐发，有如线索穿珠，一气贯通，故名贯珠集，是《伤寒论》多种注本中的上乘之作，后世以其与柯琴《伤寒来苏集》并重。又花十年之功，于雍正七年（1729）撰成《金匮要略心典》3卷，改正原文传刻之误，删略后人增益内容，阐述仲景原文精义，皆有创见，被公认为《金匮要略》最佳注本。另著《金匮翼》8卷，补《金匮要略心典》之不足，荟萃各家学说，参以论断，详其证治，广其方药。尤怡医著提纲挈领地阐发仲景奥旨，且立论中肯，释义简要，条理清晰，素为医林称颂。又有《医学读书记》3卷（1729），系其读书、证治心得笔记，征引古代医学文献有关内容，予以辨析、评述、考证，多有发挥，不乏精辟切要之论。此外，还有《静香楼医案》2卷，为临证验案，案语明确，说理简要，善用经方，颇为实用。

尤怡晚年隐居府城北郭花溪（今齐门内皮市街、临顿路一带），以著书自得。尤氏性情沉静，淡于名利，不求闻达，治病稍暇，"即读书、灌花、饲鹤、观鱼，以适其幽闲恬淡之意"。病重临终前一日，索纸写下绝笔诗，告别城南诗社诸好友，字迹犹苍劲，宛如平时。诗曰：

椰瓢松尘有前缘，交好于今三十年。
曲水传觞宜有后，旗亭画壁猥居前。
病来希逸春无分，老至渊明酒已捐。
此后音尘都隔断，新诗那得到重泉。

尤怡之孙尤世楠，号蔼谷，继承其祖医业。

十六、博才儒医巨擘薛雪

薛雪，字生白，号一瓢，又号槐云道人、磨剑道人，晚年自署牧牛老朽。清康熙、乾隆年间长洲县[①]人，家住苏州府城南园俞家桥畔，宅院名为扫叶庄。生于康熙二十年（1681），卒于乾隆三十五年（1770）。是位集诗人、硕儒、名医等多重身份于一身的名士。

①道光、同治《苏州府志》和《清史稿·列传·艺术》均将薛雪作吴县人，考乾隆、道光、同治《苏州府志·津梁》，俞家桥（含薛雪居所）属长洲县，故薛雪应为长洲县人。

薛雪出身于诗书之家。曾祖薛益，字虞卿，明末著名书法家，为明代著名诗人、书画家文徵明的堂外曾孙。薛雪天分和学养都很高，少年时学诗于吴江名儒叶燮，博览群书，娴熟诗文，成为生员。淹贯经史而不求闻达，乾隆初年两征博学鸿词，不就。因母多病，遂致力医学，精研各种医学典籍，博采众位名医技术，复得吴门名医王晋三、周扬俊指点，医学造诣日益精湛，为人治病每奏奇效，精通内、外、妇、儿各科，医才之高、医识之博令人惊叹。一患痢10年之病人，以前他医均作脾胃病治而无效，薛氏切脉为数而细，诊为肾伤，开方给药，患者服十余剂而愈。又有洞庭山一严重伤寒患者前来求治，薛氏诊后新制一方，首日用枣3枚、葱根3个和生姜3片，次日各减为2，第3日各减为1，果然三服而愈，因名其方为“三妙汤”。袁枚在《随园诗话》卷五第七篇中记述了2例薛氏治病过程：乾隆二十年（1755）春，袁在苏州约请薛雪为其厨师王小余治病，当时王得病不起，行将盖棺。薛氏赶到时天色已晚，便点烛照明诊视，看后笑道：“他已死了，但我就喜与死神作战，或许还能取胜也未可知。”便拿出一丸药，让人用石菖蒲捣汁，与之调和成药汁，叫身边轿夫用铁筷撬开病人牙齿，灌入其口中，其时病人已目闭气绝，药汁灌下后，听到他喉中汩汩有声，似咽似吐。薛氏嘱咐道：“好好看护，天明时分，他便可醒来。”天明，果然王小余已能出声，再服两剂药，病便痊愈了。乾隆三十年冬，袁枚又至苏州，他的厨师张庆得了癫狂病，将日光认作白雪，腹中剧烈疼痛，看了很多医生均无效。薛雪至，用手摸着张的脸，上下打量后说：“这是冷痧，刮一下痧便好，不用诊脉。”按医嘱刮痧后，张庆身上果现一巴掌大黑瘢，病就霍然而愈。薛雪又热心公益事，乾隆年间，吴门大疫，官府设医局以济贫病者，他与叶桂等

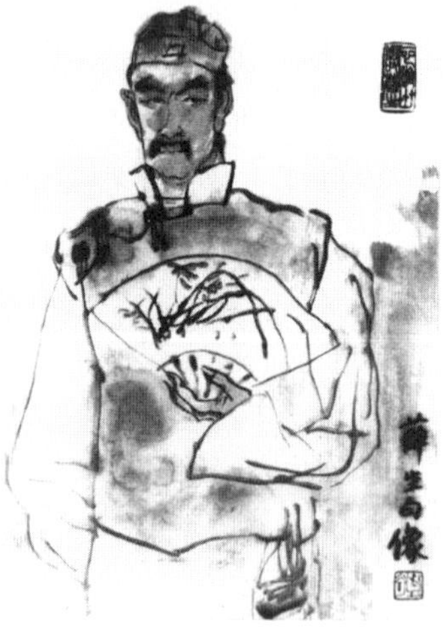

图5-16　薛雪画像　王孟奇绘

名医更替至局义诊。

薛雪与同里叶桂齐名，均为温病学大家，学术上各有心得。薛氏著《湿热论》1卷，对湿热病的传变规律及辨证治疗尤多新见，认为“湿热之病，不独与伤寒不同，且与温病大异。温病乃少阴、太阳同病；湿热乃阳明、太阴同病”。从而指出湿热病变的中心是脾胃，治疗当明湿与热孰轻孰重，细察人体正气盛衰，决定立法用方，使复杂胶滞、难以着手的湿温病之诊治有了成法。自明末吴又可《温疫论》开创温病学理论之先河，继之堪称姐妹篇的清代叶天士的《温热论》和薛生白的《湿热论》的问世，温病学派由此形成，使中医治疗感染疾病在方法学上取得了重大的突破，并在300多年内一直居于国内外医学领先之地位。薛雪又辑集《医经原旨》6卷，刊于乾隆十九年（1754），该书广集诸家之说，并结合个人见解，对世传《内经》进行整理删辑，详加注释，使其内容更加精练，切于实用。唐大烈《吴医汇讲》卷二收录薛氏的《日讲杂记》8则，文字虽短，却句句精粹。另有《薛生白医案》1卷、《扫叶庄医案》4卷等多种医案传世，均录其治时病、内科杂病及外、妇、儿科病之验案，具较高的临床学术价值。此外，《膏丸档子》《伤科方》，据考亦为薛氏所撰。

薛雪多才多艺，诗宗杜工部，书擅东坡体，画墨兰尤精妙，又善拳技，精通武术，驰骋于骑射刀鞘之间。不屑以医自见，性孤傲，清高风雅，所交往者多为如沈德潜（同门师兄）、袁枚、徐灵胎、何王模等文坛名流，诗酒流连，一时称颂。所著诗文甚富，有《一瓢斋诗存》6卷（收诗265首）、《斫桂山房诗存》6卷（收诗261首）、《抱珠轩诗存》6卷（收诗271首）、《一瓢诗话》1卷、《吾以吾鸣集钞》1卷、《旧雨集》1卷、《旧雨二集》，均为扫叶村庄刻本。其有咏秋诗五律多首（《秋声》《秋风》《秋月》《秋水》《秋蝉》《秋雁》《秋柳》《秋郊》《秋夜》《秋云》《秋雨》《秋闺》），既有悲秋离愁，也颂大美秋色，甚为感人。录其诗数首于下，可见其也不愧为诗坛高手。

柳

江南陌上不胜垂，舞破春风敛细眉。

已是行人肠欲断，月中羌笛莫频吹。

白公堤杂兴（其一）

阖闾城外参差柳，斟酌桥边烂熳花。

迟我酒旗歌板地，踏残红日未还家。

月夜渡太湖

月自西流水自东，眉横山色有无中。

苍茫四顾如遗世，欸乃一声凌太空。

蟹舍青荧明远火，云罗断续度征鸿。

清光上下摇银海，不羡长乘万里风。

《一瓢斋诗存》卷三中有一首《东山逢徐灵胎》，记录下了两位大医家相见时的情景，为中华医学史留下了一段珍贵史料。

相值东峰下，相看鬓欲霜。

年华共流转，意气独飞扬。

四座惊瞻顾，连城且蕴藏。

如余空说剑，无路埽欃枪。

薛雪还精通易理，著有《周易粹义》5卷，今存抄本。

薛雪90岁卒，袁枚特撰《祭薛一瓢文》，以志悼念。子薛中正（字不倚），侄薛金（字贡三），孙薛鱐（字寿鱼），曾孙薛启潜（字应枚，号东来）、薛启望（字学敏），均继医业。门生吴县邵登瀛（字步青）、乌程吴贞（字坤安）、金锦、王丹山等和族孙薛承基（字公望），也皆有医名；名医曹存心（字仁伯）即薛承基之弟子。而邵登瀛子邵鲁瞻，孙邵春泉，曾孙邵杏泉（字炳扬，又名文学），玄孙邵景康、邵景尧兄弟，也皆为吴门医家。薛门医术后世传承不绝。

十七、鸿儒大医徐大椿

徐大椿，字灵胎，号洄溪，20岁入泮县庠时更名为大业（弃举子业后弃用，仍名大椿），又因69岁钦召时乾隆皇帝称其字灵胎，遂以字为名。清吴江县城人。生于康熙三十二年五月十五日（1693年6月18日），卒于乾隆三十六年十二月初四日（1772年1月8日）。徐氏先祖自宋南渡时从江西徙居浙江魏塘（今嘉善县），明正统年间，八世祖徐富从魏塘迁居苏州府吴江县南麻村（今盛泽镇南麻社区），七世祖徐硕又从南麻村迁居吴江西濛港（今属黎里镇北厍社区），曾祖徐韫奇再迁居同邑大光圩（今属同里镇叶明村）。祖徐釚（1636—1710），是著名文学家、书画家和藏书家，康熙十八年（1679）举博学鸿词，官翰林院检讨，参与纂修《明史》，4年后以病告归，移居吴江县城西城下塘，著有《南州草堂集》《本事诗》《词苑丛谈》等。父徐养浩（1663—1719），国子生，试授州同知不就，毕生攻研诗文，精水利之学，曾被聘修《吴中水利志》，配丁氏、妾顾氏，生子五、女二。

徐大椿生于吴江县城西城下塘毓瑞堂，为长子。生有异禀，天资聪颖，少攻儒学，弱冠师从名儒周意庭先生，学益进，同年成秀才。徐氏长身宽额，音声如钟，倜傥英伟，有异人之概。一心钻研学问，博学多才，在诗文、书画、天文、历算、地志、音律、武术、水利等学科上均有造诣。廿四五岁时，因家中多人（三弟、四弟、五弟）连续患疾医治无效而亡故，父亲也受此打击而病倒且终年医药不绝，乃弃举子业而发愤习医，欲上疗君亲之疾，下拯骨肉之厄。博览医书万余卷，经批阅者亦有千余卷，穷究医学源与流，废寝忘食

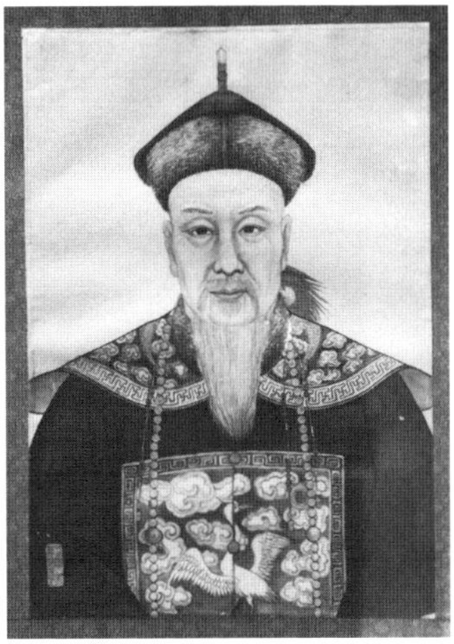

图5-17 徐大椿画像（宋大仁据吴江徐氏家谱加工重绘） 广州中医药大学广东中医药博物馆提供

精研医理数年，并通过丰富的临证实践，造诣日深。其临证诊断洞明病源，用药精审，虽重危之疾，每能手到病除，令同道叹服，故而名扬天下。

乾隆二十六年（1761）正月，奉诏进京，乾隆帝下旨令其为大臣与皇室治病达6次，医效显著。后乾隆帝欲留其在太医院为官，徐大椿以年老体病婉言谢辞，五月初四日放归。为避尘俗烦琐事，又爱太湖畔幽秀山水风景，访得吴县七子山南麓松毛坞深坞野林中之画眉泉（今属吴中区越溪街道张桥村），于泉旁建洄溪草堂，隐居其中，悠然自得，超然尘世之外，孜孜不倦地著书立说。乾隆三十六年十月二十五日（1771年12月1日），再次奉旨进京，次子徐爔带棺随行，腊月初一日抵京，可遗憾的是三日后，徐灵胎在谈笑中溘然逝于旅舍，终年79岁。乾隆帝知悉后深表惋惜，赐白金一百两，赠儒林郎，传谕徐爔护丧以归。翌年春，次子徐爔抚榇而归，十月十六日葬于画眉泉附近的吴县越溪牒字圩。墓志铭由乾隆朝兵部尚书、长洲状元、徐灵胎重表弟彭启丰所撰。后著名文学家袁枚撰《徐灵胎先生传》。20年后，乾隆五十七年三月十五日（1792年4月6日），迁葬于祖坟附近的吴江县二十七都副八图大斑下圩（今吴江区江陵街道凌益村田心里自然村）乌金浜畔新阡。墓位坐北面南，墓基占地六亩多，为徐灵胎与其原配、继配、妾室的四穴合葬墓。建有四柱三间石牌坊一座，坊额“名世鸿儒”，为彭启丰所书；墓门联柱上刻墓联两副，乃徐灵胎易箦前自题：其一为“满山芳草仙人药，一径清风处士坟”；其二是“魄返九原，满腹经纶埋地下；书传四海，万年利济在人间”。1958年前，徐灵胎墓被挖掘过，棺椁被取走，尸骨和部分遗物复葬墓内，当时墓前两副石柱对联尚完好，墓长40米，宽5米，占地0.9亩。1963年，吴江县人民政府拨款重修，并立墓碑一块，上楷书阴刻“清名医徐灵胎墓”。“文化大革命”期间，墓又遭严重破坏，坟墓形制、牌坊、周围树木荡然无存。1984年，由江苏省文管会拨款，吴江县文教局重修，墓地扩为1 400平方米，筑以墓道，墓添封土，现高2.3米，直径10米，墓前又按原貌重建四柱三间牌坊一座，同年新立《徐灵胎先生墓重修记》碑，碑高150厘米，宽70厘米。

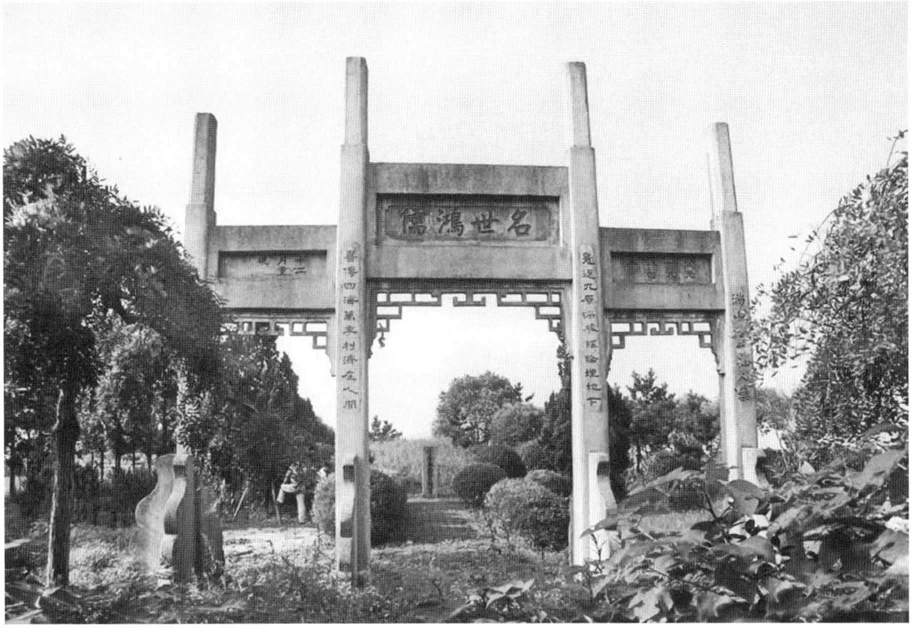

图5-18 吴江徐灵胎墓

1995年4月，被列入第四批江苏省文物保护单位。

徐氏平生笔耕勤奋，著述宏富，尤注重阐发经典医著。雍正五年（1727）撰成的《难经经释》2卷，为其最早之医著。他认为秦越人《八十一难》经文，有不合《内经》处，因此援引《内经》对《难经》经文逐条进行考证、校勘、辨论和诠释，明析详尽，有许多新观点，颇有参考价值。乾隆元年（1736）撰成《神农本草经百种录》1卷，他认为《神农本草经》载药365种，旧注但言其当然，不言其所以然，故在上、中、下三品之中，选择常用药物100种，阐述其主治之义，使不误用，对后世多有启发。乾隆六年撰成《医贯砭》2卷，鉴于当时温补之风盛行，徐氏为了补偏救弊，针对明代赵献可的《医贯》，采用引录或节录原文、逐段加批的形式进行批驳贬斥，矫正滥用温补的时弊。乾隆二十二年撰成《医学源流论》2卷，此书共收评论文章99篇，堪称“徐大椿医学论文集”，论述了经络和脏腑的生理、病理、元气存亡、阴阳升降、脉证轻重、方剂组合及药物运用、临床诊治原则和方法、运气与人体的关系等。每有新见，发前人之未发，言常人所不敢言，尤针砭时弊甚多，论述道理深湛，颇多精辟之论。乾隆二十四年撰成《伤寒类方》1卷，《伤寒论》注家众多，编排各出新意，徐氏于此煞费苦心，揣度三十有年，稿成七载，五易而竣。将《伤寒论》全书113方分成12类，每类先论主方条文，次以同类方条文附述于后，再附注文并方药加减。使方以类从，证随方定，便于按证索方，不必循经求证。该书条理清晰，见识独到，与张仲景原意颇多吻合，是一本有影响的仲景研究学术著作。乾隆二十九年撰成《兰台轨范》8卷，针对当时医生"不考病源，不辨病名，不知经方，不明法度"的弊病，本书从方剂着手，对疾病进行汇集归类，分为36门，每病先叙病源，次辨病症，后立治法。上溯《内经》《难经》《伤寒论》根源，下沿唐宋支脉，把病症和效方联缀一起，以期规范各科临床诊治。各门选录的古方，均采集方义易解、疗效显著者。乾隆三十二年撰成《慎疾刍言》（亦称《医砭》）1卷，徐氏以一生行医之学识经验，就补剂利弊、误治原因、择医标准等方面的认识误区，直抒己意，力图纠偏匡弊，以期医家病者都能够谨慎治疾。徐灵胎著书主要为了向病家宣传医药常识，并对溺于邪说俗见者痛下针砭。强调辨证要明确精当，立法应严谨稳妥，选方须切实中肯，反映出徐灵胎是一位宅心仁厚、乐为仁术、极具社会责任感的医学大家。《洄溪医案》1卷，是徐灵胎去世80多年后的咸丰五年（1855），由浙江名医王士雄搜集徐氏门人金复村所传《洄溪医案》抄本，编注梓行。该书收录徐氏治疗内、外、妇各科疾病56种，共计87例医案。在各医案中，徐氏剖析虚实寒温，发明治疗之法，将个人独到见解与前人经验融会贯通，对后世临床医家深有启发。后世陆续刊有《徐灵胎医学全书》多种。徐氏行医50余年，提倡辨病专治、用药如用兵，为后世医家所推崇。其敢于直言以斥时弊，然亦不免有偏颇之论。

徐灵胎另著有《洄溪道情》等多种文学、经学著作，为世所称。遗有未刊稿《管见集》4册。录《洄溪道情》中《行医叹》于下，可见其对庸医悖德行为的挞伐和对医者的道德与医技所提出的要求：

叹无聊，便学医。唉，人命关天，此事难知。救人心，做不得谋生计。不读方书半卷，只记药味几枚。无论臌隔风劳、伤寒疟痢，一般的望闻问切、说得谈非。要入世投机，只打听近日时医，惯用的是何方何味。试一试，偶然得效，倒觉得希奇。试得不灵，便弄得无主意。若还死了，只说道，药不错，病难医。绝多少单男独女，送多少高年父母，折多少壮岁夫妻。不但分毫无罪，还要药本酬仪。问你居心何忍？王法虽不及，天理实难欺。若果有救世真心，还望你读书明理。做不来，宁可改业营生，免得阴诛冥击。

徐氏同样关心国计民生，早年即在父亲指导下精研江南水利，洞悉利弊，曾著《水利策稿》。雍正、乾隆年间，官府兴修河道、开浚太湖泄水通道，多采纳其建议，有事半功倍之效。乾隆九年至十二年（1744—1747）还参与编纂《震泽县志》和《吴江县志》。平生尤热心造桥筑路、扶贫济困等社会慈善公益事，见义必为。

配周氏，继配殷氏，妾沈氏。子三，徐烘（1728—1761），邑学庠生，34岁卒；徐爔（1732—1807），以太学生候选布政司理问，继父医业，亦精医术，两次随父进京，又工诗词、音律与杂剧，寿至76岁；徐燝（1736—1760），府学增广生，25岁卒。门人有姜萼芳、金复村等。

十八、进士名医缪遵义

缪遵义，字方彦，号宜亭，又号松心居士。清吴县人。生于康熙四十九年正月十六日（1710年2月14日），卒于乾隆五十八年十月二十七日（1793年11月30日）。出身名儒显宦、再世鼎魁之家。祖缪彤（1627—1697），康熙六年状元，官至翰林院侍讲；父缪曰藻（1682—1761），康熙五十四年榜眼，仕至司经局洗马、提督广东肇高学政；母陆氏是康熙二十四年会元、状元长洲陆肯堂（官至翰林院侍读）的女儿；叔父缪曰芑（1683—1755）和长兄缪敦仁（1706—1776）也都是进士。缪遵义为乾隆二年进士。吴县缪氏，自缪国维（缪遵义高祖）明万历二十九年（1601）中进士至清乾隆四年缪敦仁考取进士，连续五代考中9名进士；再到100多年后的道光二十五年（1845）缪嘉谷（缪敦仁曾孙）考中进士，共出10名进士；其中有状元、榜眼、传胪各1名，人称“十榜传家”，以科第显于吴门近250年，为清朝前期吴门四大家族之一。

缪遵义自幼聪明颖异，习举子业，刻苦好学，26岁即中举人，两年后登进士第，敕授即用知县、文林郎。但其宦情澹泊，不忍远离年近六旬的父母，在尚未赴任知县之际，便辞官不仕，回乡侍养双亲。其母患痰饮病，延请叶眉寿医治，历4年未能痊愈，叶氏谓此为痼疾难有疗效。于是缪遵义遍览方书，反复学习经典医著，深入研究医学，终日深思，恍然有得，悟出治痰饮应以“升阳益胃救肺”之法，处方为仲景八味丸与术麻加芪丸，不到1年就治好了母亲之病。此后数年，遵义医术逐渐成熟，于是在颜家巷家中开始悬壶行医。其善治温病，尤善用调补之法及血内有情之品治虚痨杂症，效验颇著。临诊立方多创新意，投药每能奏效，及详细说明诊断处方的原由，医林同道无不惊服，故而就诊者接踵而来。两江总督高晋曾亲自为其题写堂名“志济”匾额。年登大耋，治病益加详慎，立方宗古法，化裁变通，精妙入微。尝言用药南北各殊，若江浙卑下之区，禀气多弱，譬如植物土所宜，当以轻剂治之。制方全在巧思，投之即效，轻、灵二字，互为用也。时称叶桂、薛雪、缪遵义为“吴中三名医”。

缪氏有感于当时疫病流行，生灵涂炭，深感医者责任重大，本打算著书阐述，解惑明义，然因诊务繁忙，刻无宁晷，直至乾隆五十一年（1786）77岁时，在友人的敦促下，才利用“晨夕之暇，手录成帙”，编著成《温热朗照》8卷。所谓朗照，即明察明鉴之意。该书以张璐论述为总例，汇集吴有性、喻昌、周扬俊、程应旄等20余医家所论温热病治法，广征博引，反复推敲，而折其中。所加按语甚为精辟，具有较好的临床参考价值，进一步完善了温病学说体系。惜成书后未能刊刻，后代传藏秘不示人，时世变迁，几经辗转，最终为苏州图书馆收藏。直至20世纪80年代中期，苏州市卫生局、苏州市中医学会整理出版《吴中医集》，才得以将其收入《吴中医集（温病类分册）》进行点校，1989年由江苏科学技术出版社刊行问世。2007年，福建科学技术出版社出版的《温病大成（第二部）》也收录了此书。2022年，该书又被收入《苏州全书》首批出版图书，同年12月由苏州大学出版社、古吴轩出版社影印出版。缪遵义曾取周扬俊《伤寒论三注》之说，复采30余家之言，编撰而成《伤寒集注》60卷。门人管鼎恐其卷帙浩繁，不易卒读，故采录其中113方治方解，于乾隆五十九年辑编成《伤寒方集注》。前书已佚，管鼎节录稿本今藏中国中医科学院图书馆。此外，流传至今的缪氏医著还有抄本《松心堂医案经验抄》（亦称《缪宜亭医案》）、《松心笔记》（又名《松心医案笔记》）、《松心医案》和收入《三家医案合刻》的《缪氏医案》。

缪遵义还精于鉴赏，且富于收藏，藏品之精，可谓惊人，这与他父亲缪曰藻是著名的书画收藏家与鉴赏家有关。道光、咸丰年间著名藏书家、金石学家、书画家徐渭仁曾评价道："近日收藏之富、鉴赏之真，当以吴门缪氏为第一。"（《朴巢偶笔》扉页）缪遵义受父亲熏陶，精于赏鉴，并继承家里遗产，其中有许多宋元明名画。乾隆五十七年（1792），缪氏83岁高龄时，因德劭望重，盛名吴中，应唐大烈之恳请，为其所编《吴医汇讲》作了序。次年，遵义卒，享年84岁。与妻妾合葬于吴县十九都十五图恭字圩光福珍珠坞（今苏州市吴中区光福镇香雪村青芝山真如坞）。

遵义配陆氏，为其外祖父陆肯堂之孙女，侧室陈氏、金氏。子六，长子缪琨、五子缪瓒早夭，次子缪珩、三子缪璟、四子缪瑜，均为太学生，六子缪珍为贡生；女四。

缪遵义门人、弟子众多，可考者有黄堂、管鼎、缪淞（遵义幼弟近智之孙）、沈念祖、朱克柔、王凤梧、盛如柏、姚格、杨日恒、蒋廷秀、顾彭年、朱升恒、周邦彦等10多人，皆传其业。

缪遵义故居，亦为其父榜眼缪曰藻故居，位于苏州市姑苏区颜家巷38号。缪宅现存主路三进。一进为门厅；二进大厅，有棹木、山雾云，厅前有乾隆状元黄轩所题“存仁可厚”额门楼；三进楼厅，有云头挑梓桁，雀宿檐、夹樘板仍可见，厅前有光绪状元陆润庠所署“恭俭惟德”额门楼。主体建筑保存完整，惜尚未列入市文保单位与控保建筑。

十九、巡抚仕医潘霨

潘霨，字赓紃，号伟如，别署韡园居士、心岸居士、壶天老人等。清吴县人。生于嘉庆二十一年七月十五日（1816年9月6日），卒于光绪二十年八月二十日（1894年9月19日）。出身“贵潘”名门望族，曾祖父潘奕腾为附贡生、候选训导，由刘家浜迁居侍其巷。父潘遵渊，候选县丞，因家道中落，坐馆为生。潘霨幼习儒，5岁从堂兄潘雯授读，8岁开始读经书，13岁随堂兄潘霁在姑母陶氏处就读，诗文训练有素，书法隽秀。15岁应童子试未中，18岁再考仍没成功。19岁时，应鄞县人庄杏园（在云南任知县）之聘为“记室”（即秘书），至云南；适直隶大兴人李嘉端任云南乡试正考官，后留任云南学政，闻潘霨至，试以文，看了潘的文章非常赏识他，即把潘霨留在身边，让他专门从事文字工作。道光十七年（1837），李嘉端丁父忧，潘霨随其北上赴京。26岁在京时，又随时任体仁阁大学士的堂叔祖潘世恩（潘霨五世祖潘克顺是潘世恩曾祖潘暄的长兄）襄理文札。后随舅父陶樑（字宁求，号凫芗，长洲人，嘉庆十三年进士，后仕至礼部左侍郎）赴湖北荆州，襄办关务。道光二十二年，李嘉端出任福建学政，潘霨一同赴闽。道光二十四年，潘霨29岁，捐纳为国子监监生。

道光二十七年（1847），潘霨由监生在顺天府捐纳，保奏以从九品分发直隶，任芦沟桥典史。咸丰元年（1851），补顺天府西路厅司狱，旋改捐候选布政司理问。咸丰四年，直隶总督桂良调潘霨至省城保定为他女儿治病，一服而愈，获得桂良信任。次年又至京城为恭亲王福晋（亦桂良之女）和皇太后诊脉治疗，获得效果，名声更胜。咸丰八年起，历任天津县知县、昌平州知州、天津府知府、山东登莱青兵备道兼东海关监督、浙江盐运使、山东盐运使、山东按察使（署理）、福建按察使、福建布政使等职，任内都有建树。同治十三年二月十九日（1874年4月5日），清廷命潘霨连任福建布政使。同年五月初一日（6月14日），以钦差帮办大臣兼福建布政使的身份，随“钦差办理台湾等处海防兼理各国事务大臣”沈葆桢率领其创建船政局以来建造的15艘舰船，前往台湾，协助成功处理日军侵台事件，并实施台湾海防事宜。同年十二月初一日离职回苏州养病休息。光绪三年（1877）二月，出任湖北布政使。光绪四年十月升任湖北巡抚。光绪八年十月，转任江西巡抚，兼提督全省军务，诰授光禄在夫、诰授振威将军，十二月莅任。光绪十一年六月奉命代理贵州巡抚，十月到任，后任贵州巡抚。任内兴办实业，禁种罂粟，教民改植稻桑，手辑《蚕桑事宜》刊行郡县，成效卓著，曾在黔东南镇远县青溪镇创办中国历史上第一座近代化股份制钢铁企业——青溪铁厂，又开通了毕节至贵阳长达220多千米的电报线路，比南通张謇提出实业救国、兴办工业早了10年，被誉为开启贵州近代化进程第一人。潘霨历抚湖北、江西、贵州三省，整饬吏治，培养士林，赈恤孤独，靡不实事求是，每莅一省，锐意开新，故建树颇多。光绪十七年春，入觐述职，并请假便道省墓，抵家遽病，遂经时任江苏巡抚刚毅奏请，得朝廷同

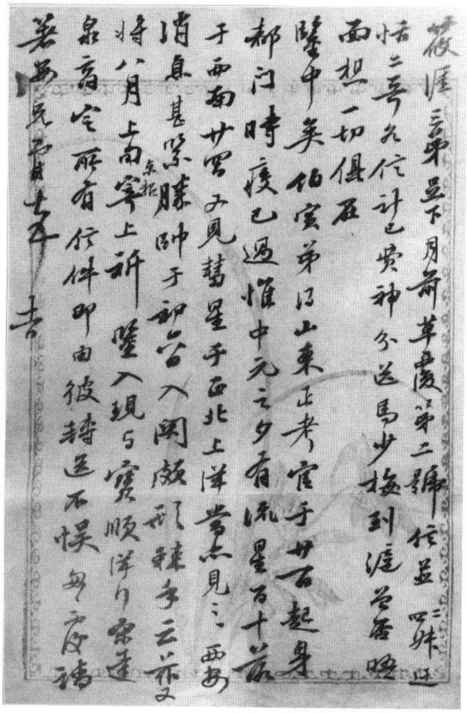

图5-20　潘霨手迹　倪浩文提供

意开缺，解组养疴。

回故里后，潘霨居苏州富仁坊巷慕园。该园始建于清代，曾是太平天国占领苏州时慕王谭绍光的府邸，清军收复苏州后，慕王府遭到严重破坏。同治年间，宅园归潘霨所有，在修葺时，他又增建了敏德堂、清润堂和谱桂山房等建筑。潘氏后人一直居住在内，抗日战争爆发后，才将宅园出售。现址为富仁坊巷72号，归中国电信苏州公司使用管理。原建筑均已拆除，仅存花园南部湖石假山、曲桥水池和古木多株，面积约为1 230平方米。1983年确定为苏州市控制保护建筑。潘霨好善不倦，凡地方义举，亦必竭力捐助，矜式乡闾。病沉未能治愈，光绪二十年（1894）卒于家，享年79岁。易箦时，口授遗折上皇帝，折中犹以时事多艰，未报圣恩为憾，建议皇上尤当宽筹饷需，广购军械，添船以厚水师之力，练兵以收陆战之功，以冀收复东藩，而不及自家私事，其忠爱之忱，老而弥笃。谕旨照巡抚例赐恤，给予全葬银四百两、一次致祭银二十两，遣官宣读致祭文。

配陶氏、继配沈氏，合葬吴县十九都二十一图养字圩光福铜井山大墓头。子五，殇二，长子潘志栩，浙江候补知府；次子潘志俊，记名海关道、奏调北洋差遣；三子潘志恂，山东候补知府、署理武定府知府；女二。

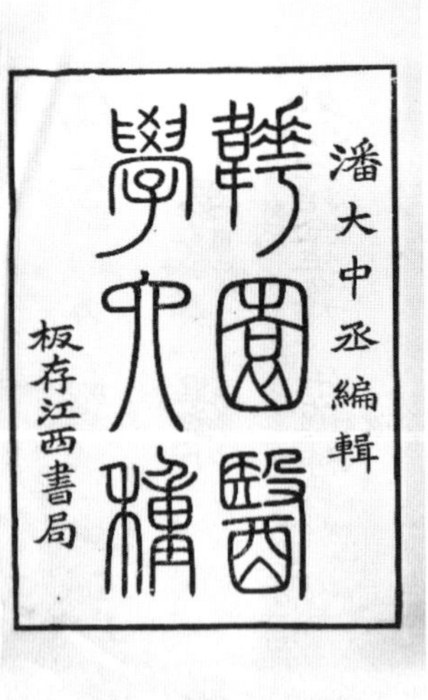

图5-21 《韡园医学六种》（清光绪刻本）书影

潘霨精于医术，历官所至各地，在政务之余，常以医济民，免费给百姓看病、开药方，因医技精湛，用药精审，治辄有效，民众称颂。咸丰五年（1855）七月，应召至京进寿康宫视脉，颇有灵验，名噪于时，堪称名仕医。工作余暇，尚潜心编辑医著，有《卫生要术》（为导引、气功、按摩养生类医书）刊刻传世。又增辑前贤医著，刊刻行世，造福八方。有《韡园医学六种》：1.《伤寒论类方》4卷（徐大椿编、潘霨增补）；

2.《医学金针》8卷（陈念祖撰、潘霨增辑）；3.《女科要略》1卷（潘霨编）；4.《理瀹外治方要》2卷（吴尚先撰）；5.《外科证治全生集》4卷（王维德撰）；6.《十药神书》1卷（葛乾孙撰）。又辑有《灵芝益寿草》：1.《慎疾刍言》1卷（徐大椿撰）；2.《世补斋不谢方》1卷（陆懋修编）；3.《外科证治全生择要诸方》1卷（王维德撰）。

韡园，在光福香雪海北侧涧上，原是陈王庭泛香居旧址，同治初年潘霨得之，葺为家祠。前半部分，建有涵云阁、镜湖草堂、望榴居、奏蝉亭、逍遥坞等景观；后半部分，建有汎香亭、瞰云楼等；楼下设有精舍，回廊下有琴台茶灶。亭轩池馆，别饶幽韵。韡园建成后，高朋满座，何绍基等名家为园子题额书联，晚清名臣彭玉麟也曾到过韡园游览。此后，潘霨将韡园作为自己之号。

二十、医著宏富陆懋修

陆懋修，字九芝，一字勉旃，号江左下工、林屋山人、寙翁。清元和县人。生于清嘉庆二十三年（1818），卒于光绪十二年（1886）冬。唐代名臣陆贽后裔。先世以儒著称，世居浙江湖州府归安县双林镇（今属湖州市南浔区）。八世祖陆廷槹，始迁居苏州。六世祖陆肯堂（1650—1696），为清康熙二十四年（1685）会元、状元，故居在阊门内下塘街崇真宫桥东。祖陆文，号少游，吴县庠生，治经史，通医学。道光二年（1822），吴中大疫，曾据医典与当时实际病情，制定一方，广而推之，挽救了无数患者生命。著有《医门良方所见录》，开陆氏医学之先。嗣外祖王丙，号朴庄，吴县唯亭人，为乾隆年间吴中名医，精治伤寒。嗣父陆嵩（伯父，1791—1860），字希孙，号方山，道光二十六年举人，任溧阳、金坛县学教谕，后升任镇江府学训导，为清代著名诗人，著有《意苕山馆诗稿》16卷及《续集》1卷、《古文》2卷等。又继承其父陆文医术，并得岳父王丙指点，也成名医，著有《医门辨证引方》2卷（未见刊行），还整理明代医家易大艮、卢复、孙一奎医案，于咸丰

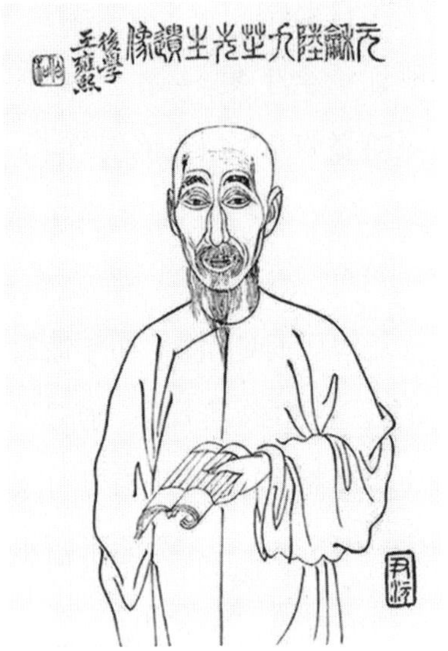

图5-22　陆懋修画像（清《岭上白云集》）

七年（1857）辑录成《易卢孙三家医案》（又名《卫生宝鉴》），今存稿本。

陆懋修早年习儒，精通经术，富才气，在嗣外祖王丙家中读医书，渐渐对医学产生兴趣。以元和县廪生考授恩贡生，并候选直隶州州判。然而七试省闱不得志，遂弃儒而致力于岐黄术，博览医籍，精内经、伤寒之学。学术上推崇张仲景，注重运气，并创“运气大司天”说。道光年间，全家随父陆嵩寓居镇江。后又曾寓居吴江县黎里镇进登桥（俗称夏家桥）边的邱宅行医，治病主宗仲景方，常奏良效，求医就诊者无虚日。有请出诊，虽冒风雨，必步行以诊，酬资悉不计较，贫困者常送诊施药。咸丰九年（1859），左副都御史张芾（原江西巡抚）在皖南督军时以湿热遘疾，群医束手无策，飞骑千里招陆氏至军中，诊断处方，进药数剂立愈。次年，在太平军进攻苏州前，陆懋修为避战乱迁徙至上海租界，开业行医，屡起沉疴，声誉鹊起。咸丰十一年，治愈上海知县刘郇膏（后升任江苏布政使）的结胸证。同治二年（1863），上海霍乱流行，陆氏运用其独特的“运气大司天”理论临证处方，挽救了许多患者，因而名噪沪上。又热心公益慈善事，坚持不懈数十年。其子陆润庠登第入仕后，于光绪六年（1880）迎养父母于北京官邸。

陆懋修一生治学勤奋，从医30多年，至老仍撰述不倦，著作宏富。同治五年（1866），撰成《世补斋医书》（丛书，《文〔医学论文集〕》16卷、《不谢方》1卷、《〈伤寒论〉阳明病释》4卷、《〈内经〉运气病释》9卷〔附《〈内经〉遗篇病释》1卷〕、《〈内经〉运气表》1卷、《〈内经〉难字音义》1卷），共6种33卷，初刊于光绪十年（1884），刊误订谬，发挥运气学说，阐释内经奥旨，批评叶、吴诸家，推崇仲景伤寒论，说理精深，文笔犀利，流传甚广，对后世影响至巨。陆氏文字学、校勘学和训诂学等儒学功底深厚，校刊他人医著有《重订〈傅青主女科〉》3卷、《重订戴北山〈广温热论〉》5卷、《重订绮石〈理虚元鉴〉》5卷、《校正王朴庄〈伤寒论注〉》12卷（包括《〈伤寒论〉注》6卷、《〈伤寒论〉附余》2卷、《伤寒例新注》1卷、《读〈伤寒论〉心法》1卷、《迴澜说》1卷、《时节气候决病法》1卷），以上共4种25卷，质量较高，在其卒后由其子陆润庠合成《世补斋医书后集》刊于宣统二年（1910）。还有《世补斋医书续集》，包括《世补斋医论》《世补斋医书刊后续论》《世补斋乙酉以后杂识》3种25卷，今存同治、光绪年间稿本。又撰有《〈内经〉音义》初、再、三、四稿和《〈素问〉难字略》《二十四品再易稿》（《本草二十四品》增补稿）、《仲景方汇录》《金鉴方论》《水饮活法》《随笔所到》《医林琐语》等单行本医著，今存。陆懋修文集有《岭上白云集》12卷、《窳翁文钞》4卷。陆懋修对《伤寒论》及运气学说辨析精微，且有一定发挥，对后学不无帮助；然而对清代一些医家和医著中的学术观点得失评述尤多，多严词抨击，否定温病学说，虽有中肯之处，但多偏执之见，对不同学术见解往往武断地加以否定。

陆氏卒后，归葬浙江吴兴骑龙山（现名青龙山，今属湖州市吴兴区妙西镇肇村陆家庄）祖茔，墓毁于“文化大革命”期间。配程氏，能诗文，工书法，写得一手好字。子陆润庠（1841—1915），同治十三年（1874）状元，官至东阁大学士，亦通医学，光绪三十二年（1906）曾给慈禧太后诊脉和

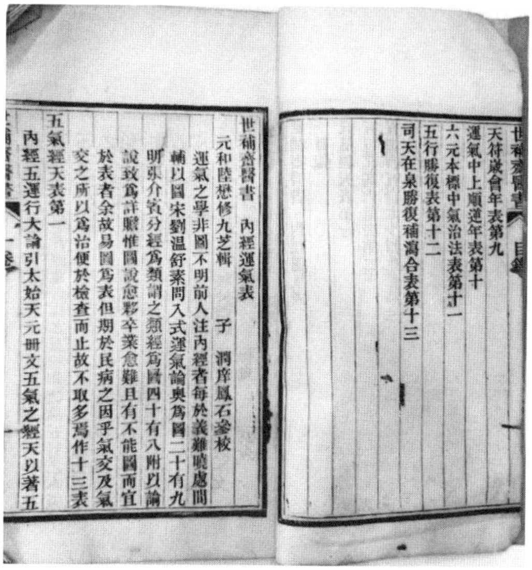
天符歲會年表第九
運氣中上順逆年表第十
六元本標中氣治法表第十一
五行勝復表第十二
司天在泉勝復補瀉合表第十三

世補齋醫書　內經運氣表
元和陸懋修九芝輯　子　潤庠鳳石參校
運氣之學非圖不明前人注內經者每於義難曉處間
補以圖宋劉温舒素問入式運氣論奧爲圖二十有九
明張介賓分經爲類謂之類經爲圖四十有八附以論
說致爲詳贍惟圖說愈夥卒業愈難且有不能圖而宜
於表者余故易圖爲表但期於民病之因乎氣交及氣
交之所以爲治便於檢查而止故不取多焉作十三表
五氣經天表第一
內經五運行大論引太始天元冊文五氣之經天以著五

图5-23 《世补斋医书》（清刻本）书影

处方。人称阊门陆氏家族“状元两位、儒医三代”。陆懋修门人颇多。《清史稿》在《列传·艺术》中为其立传。

陆懋修故居，即陆肯堂、陆润庠两代状元府，位于苏州阊门内下塘街9、10、11、12号，为清代建筑。原为陆肯堂状元第，陆润庠中状元后拓建。现东路已毁，重建他屋，西路也因屡经改建变化较大，只有中路虽亦有破坏但建筑的整体格局基本不变。1983年确定为苏州市控制保护建筑，2018年被列入苏州市第一批历史建筑，2019年被列入苏州市第八批文物保护单位。

第六章 吴门名太医撷英

我国古代的宫廷(或称中央)医疗机构,秦汉为太医令,隋唐设太医署,宋分置翰林医官院与太医局,元设太医院(为医疗与卫生行政及医学教育合一的机构),明清均设有太医院,除掌管一切医药事务外,还专门负责帝王、后妃及大臣的医疗保健和医生培养的工作。自明代起,太医院内职官设置较固定,有院使(正五品)、院判(正六品)、御医(正八品)、吏目(从九品)、医士(未入流,从高至低分为四级:支品级俸医士、支杂职俸医士、冠带医士、食粮医士)五级,统称为太医。其来源主要由太医院学习期满的学生和各地官员荐举的名医经考试后择优录取,之后根据任职年限凭考试成绩和技术水平依次递升。各藩王府则设立良医所,置良医正(正八品)、良医副(从八品),由太医院选拔下派的太医担任,专司王族的医疗保健服务。一般说来,太医均具较高的医技。

元、明太医院的院籍制度规定医士主要由太医院御医以上医官的子弟代补和访查各地方医学的医官、医士充任,因吴中多名医与太医,故被征召或举荐为太医者很多。明天顺年间内阁首辅、吴县人徐有贞在《赠医士盛文继序》中说:"吴中之医,多于天下,籍太医者,常百数十人,其为使、判、御医及诸药局之官者,累累有焉。"从明朝开国到天顺年间的不满百年时间内,苏州一府的太医经常保持"百数十人"。而太医院医士的总数,据《明英宗实录》,宣德十年(1435)有600余名,苏州府籍占比很高。仅笔者所见现存文献,历代有姓名的吴中太医就有252人,其中有太医院院使(含三国太医令)

19人：吕广、刘岳、周锣、沙福一、韩奭、钦谦、刘文泰、钱钝、郑琇、徐镇、陈宠、薛己、张銮、潘松、江宁、吴璩、徐伟、钱增、徐文元；院判（含元太医院同知）19人：陈良炳、刘观、韩夷、姚继学、钱恒、周庚、陈公贤、卢志、郑宗儒、王抚、顾奕、张承宗、陈尚恒、高鏊、张应试、丁文耀、穆世锡、张又渊、陆宁寰。下面介绍24位最著名的吴中太医。

一、望诊高手周广

周广，唐开元年间苏州人。精妙于医，又向同州名医纪朋学习望诊秘诀，尽得其术，观察患者的气色言谈，即知疾病深浅，治病多奇效，故名声大震。

开元中，周广被征召至京师宫廷为太医。唐玄宗李隆基闻知其人其技后，就让周广诊治宫中一名疑难病人，以试验其医术是否真的高明。这名宫人每天午后又笑又唱又啼哭，如若中了邪，且足还不能着地。其他御医都认为她得了狂病，但研究不出是什么原因导致的，故无法医治。周广望诊后，认为此必因饱食后用力过度，复又跌倒于地所造成的，即用云母汤治之。等宫女服药后又令其熟睡，她一觉醒来后，以前的病症竟然都消失了。周广问她得病前究竟发生了什么，宫人说："太华公主诞生之日，宫中大摆喜筵，令宫女们歌舞庆祝。我为主唱，唯恐自己的声音不够响亮，听说吃猪蹄羹能使声音洪亮，就饱食猪蹄羹，吃饱后即去宴席上竭力大唱数曲。唱罢后就觉得胸中甚热，于是我们几个宫女去高台玩耍，我从上面往下跳，还未跳至一半，后面一个人也跳下来撞着了我，使我在地上昏了过去，很久才苏醒，醒后即得了此病，并且连脚也不能着地了。"宫人的叙述印证了先前周广的诊断结果，反映了其医术的高超。

唐玄宗对周广的医术大为赞叹，欲赐予他官爵，但周广志不在此，固辞不受，请求还归家乡吴中，侍奉双亲。玄宗尊重周广的意愿，准许其返回故里，以精湛的医技造福乡亲。

二、“刘三点”刘岳

刘岳，字公泰，号东厓。宋末元初江南东路南康军星子县（今江西省庐山市）人，宋末移居平江路吴县。生于南宋嘉熙三年（1239），卒于元元贞二年（1296）。

祖父刘开，字立之，号复真先生。南宋末南康军星子县人。习佛道之学。少年时在庐山从道士名医崔嘉彦学医，崔氏精于脉学，刘开获其密授脉诀，亦精于脉学，以手指在患者寸口脉点三下，即知患者得病之原因，有“刘三点”之美誉。后任南宋太医。南北名医皆宗之，严用和是其高足，其学远传朝鲜、日本。著有《脉诀理玄秘要》《太素脉诀》《方脉举要》《医林阐微》等医著。刘开并未照搬崔氏诊法而别出新意，以浮、沉、迟、数为基本脉象，以风、气、冷、热分别为这四种基本脉象所主的基本病证；根据脉之有力和无力区分病症的虚实；又根据寸、关、尺三部与上、中、下三焦配属关系，以三部脉象诊察三角病证，再按左右手各部脉与五脏六腑的配属关系，诊察五脏六腑之病证。从而大大简化了脉学的内容，抓住了脉学的关键。所提出的脉象主病的关系在脉学理论上也有一定创新，对脉学诊断做出了贡献。

刘岳少年时读书于白鹿洞书院，诗文典雅，精通经史。又得家学，工医术，得祖传绝技，擅切脉，也以“刘三点”享誉天下。南宋末东游，定居于吴，遂入籍吴县。元世祖忽必烈平定江南，诏求各种人才。经地方官推荐，刘岳应征入朝，觐见于便殿。交谈之下，世祖得知其出身名医世家，非常赏识其才学，授予奉议大夫（正三品），出任太医院院使。因其儒学造诣颇深，可掌诰命，至元二十八年（1291），由御史中丞崔彧推荐，改任翰林学士、中奉大夫、知制诰，同修国史，朝廷要事辄与商议。元贞元年（1295），元成宗铁穆耳嗣位后，乃授刘岳嘉议大夫，出任建昌路总管府总管。次年卒于任上，归葬于长洲县娄门外东壬陇之原。著作有《东崖稿》（一名《东厓小稿》），已佚。

三、明代“长桑君”周镠

周镠，字孟坚。元末明初昆山人，元季自昆山徙居吴江县同里镇。家世业医，周镠益精其术，其治疗疾病能克期奏效。因医名籍籍，洪武初年，被征为太医院院使。其治病如看得见人的五脏似的，疗效很好，京师人将其比作古代名医长桑君。

洪武十五年（1382），周镠受召诊治马皇后疾病，但皇后已病入膏肓，终致不起，被论以死罪。经某大臣奋力解救，乃处以髡首刑，削去官职俸禄，遣送回里。归乡后居恒心堂（在西穅稷圩，后由成化初年吴江知县王迪题写堂名），四方求诊者接踵而至。周镠性仁厚，对病患常怀恻隐之心，尽力治愈，有求必应，对待患者一视同仁，不以其身份富贵贫贱而区别对待，又不在乎报酬之多寡，获得了百姓们的推崇与敬重。

周镠卒后葬同里英字圩，同里秀才、名士陈理撰墓志铭。子周黼，字彦威，承祖业，成化年间也被征入太医院为太医。

四、曾行医吴门的太医院使戴思恭

戴思恭，字原礼，号复庵，又号肃斋。婺州浦江（今金华市浦江县）人，世居浦江九灵山下马剑村（今属诸暨市马剑镇）。生于元泰定元年八月二十九日（1324年9月17日），卒于明永乐三年十一月二十一日（1405年12月12日），享年82岁。系唐平南节度使戴昭裔孙，曾祖父戴涛、祖父戴暄和父戴垚（谱名士垚，1307—1349），皆隐德不仕，素以诗礼相承，为浦江望族。思恭自幼庄重，不苟言笑，孝谨温良。读书明大义，颖悟绝人。所作诗文，一本经训。弱冠时与弟思温一起随父从学于名医朱震亨（丹溪），丹溪先生见其颖悟绝伦，便倾心传授其医术，自是见识日广，学问日笃。其父戴士垚因母亲被庸医误治而亡，故中年攻习岐黄，拜师朱丹溪后成为名医，但不幸早卒，仅43岁。

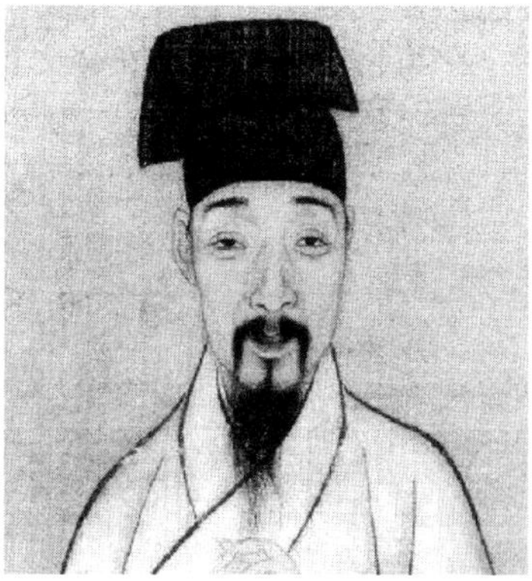
图6-1 戴思恭画像

戴思恭游丹溪之门十多年，岁或十余次往返，尽得其衣钵。出而治疾，往往多奇验，以医道鸣浙东西。

壮岁游吴越间，曾移居苏州城内行医，名公巨卿，皆争相邀请之，所往诊治均获神效。明代吴县人杨循吉《苏谈》中《吴中医派》记述："今吴中医称天下，盖有自矣。初金华戴原礼学于朱彦修，既尽其术，来吴为木客。吴人以病谒者，每制一方，率银五两。王仲光为儒，未知医也，慕而谒焉，因咨学医之道。原礼曰：'熟读《素问》耳。'仲光归而习之三年。原礼复来，见仲光谈论，大骇，以为不如，恐坏其技，于是登堂拜母以定交。时仲光虽得纸上语，未能用药，原礼有《彦修医案》十卷，秘不肯授仲光。仲光私窥之，知其藏处，俟其出也，径取之归。原礼还而失医案，悔甚，叹曰：'惜哉！吾不能终为此惠也！'于是仲光之医名吴下，吴下之医由是盛矣。"王仲光即吴中名医王宾，这段轶事说的是王宾拿走了戴原礼的《丹溪医案》，于是医名大起。这件事是不是真的，还有待于进一步查考，戴思恭的心胸也不至于这么狭小，因杨循吉写的是笔记并非信史。至于是否因为这样就造成了吴中医学大盛？答案似乎并不尽然，这种看法比较片面。略举二例辩驳：一是早在戴思恭来苏州之前，本土的葛氏世医从宋末起就是吴中地区影响很大的名医之家了，其第三代名医葛应雷除了继承家传医术外，又接受了北方刘完素河间学派和张元素易水学派的学术思想，促进了吴中医学的繁荣与发展，第四代葛乾孙更是我国医学史上第一位研究肺痨病的专家，是与戴思恭的老师朱丹溪并称于世的名医；二是朱丹溪的另一位高足、昆山人王履，在戴思恭来苏州前，就在吴中地区行医并传播丹溪学说了。所以只能说戴思恭到苏州行医，促进了丹溪学说在吴中地区的流行与发展。

洪武十九年（1386）三月，燕王朱棣患瘕聚，众医弗效，闻戴思恭医名，遣使驾坐船迎其至北平。戴氏诊后，陈其病源，投数剂，辄奏奇功，被赐以金帛、鞍马、公馆与卒役。未几，晋王朱棡遘疾，也请戴思恭往治，获异验。洪武二十五年七月，明太祖征其入朝，属领太医院事，戴以老病辞，是年冬乃授迪功郎、太医院御医，特许其风雨可免值班。洪武三十一年五月，明太祖惩治诸医侍疾无效者，独安慰思恭曰："你是仁义之人，不用害怕！"太祖崩，惠帝嗣位，治诸医之罪，独擢升戴思恭为太医院院使。前来奔丧的辽王朱植听闻太祖对戴氏的评价，亲书"仁义"二大字以赐，庆王朱㮵、肃王朱楧也分别作《仁义赞》《仁义跋》赐之。永乐元年（1403），戴氏以年老乞归，弗从，再三恳求乃许之，以奉政大夫、太医院院使致仕；闰十一月二十三日，戴原礼至宫内陛辞，成祖命吏部赐之诰命，终其身月给半俸。二年十月，成祖又命使者乘轺来召，适戴氏坠楼卧疾不起。三年四月，成祖遣内臣杜典、太医院院判袁宝，赍赐礼币楮镪至戴家，以安车迎入京师，因其年老有疾，免行拜礼，优卧官舍，唯特召乃进见。是年十月，复请归，成祖赐金币楮镪，敕吏部选同乡、行人翁绶，十五日吉日护送其归，二十八日抵家，即出赐金在家庙举行祭祀，遍召亲故，宴饮为乐，并专程前往老师朱丹溪墓前置牲醴肴馐祭拜。十一月十三日，危疾发作，自知不治。至二十一日，将易箦，召诸子姓，训之积善守法，言讫，乃拱手端坐，瞑目良久而逝，乃是日亥时三刻。次年二月二十六日，成祖敕命行人翁绶，专程以牲醴赐祭于戴家，并御制祭文，褒奖之至，载入国史。同年十二月十七日，葬于所居南五里独秀山之冈。

戴思恭平生诚慎寅畏，未尝少有过差，历事两朝，以仁义结主知，十多年间，药饵所施，奇效不可殚述，所以恩礼兼隆，始终无间。自古迄今，士之荣幸，无以复加。其与人交，久而弥笃。年愈高而德愈劭，身益荣而心益卑。有求必应，无问贵贱遐迩，未尝以风雨少阻。著有《证治要诀》《证治要诀类方》《推求师意》，还校补了朱震亨的《金匮钩玄》，间附以己见。

戴思恭配诸暨杨氏，先戴氏11年卒。思恭弟戴思温，字原直，号益斋，曾以医出游吴楚、齐鲁，迎其医治者不可胜数。洪武二十二年（1389）任燕王府良医，未及3年而卒。思恭子二：长子戴宗儒，字伯兼，洪武十九年任晋王府良医，先12年卒；次子戴宗俨，字伯威，先8个月卒。孙四：戴绍、戴缙、戴约、戴绸，戴绍稍有医名。

五、兄弟院使、院判韩奭和韩夷

韩氏是宋元明时期吴门的著名世医，整个家族出了多名太医，最为著称的是出任院使、院判的韩奭、韩夷这对堂兄弟。

韩奭，字公茂，号茂斋。名医韩冲子。苏州府吴县人。生年未详，卒于明永乐九年二月十一日（1411年3月5日）。幼承家学，从学于堂兄韩奕。将《素问》《灵枢》《难经》《本草纲目》《伤寒论》当作医门之四书五经，日日诵读揣摩；又将《素问玄机原病式》《东垣十书》《格致余论》，作为医门之《史记》《汉书》及唐宋八大家，经常翻阅体会，并用以指导临证，遂精通医理，医名隆盛于吴中。时人公认"吴今以医鸣而宏其声者，曰韩公茂氏"。清代万斯同等编著的《明史稿》卷三九八《方技下·韩奭传》中记载的几个医案，足以证明韩奭的高超医术。有一伤寒病人，身热舌黑，喜凉，甚至坐到井中才觉爽快。众医均认为是热证，当用凉剂治疗。唯独韩奭认为是"阴极似阳"，意为热极必反，需要以热剂治疗。按他所说服用一付四逆汤后，病人转危为安。一次，韩奭去一病家出诊，听闻其邻居一产妇血晕而死，就问她死了多久，病家回答说有半天了。韩奭就前往诊视，发现产妇还有生气，就以水浇灌其头面胸腹。浇了五斗水后，产妇眼睛居然微微动了一下；再浇一斗水后，撬开其口，将汤药灌入，产妇手足渐渐动了起来；到下午时产妇竟然能说话了，继续治疗而愈。又有一呕血者，患病三年，形瘠神消，每日只能进糜粥三五口，已濒临于死。韩奭诊后认为，此乃蹶伤所致，他医滋其阴的治疗是不正确的，即给予具有攻逐淤血之效的抵当丸。患者拉下黑而韧大便数升，继续加以调补，经过一个月治疗便康复了。

洪武年间，韩奭的医名被御医戴思恭知道后，就推荐他代替自己，召授为燕王府良医正。韩奭谨厚小心，甚得燕王朱棣重用，由是名益著而术益显。后来燕王即皇位，永乐元年（1403）即任命韩奭为太医院院判。次年正月二十日（1404年3月1日），升任为院使，后又升三品服俸。数次跟随明成祖北征，成祖手下臣僚每有患病，韩奭均能治愈，深受大家爱戴，以至后来每每听说韩奭随驾同行，军中人人均有喜色。韩奭在家乡苏州和至南京太医院后，都曾将自己的宅堂命名为“广寿”，用于表达以医术济人而臻人寿、并广惠其泽之义，体现了韩奭以医术广济天下的崇高品行。韩奭为人温纯文尔雅，低调谦逊，从不与人争锋，做事又尽心尽力，夙夜勤劳，从无稍事懈怠之意，甚为明成祖器重。永乐九年二月，随驾北巡归京后，韩奭病卒。永乐帝深为闵悼，特撰文并遣官赐祭，命以三品礼葬之，极显哀荣。墓在吴县至德乡支硎山南峰下碧琳泉伯父韩凝墓侧。子韩传，承先荫，也为太医院御医。

韩夷，字公达。名医韩凝幼子。生年未详，卒于明永乐十五年十二月十一日（1418年1月17日）。初名诒孙，字伯翼[①]，因年少丧母，而长兄韩奕当时无子，父韩凝命韩奕将其育之为后，故名诒孙，以致后来有人误以为韩夷是韩奕之子。韩奕抚视教养，备尽慈爱。韩诒孙稍长，即从韩奕和堂兄韩奭习家学，昼夜研习方书。临证再三审视，探究病因病机，并深入钻研疑难疾病的治疗，遂精医术。明洪武十八年（1385），苏州府设医学，韩诒孙被推举为府医学正科，不久地方医官都被罢免；洪武三十一年，明太祖下令要求全部恢复，复任苏州府医学正科。任职后，朝夕勤奋，尽心尽职，深受好评。永乐初年，明成祖问时任太医院院判的韩奭有无兄弟从医，韩奭答有弟韩诒孙也业医。于是永乐二年，韩诒孙被征召为太医院御医，并赐第京师（南京）致和街。入太医院后，明成祖朱棣问其名字之来由，韩诒孙据实禀告，成祖认为“昭穆紊乱”了，即命改之，遂赐其名为夷，字公达。韩夷在太医院夙夜勤

①崇祯《吴县志》和乾隆《吴县志》之《韩夷传》均作“子翼”，实误。此据明赵友同《故韩隐士行状》和正德《姑苏志》及清历部《苏州府志》之《韩凝传》。

劳，忠于职守。凡御用药饵，皆躬自精制，非亲手所制绝不进呈。明成祖朱棣患腹痛，韩夷用雷丸、大黄、木香等药治之，成祖服后便下虫62条，腹痛病痊愈。韩夷知成祖嗜食水芹，而此物善生寄生虫，积久成此病，因此对症下药。成祖治愈后，韩夷获赐裘马和大明门内宅第。永乐十年三月十九日（1412年4月29日），擢升为太医院院判，官承德郎。

韩夷为人方廉自持，医术与堂兄韩奭齐名，均备受明成祖信任和器重。遵先父韩凝遗命，捐俸集资，校刻元代名医李杲的医著《脾胃论》《内外伤辨》《用药珍珠囊》和罗天益的《卫生宝鉴》。又与士大夫们十分友善，交往密切。大臣金幼孜就有《赠太医院判韩公达》诗（《金文靖集》卷三）：

昆弟俱荣遇，相承领国医。
济人惟药物，种德在书诗。
姓字公卿重，勤劳圣主知。
杏林千树好，雨露日蕃滋。

永乐十一年（1413），韩夷随驾北巡，归后患重病，成祖派心腹太监探视慰问。永乐十五年，再次随驾北巡，冬十二月十一日，病卒于北京官舍。明成祖深为哀悼，特撰文赐祭，命工部给棺，破例以三品礼葬之。朝堂的士大夫们闻韩夷病卒，莫不为之悲伤，相率作悼诗以挽之。韩夷墓在吴县至德乡支硎山南峰下碧琳泉父韩凝墓侧。子三，韩存、韩布、韩左，均继医业。

六、多才太医赵友同

赵友同，字彦如，号存轩。长洲人，原籍婺州浦江。生于元至正二十四年（1364），卒于明永乐十六年四月一日（1418年5月6日）。父赵良仁，母郑氏。

赵良仁，字以德，号云居。约生于元至顺年间，约卒于洪武末年。至正二年从同郡朱彦修（丹溪）学医，初随师精读《素问》《难经》3年，师详述前人对此医典释义，使之深悟。接着跟师临证诊疗2年，打下极为扎实的医学基础。至正十三年，来平江府试为御史府属吏。十六年，张士诚占据平江时，拒绝了张的招纳，挈家还故里。对医术精益求精，多次到老师朱丹溪处求教，前后又达2年，因而尽得丹溪之传，名动浙西东，遂成名医。至正十七年，张士诚降元，赵良仁复来吴中，遂占籍长洲，治疗多有奇效，沉疴悉能起，享有盛誉，后以高寿终。撰有《医学宗旨》《金匮方衍义》《丹溪药要》等医著。今存《金匮方衍义》3卷，抄本；清周扬俊补注为《金匮玉函经二注》22卷，有清康熙二十六年（1687）等几种刻本。

赵友同自少笃志学问，手择一卷，严寒盛暑不释。曾从金华著名学者宋濂学习，是他的得意门生。善书法，为文章贯穿经史，或丰或约，必归宿于理。同时又承父学，诵读医经，遂博通诸家医典。赵友同多才艺，发挥多学科的才能为国家作贡献。洪武末年，后为国子监祭酒的胡俨在任华亭县学教谕时，荐举赵友同为训导。永乐初年，满九载，考绩为最当升迁，少师姚广孝言其邃于医，诏升为修职郎、太医院御医。又有言其知水利，诏从大臣夏原吉去浙西治水。其后，夏原吉数荐其文学，及修《永乐大典》，遂任命其为副总裁。后修五经四书、《性理大全书》，又被任命为纂修。书成，皆被宠赐，当升迁为翰林。然未几，以母丧去职守孝。又未几，竟以病不起，卒于家，年仅55岁，识者皆以为可惜。监察御史张循理撰《行状》；翰林学士（后任内阁首辅）杨士奇撰《御医赵彦如墓志铭》，还作了挽诗二首，录其第一首于下：

潇洒清风满素襟，况兼文采映儒林。
圣朝贤达皆推毂，晚岁京华始盍簪。
书阁淹留春酒熟，斋房谈咏夜灯深。
年来渐觉朋游减，坐看晨星怆寸心。

赵友同是宋濂的高足，诗文自是极佳，著有《古文正原》15卷、《存轩集》1卷，藏于家。由于其著作未能传世，现仅在明朱存理的《铁网珊瑚》卷十二中见到其《题赵子固兰蕙卷》二首：

杂花已垂尽，幽草何葳蕤。

风来一飘泛，茎叶不自持。
赖有芳心在，含香终未移。

修叶乱纷敷，幽花蔼鲜泽。
虽非百亩繁，孤馨自朝夕。
抚卷动遐思，悠然长太息。

赵氏还常与一些友人诗酒唱和，在一起纂修《永乐大典》几位同仁的个人文集中能看到数首友人相赠之诗：

王偁《送赵友同还华亭时水泛三吴》（《虚舟集》卷四）：

积水渺无际，送君江上还。
九峰何处所，迢递白云间。
旧业菱荷在，秋风鸥鹭闲。
定知三泖月，相见一开颜。

王燧《送赵友同之松江》（《青城山人集》卷八）：

画船晓发凤城东，江上青山云几重。
秋水连天三百里，片帆一夜到吴淞。

我别松江几度秋，渚花汀草不胜愁。
京华送子松江去，梦落沧浪旧钓舟。

王绂《和赵彦如中秋对月韵》（《王舍人诗集》卷三）：

秋半晚凉新，空庭迥绝尘。
共看今夜月，况是故乡人。
展席聊呼酒，烹鱼底用莼。
清光千万里，随处可相亲。

赵友同配邵氏，子三，赵季珣、赵季谅、赵季成；女二，嫁华信、张瑜。弟赵友泰、子赵叔文(一作季敷)[①]、孙赵同鲁,俱世其学。赵叔文著《救急易方》8卷。

七、帝王称赞的御医沈玄

沈玄(一作元),字以潜。生于明洪武二年(1369),卒于宣德七年十一月初三日(1432年11月25日)。出身于长洲"良惠沈氏"世医之家,高祖沈瑛为元平江路医学提领,祖沈德辉任元江浙行省医学提举,父沈絅承医业,惜早亡。

父丧后,沈玄尤能独自刻励于学,弱冠之岁已尽究其先世所传医术,进而通晓《素问》《难经》《伤寒论》等经典医著与元代张元素、李杲诸家之学术经验。临证不囿于古方,每审求病源,随症用药,治之必效。有为庸医所误而殆者,前来求诊而得安。对报酬与否并不计较,一时乡之老于医者多佩服之,求治者日接踵户外。知府荐举其为府医学正科,以母老辞谢。永乐末年,被礼部以名医征至太医院为医士,即以出色医技而享声誉。遇有疑难病症,分析病因常准确无误。永乐二十二年(1424)七月,深受太子朱高炽信任的太医院院判蒋用文病笃,太子亲书翰墨派人前去慰问,并询问:"你若去世后,有谁能代替你?"蒋当即写下了"沈以潜"的名字。当时,沈玄还只是一名普通的太医院医士,但其高超的医术深为蒋氏所赏识。不久蒋氏去世,获谥"恭靖"。当年八月,朱高炽(明仁宗)即帝位,召见沈玄后,即擢升其为御医。后来事实证明,沈玄确实是位才德兼备的良医。蒋氏去世数月后,明仁宗还念念不忘地说:"蒋用文果然能识人,沈以潜并没有辜负他的举荐。"因医术为明仁宗所信任,沈玄屡次奉命前往军队诊治总兵等军官,京师士大夫尤多誉扬之。

---

①赵友同子名,杨士奇《御医赵彦如墓志铭》作"赵季珣、赵季琼、赵季成",正德《姑苏志》卷五十四《人物》和乾隆《苏州府志》卷七十五《艺文一》作"季敷",《中国分省医籍考》作"赵叔文,赵友同子、赵良仁孙"。孰是孰非,俟考。

沈玄为人平易，不以哗世媚俗。工诗，有《潜斋集》行世。其在《过海虞》一诗中，写下了“十里青山半入城”这一不朽名句，十分形象地概括了常熟城的特色，得到了广泛的认同与传播，成为流传至今脍炙人口的名句，让人想不到这竟然出自一位名医笔下。沈玄还爱好抚琴。

宣德七年（1432）秋，沈玄得疾久未痊愈，又闻其长子沈寅亡，疾益加亟，当年十一月初三日卒于北京，享年64岁。次子沈宾奉榇归乡，将其与配合葬于吴县竺山先茔之次，翰林院修撰吴县金问撰《行状》，内阁首辅杨士奇撰《太医院御医沈君墓志铭》。配滕氏，有妇德，先13年卒。子四，沈寅、沈宾、沈宇、沈宙，沈寅、沈宙继医业；女五。

八、太医院判刘观

刘观，字士宾。元末明初长洲人。家世业医，父刘毅益精其术，明初在朱棣的燕王府供职，为燕王府良医，后因犯事被贬谪戍边，殁于戍所。

永乐初年，继位后的明成祖朱棣追念旧臣，听闻刘毅之子刘观医术也很好，于是征召他到太医院，授御医，赏赐京城府第。凡中外亲藩、贵戚及公卿近臣有病多命刘观前往诊治，由此他被盛称为医中国手，擅声于天下。刘观后升任太医院院判，掌管院事。然而在跟随成祖北征后，回来不久就病逝了。

子刘溥，宣德年间荐授惠民药局副使，景泰初年，升任太医院吏目。长孙刘伦，成化年间被荐举为太医院御医。子孙均继承医业。

九、太医出身的名臣吴讷

吴讷，字敏德，号思庵。明常熟县城人，世居子游巷。生于洪武五年（1372），卒于天顺元年（1457）。祖吴天祐，元至正年间先任官署属员，复荐

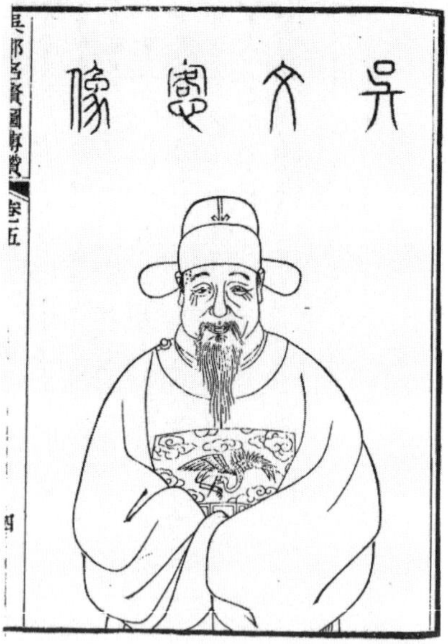

图6-2　吴讷画像（清《吴郡名贤图传赞》）

授浙西廉访使。父吴遵道，明洪武初年任沅陵县主簿，遭诬陷被逮至京城，吴讷上书表示愿意代父受罚，惜事未白而父卒。吴讷幼聪慧，7岁即能背诵四书五经，父亡后尤感奋力学，稍长淹贯典故文章，根柢经史，通达古今。

吴讷又精于医学，永乐十四年（1416）冬，以儒医被举荐到京师，经试授太医院医士，典教太医院。永乐十八年，经大臣杨士奇推荐，永乐帝驿召其至燕都，拜谒答问后，永乐帝对其才学颇为满意，命其日侍禁廷，备为顾问。洪熙元年（1425），经侍讲学士沈度举荐，授湖广道监察御史。宣德元年（1426），巡按浙江，以振风纪、植纲常为务，议褒岳飞精忠。宣德三年，继续巡按贵州，恩威并行，纠建并举，使贵州吏治焕然一新。巡视完毕即将回朝复命时，贵州的百姓纷纷上书朝廷，请求他留任，但朝廷没有答应。临行前，贵州三司备了一份厚礼，但吴讷拒而不受。等吴讷乘舟到达三峡夔州时，贵州三司官员派遣差人追赶上来，再次奉送黄金百两，吴讷连封条都没打开，只在上面题诗一首，让来人将诗与黄金带回。其诗："萧萧行李向东还，要过前途最险滩。若有赃私并土物，任他沉在碧波间。"吴讷题诗拒金，称誉古今。宣德五年七月，晋为南京都察院右佥都御史，不久又升左副都御史，掌院事。益励清节，风采凛然。内阁首辅杨士奇有《送吴敏德南京佥都御史》七言律诗一首（《东里诗集》卷二）：

九重图治任才贤，白简凝霜载画船。
共喜芝兰出萧艾，已知鸾凤异鹰鹯。
淮山渺渺飞云外，蓟树亭亭落照前。

相好相违重相忆，好音时听路人传。

吴讷为人耿直，甚至不畏得罪权贵。正统二年（1437），通政使司右通政李畛奉命到苏州、松江两府巡事，吴讷见其行事不慎，婉言规劝。孰料遭李畛忌恨，诬告吴讷稽延诏书等事，吴讷被逮入狱。吴讷上疏辩解，不久被释放，官复原职。正统四年三月，乞致仕，赐宴允归。归后居常熟东乡双溪（今吴市）报慈里，所居房屋破旧，江南巡抚周忱看到后想要助他翻建，力止之。平时生活淡泊，常布衣蔬食，深居简出，益务著述。清廉自守、安贫乐道，郡邑士大夫奉其为典型，完名高操，世鲜伦比。

尝与友人寄情家乡山水，录其五律二首，以见一斑：

游拂水庵遇雨留山中用常建破山寺韵

乘闲游宝地，一径入松林。
古殿云烟满，阴廊岁月深。
联床听夜雨，高论悦禅心。
寂寂天将曙，钟声杂梵音。

和韩公望林刚伯游虞山韵

秋山穷远眺，万里起炊烟。
地旷远沧海，城荒异昔年。
篮舆寻隐逸，野服寄林泉。
愧我才无似，栖迟郭下田。

天顺元年（1457），吴讷家居16年而卒，年86岁。朝廷闻讣，赐祭葬。葬报慈里祖茔西百步。成化年间祀于言子祠。弘治元年（1488），赐谥“文恪”。后改祀于乡贤祠。清代入祀苏州沧浪亭五百名贤祠，其赞词曰：“文恪儒者，以道自守。职思中外，进退不苟。”吴讷著有《性理群书补注》《祥刑要览》《棠阴比事》《思庵文粹》《文章辨体》《思庵集》等。纂辑有《唐宋名贤百家词》《晦庵诗钞》《晦庵文钞》《小学集解》等。子吴麟（先卒）、吴钦、吴銓；孙吴淳（正统十三年〔1448〕进士、监察御史）、曾孙吴堂（弘治十二年进士、大理寺少卿、鹤庆府知府），皆显名。

十、“医中状元”盛寅

盛寅，字启东，号退庵。明初长洲县城[①]人。生于洪武七年十二月一日（1375年1月3日），卒于正统六年九月二日（1441年9月16日）。出身名门，系北宋参知政事盛度（卒谥“文肃”）十三世孙。靖康之乱，八世祖盛岫由汴徙吴，为迁吴始祖。祖盛似祖（号寓翁）、父盛逮（号居密），均为儒医。母妊其之年，叔盛彰买卖盐犯法，父盛逮尚义，代弟戍宁夏，盛寅出生后由母抚育。

盛寅幼聪慧，4岁即能识字，8岁会作诗，14岁母朱氏丧，葬祭无违礼，祖父寓翁奇而喜之，益加诲励，又遣其受业于同郡名儒医王宾，攻习儒学和医术，尽得其传。王氏得医术于名医浦江戴思恭（后为太医院院使），戴氏又受传于一代名医朱丹溪，故盛寅得丹溪派真传。盛寅复又精研《内经》等医学经典著作，医术大进。父既代戍归，家贫困，盛寅僦居阊门行医以养亲。永乐三年（1405），因医技出众，被地方官推荐，至吏部考试合格后，授任苏州府医学正科，名声日振。又因其有很好的管理才干，还代理过郡县的行政管理事务。永乐十八年，因事牵连，盛寅被罚至北京天寿山皇陵服劳役，因身材伟岸，长髯飘飘，姿容修美，被监工委任为书算。某日，在路上偶遇一位昔日因督办花鸟至江南而患臌胀病被其医治好的内侍，遂被邀请为一位同样患臌胀病，在安乐堂濒死的明成祖贴身主管太监治疗，给药后太监很快痊愈。明成祖朱棣患二肢痺弱，御医以痿症治之，累年不效，闻知太监重病治愈事后，立即召盛

① 《明史·盛寅传》和正德《姑苏志》、康熙《苏州府志》、乾隆《苏州府志》的《盛寅传》均作吴江人，而《平江盛氏家乘初稿》（清同治十三年苏州十贤堂刻本）载：盛寅高祖盛益于南宋末年已由吴江县儒林里迁居平江府城，后子孙均占籍长洲县。嘉庆《吴门补乘》卷五《人物补》盛逮、盛伦条载：盛寅祖父盛似祖自元末迁居郡城后，子孙俱占籍长洲县，有家祠在娄门外下塘，祀其宗族十位英贤，因名“十贤祠”。故盛寅应为长洲人。

寅入皇宫便殿为其诊宿疾。盛寅切脉后诊为风湿病，并详述其病由，成祖大为信服，赞叹道："此医流中状元也。"用药治疗后成效果然显著，遂命吏部授盛寅为太医院御医。后累被宠渥，赐赉殊厚，京城求疗者户不能容。太子（即明仁宗朱高炽）妃闭经十月，腹胀如鼓，众太医皆以养血安胎治，病加剧，成祖令盛寅诊治。盛氏诊脉后，发现太子妃脉象沉涩弦紧，无生气，诊断为血疾，并冒极大风险，开出破血剂。太子大怒云："欲堕吾皇孙矣。"不用其方，并将其羁锁禁中。数日后太子妃疾益剧，命盛寅仔细复诊，脉仍如前，仍开前方，并道："再后三日，臣不敢用药矣！"仍锁禁中，家人惶怖："是殆磔死。"三日后，红杖前导，送还邸舍，赏赐甚厚。盖太子妃服药后，下瘀血块数斗，胀消腹平而愈。永乐二十二年，作为随驾医生跟从成祖北征。同年冬，明仁宗嗣位，命盛寅掌南京太医院事。

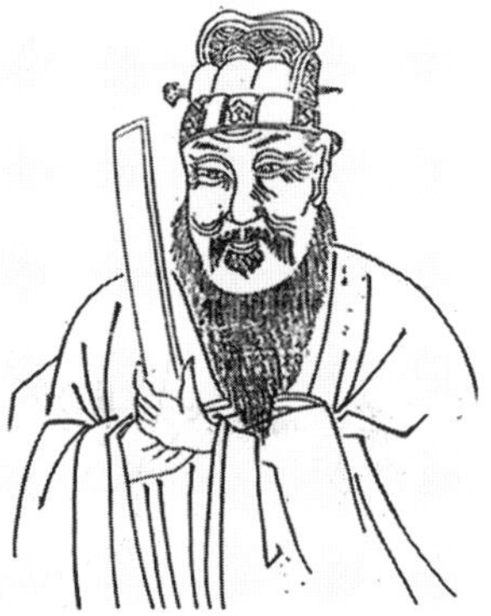

图6-3 盛寅画像（清同治《江苏吴县盛氏宗谱》）

宣德元年（1426），以考绩优，敕晋修职郎（正八品）。三年，宣宗朱瞻基召其入京陛见，命光禄寺赐酒馔，盛寅遂回太医院，日近侍奉宣宗，宠遇有加。曾奉命前往卫辉诊治亲王疾病，很有疗效，获特赐白金五十两、良马一匹。五年，秩满，加授承事郎（正七品）。同年三月的一天，盛寅正在御药局与太医院院判韩叔旸（浙江武义人）弈棋，宣德帝突然驾至，两人惊起，来不及收捡棋盘，因而叩头请罪。帝命他们继续弈棋，并坐在一旁观看，盛寅三局皆胜，帝很高兴，令两人赋观弈诗，盛寅立就，诗曰：

万方宁谧庶黎安，宝鼎光浮炫大丹。
奕对陛前敲玉局，恩从天上驻金銮。
无能敢效神仙著，有幸钦承圣主观。
白发小臣逢盛事，嵩呼拜舞不胜欢。

帝益喜，第二日御制《药局围棋·醉太平》词一阕和象牙棋盘一副以赐，词云：

法阴阳两仪。分正直多岐。楸枰方整象坤维。誓平分彼此。

指东陲、击西陲，出出皆奇计。进攻围、退坚围，着着皆雄势。胜乘危、负安危，处处总无隳。看赢输是谁。①

宣德帝对盛寅的宠眷，可见一斑。时盛寅父年逾80岁，累乞归养不允，诏许移俸月给于家，以慰其志。

正统二年（1437），盛寅丁父忧，返里服丧。3年期满服阕后将返京复职之际，忽感自身不适而病倒，自诊脉后道："吾将不起矣。"缠绵病榻1年多后，于正统六年九月二日去世，临终前作诗三首，北、南两京太医院皆隆重悼念祭祀。其生前不仅以精湛医术救病患于危急，又不惜以己资救人于在厄难，故其病逝后，无论贵贱老少前来哭吊者络绎不绝，3个多月后会葬时，有几千人参加了葬礼。墓在吴县胥台乡黄山先茔。

盛寅性至孝，尊伦理，言论切直，务导人以善。博及经史，擅诗，著有《流光集》（一作《盛御医集》），已佚。因其医术高超，治病多奇验，声震北、南两都。他认为医者常法易学，变法难通，故常谆谆告诫后学不仅要知晓治法之所当然，更应懂得治法之所以然。医著有《六经证辨》（已佚）、《医经秘旨》两卷（今存清抄本与《三三医书》排印本）和《脉药玄微》（今存稿本）。

配颜妙定（字懿贞，1375—1421），妾蒋氏、沈氏。子十一，盛俨、盛侃、盛佖、盛僎、盛维寿（夭折）、盛倓（二十八岁殁）、盛佶（未娶而殁）、盛侅（举进士，入仕）、盛侗、盛佐（二十四岁殁）、盛俌；女三。长子俨、次子侃、三子佖、四子僎、九子侗、十一子俌均承医业。侄盛伦（长兄盛宜长子），少得盛寅传授，精医术，求治者盈门。孙十七人中，盛暟（俨子）、盛暄（僎长子）、盛旷（僎次子）、盛早（侗长子）、盛曾（俌长子）、盛鲁（俌次子）六人俱以医术著称。曾孙辈以后，仍有不少子孙继祖业，并多人任太医院医士和

①字数与《醉太平》词格律不符，多出许多字，为古词中所罕见。

府医学正科。门人刘毓、李懋，亦以医术著称，均为成化年间御医。

十一、名世医出身的太医郑壬

郑壬，字有林，号双松。明昆山县城人。生于明洪武十五年（1382），卒于正统十三年（1448）七月。出身于吴中著名女科世医之家，郑壬为第七世传人，是进士、名贤、儒医郑文康的父亲。

父亲郑忠病逝时，郑壬年方六龄，赖母亲何淑宁抚养长大。自幼好学不倦，长大后博学强识，经史百家之书悉涉猎。每日唯以先世所传薛氏产医著作、秘方洞究其奥，深得其秘。患疾求治者户外屦常满，几无不愈，然并不计较报酬多寡，于是以医术鸣于吴中。

郑壬天性孝友，侍奉母亲周备极至，母年迈艰于行走，特制作了一个板舆，常与家人抬了母亲随心所欲地往来家庭间，让母亲非常高兴，直至其83岁高龄谢世。为母亲治丧不作佛事，敛含葬祭依照儒家丧礼。兄郑庚，永乐四年（1406）举人，历任河间府献县、饶州府安仁县学教谕，可惜永乐十年病卒，年仅32岁。兄亡后，郑壬对待寡嫂沈氏如同母亲一般，抚育遗孤侄女至出嫁，如同己出。郑壬重修郑氏世谱，益加详慎。建葺祠堂，务循礼制。学行表于一乡。行医之余，雅好文史，喜酌酒赋诗，常与相契好友觞咏竟日，翛然有尘外之趣。又精通史事，举凡朝代世次、历史人物，俱能娓娓道来。

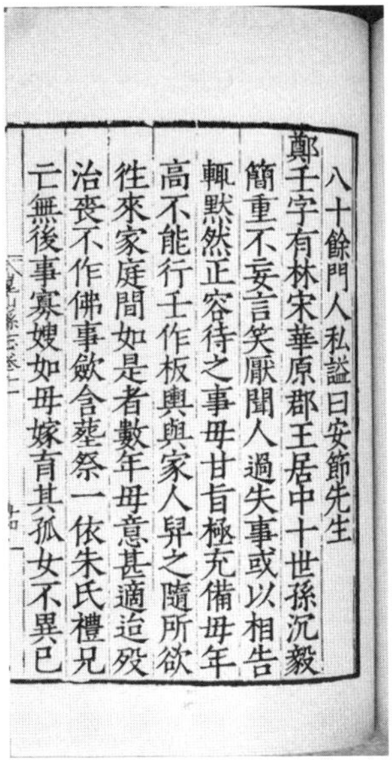
八十餘門人私謚曰安節先生
鄭壬字有林宋華原郡王居中十世孫沉毅
簡重不妄言笑厥閭人過失事或以相告
輒默然正容待之事母甘旨極充備母年
高不能行壬作板輿與家人舁之隨所欲
往來家庭間如是者數年母意甚適迨殁
治喪不作佛事斂含葬祭一依朱氏禮兄
亡無後事寡嫂如母嫁育其孤女不異己

图6－4　嘉靖《昆山县志》卷十一《人物二·隐逸·郑壬传》

郑壬性沉毅简重，山东布政使慕名欲聘其为医官，坚辞不就。永乐十二年（1414），以儒医荐征为南京太医院医士。二年后，明成祖朱棣诏太医院选拔名医子弟读书备用，又诏选医垣文学博通之士为教师，经考试，常熟吴讷（后累官至南京左副都御史）、昆山郑壬等6人被选中，一时名扬天下。洪熙元年（1425）四月，选召入北京太医院，赐三品服俸，以精湛医术蜚声京城。宣德二年（1427）九月，以老告归。植双松于家中庭院，并以双松为号，日以著述为乐。著有《杜诗集注》8卷、《双松草堂集》10卷。年67岁卒，葬溢渎村先茔昭位，翰林学士张益撰墓志铭。从祀北京三皇庙。

配卢清（1386—1452），得婆婆何氏传授，亦善医药，治妇女病多奇效。子二，长子郑文康，正统十三年（1448）进士，授官观政大理寺；次子郑友光，早亡，配朱氏守节。女一，嫁生员彭余璋，夫卒殉节，朝廷旌表为烈妇。

十二、殉难院使钦谦

钦谦，初名让，字孟实。明吴县人，居宝光寺侧。生年未详，殉难于正统十四年八月十五日（1449年9月1日）。因精于医术，由都督府经历改任太医院御医。为人忠厚诚挚，坚守医德。明宣宗朱瞻基多次召见他，索取秘药（性药），钦谦均以不知为答。最后宣宗严厉地逼迫他，势欲必得。钦谦无奈之下，只好恳切地向宣宗叩头，并讲道：“臣以医受陛下官禄，先圣传医道者，无此等术，亦无此等书。陛下承祖宗洪业，宜兢兢保爱圣躬，臣死不敢奉诏。”宣宗恼羞成怒，命武士以旃席裹其头，秘密治罪下狱。钦谦的家人只知他入朝去了，却不知什么原因一直未能回家，四处打听也不知其下落。后从一知情的锦衣卫兵卒处获悉，乃

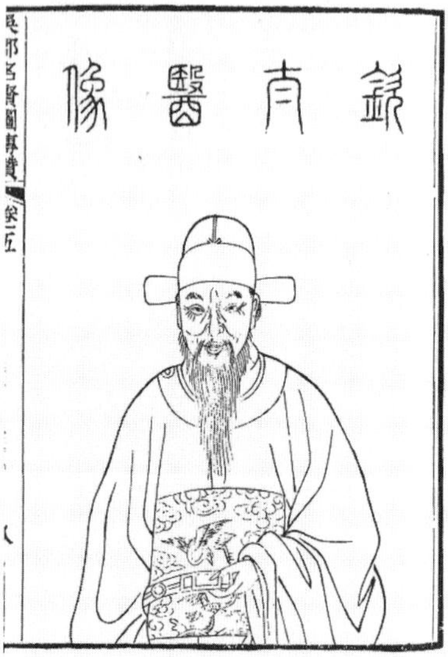

图6-5　钦谦画像（清《吴郡名贤图传赞》）

知他被系了枷械关在卫狱后的幽室中。很久之后，皇帝醒悟，认识到钦谦没罪，乃将其释放出狱，并恢复原官职。钦谦对医道尊严之捍卫，对帝王之忠诚耿直和不畏惧治罪杀身的志操，令人叹服。

正统五年（1440），钦谦晋升为太医院院判。9年后，任期秩满，考绩合格，于正统十四年三月二十四日（1449年4月16日）又升为太医院院使（奉议大夫）。同年七月，钦谦随从明英宗朱祁镇的北征大军出征瓦剌，八月十五日（9月1日），殉难于土木堡（今河北省怀来县土木乡）之战。天顺初年，追赠奉政大夫、太医院院使，并荫其后。清代入祀苏州沧浪亭五百名贤祠，其赞词曰："良药苦口，敢承风旨。彼幸臣安，能无愧死。"

十三、太医国手张豫

张豫，字致和，号恒斋。明长洲人。生于明建文二年四月十九日（1400年5月13日），卒于成化十九年十月二十七日（1483年11月26日），享年84岁。出身名世医之家，张豫为第六世。

张豫自幼岐嶷凝重，屹立如山。早岁从陈怡庵太史攻读儒书，精熟义理。及阅《朱丹溪传》，见其由医入儒，慨然倾慕，曰："吾本世医家，岂可自悖哉！理当继承医业。"于是悉取医学诸书，昼夜研究，日有领悟，而未敢自恃。及陈老师归，与之析疑辨难，沛然无滞，洞悉要义。出而悬壶济人，辄收奇效，于是请求治病者门无虚日。医道既大行，益检修己行，未尝缘良效以邀功，乘危急以获利。常熟望族钱公达，患背疽日久，恶证悉见，诸医就诊均束手莫措。张豫诊后曰："疾虽危，盖误尔，非本病也，宜大补元气，犹有生意。"其家属大喜，欲以满仓粮食相酬，张氏笑曰："吾治疾来，非为索取报酬也。"疾愈，公达岳父南京左副都御史吴讷亲撰文颂扬之。张豫医德高尚，一以利济为心，治病无视贫富，对于贫病患者尤惓惓拯治，甚至助之薪米以纾困。景泰年间，东南水疫大作，米价腾贵，钱法阻滞，道殣相望。张豫曰："此天时天患，非药石可济，古谓上医医国者，非其时乎？"乃拿出自己的积蓄，减价疏通，又煮粥济饥民，作槥掩尸骼，帮助官府赈恤，上下赖之。

天顺初年，朝廷征天下名医，近百人萃集京师，选拔优者仅7人，而张豫居首，遂入太医院，擢御医。勤事天顺、成化两朝，精心医务，屡获敕命，赏赐繁多，誉望赫赫。一时名公巨卿皆敬重之，以图康济。京师龙泉观通妙真人邵以正来求张豫诊脉，张豫诊后惊呼："不出六日，当会中风。"当时邵氏固无恙，越六日如其言，后于天顺六年（1462）去世。又为太医院院使董君诊视，其伤寒病愈而脉未平。张豫曰："此病凶险，须防四至七日。"不出所料，五日后董君果然死亡，真是料病如神。又诊俞司寇风疾，众医皆云不治，张豫曰："可治，但疗程必长且用药需多。"待其服药至百剂，果获痊愈。都察院右佥都御史叶盛（昆山人）之独子叶晨在京师患病，赖张豫治愈，叶盛以诗谢之（《泾东小稿》卷一《谢张御医至和》）：

名门兄弟擅吴中，医国于今见此翁。
三接频繁劳圣主，一时声价动诸公。
携来药裹香连屋，著就方书气吐虹。
最是吾家偏感德，残躯才愈又童蒙。

凡上种种皆显示了张豫学力之深、察脉之精和用药之妙。

成化初年，张豫以年逾古稀而屡疏乞归，久请而得准。南归之日，京都相知者靡不失望。及其致仕归里，乡之故旧则又莫不欢欣庆幸。而四方求治者益众，张豫亦不以年高身倦相拒，犹以其精妙医术解救病患。一日，有个老婆婆于途中拜于张豫前，哭泣道："我的儿子因病濒于死，家贫无药资，公能体恤吗？"张豫忻然前往为其诊脉，授以药，又封裹数服，嘱之曰："旬日后方可开启。"患者病愈后，启其封，乃是楮帛。婆婆携子来询问，张豫曰："你儿子之疾，乃积忧所致，今虽愈，安知不以贫苦而复作呢。吾为此计，欲宽慰他之心，俾使你衰年有所倚赖耳。"母子感泣，拜谢而去。有一人病阴证伤寒，先因感寒湿，既而发热不食，数日后不省人事，语多错乱，神思昏迷，面青齿露，人谓其必死。请张豫诊之，两手脉沉细。张氏先给予小柴胡汤，急以四君子汤加炮制附子数片，煎成药置盆中，以水制其热性，稍温时令服下。其脉渐回，神思亦爽，更予他药调理而愈。长洲沈氏名世医后代沈杰（字良臣，1450—1520，后仕至河南右布政使）未仕在乡时患痰嗽，昼夜不能安寝。屡易医生，或曰风，曰火，曰热，曰气，曰湿，汤药杂投，一无疗效，以至形羸食减，几至危殆。其子沈邈求治于张豫，张诊脉后说："脉沉而濡，湿痰生寒，复用寒凉，脾家所苦。宜用理中汤加附子。"服其药后，夜遂得贴枕，又徐进调理之剂，果然安康。

张豫笃于仁而勇于义，济世又有恒心，济时活人不可计数，功德无量。卒葬吴县长洲乡茅坞山之原。配顾氏，妾王氏。生子三，张淮、张沐、张淳；女六，一女嫁同郡名世医韩襄。

十四、陈氏和钱氏两对院判、院使父子

陈氏、钱氏均为元明时期吴中地区的儿科名世医，两个家族都出了不少名太医，其中以陈公贤、陈宠父子与钱恒、钱钝父子最为著称，下面先介绍陈氏父子：

陈公贤，初名庆，字公贤，后以字行，别字公尚，自号存仁翁。世医陈仲和次子。吴县人。生于明宣德八年（1433），卒于弘治十三年五月十三日（1500年6月9日），享年68岁。陈氏业医自元末翰林院学士、同知太医院事陈良炳始，传至陈公贤已六代。

陈公贤7岁而孤，母陆氏寡居以教。甫成童，卓然自立，日夜矻矻读先世医书，务继其业。学成，治疾多验，名扬吴中，迎治者盈门，或抱携患儿而至，甚至有远道百里之外赶来求治的。公贤喜以医术济人，初无仕进意。成化年间，朝廷诏征天下名医，郡县以其举荐，然其母陆氏年近80岁，乞终养而不获，乃至太医院。不久即乞归侍亲，依依母侧，母一有疾，辄忧惧食不下咽。

后母以天年终，哀毁不欲生，见者均感动。守孝期满后，言及母亲犹流涕不已，其孝如此。因太医院儿科名医少，复召入太医院。至甫一月，即选入御药房，恭谨不怠，用药屡奏奇效。成化二十一年十月初二日（1485年11月8日）授御医，出入禁中，调护诸王，累奏奇效，次年十一月二十八日（1486年12月23日）升院判。成化二十三年九月弘治帝即位，即着手裁革传奉官，太医院堂上官，照额以次存留额外，其余原有官升职者三品、四品降正、从六品，五品、六品降正、从八品，七品以下降杂职。太医院官额仅设院使1名、院判2名，超额的3名院使、13名院判，除2人致仕外，均降为御医，故陈公贤也被降为御医。弘治元年（1488）四月，经会考，被评为一等御医。弘治三年，三载考绩为最，蒙赐敕命，阶迪功郎。次年，复以诊治东宫疾有效，加俸一级。弘治六年十一月又升俸一级。同乡王鏊曾作《赠陈御医公尚》（《震泽先生集》卷四）：

暑雨祁寒过我频，感君父子有深仁。
外家秘诀多传孟，今日卢医不在秦。
树近庐山唯种德，人来燕谷亦生春。
吴人自肖夸钱乙，岂谓文中本姓陈。

陈公贤任职太医院14年，兢兢业业，恭慎周密，累有白金之赐。弘治十年（1497），以衰病不任劳苦上章乞归，弘治帝与太医院均挽留，而恳请辞益坚，弘治帝准其去，特擢为院判以荣之。致仕归家。公贤祖父陈文（字彦斌）曾筑医寓，用宋文天祥旧书“慈幼堂”为门额，以作堂名，海内名公硕卿暨乡先达先后为之撰文作诗。公贤复精心修缮祖屋，受其医治者多为之赋诗相赠。公贤乃汇编成册，请同乡吴宽作序，吴宽为之作《慈幼堂记》。

公贤为人质直无虚，或侮之卒不较。为医究切脉理，力护本原，用药精审，常获全功。常曰：“父母爱子，当体其情，婴孺难言，必察其状。”故人有求治者，不论旦暮寒暑，必仆仆出诊。其医德高尚，不肯乘危谋利，遇贫者反济以米粟，以助调治，故其名声籍甚，为公卿大夫所推重。归三载即弘治十三年（1500）五月，得疾卒。同年八月，次子太医院冠带医士陈宠具疏告哀，乞赐祭，礼部执不可，而弘治帝同意，命守臣谕祭，盖酬其功绩，特赐恩典。葬其生前自择寿藏地吴县横山之阴，时任吏部左侍郎兼翰林院学士长洲吴宽撰《明故太医院判陈君公尚墓表》，时任吏部右侍郎（弘治十三年七月刚从詹事府少詹事兼翰林院侍读学士升任）同县王鏊撰《太医院判陈君墓志铭》。配仰氏（大理寺丞仰瞻孙女），早卒，无子；继配史氏（苏州卫百户史浩之女），有贤行。生子三：陈宪、陈宠、陈宥，皆世其业。女一。

陈公贤次子陈宠，字希承，一字希正，号春斋。生于明成化五年（1469），卒于嘉靖二十一年七月二十一日（1542年8月31日），享年74岁。陈宠少承家学，随父宦学京师，与名贤硕儒游，从之读书讲学，志期进取。父方以医术显，诸公贵人造请治疾者无虚日，每命陈宠代治。陈宠认为此举亦足以施展其理想怀抱，因而博览古今名医著作，参悟其精华并应用于临证，治疾无弗效，名声日起。弘治初年，选入太医院为医士。至东宫治疾奏功，遂被选入御药房供事。弘治十一年（1498）夏，京师痘疾盛行，同县王鏊甥徐氏刚满周岁，发热不二日而见痘苗，众医谓难治，经陈宠数次诊治后获愈。既而又得了泄病，众谓："痘后泄不可为。"但经陈宠多次诊治后，复得痊愈。然后因家人失调，孩子泄复大作，日夜数十行，众医惊愕不已，皆说不可治。只得再请陈宠，陈宠诊后说："病情紧急，非得用附子（该药毒性较大）治疗不可！"一剂给药泄泻即减少，再剂给药泄泻就停止了，又经数次治疗，孩子终于获救。当时陈宠年仅30岁，王鏊对他的高超医术赞不绝口，说其医术出奇制胜，胆大心细，敢用老医所不敢之法，而用之必效，又说医技高低不在于年龄大小，特撰《赠陈希承序》，为之广泛宣传。弘治帝朱祐樘留心艺文，弘治十二年五月阅《永乐大典》时，亲择二张秘方抄写数份，赐予御药房诸位医官，陈宠以下级医官获赠，实为殊荣。陈宠将二药方装裱珍藏，并请同乡前辈时任吏部右侍郎的吴宽作《恭题医士陈宠被赐药方后》，以广流传。久之，陈宠按资历当升御医，将名额让给吏目钱益，论者多赞誉之。正德初年，因有医垣多冒滥的举报，下诏考核，陈宠仍居第一，始授御医，供事如故。

正德八年（1513），擢南京太医院院判，掌院事9年，考绩均优良。嘉靖元年（1522），新帝即位，深知陈宠医术精良的大臣极力荐举，乃留任并晋升为太医院院使。

陈宠为嘉靖帝治疾奏奇效，嘉靖二年闰四月初二日（1523年5月16日）获赐金带，视同四品官。两宫后、妃生病，多由陈宠诊治，又奉命为大臣疗疾，眷爱赏赐有加，于是遭人妒忌。陈宠哂然曰："吾以布衣入都，幸际圣明，荣遇至此过矣，止足之戒，吾其敢忘。"乃于嘉靖八年引疾乞致仕，疏再三上，方得皇帝同意；同年四月十九日（1529年5月26日）加秩通政使司右通政（正四品），以宠其归。时任右春坊右庶子兼翰林院修撰昆山方鹏作《赠陈通政致仕序》曰："……及以医士直禁垣教内馆，自御医、院判，召为院使三十余年，累拜玺书、奇方、宝带、文绮、白金之赐，宠遇方隆，而抗疏乞骸矣。上嘉之，进右通政致仕。举朝公卿动色称，叹为不可及。"他日，嘉靖帝询问左右大臣："陈宠年未老，步趋尚健，为何要去耶？"其被眷知如此。

陈宠姿宇秀发，身材伟岸。性忠信孝友，侍奉父母克尽孝道。与兄弟分家时，念及兄勤苦早亡，悉以祖产让给孤侄。又能周全体恤困难的姻族。其治病察脉处方，意见明确，思虑精审，得家学之传，尤能青出于蓝，故所治无不刻期痊愈。然不追求酬报，对贫困患者一视同仁，尽显医家仁心。为人正直，少年时为鄞县屠滽所赏识，弘治年间屠滽出任太子太傅、吏部尚书，陈宠未尝有所谒拜。在南京太医院任院判时，受到南京兵部尚书乔宇的礼遇，经常与之亲切交谈，但从不涉及私事。归老吴中后，与诸好友结社，日以觞咏自娱，谈及国朝典故，则亹亹不倦。经常徜徉山水间，竟日忘归。曾纂修《陈氏家乘》，请著名书画家、诗文家文徵明撰写序言。病卒前，遗嘱诸子"勿请恤典"。嘉靖二十一年十二月二十一日葬吴县黄山祖茔之次，同县徐缙（前吏部左侍郎，王鏊长婿，嘉靖十年被削职为民，卒后于嘉靖二十九年获赐葬祭，诏赠礼部尚书，谥文敏）撰《明太医院院使进通政使司右通政致仕陈公墓志铭》。嘉靖三十三年，在苏州府城乐桥南，为其立大银台坊。配张氏，中书舍人张汝德女，赠宜人；继配姜氏，工部员外郎姜孟希女；再配张氏，处士张克明女。生子三：陈涣；陈沛，太学生，娶陆氏；陈某。女五。

接着，介绍钱氏父子：

钱恒，字伯常。名太医钱瑛长子。生卒年月失传。钱氏为宋代儿科名医钱乙后裔，自元末钱益（曾任常州路医学教谕[①]）始迁居吴中，传至钱恒已五代。

钱恒少随祖父钱宗道（晋王府良医正）和父钱瑛居太原，娶晋王府典仗董氏（太原人）之女为妻。祖父卒后，随父率全家返回长洲。父钱瑛于宣德年间征入太医院后，钱恒留在家乡行医。因妙于医，病家每日迎之出诊无虚日，名扬遐迩。至中年时，值成化初年以儿科名医召入太医院典御药，由于医术精湛，数次诊治取得很好疗效，获授御医。履职期满，考绩优秀，成化十一年十二月初三日（1475年12月30日），晋升为太医院院判。每当其退直回家休息时，士大夫迎治小儿病者接踵而来，户外仆马不绝，钱恒不管远近皆奔赴出诊，往往入夜始归。大臣刘定之等人竞相作文章赠谢，颂其医术之神验。后以年高而退养，约卒于成化末年。因次子钱钝官职，获赠太医院院使。配董氏（1412—1490），也因次子钱钝官职，受封太宜人。合葬于吴县雅宜山先茔之次。生子四：钱铉、钱钝、钱铸、钱铭。女二。

钱恒次子钱钝，字汝砺。约生于宣德九年（1434），卒年不详，寿至80岁以上。得父钱恒亲传医技，术业益妙，善承世业。成化年间以儿科名医召入太医院，为御药房医士，因医术高超，诊治获奇效，成化十八年五月初二日（1482年5月19日），升为太医院御医。二十一年十二月二十九日（1486年2月3日），又升为太医院院判。二十二年十一月二十八日（1486年12月23日），又晋升为太医院院使。次年九月弘治帝即位，裁革大批传奉官，故钱钝也从院使降为御医。弘治年间复升院判。弘治十八年五月初七日（1505年6月8日）

---

①明王直《钱良玉墓志铭》作“教谕”，疑为教授。元代地方医学路设教授、县设教谕。

午刻，因太医医治不力，药不对证，明孝宗朱祐樘驾崩，年仅36岁。事后追究太医院责任，五月二十五日得旨，司礼监太监张瑜、院判刘文泰、御医高廷和依律论死，掌太医院事右通政施钦、院判方叔和革职，医士徐昊发回原籍为民，其他医官各降二级：同掌太医院事右通政王玉降院使，院使李宗周降院判，院判张伦、钱钝、王槃俱降为太常寺典簿（正七品），但供事如旧。钱钝在太医院的仕途生涯是非常坎坷的。

正德初年，钱钝年老致仕时，以其劳绩获得赐荫，荫侄钱惠入太医院御药房，而其荣休回家乡。钱钝性疏畅高朗，处朝市若山林。其80岁寿辰时，致仕在家的武英殿大学士同乡王鏊赠《钱汝砺院使八十》（《震泽先生集》卷八）诗祝寿：

当年医国更何人，阊阖传宣入对频。
何事帝心多简在，家传佐使与君臣。

十五、院判诗医周庚

周庚，字原己，初名京，字原畿，征入太医院后更名经，后又更名庚，更字原己，号菊田（周氏世以菊为号）。明吴县人。生于明正统八年（1443），弘治二年二月二十三日（1489年3月24日）卒于南京太医院官舍，年仅47岁。出身名世医家族，代代业医，至周庚已达八代。父亲是封为南京太医院院判的吴中名医周南，母亲是被封安人的闾丘氏，为状元、礼部尚书吴宽的表姐。

周庚幼即颖异，从塾师学书，落笔有法。诗则得益于舅家南宋吴门孝廉隐士闾丘宾用之诗集为多，颇有诗才。迨长，益加好学，每夜五鼓辄起诵习，其刻苦精神诸生中无人能及，故而打下深厚儒学功底。家世业医，而周庚喜读书，工古文词，然对医亦无所不通，初无仕意，欲隐居养亲。明成化初年以名医征，辞不获，勉强赴京师太医院，人知其为儒医，尤敬重之。未几选入御药房，数以医验，成化十年（1474）授太医院御医。

业医之余，性喜为诗，与知己者酒间赋咏，终夕不倦。在京师宅院内建有传菊轩，时同在京师为官的同乡好友们亦在宅院内筑有苏式小园林，如吴宽（周庚表舅）之亦乐园、李世贤之禄隐园、陈玉汝之半舫斋、王济之之共月庵等，他们经常轮流做东，至各家聚会，诗酒吟咏，酬酢唱和。周庚之诗沉郁腴丰有奇气，语多绝俗，每为词林诸公称赏，惜未能流传下来。然可从其友朋的文集中读到一些记述欢聚之诗，略微体会下当时的风雅。如吴宽《原已邀赏雪》（成化十七年，《匏翁家藏集》卷九）：

乘兴谁移雪夜舟，清晨书札喜相投。
极知今日三宜赏，原已语。亦爱前人四即休。
腊粥馈馀犹宿饱，时为腊九日。春醪倾满更新蒭。
回瞻玉宇高寒处，快马何人自软裘。

李东阳《周原已席上赋十月菊》（《怀麓堂集》卷十四）：

布袍萧索不胜凉，坐爱芳心共日光。
何用门前看五柳，始知秋后有重阳。
故园栽处田应熟，原已尊翁号菊处，原已号菊田。小市开时药正香。
自古交期须岁晚，相过不敢避风霜。

吴宽《原已宅赏菊》（成化十八年，《匏翁家藏集》卷十）：

休从云外望天香，谁似萧然林下妆。
嫩蕊渐成黄面老，低枝犹比白衣长。
曾随枸杞添风味，却笑芙蓉住水乡。
诗社清忙今又动，看花直拟过重阳。

成化二十年八月十九日（1484年9月8日），周庚任御医已十年，适南京太医院缺掌院事者，乃擢为南京太医院院判，署院事。时南京太医院公署久坏，空廨数间，医徒散逸。周庚莅任后，修葺房舍，备齐药饵，恢复旧规。3年后，考绩为最优。其于医业益精其术，为人治疾用药必谨，不取奇效，故获生者甚多。平生对待工作一丝不苟，虽简札细事也未尝草率。为人清慎文雅，状貌癯然，刚介不随。周庚虽为医官，而不废诗文，堪称诗医。尤善行楷书，然皆不苟作。

弘治二年（1489），周庚英年早逝，友朋获悉后悲痛不已，纷纷写诗哀悼。如沈周《挽周原己医判》（《石田诗选》卷七）：

扁舟只近问栖迟，玉树惊非旧见时。
别后正忧如许瘦，讣来已尽此生期。
世多不学番膺寿，天莫容官定有儿。
头白老亲虽健在，封荣那塞丧明悲！

吴宽《哀原己》（《匏翁家藏集》卷十七）：

浓霜夜陨菊田荒，不及根同蔓草长。
顾影共悲遗二老，敛形偏恨比三殇。
术留医案真余事，名列诗家已大方。
亲友凋零怀抱恶，临风惟有泪成行。

王鏊《哭原己次匏庵韵》（《震泽集》卷二）：

思穿溟涬刮幽荒，郊贺由来命不长。
菊本无田宁当俸，杏虽有子总成殇。原己号菊田，无子。
封题未了新诗债，余惠犹存旧药方。
昨日曝书开故箧，忍看春蚓一行行。

周庚卒后，遗柩归葬于吴县至德乡沙泾村之先茔之侧。配陈氏（1447年—1476年6月23日），继娶顾氏，分别赠、封安人。嗣子一，周绎（堂弟周良三子）；女一。

十六、“卢胡子”卢志

卢志，字宗尹，号丹谷。明苏州府常熟县福山人，迁居昆山县。生于天顺七年十二月初四日（1464年1月12日），卒于嘉靖二十六年（1547）。家世业医，曾祖卢佐、祖卢辅均为太医院医士，医技精湛。父卢常医业犹精专，为时所宗，惜早亡，母赵氏。卢志少警敏善学，读父亲所藏医书，刻苦钻研，遂精通《素问》《难经》等医学经典著作，尤擅诊脉，治病很有疗效，盛名遐迩。一位名钱璠的病人，素病孱弱，弘治八年（1495）秋，得火金相乘之证，次年夏，转剧，几至不起。延请卢志，诊之曰："此水不胜火也，补水则火自息，诸病可不药而愈。"遂即在旧处方上加玄参、生地，钱璠服之就痊愈了，真是妙手回春。

弘治十年（1497），朝廷诏求名医，知县杨子器命卢志试治疗疑难病人10名，皆应手而愈，即荐举其赴京。途经徐州沛县时，遇一短蓑敝笠异人，与之谈论运气主客、正对之法，大有领悟。经过礼部考试，成绩获高等，授太医院医士，供奉御药房。卢志工作勤勉，很得圣意。院例进药必须具处方，卢志所书寸楮，楷法严整可爱，屡见嘉赏，名传禁掖。弘治十六年至十八年，奉旨纂修《本草品汇精要》，任副总裁，修毕，获赐金绮。孝贞太皇太后、慈寿皇太后有疾召诊，经治立愈，获赐绣衣一袭，名动京师。因其髯须较长，宫中均喜称呼他为"卢胡子"。正德八年（1513）治愈明武宗朱厚照痰疾，授御医。正德十年又治愈武宗悸疾，遂擢升太医院院判。是时，卢志乘轿出入宫廷，均有禁军护卫，规格待遇很高，三次获赐金绮与三品服。然其医德高尚，不论贵贱均仁心相待，察色按脉，洞视五脏，针砭汤液，不泥古法，所投立效，受仕者和平民一致赞誉。

大学士靳贵的门人许补之患伤寒病，卢志诊其脉皆细数，形貌若醉，目赤唇燥，不饮不语，因用导赤、泻心二汤合饮而愈。不久，许补之却因他医误投峻药，热上腾致喉闭，病情危急，卢志以刀稍损其皮肤，再用碱沾湿其渗出的血丝，从而获救。靳贵询其原由，卢志说："此治法不出于张仲景，而出于李东垣者也。仲景论曰无奇经则无伤寒，其治专主足经而不及手，及东垣始发传手经之义，盖仲景道其常，东垣极其变，予治许子从其变也。"方贡士的母亲，79岁了，常年患脚肿病，股内急痛，遂不能步行，时作寒热，盖因长期劳作而致损伤。他医执李东垣劳伤脾上法治之，皆罔益效。延请卢志，卢志诊后曰：“东垣是已，然有劳不伤脾之说，《内经》云大劳则火起于筋，大怒则火起于肝。今劳伤于筋，连络于股，故作急痛，兼饮食伤脾，热气中结，如果怀核，散乃可消。囿于东垣，而不本《内经》，固难为治。以柴胡黄连泻其火、芍药当归养其血、甘草缓其急、徐服虎骨丸，数日后当发疮，热散而痛止矣。”治疗结果悉如其言，灵验如神。可见临证运用医学理论要融会贯通，不能机械地照搬本本。卢志在太医院40年，名满天下，人称丹谷先生。

正德十五年（1520），武宗南狩患病归，召卢志医治。卢志诊视后，暗地里告知诸大臣：“冬得夏脉，于法不治。愿定皇储，以安国本。”后果如其言。次年武宗驾崩后，朝廷治罪太医院医官，医官们分别被处以充军与革职为民。卢志被革职为民，先留京师，侯门贵戚争相延请无虚日，至治辄奏奇效。后南归回昆后，风神秀整，修髯玉皙，服御鲜洁，不善酒，声色杂戏一无所好，唯以治病济世、弘大医业为务，先后带徒数十人，日与弟子讲解《素问》《难经》不辍。后因长子卢梗在苏州府城西偏建第，遂移居。年逾80岁，衣冠皓伟，掀髯欣然话平生治病事，津津乐道。嘉靖二十六年（1547）卒于城西之第，享年85岁，恰进封其为奉政大夫、兵部郎中（因长子卢梗官职）命刚下。墓在吴县穹窿山阴。曾奏献《医学百问辨》，发微解惑，析理详到，为医者所推崇。另著有《脉家典要》《增定医学纲目》等医著，惜俱散佚。

配陈氏（封安人、赠宜人）、继配薛氏（封宜人）。子二，均薛氏出。长子卢梗，嘉靖十四年（1535）进士，官至兵部武库司郎中；次子卢楠，国学生，早亡。女六。卢志门人中拔萃者颇多，如朱柔中治伤寒，龚侍丹治痰厥，沈怀中治中风，沈慕汀治外感，奚娄潮治痨瘵等，均名著一时。

十七、铁骨太医郑若皋

郑若皋，字虞叔，号二阳。明中叶昆山县城人。出身著名世医之家，名世医郑育曾孙、郑宗周长子。

郑若皋学问渊博，以庠生应名医选拔，任太医院吏目。凡内廷宫眷染疾，请郑若皋诊断用药后均有疗效。然而，其性格耿介刚直，佞臣邀诊，傲骨铮铮，一概不赴，是一位很有正义感与骨气的太医。一天，明世宗朱厚熜的宠妃患了重病，召郑若皋诊治，视疾定方，服药后翌晨即痊愈。世宗皇帝大喜，召其入宫，赐以御衣，以示慰问。郑若皋为国家社稷考虑，乃弹劾奸相严嵩父子专权误国，言辞非常激烈。严嵩获悉后大怒，竟假传圣旨，将郑若皋廷杖七十，并关入大理寺监狱，迫害致死，还虚报其因病去世。其子郑应霖、郑汝楫、郑应梅请求领回父亲尸体，亦不获许，郑若皋藁葬狱中。郑若皋忠心爱国，不畏强权，怒斥奸佞，铮铮铁骨，虽死犹荣，千古流芳。

十八、皇帝亲赐堂名的陈尚恒

陈尚恒，明中叶苏州府昆山县人。陈氏先世居苏州府城，后徙昆山。世业幼科，陈尚恒善承祖业，医术高超。后征入太医院，约嘉靖二十四年（1545）晋升为太医院院判。因治愈皇子的疾患，获得明世宗朱厚熜亲笔敕赐的“良士堂”匾额和“道在恒心传世久，志存培德活人多”柱联。陈尚恒有二子，就以上联中的“恒”字给长房后代取字，下联中的“培”字给次房后代取字，以示圣宠，传为杏林佳话。

陈家世业幼科，陈尚恒长房六世孙陈立方，医术益精，医名尤著。陈立方，字振恒，清康熙、乾隆年间昆山人。陈立方子陈德昌，字懋恒，清乾隆、嘉庆年间昆山监生。克承家业，治疾多奇效。性和厚，有病孩不肯吃药，常用婉转动听的词曲，诱导其务必服药。遇危疾则焦虑凝思，以至废寝忘食，然未尝望偿图报。陈德昌子陈惟修，字六恒，亦监生，工医，能传世业。以上每代人的字中均有“恒”字，确遵祖训。

十九、医名满天下的郑之郊

郑之郊，字宋孟，号心茉。明末昆山县城人。出身著名郑氏妇科世医之家，为明正统十三年（1448）进士郑文康的七世孙。

郑之郊博学多识，尤精医术，诊断处方，无不立效，因此医名满天下，南至闽浙，北达齐鲁燕赵及辽蓟，各地疑难病人皆备重金恳邀其出诊，终岁车行无停歇。天启四年（1624），因医名远播，被征授太医院吏目。在太医院看病疗疾多奇效，不久晋升为御医。阉魁魏忠贤有疾招诊，郑之郊大义凛然，称疾不赴，旋即辞职归乡，对阉党表示了极大的厌恶和憎恨。当时魏氏权倾朝野，郑之郊刚正不阿，藐视权臣，不怕报复，实为难能可贵。

回乡后，郑之郊修葺祖墓，重建薛将仕祠堂。又整理医学著作，撰有《医学发明》10卷、《本草辨疑》12卷等医著，已佚。生子二，长子郑伯昌，承续医学世业。

二十、晚清名御医曹沧洲

清光绪三十三年（1907），光绪帝病重，诏征天下名医，经两江总督端方和江苏巡抚张曾扬保荐，吴县名医曹沧洲与青浦名医陈莲舫同被征召入京为光绪帝疗疾，治之见效。据传，慈禧太后有一次多吃了一些御膳房特为她做的各色精美糕点，病倒了，精力也日渐衰退。太医们开了很多药方，甚至用独参汤为她治疗，不见好转，慈禧反而出现头胀、胸闷、腹满、食欲不振、易怒、鼻流血等症状，众太医束手无策，传曹沧洲为其诊治。沧洲诊后，卓有胆识，只开了三钱莱菔子的单方。萝卜籽，学名叫“莱菔子”，是常用的行气健胃、消食化痰的一味中药。慈禧饮了萝卜籽煎的药汤，当夜就通了大便，第二天各种症状消失，精神也好了，慈禧太后非常高兴，就赐予曹沧洲正八品御医官职。“三钱萝卜籽，换个红顶子”的逸闻从此在民间广为流传。

曹沧洲，名元恒，字智涵，以号行。晚年又号兰雪老人、兰叟。清末民初吴县县城人。生于清道光二十九年（1849），卒于1931年。出身世代儒医之家，祖曹维坤、父曹毓俊，均为著名儒医。

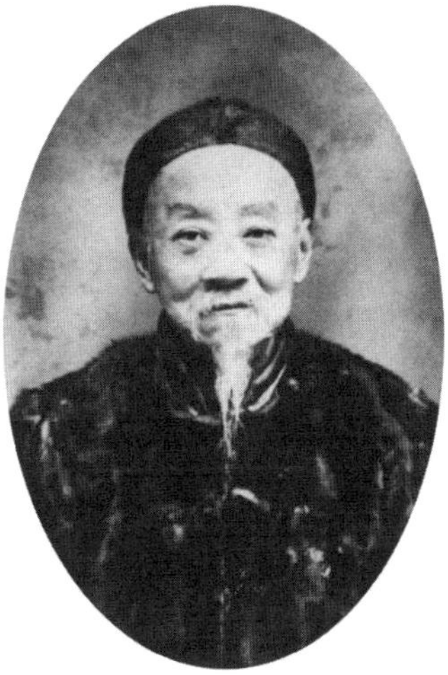

图6-6　曹沧洲像　徐苏君提供

沧洲幼承庭训，宗法黄帝、岐伯灵素医学经典，又认真学习叶天士、薛生白、吴鞠通、王孟英等清代江浙名医经验，博涉经方，无不精贯。治病辨证精深，处方灵巧，疗效卓著，医名冠吴中。设诊所于阊门西街，远近求治者门庭若市，日逾百人。居心仁厚，对贫病者送诊给药。其治疗温病有丰富经验和精辟见解，温病初起，以透达表邪，宣泄肺胃，疏畅中宫为法；迨温病后期，津耗热陷，则重祛邪泄热，参以养阴扶正，往往取得较好疗效。尤擅治疗烂喉丹痧。他既精内科，又善外科。外疡初起，尚未化脓者，着重消散，自订“连城散”“消坚散”两种外敷药，方便病家；外疡已成，位居肤表者，则用红升丹提毒，使肿溃脓出，再用药收口；若疡患已深，非刀不可时，才用刀破脓，实为典型的吴门医派外科特色。清光绪二十六年（1900）庚子事变时，因捐资报效，获诰授奉直大夫、内廷供奉分部郎中（正五品）的荣誉官职。光绪三十三年，曹沧洲与青浦名医陈莲舫被保荐入京，为光绪帝诊疗疾病。每有视诊，必殚精竭虑，辨证论治，遣方施药，均费尽心机。现存光绪三十四年

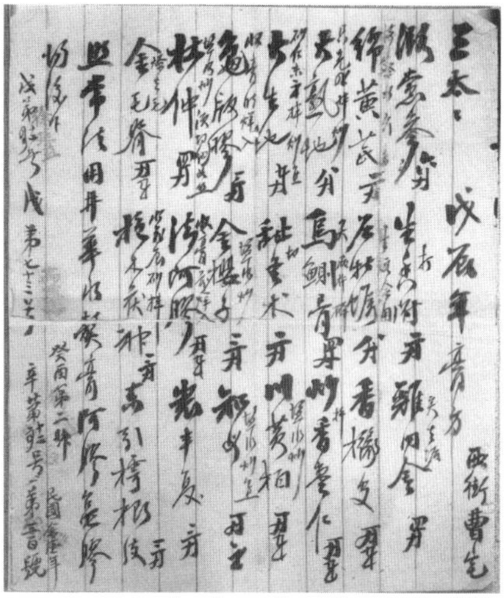

图6-7　曹沧洲处方笺

《御医请脉详志》和《各御医诊德宗景皇帝案》抄本，即记录了他与陈莲舫等御医为光绪帝诊治的脉案、药方，有数十诊之多。翌年六月后，因病告归。沧洲回苏后，继续应诊，业务愈盛，名望益重。当时甚至有来不及诊治的患者，到曹氏诊所门槛上坐一坐，即能愈病的传说，可见民众对其医术之信任达到了近乎迷信的程度。1920年吴中大疫流行，曹沧洲精心研究，成《霍乱救急便览》一书（由侄曹惕寅录其口述而成），内有5张验方，广为印行，分赠各界，对当时防治霍乱颇有贡献。又著《戒烟有效无弊法》，列有汤、丸4种方剂，对当时人们戒烟起过一定作用。门人屠锡淇汇编《御医曹沧洲医案》2卷（吴县奚缵黄选录，上海江左书林于1924年印行），门人无锡柳剑南抄录《曹沧洲医案》（刘学华点校，上海科学技术出版社2005年版），再门人董雪帆辑成《曹沧洲内科医案》2卷，均为不可多得的临床经验医案，具有很高的学术与临床实用价值。沧洲还广传医道，收徒无数，其门人后也多成名医。民国以后，不复临诊，积极参与地方慈善公益事业，每多捐资，曾捐巨资在积善局设立恤嫠会，每月发给贫苦孀妇恤嫠金予以补助。曹沧洲卒后，葬于吴县穹窿山苍坞里。沧洲配唯亭吴氏，子、侄、孙辈，均继祖业，悬壶济世。

曹沧洲故居，即务本堂，位于阊门西街59、61号，1983年确定为苏州市控制保护建筑，2018年被列入苏州市第一批历史建筑。故居原占地面积约为3 600平方米，分成三路，是一座具有清代建筑风貌的中等规模民居建筑群。中路建筑坐西朝东，东侧入口临街，东向五进，大厅前状元陆润庠题额的砖雕门楼、门厅及轿厅均已毁，现仅存大厅及后两进楼厅；大厅面阔11.5米，进深6檩12米，扁作梁，前有双翻轩，用作内燃机配件厂的职工宿舍；后两进楼厅各为5间，散为民居用房。北路原有六进，现存后楼厅五进，南向，基本完整，现为民居用房。南路，大厅南旁原有一庭园，中凿水池，东列花厅，西有书斋，书斋、水池均无存，改建为厂房建筑，唯厅独存。

曹黼侯（名岳祐，曹沧洲次子）旧居，位于瓣莲巷4号，始建于1936年。

20世纪50年代，曹黼侯随长子曹鸣皋移居南京后，将此房屋捐赠给国家。1983年被确定为苏州市控制保护建筑，2018年被列入苏州市第一批历史建筑。此房屋坐北朝南，原有三进，现存两进，占地面积为420平方米，建筑面积为376.82平方米。第一进客堂（大厅），面街前门为石库门砖雕门楼，上饰有飞檐，匾额书"俭以养德"。大厅后门也是砖雕门楼，匾额书"厚德载福"。过石库门楼，便是天井。与天井相隔的北面是第二进，面阔三间，雕梁画栋，匾额书"心济苍生"。从东侧轩廊门进去，有一座小庭院，紧贴第二进西墙，为二层楼的东厢房。原西厢房，现已为隔壁民居的一部分。2002年，建筑进行了一次较大的修缮后，作为道前社区居委会的办公场所和社区活动中心使用。2020年5月起，姑苏区又对主体建筑进行保护修缮，2021年1月，通过市文物局竣工验收；然后引入百年老字号苏州雷允上国药连锁总店有限公司，活化利用，将其打造成集吴门医派展示、非遗体验、坐堂门诊于一体的中医药文化基地。现为雷允上中医药馆，除了设有曹沧洲史料展示厅外，还是雷允上非遗传承保护基地、雷允上老药工师带徒传习所、吴门医派对外文化交流基地。

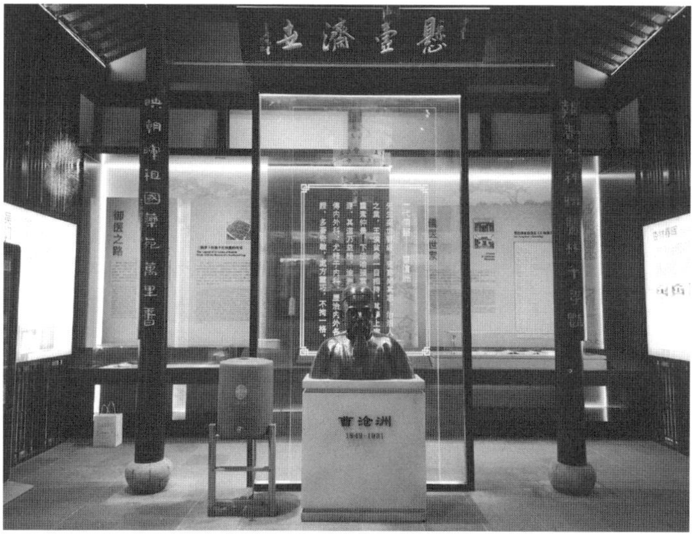

图6-8　雷允上中医药馆中曹沧洲史料展示厅

附：苏州历代太医名录

序号	朝代	姓　名	籍贯	职　务	任职时间	备　注
1	三国	吕　广	吴	吴国太医令	赤乌二年（239）	
2	唐	周　广	苏州	御医	开元年间	
3	元	刘　岳	吴县	太医院院使	约至元十三年（1276）	仕至建昌路总管、嘉议大夫（正三品）
4	元	季希宰	常熟	太医院学录（一作良医）	元中叶	
5	元	刘　勉	吴县	尚医	后至元年间	
6	元	林以义	吴县	太医院御医	至正年间	医正郎（从七品）
7	元	陈良炳	吴县	太医院同知	元末	阶三品
8	元	徐伯修	常熟	太医院医士	元末	
9	明	邵伯俞	常熟	太医院医士	洪武初年	
10	明	范叔忠	吴县	太医院医士	洪武初年	
11	明	王　履	昆山	秦王府良医正	洪武四年（1371）	
12	明	周　镠	昆山	太医院院使	约洪武十年（1377）	
13	明	徐　嵡	吴县	太医院医士	洪武二十三年（1390）	
14	明	沙福一	长洲	太医院院使	约洪武二十三年（1390）	
15	明	钱元善	长洲	晋王府医官	洪武年间	
16	明	邵启南	常熟	太医院医士	洪武年间	
17	明	沈　绎	长洲	肃王府良医正	洪武年间	
18	明	刘　毅	长洲	燕王府良医正	洪武年间	
19	明	钱宗道	长洲	晋王府良医正	洪武年间	钱元善子
20	明	邓　暄	常熟	太医院医官	洪武年间	
21	明	顾文荣	昆山	太医院医士	洪武末年	
22	明	陈　文	吴县	太医院医士	明初	陈良炳曾孙
23	明	周　黼	吴县	太医院医士	明初	字文威
24	明	陈孚敏	吴县	太医院医士	明初	
25	明	王兰畹	长洲	太医院医士	明初	
26	明	唐　毓	嘉定	太医院医士	明初	
27	明	陈　纯	昆山	梁王府良医副	明初	

续表

序号	朝代	姓　名	籍贯	职　务	任职时间	备　注
28	明	刘康民	苏州	太医院医官	永乐元年（1403）	
29	明	韩　奭	吴县	太医院院使	永乐二年（1404）	升三品服俸，卒赐三品礼祭葬
30	明	范子谦	吴县	太医院医士	永乐初年	
31	明	赵友同	长洲	太医院御医	永乐初年	
32	明	严尚节	苏州	梁王府良医正	永乐初年	
33	明	何顺中	昆山	太医院医官	永乐初年	
34	明	张　溍	长洲	太医院医士	永乐初年	
35	明	陆　尹	长洲	太医院医士	永乐初年	
36	明	赵　璧	常熟	太医院医士	永乐初年	
37	明	郁　震	昆山	太医院医士	永乐初年	赐三品服俸
38	明	葛元之	常熟	太医院医士	永乐初年	
39	明	刘　观	长洲	太医院院判	约永乐八年（1410）	刘毅子
40	明	陈　璠	吴县	太医院医士	永乐九年（1411）	
41	明	韩　传	吴县	太医院御医	永乐九年（1411）	韩奭子
42	明	韩　夷	吴县	太医院院判	永乐十年（1412）	卒赐三品礼祭葬。韩奭堂弟
43	明	郑　壬	昆山	太医院医士	永乐十二年（1414）	洪熙元年赐三品服俸
44	明	吴　讷	常熟	太医院医士	永乐十四年（1416）	仕至南京左副都御史（正三品）。卒祭葬，谥文恪
45	明	盛　寅	长洲	太医院御医	永乐十八年（1420）	加授承事郎（正七品），曾掌南京太医院事
46	明	陈　锜	吴县	太医院医士	永乐十九年（1421）	陈璠五子
47	明	姚继学	吴县	太医院院判	约永乐二十年（1422）	
48	明	沈　玄	长洲	太医院御医	永乐二十二年（1424）	沈绎侄
49	明	吴　经	吴县	太医院医士	永乐年间	
50	明	葛　哲	昆山	楚王府良医副	永乐年间	
51	明	陈林南	昆山	越王府良医正	永乐年间	
52	明	孙思敬	苏州	太医院医士	永乐年间	
53	明	李士文	长洲	太医院医士	永乐年间	
54	明	夏　时	长洲	太医院御医	永乐年间	

续表

序号	朝代	姓　名	籍贯	职　务	任职时间	备　注
55	明	顾　旸	昆山	太医院医士	永乐年间	顾文荣子
56	明	张嗣德	常熟	太医院医士	永乐年间	
57	明	卢　佐	常熟	太医院医士	永乐年间	
58	明	吴伯经	吴县	太医院医士	永乐年间	
59	明	陈仲和	吴县	太医院医士	永乐年间	佚其名。陈文子
60	明	王文胜	长洲	太医院医官	永乐年间	王兰畹孙。其女为明英宗妃
61	明	盛　俨	长洲	太医院医士	永乐末年	盛寅长子
62	明	范希哲	吴县	太医院吏目	永乐末年	范叔忠孙
63	明	顾　颙	常熟	太医院医士	永乐末年	赵璧婿
64	明	李　颛	常熟	太医院医士	永乐末年	
65	明	郑伯英	长洲	太医院医士	永乐末年	
66	明	李　敏	长洲	太医院医士	永乐末年	李士文侄
67	明	范子琛	吴县	尹王府良医正	洪熙元年（1425）	范叔忠长子
68	明	陈继善	昆山	太医院医士	宣德八年（1433）	
69	明	钱　瑛	长洲	太医院医士	宣德年间	钱宗道子
70	明	金扬溪	昆山	周王府良医正	宣德年间	
71	明	施惟德	吴县	太医院医士	约宣德年间	
72	明	杜　言	吴县	太医院医士	约宣德年间	
73	明	范希振	吴县	太医院医士	正统九年（1444）	
74	明	盛　宏	长洲	太医院御医	正统十三年（1448）	盛寅堂弟
75	明	钦　谦	吴县	太医院院使	正统十四年（1449）	天顺初年赠奉政大夫
76	明	周振誉	昆山	楚王府良医正	正统年间	
77	明	卢　辅	常熟	太医院医士	约正统年间	卢佐子
78	明	刘　溥	长洲	太医院吏目	景泰初年	刘观子
79	明	许叔和	昆山	太医院医士	景泰年间	
80	明	郑　衍	长洲	太医院医士	约景泰年间	郑伯英子
81	明	周尚义	吴县	吉王府良医正	约景泰年间	周鼒（文威）孙
82	明	陈　钟	吴县	太医院医士	约景泰年间	陈仲和长子
83	明	王　政	长洲	太医院医士	约景泰年间	名医王敏弟
84	明	刘延龄	苏州	太医院医官	约景泰年间	刘康民孙

续表

序号	朝代	姓　名	籍贯	职　务	任职时间	备　注
85	明	吕　伦	昆山	秦王府良医正	天顺年间	
86	明	张　豫	长洲	太医院御医	天顺年间	张渭次子
87	明	宋　澄	常熟	韩王府良医正	天顺年间	一作朱澄
88	明	周复吴	昆山	太医院冠带医士	天顺年间	
89	明	马　中	常熟	太医院冠带医士	约天顺年间	
90	明	吕　昱	昆山	荆王府良医正	成化初年	吕伦子
91	明	朱　惩	常熟	尹王府良医正	成化七年（1471）	
92	明	盛　传	长洲	太医院医士	成化十年（1474）	盛宏侄
93	明	钱　恒	长洲	太医院院判	成化十一年（1470）	成化末年以子钱钝官职获赠院使。钱瑛长子
94	明	刘　毓	长洲	太医院御医	成化十四年（1478）	以徐德美行世，后复刘姓。盛寅学生
95	明	刘文泰	长洲	太医院院使	成化二十年（1484）	成化二十三年四月升右通政（正四品），九月降院判，十月又降御医，弘治年间在院判、御医间升降三次，弘治十八年被处死刑，然在太监刘瑾营救下未执行，次年得脱罪
96	明	周　庚	吴县	南京太医院院判	成化二十年（1484）	又名周经。周鼒（文威）曾孙
97	明	陈公贤	吴县	太医院院判	成化二十二年（1486）	成化二十三年降御医，弘治十年复升院判致仕，卒赐谕祭，嘉靖四年因子陈宠官职获赠院使。陈仲和次子
98	明	钱　钝	长洲	太医院院使	成化二十二年（1486）	成化二十三年降御医，弘治中复升院判，弘治十八年又降为太常寺典簿（正七品）。钱恒次子
99	明	王　观	长洲	太医院医士	成化二十二年（1486）	王敏四子
100	明	王　节	长洲	太医院医士	成化年间	王敏次子
101	明	韩　金	吴县	崇王府良医正	成化年间	韩夷曾孙
102	明	盛以春	吴江	太医院医士	成化年间	
103	明	刘　伦	长洲	太医院御医	成化年间	刘溥长子

续表

序号	朝代	姓　名	籍贯	职　务	任职时间	备　注
104	明	周　鼒	昆山	太医院医士	成化年间	字彦威，周镠子
105	明	李　懋	吴县	太医院御医	成化年间	盛寅学生
106	明	盛　暟	长洲	太医院医士	成化年间	盛寅长孙、盛伾子
107	明	夏　寅	常熟	太医院医士	约成化年间	
108	明	周　锦	昆山	太医院医官	约成化年间	
109	明	薛　铠	长洲	太医院医士	弘治初年	嘉靖年间以次子薛己官职，赠奉政大夫、太医院院使
110	明	郑　海	长洲	太医院医官	弘治初年	
111	明	马　用	长洲	兴王府良医正	弘治年间	
112	明	桑　彝	常熟	太医院医士	弘治年间	
113	明	王于石	昆山	太医院御医	弘治年间	
114	明	薛　正	长洲	太医院医士	弘治年间	薛铠长子
115	明	陈　志	吴县	辽王府良医正	弘治年间	陈钟长孙
116	明	钱同仁	长洲	太医院御医	弘治年间	钱瑛曾孙
117	明	郑　松	长洲	太医院医士	弘治年间	郑衍孙
118	明	徐　浦	嘉定	太医院御医	弘治年间	进阶修职郎
119	明	曹　鼎	长洲	太医院御医	约弘治年间	
120	明	陈　恩	吴县	楚王府良医正	弘治末年	陈钟次孙
121	明	何　信	嘉定	衡王府良医正	正德初年	
122	明	朱　正	长洲	太医院医士	正德六年（1511）	
123	明	卢　志	常熟	太医院院判	正德十年（1515）	赐三品服。正德十六年被革职为民。卢辅孙
124	明	钱　惠	长洲	太医院御医	正德十年（1515）	钱恒孙、钱钝侄
125	明	盛　晔	长洲	德王府良医正	正德十年（1515）	盛传堂侄
126	明	盛　琦	长洲	太医院冠带医士	约正德十年（1515）	盛晔长子
127	明	盛　瑞	长洲	太医院吏目	正德年间	盛晔侄
128	明	吴　用	长洲	楚王府良医正	正德年间	
129	明	张　谨	太仓	太医院医士	正德年间	张嗣德曾孙
130	明	陈　涣	吴县	太医院医士	正德年间	陈宠长子
131	明	盛应璧	长洲	太医院冠带医士	正德年间	盛寅玄孙

续表

序号	朝代	姓　名	籍贯	职　务	任职时间	备　注
132	明	盛　球	长洲	太医院冠带医士	正德年间	盛晔嗣子
133	明	盛应龙	长洲	太医院冠带医士	正德年间	盛暟长孙
134	明	范友序	吴县	太医院医士	正德年间	
135	明	钱鹤徵	长洲	太医院医士	正德年间	钱同仁侄
136	明	翟　昆	嘉定	太医院御医	正德年间	
137	明	曹　逵	长洲	太医院吏目	正德末年	曹鼎长子
138	明	张　镈	长洲	太医院医士	正德末年	
139	明	严　怡	常熟	太医院吏目	正德末年	大学士严讷叔父
140	明	盛应祯	长洲	太医院冠带医士	正德末年	盛暟孙
141	明	盛　珍	长洲	太医院医士	嘉靖元年（1522）	盛晔次子
142	明	陈　宠	吴县	太医院院使	嘉靖元年（1522）	嘉靖八年升右通政、赐三品绯服致仕。陈公贤次子
143	明	钱孔元	长洲	太医院御医	嘉靖初年	佚其名
144	明	何　祥	嘉定	太医院吏目	嘉靖初年	何信子
145	明	郑宗儒	昆山	太医院院判	约嘉靖四年（1525）	赐五品服俸。郑壬玄孙
146	明	郑　琇	嘉定	太医院院使	约嘉靖十年（1531）	历升右通政、赐金带、绯服，赐祭葬
147	明	徐　镇	长洲	太医院院使	约嘉靖十年（1531）	历升右通政
148	明	薛　己	长洲	太医院院使	嘉靖十二年（1533）	薛正弟
149	明	王　抚	常熟	南京太医院院判	约嘉靖十四年（1535）	
150	明	周　同	吴县	太医院冠带医士	嘉靖十八年（1539）	
151	明	顾　奕	长洲	太医院院判	约嘉靖十九年（1540）	
152	明	张　銮	长洲	太医院院使	嘉靖二十一年（1542）	历升通政使（正三品），累赐绯服
153	明	潘　松	昆山	太医院院使	嘉靖二十一年（1542）	累赐绯服
154	明	江　宁	昆山	太医院院使	嘉靖二十一年（1542）	累赐绯服
155	明	张承宗	长洲	太医院院判	约嘉靖二十一年（1542）	张豫堂曾孙、张銮堂弟
156	明	陈尚恒	昆山	太医院院判	约嘉靖二十四年（1545）	
157	明	吴　璩	嘉定	太医院院使	嘉靖二十九年（1550）	
158	明	高　鳌	嘉定	南京太医院院判	约嘉靖四十一年（1562）	祀乡贤祠

续表

序号	朝代	姓　名	籍贯	职　务	任职时间	备　注
159	明	徐　伟	嘉定	太医院院使	嘉靖四十三年（1564）	嘉靖四十四年二月升右通政，八月又升通政使，隆庆初降院判，五年复升院使，万历四年升太仆寺卿（从三品），赐绯鱼服，七年卒赐祭葬，复赠通政使
160	明	张　羽	太仓	太医院吏目	嘉靖年间	张谨子
161	明	叶可嘉	吴江	太医院医士	嘉靖年间	
162	明	吕　麒	太仓	太医院冠带医士	嘉靖年间	
163	明	曹应骥	长洲	太医院冠带医士	嘉靖年间	曹逵次子
164	明	张承仁	长洲	太医院冠带医士	嘉靖年间	张承宗弟
165	明	李　果	长洲	太医院御医	嘉靖年间	作家张凤翼岳父
166	明	郑　云	昆山	太医院冠带医士	嘉靖年间	郑壬玄孙
167	明	徐学礼	嘉定	太医院吏目	嘉靖年间	礼部尚书徐学谟兄
168	明	王　沐	常熟	太医院吏目	嘉靖年间	
169	明	薛　鸾	吴县	周王府良医正	嘉靖年间	薛铠孙
170	明	王昌年	吴县	太医院冠带医士	嘉靖年间	
171	明	张抚之	太仓	太医院吏目	嘉靖年间	
172	明	吴元宣	吴县	太医院吏目	嘉靖年间	大学士申时行岳父
173	明	陈　栻	长洲	太医院医士	嘉靖年间	
174	明	郑若皋	昆山	太医院吏目	嘉靖年间	郑宗儒侄
175	明	徐　砮	常熟	太医院冠带医士	嘉靖年间	赠吏目
176	明	龚　洲	太仓	太医院医士	嘉靖年间	
177	明	薛　鹏	吴县	太医院医士	嘉靖年间	薛铠孙
178	明	申士毅	长洲	太医院吏目	嘉靖年间	申时行叔
179	明	张学礼	长洲	太医院医官	嘉靖年间	张承宗子
180	明	薛　凤	吴县	太医院御医	嘉靖年间	薛铠孙
181	明	徐　周	长洲	太医院吏目	嘉靖年间	徐镇长子
182	明	钱　渡	太仓	太医院御医	嘉靖年间	
183	明	支　贯	昆山	太医院御医	嘉靖年间	
184	明	徐显臣	长洲	太医院吏目	约嘉靖末年	

续表

序号	朝代	姓　名	籍贯	职　务	任职时间	备　注
185	明	顾禹光	常熟	太医院吏目	约嘉靖末年	归学颜长姐夫
186	明	周　爻	吴县	太医院冠带医士	约嘉靖末年	周同长子
187	明	韩世贤	长洲	太医院冠带医士	约嘉靖末年	礼部尚书韩菼高祖
188	明	姚允升	长洲	太医院御医	约嘉靖末年	
189	明	殷　坤	嘉定	岷王府良医	约嘉靖末年	
190	明	盛之楫	长洲	太医院医士	约隆庆年间	盛寅五世孙
191	明	归学颜	常熟	太医院吏目	约隆庆年间	顾禹光妻弟
192	明	吴之臣	吴县	太医院吏目	约隆庆年间	吴元宣长子
193	明	王世望	太仓	太医院吏目	万历二年（1574）	
194	明	施梦旸	吴县	太医院吏目	万历七年（1579）	
195	明	吕敏功	常熟	太医院吏目	万历初年	
196	明	钱　增	吴县	太医院院使	万历初年	万历十三年钦升正四品服俸
197	明	史学诗	吴江	太医院吏目	万历十三年（1585）	
198	明	徐文元	嘉定	太医院院使	约万历十七年（1589）	后升鸿胪寺卿（正四品），万历二十七年升三品服俸。徐伟子
199	明	张应试	长洲	南京太医院院判	万历十八年（1590）	前曾加衔光禄寺署丞（从七品）
200	明	陈士元	长洲	太医院吏目	约万历三十六年（1608）	
201	明	丁文耀	长洲	太医院院判	约万历三十六年（1608）	
202	明	穆世锡	太仓	太医院院判	约万历四十三年（1615）	
203	明	支如升	苏州	太医院吏目	万历四十四年（1616）前	加衔鸿胪寺署丞（正九品）
204	明	周学诗	苏州	太医院御医	万历四十四年（1616）前	加衔上林苑监监丞（正七品）
205	明	张国光	长洲	太医院御医	万历四十四年（1616）前	加衔上林苑监监丞（正七品）
206	明	李如栢	长洲	太医院御医	万历四十四年（1616）前	加衔上林苑监监丞（正七品）
207	明	支如坤	苏州	太医院御医	万历四十四年（1616）前	加衔上林苑监监丞（正七品）
208	明	刘　坊	长洲	太医院吏目	约万历四十四年（1616）	
209	明	何云凤	嘉定	太医院吏目	万历年间	何信孙

续表

序号	朝代	姓　名	籍贯	职　务	任职时间	备　注
210	明	盛应丰	长洲	太医院医士	万历年间	盛寅玄孙
211	明	盛善继	长洲	太医院吏目	万历年间	盛寅七世孙
212	明	吴之佐	吴县	太医院吏目	万历年间	吴之臣幼弟
213	明	韩逢隆	长洲	太医院吏目	万历年间	韩世贤子
214	明	陈　操	太仓	太医院御医	万历年间	
215	明	陆大有	长洲	典尚药	万历年间	
216	明	王思中	吴江	南京太医院吏目	万历年间	
217	明	何　惠	嘉定	太医院御医	万历年间	何云凤子
218	明	盛茂良	长洲	太医院吏目	约万历年间	盛寅六世孙
219	明	盛千禧	长洲	太医院吏目	约万历年间	盛善继侄
220	明	盛千载	长洲	太医院吏目	约万历年间	盛善继子
221	明	何　迁	嘉定	太医院吏目	约万历末年	何云凤子
222	明	何其厚	嘉定	太医院吏目	约万历末年	
223	明	何其泰	嘉定	太医院御医	约万历末年	
224	明	何其高	嘉定	太医院御医	约万历末年	曾加衔鸿胪寺署丞（正九品）。何惠子
225	明	郑之郊	昆山	太医院御医	天启年间	郑宗儒玄孙
226	明	卢守善	吴江	太医院御医	天启年间	
227	明	盛之养	长洲	太医院医官	约天启年间	盛应丰侄
228	明	沈　颋	吴县	太医院吏目	崇祯十一年	
229	明	沈自明	吴江	太医院御医	崇祯年间	
230	明	陆宁寰	吴县	太医院院判	明末	陆大有子
231	明	张又渊	常熟	太医院院判	明末	
232	明	徐志德	常熟	太医院吏目	明末	
233	明	钦　洙	吴县	太医院吏目	明末	
234	明	郑玉珮	昆山	太医院医士	明末	
235	明	陶士奇	常熟	太医院吏目	明末	
236	明	周维墀	昆山	太医院医官	明末	
237	明	夏日煊	昆山	太医院吏目	不详	
238	明	张祖道	常熟	太医院吏目	不详	
239	明	陆　璘	吴江	太医院医士	不详	

续表

序号	朝代	姓　名	籍贯	职　务	任职时间	备　注
240	清	盛维保	长洲	太医院吏目	清初	八品
241	清	周秉渊	昆山	太医院医士	清初	
242	清	尤　乘	长洲	太医院医官	清初	
243	清	何焕然	嘉定	太医院御医	顺治年间	
244	清	李　绶	吴江	太医院御医	康熙二十八年（1689）	
245	清	顾靖远	长洲	太医院医士	康熙年间	
246	清	葛　炤	昆山	太医院吏目	康熙年间	
247	清	翟余庆	嘉定	太医院吏目	康熙年间	
248	清	盛鸿谟	长洲	太医院吏目	康熙末年	
249	清	沈卓士	吴县	太医院吏目	雍正年间	
250	清	周世泰	常熟	太医院吏目	乾隆年间	八品
251	清	邵　恒	常熟	太医院额外御医	乾隆年间	
252	清	曹沧洲	吴县	保荐御医	光绪三十三年（1907）	

第七章　吴地名世医撷秀

自宋以降，吴地名医的特点为不仅儒医多，太医多，而且世医也多。所谓世医，是指三世以上父子、祖孙代代相传医业的医家。世医的形成，与古代崇尚“医不三世，不服其药”的习俗和相对固定的职业世袭制有关。世医的出现，有利于医疗经验的积累、提高和深化，世医往往都有其世传的绝技秘术。

吴地各科著名中医，大多数出身于久负盛名的世医之家。这些著名世医的不少传人，直至今日仍在为人民的健康事业，竭尽全力地奉献着自己的聪明才智。吴地有记载的历代著名世医有百余家，以下介绍20家最著名者。

一、宋元明长洲葛氏六世医

葛氏世医，是吴地影响很大的世医之家，有“宋元吴中世医第一家”之誉。葛氏世为长洲人，医业自葛思恭始。

第一世

葛思恭，仕南宋为宣义郎（从七品下的文阶官）。又以医术著名于时，传医术于子葛从豫。

第二世

葛从豫，葛思恭子。初业儒，三教九流、诸子百家，靡所不通，尤工于医。后为南宋进义校尉（低于从九品的无品秩武阶官）。亦以医技享誉于宋末。子几未详，长子葛应雷、次子葛应泽，善继医业。

第三世

葛应雷，字震父，号恒斋。葛从豫长子。生于南宋景定五年（1264），卒于元至治三年正月十八日（1323年2月23日）。少从小叔父葛某（名佚）习儒，攻举子业。元初，科举被取消，葛应雷乃精研医经，穷究家学，推五运六气之标本，察阴阳升降之左右，以定五脏六腑之虚实，合经络气血之流注，故知疾病之症候与源委，因而取得较深造诣。处方用药，皆出群医之上，屡见奇效，声誉日著。时浙西提刑按察司判官李某（名佚，系中州名医），自诊父疾，又携父咨询葛应雷意见，葛氏对症剖析病因并予治疗方法。李氏父子惊其医术，乃将所带北方著名医学家刘完素和张元素的医著全部赠予应雷，供他研究。北方的刘、张两家学说即于此时传入江南，这对葛氏世医家族及整个吴中医学的发展均有极大促进。葛氏总结自己的医疗经验，著成《医学会同》20卷，可惜此书已散佚，但其医术理论盛行于东南一带。近远病家乞治无旷日，士大夫与民众，皆对其敬礼推誉。葛氏资禀清粹，识量明达，外严而内宽，事亲孝而友爱其弟，乡邻有急，拯救之如恐不及，惠恩泽在闾里。大德初年，葛氏被荐授平江路官医提领（府级卫生行政机构主官），大德六年（1302），葛应雷作为平江路官医提领，全力以赴协助平江路新任达鲁花赤岳烈和路医学教授苗寔实施平江路三皇庙建设工程，并大力劝率众医捐款捐田，以解决日常祭祀和医学教学的经费。大德十年，调任平江路医学教授，任内悉心教育医学生，使之后多成为良医。约皇庆二年（1313），升任江浙行省官医副提举（医愈郎，从八品，省级卫生行政机构副主官），延祐五年（1318），又晋为提举阶（成全郎，正七品）。至治二年，因母过世而归乡服丧，居丧期间过于悲伤，竟于次年正月卒于家，享年60岁。卒后次年，即泰定元年二月二十八日（1324年3月23日），葬于吴县至德乡望墅墩先墓之次。配卢氏，宋某官卢钺之孙女。子二，长子葛震孙，先5年卒；次子葛乾孙，以医显。女一，嫁胡就矩，亦先卒。

葛应泽，号信斋。葛从豫次子。居杉渎桥故第。也以儒通医，大德十年（1306）任平江路官医提领。又擅诗文，著有《葛应泽诗文集》10卷。子一，葛正蒙，世其业。

第四世

葛正蒙，字仲正，葛应泽子。生于元大德六年（1302），卒于明洪武六年十二月二十七日（1374年2月8日），享年72岁。善继祖业，医名益著，每日求诊者盈门溢户。医德高尚，出诊从不问病家酬报多少，均给予好药。盛名所至，从其学医的子、侄、甥、婿与门人，都成为患者争相延医的对象。其医室名为“复生堂”，匾额乃名书家赵子昂所题书。堂中有一楹联曰“济世之道莫大乎医，去疾之功莫先乎药”，乃当时左丞相周伯温所篆书，正蒙将其当作座右铭。卒后于洪武七年正月葬于长洲县武丘乡洞泾之原，同郡高启撰写墓志铭。配周氏，子二，葛复、葛泰；女二，嫁郁潜、金权。葛正蒙支后代世守吴中旧业。

葛乾孙，字可久，葛应雷次子。生于元大德九年（1305），卒于元至正十三年（1353）七月，年仅49岁。文武医药俱精，以擅治痨病和内科杂病著称，撰成著名医著《十药神书》，总结出治疗肺痨病的一套完整方法，为我国医学史上第一位研究肺痨病的专家，名重南北，与名医义乌朱丹溪并称于世。后人为纪念他，为其立传收入《明史》（实应入《元史》），清代又将其入祀苏州沧浪亭五百名贤祠。子四，葛观、葛晋、葛涣、葛升，均继医业。葛乾孙支后代迁移外地发展。（详见第五章姑苏名儒医摭菁中葛乾孙传略）

第五世

葛复，葛正蒙长子。继承家学，以医名世。

葛泰，葛正蒙次子。继承家学，以医名世。

葛观，葛乾孙长子。继承祖业，颇有医名。

葛晋，葛乾孙次子。继承祖业，颇有医名。

葛涣，葛乾孙三子。继承祖业，颇有医名。

葛升，葛乾孙四子。继承祖业，颇有医名。

第六世

葛旭，葛复子。继承医业。

葛继，葛泰子。继承医业。

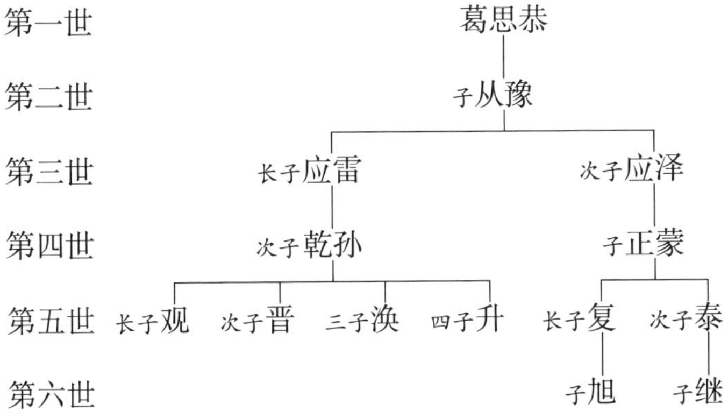

图7-1 宋元明长洲葛氏医家世系图

二、宋元明吴县、长洲韩氏九世医

吴门韩氏世医为北宋名将贤相、魏国公韩琦（与苏州范仲淹齐名）的后裔，原籍相州安阳（今属安阳市），宋室南渡时，韩琦后代移居临安（今杭州市）。南宋时，韩琦玄孙韩廖（浙西路兵马都监）与子韩性卿（浙西路马步军副总管）又从临安迁居平江府城乐桥之南。韩性卿之子韩龙（转运使）在平江城内开设熟药铺，人称“韩府药局”。韩龙之子韩荣甫始业医，开启了韩氏世医之业。

第一世

韩荣甫，北宋名将贤相、魏国公韩琦七世孙。南宋平江府吴县人。为吴门韩氏业医始祖。

第二世

韩信仲，韩荣甫子。宋末元初人。继承父业。配武氏。

第三世

韩斗一，字以南。韩信仲子。元代人。继承祖业。配唐氏。

第四世

韩凝，字复阳。韩斗一长子。生于元延祐三年二月二十日（1316年3月14日），卒于明洪武四年四月二十二日（1371年6月5日）。少孤，发奋读书，博通儒学。又善承祖业，精于医术，擅治伤寒，有“中吴卢扁”之称。为人治疾，疗效显著，享誉江淮间。遇贫病者，往往医治后，免其诊金。韩凝以孝闻名于乡里，年逾50岁，在母亲旁犹依依若孺子。韩凝丰颐美髯，仪观伟岸。特立独行，凡与自己志向不同的人，连一句话都不愿多说，而遇到志趣相投之人，则终日言谈不倦，故当时被誉为“吴中第一高士”，堪为“士林之望”，虽身不列公卿大夫之位，但其“平生砥砺自可”，为世人称道。张士诚占据苏州后，因韩凝的名望，坚持让他出来做官，以凝聚人心。韩凝以“奉亲教子”为由坚辞不就，就此隐居不出。韩凝认为医学与儒学一样，均出自古之圣人，如果学医的人既不安心读圣贤经典著作，遇事也只求知其大概，那么就与圣贤要求相距太大了，往往会误人性命。韩凝曾得到李东垣的《脾胃论》和罗天益的《卫生宝鉴》两本著名医书，互为参订，补其阙略，正其讹误，欲锓版刊行以嘉惠四方，惜未及梓行，竟赍志而殁，嘱子韩夷完成其遗愿，后韩夷相继刊刻两书行世。韩凝去世后，于洪武四年六月四日葬吴县至德乡支硎山南峰下碧琳泉侧。墓碣铭由金华胡翰撰，新安詹希元书。配唐氏，早亡。子二，长子韩奕、幼子韩夷，均继医业；女一，韩娈，嫁陆天初。

韩冲，韩斗一幼子。亦精医术。子韩奭，承其家学，医名隆盛。

第五世

韩奕，字公望，号蒙庵。韩凝长子。苏州府长洲县武丘乡山塘里人。生于元元统二年三月十一日（1334年4月15日），卒于明永乐四年七月五日（1406年7月19日），享年73岁。自幼颖悟，读书常求其本质，15岁时就能写得一手好诗文。尝习举子业，未几即弃去。听闻金华朱丹溪为东南名医，具有真才实学，于是不顾兵荒马乱的危险，徒步数百里前往拜师，入得朱氏之门，尽得朱氏之学。作为朱丹溪高足，韩奕年纪较轻却早早成名，能察色辨脉，洞知人体脏腑阴阳，治病往往有奇效。远近求治者，屦满户外。韩奕慈悲为怀，治愈疾病不求回报，遇到贫病之人，还常周济以钱粮。因为这样的品格，他与长洲王宾、昆山王履被颂为明初“吴中三高士”，盛名于世。20多岁时不幸患了眼疾，视物瞢瞢，遂名其居室为“蒙斋”。韩奕气度凝重，见识超人，其特立独行的个性更甚于其父韩凝。虽身居苏城干将坊之闹市，却常常整月足不出户。每风日清丽时，又喜与二三老友徜徉于山水间，或登高眺远，或倚树长吟，或濯清泉，或坐草地，随兴所适。更多的时候是褐衣芒履，一童相随，往来山僧野客家，常常累月不归。不妄与人交，与人交则倾心倾力。韩奕自奉俭约，但喜欢周济贫困人家。为人“不侮寡弱，不慑权势”，视权贵、名利为粪土。明洪武三十年（1397），姚善出任苏州知府，礼贤下士，想要拜访他，被韩奕断然拒绝。一次，姚知府让韩奕好友王宾引见，客人来了，他却躲避至楞伽山，姚知府跟随而至，他又乘小舟入了太湖。世人感叹：韩先生之德，足以传于不朽；而韩先生之医，受惠者不计其数，又足以垂于后世。性颖敏博学，尤工于诗。谨录《湖州道中》七律诗1首，以窥其诗之味：“百里溪流见底清，苕花苹蘋叶雨新晴。南浔贾客舟中市，西塞人家水上耕。岸转青山红树近，湖摇碧浪白鸥明。棹歌谁唱弯弯月，仿佛吴侬子夜声。”著有《鼓缶》《鸣秋》《蛩语》若干卷、《支硎山十二咏》1卷、《秋行唱和集》1卷、《伤寒类法》1卷、《新效方》1卷、《本草歌括》1卷，惜未见传本。今存《韩山人诗集》9卷及《韩山人诗续集》8卷、《易牙遗意》2卷。配蔡氏（1433—1406），在韩夷死后1月亦以疾卒。合葬于吴县支硎山碧琳泉韩奕生前所营造寿藏处。葬之日，送葬宾客达300多人，莫不为之出涕尽哀。文渊阁修书副总裁、修职郎、太医院御医赵友同作行状。子一，韩有，继医业。

韩奭，字公茂，号茂斋。韩冲子。苏州府吴县人。生年未详，卒于明永乐九年二月十一日（1411年3月5日）。幼承家学，从学于堂兄韩奕。深研经典医著，用以指导临证，遂精通医理，医名隆盛于吴中。时人公认“吴今以医鸣而宏其声者，曰韩公茂氏”。洪武年间，韩奭的医名被御医戴思恭知道后，就推荐他代替自己为燕王府良医正。韩奭谨厚小心，甚得燕王朱棣信任，由是名益著而术益显。后来燕王即位，永乐元年即任命韩奭为太医院院判。次年正月二十日（1404年3月1日），升任为院使，后又升三品服俸。数次跟随明成祖北征，成祖手下臣僚每有患病，韩奭均能治愈，深受大家爱戴，甚为明成祖器重。永乐九年二月，随驾北巡归京后，韩奭病卒。永乐帝深为痛悼，特撰文并遣官赐祭，命以三品礼葬之，极显哀荣。墓在吴县至德乡支硎山南峰下碧琳泉伯父韩凝墓侧。子韩传，承先荫，也为太医院御医。（详见第六章吴门名太医掇英中韩奭传略）

韩夷，字公达。韩凝幼子。生年未详，卒于明永乐十五年十二月十一日（1418年1月17日）。初名诒孙，字伯翼，年稍长，即从长兄韩奕和堂兄韩奭习家学，刻苦学习医著，探究病因病机，并深入钻研疑难疾病的治疗，遂精医术。明洪武十八年（1385）与洪武三十一年两次出任苏州府医学正科。永乐二年，在堂兄太医院院判韩奭荐举下，韩诒孙被征召为太医院御医。入太医院后，明成祖朱棣赐其名为夷，字公达。韩夷在太医院夙夜勤劳，忠于职守，因治愈明成祖朱棣寄生虫病，获赐裘马和大明门内宅第。永乐十年，擢升为太医院院判，官承德郎。韩夷为人方廉自持，医术与堂兄韩奭齐名，备受明成祖信任和器重。永乐十五年，韩夷随驾北巡，冬十二月十一日，病卒于北京官舍。明成祖深为哀悼，特撰文赐祭，命工部给棺，破例以三品礼葬之。韩夷墓在吴县至德乡支硎山南峰下碧琳泉父韩凝墓侧。配倪氏，子三，韩存、韩布、韩左，均继医业。（详见第六章《吴门名太医掇英》中韩夷传略）

第六世

韩有，字伯承。韩奕子。生年未详，约卒于明宣德五年（1430）。继祖业，得名医王宾真传，以医名于世。为人谨信笃厚，不溺于势利。名医王敏（王宾侄孙）是其高足。子韩充。

韩传，字伯永。韩奭子。亦精医术，初赴儋州戍边。永乐九年（1411），父殁后，经堂叔韩夷奏请，得明成祖令，除军籍，承先荫，获授太医院御医。

韩存，字伯济。韩夷长子。继祖业，惜早亡。配张氏，守节数十年，明正统十年（1445）被旌表为贞节，年逾70岁而卒。嗣子韩襄。

韩布，字伯广。韩夷次子。继祖业，惜早亡。配喻氏，子韩襄，嗣与长兄韩存为子。

韩左，字伯尚，以字行。韩夷三子。天资伟敏，少即干练有才能，于学无所不通。以医为业，经常周急济贫。父韩夷卒于京师，长兄伯济早亡，伯尚与仲兄伯广奉母返还吴中，立家赡养。及仲兄卒，伯尚抚教其遗孤长大，培养有成。

第七世

韩充，字克美，号梅窗。韩有子。继医业，颇有医名。从同县名画家刘珏《赠韩克美》诗中可见其医名之盛："施药宁论报有无，清名传得满三吴。月明东阁梅花虚，又把奇书教阿符。"后曾去京城，同县名太医刘溥曾有《送韩克美侍亲还吴》诗一首："蓟门秋冷雁初飞，执手相看不忍违。嗟我尚膺朝士荐，怜君遥向故园归。庭中寒露滋黄菊，堂上东风动彩衣。诗社到来多乐事，可分清梦达京畿。"子一，韩永祺。

韩襄，字克赞，号宿田。韩夷长孙，韩存嗣子，韩布子。生于明永乐十九年十月九日（1421年11月3日），卒于弘治十一年（1498）春天之后。长洲人。幼孤，遵祖父韩夷遗命，过嗣给伯父韩存为子。嗣母张氏抚育其如己生，而叔父韩左对他更加怜爱，倾心教育其至成立，稍长则为之择女婚配。以家世业医，命从堂兄韩充学医，早夜肄习，异常勤奋，独精先业。因治病尽心尽职，医术惠民甚广，从而擅名吴中。其精彩医案不胜枚举，仅择《祝氏集略》卷十六《韩公传》中数则，以窥其医术之高明：一王氏老妇，体硕肥胖，登楼不慎跌倒，请诸医诊治，都摇首说是中风，很快会死。后转请韩襄，诊后道："病只是跌扑而已，授药融导气血，气血平当愈。"用药后果如其说。

堂兄女婿严恒，胸膈阏滞，溺赤精滑，发寒热，脊椎骨间有一枚胡桃大小的软核，摸之特热而痛不能言，常隔日发作，病史已3年。韩襄诊视后认为是虚火之动所致，给予滋阴降火药丸，用龙脑做药引，严恒服1个月后热止，继用人参、黄芪补药调理2个月，病终痊愈。一次，韩襄去相城为名士沈贞（沈周伯父）80岁贺寿，寿堂上，沈贞忽然心神不宁，片刻便病情严重，病势加剧。韩襄迅速为老人把脉，脉象无妨，给予汤药饮毕，送老人就寝。晚上，韩襄与贺客住宿在沈周房内，深夜四更时分突闻大哭声，一位李姓宾客以为老人去世因而嗤笑韩襄误诊，韩襄却坚信老人不会死。待黎明后询问得知，哭声真的有其他缘故。韩襄之所以坚信老人没事，是因为他的脉象唯虚外其他一切正常，80岁之人脉虚也属常见，由此可见韩襄诊脉水平的高超。成化元年（1465），韩襄去京师看望岳父、太医院御医张豫而居住在他家。一日，内阁首辅南阳李贤家的塾师、南海贡士梁淑一患病，李阁老延请张豫诊治，恰值晨间张豫入太医院值班，于是转请韩襄，韩襄诊后告知，梁病犯厥阴，六脉绝，已不可为。言讫，趋步而出。李与数达官俱非常惊讶，难以相信，复命三五位医生来诊治，给予汤液，然而梁淑一至暮还是死了，证明了韩襄诊断的准确。王侍郎的次子40岁，患痰喘，昼夜不停。其长兄王评事请韩襄与名医盛暟一起议治，许酬银于两人。韩襄说："药当盛君出，疗酬亦当盛君得，仆则不能。"评事问为何，回答道："脉往来如雀啄、如屋漏，厥逆危证也。"评事心里嫌恶之，然最后结果符合其说，王家遂谓韩襄口不利，绝不复请他了。韩襄之不媚富贵，实事求是，可见一斑。弘治二年八九月间，韩襄历时50日，变换数种方剂，治愈了祝允明绵延多日的湿热重症。韩襄性禀介直，常当面指正别人过错，论事侃侃，无所畏忌，故两次被推荐为太医与医官，皆因人言而沮。与著名书画家沈周为莫逆之交，沈周赠其书画均为精品；与著名书法家、诗文家祝允明（祝小其40岁）为忘年交。老益恬淡，喜与同郡名士悠游吴中山水，复巾杖藜，杯酒啸咏。卒后，祝允明撰《韩公传》。与配张氏合葬吴县西30里雅宜山风字圩新墓。配张氏，太医院御医张豫之女。子四，韩金、韩鋆、韩鎏、韩鏊，长子韩金，善继医业；女六。

第八世

韩永祺，韩充子。继祖业。

韩金，韩襄长子。曾去京师随外祖父名太医张豫学医，尽得其秘传，医术亦精。后经推荐，授崇王府良医正。子韩宗福，继祖业。

第九世

韩宗福，韩金子。继承祖业。

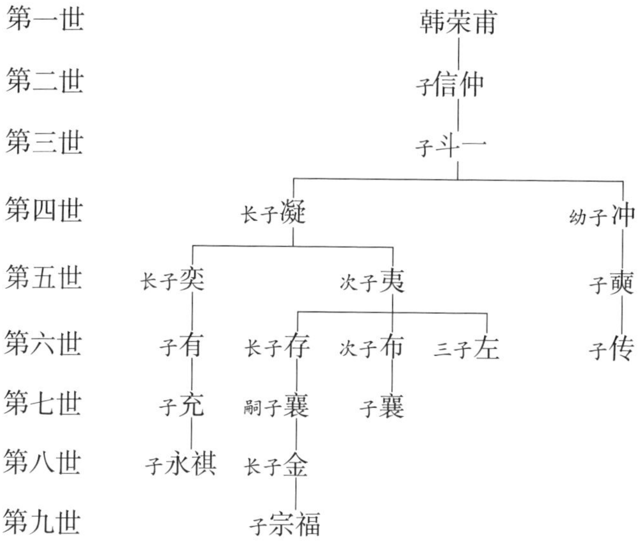

图7-2　宋元明吴县、长洲韩氏医家世系图

三、昆山郑氏妇科二十九世医

吴地世医中传承时间最为长久的，乃是自宋末以来，世代相承、绵延近八百年的昆山郑氏二十九世妇科，为中外医学史所罕见。

家谱和旧方志记载，昆山郑氏祖籍河南开封，乃西周宣王姬静之弟姬友（郑桓公）之后裔。先代累世策名仕籍，多不胜数，王侯卿相，蝉联栉比。北宋时，为赫赫有名的皇亲国戚和王公贵族：第五世郑绅为宋太师、乐平郡王、追封南阳郡王，谥僖靖；第六世郑绅之女郑氏（1079—1130，《宋史·郑居中传》载郑氏与郑居中为从兄弟，录此备考）为宋徽宗赵佶的显肃皇后；第七世郑居中（1059—1123）为宋太保、燕国公、追封华原郡王，谥文正。居中的次子郑亿年（宋政和八年进士、南宋资政殿大学士）于北宋末兵难时，与兄郑修年（龙图阁侍读学士、累赠太师）、弟郑侨年（集英殿修撰）一起奉母越国太夫人王氏，并率家族百余口举宗南渡，定居昆山，在县城通德坊（大致在今昆山市老城区西街东段南侧西园街与西寺弄之间区域）建宅第，占籍昆山，为迁昆始祖。亿年五世孙郑公显，得其妻之外祖薛将仕所传医术，开始行医，专精女科。郑氏累世业医，代代相承，历二十九世，无有间断。后子孙繁衍，逐渐迁居吴中各地，均成当地妇科名医，而发源地昆山以县城乐输桥支、菉葭（今陆家）韩泾滩支、周庄支3支最为著称。仅据现存文字（几个分支家谱均毁于“文化大革命”时期），历代业医者有100多人。

第一世

薛将仕[①]，南宋末昆山县城人。精于医术，尤其擅长女科，治病多良效，因而名闻遐迩，人称薛医产家。因无子嗣，传授医术予女婿钱氏。钱氏又将医术传给了女婿郑公显，郑氏遂世业女科。薛将仕乃郑氏女科世医之始祖，他的医学经验经郑氏后裔不断增益、修改、整理，成《女科万金方》《薛医产女科真传要旨》《坤元是保》等医著，在家族内代代秘传。今存抄本，中国国家图书馆、中国科学院图书馆、中国中医科学院图书馆、上海图书馆、上海中医药大学图书馆、南京图书馆、南京中医药大学图书馆等均有收藏。县志记载，薛将仕墓在一枝园旁、板桥巷东夏景墓后，早已湮没。

第二世

钱氏，名、字均佚，南宋末昆山县城人。得岳父薛将仕传授女科医术，

---

①民国《昆新两县续补合志》卷十四《人物·艺术补遗·薛辛》载“薛辛，字将仕，号古愚……”，实误。据明郑文康（昆山郑氏第18世孙）《平桥稿》卷六《记·薛将仕祠堂记》，他按当时祠堂内仅存的神主牌位上文字，暂考“薛将仕”为姓名，今从之。

业医。复又传授于女婿郑公显。

第三世

郑公显，谱名季四。宋末元初昆山县（州）城人，祖籍河南开封。南宋资政殿大学士郑亿年五世孙、南宋监察御史郑元辅长子。郑公显因祖、父的官职，荫从政郎，然而他却潜隐不仕，节介自励。得到岳父钱氏传授妻之外祖薛将仕女科医术后，就每天研究医书，治病救人，逐渐擅名于时。自郑公显开始，郑氏后代累世业医。配钱氏，子三，郑文祐、郑文彬、郑文俊。

第四世

郑文祐，字祐之，号逸庵。元初、中叶人。郑公显长子。继祖业，为儒医。隐居不仕，设帐教书为生。精易学，著《逸庵集》9卷，门人私谥“贞静”。配李氏，子一，郑子华。

第五世

郑子华，字彦实。元末明初人。生于元至治三年（1323），卒于明永乐元年（1403）。郑文祐子。博涉经史，潜修养晦。元至正十一年（1351），平江路总管高履推荐其为文学书院山长（即院长），力辞不就。明洪武初年，地方官以潜德荐举他为学官，亦不愿出仕。心甘情愿地隐于医。积书数千卷，均亲自校阅。著有《乐志集》5卷。卒年81岁。墓在马鞍山西麓。配姚氏，子二，郑忠、郑恕。

第六世

郑忠，字以敬。元末明初人，生年不详，卒于明洪武二十年（1387）。郑子华长子。洪武年间，以经明行修荐征授教谕，未授官而亡。时父母年皆65岁，而两子郑庚、郑壬仅8岁和6岁。配何淑宁（1346年5月11日—1428年3月30日）方24岁，盛年守寡，早暮纺织，养老抚孤；又得祖传女科医技，明脉善药，治妇女疾多奇中，后享高寿而终。

第七世

郑壬，字有林，号双松。生于明洪武十五年（1382），卒于正统十三年

（1448）七月。郑忠次子。父病逝时，年方六龄。性孝友，沉毅简重，博学强识，经史百家之书悉涉猎。每日唯以先世所传薛氏产医著作、秘方洞究其奥，患疾求治者几无不愈，于是以医术鸣于吴中。永乐十二年（1414），以儒医荐征为南京太医院医士。不久，明成祖朱棣诏太医院选拔名医子弟读书备用，又诏选医垣文学博通之士为教师，经考试，郑壬等6人被选中，一时名扬天下。洪熙元年（1425）四月，召入北京太医院，赐三品服俸。宣德二年（1427）九月，以老告归。日以著述为乐。年67岁卒，葬溢渎村先茔昭位，翰林学士张益撰墓志铭。从祀北京三皇庙。配卢清（1386—1452），得婆婆何氏传授，亦善医药，治妇女病亦多奇效。子二，郑文康、郑友光；女一。（详见第六章吴门名太医掇英中郑壬传略）

第八世

郑文康，字时乂，号介庵。生于永乐十一年（1413），卒于成化元年正月二十四日（1465年2月19日）。郑壬长子。少攻儒业，17岁游邑庠为生员，10年后于正统三年（1438）考中举人，又10年后登正统十三年戊辰科进士。授观政大理寺，尚未满月因父重病即乞归养亲。未抵家而父亡，4年后母亲又病卒，悲悼数年成疾，遂不复仕进。攻研儒学的同时，又继承世传女科医术，整理医籍（今存经其整理而成的《产宝百问》等医著抄本），品剂草木。每年经其诊治而愈的病人，不可胜数。卒后葬城西南溢渎先茔穆位，入祀乡贤祠。清代又入祀苏州沧浪亭五百名贤祠。配董氏，子三，郑膏、郑育、郑受（嗣为薛氏后）。（详见第五章姑苏名儒医撷菁中郑文康传略）

第九世

郑膏，字山龄，号甓庵。明中叶人。郑文康长子。成化四年（1468）中式举人，以疾不仕，遥授吉永县丞。继承祖传女科医术，日唯检校医方，志在济世。刊行其父著作《平桥稿》，以彰先德。卒年55岁，葬县西南溢渎先茔之次。著有《甓庵集》4卷。配虞氏，子二，郑良、郑吉。

郑育，字蠡孙，号中存。明中叶人。郑文康次子。叔父郑友光早亡，出嗣为其嗣子。继家传业医。弘治五年（1492），征授昆山县医学训科，年余便乞休。后藩王府欲征辟其为医官，称疾不就。曾累月闭户校梓其父遗著《平桥稿》，又孜孜不倦地编辑先代遗书。配何氏，子四，郑同仁、郑近仁、郑守仁、郑显仁（一作依仁）。

薛受，字思韶，号古愚。生于景泰四年（1453），卒年不详。郑文康幼子。昆山县学生员。其父以郑氏世传外世祖薛将仕女科医术，而薛氏无子孙100多年，乃将幼子郑受出嗣薛家为后，袭薛姓。薛受继承祖业，刻苦钻研医术，整理编撰薛氏女科医著、医方数种，今存抄本（然而往往与其始祖薛将仕相混淆）。惜盛年早亡，其子孙三代后又归宗，复郑姓。配杨氏、继配朱氏，子五，薛学、薛问、薛思、薛辨、薛明。

第十世

郑良，字尧臣，号栎庵。明中叶人，弘治八年（1495）前后在世。郑膏长子。承事郎。隐于医，潜心研究整理祖传女科方书，今存其辑编的《女科万金方》（清乾隆年间抄本），藏上海中医药大学图书馆；还编有《郑栎庵先生女科万金方传灯》4卷（旧抄本），藏中华医学会上海分会图书馆。配归氏，子二，郑云、郑霓。

郑同仁，字思庄，号听天。明成化、正德年间人。郑育长子。昆山县学生员。因连丧亲人，哀痛致疾，1年而殁。著《玉山集》5卷。配陶氏，子三，郑宗儒、郑宗周、郑宗伊。

薛学，字子敏，号惕庵。明成化、嘉靖年间人，薛受长子。昆山县学生员。配朱氏，子四，薛闻诗、薛闻礼、薛闻善、薛闻道。

郑吉，字汉卿，号怡山。生于弘治四年（1491），卒年不详，当在嘉靖二十八年（1549）以后。郑膏幼子。郑氏世传女科，有神验，家里所藏很多方书，郑吉尤能融会贯通，随症应变，治疾多显效。配朱氏，子四，郑志清、郑志任、郑志和、郑志时。

第十一世

郑宗儒，字希大，号勿欺。明中叶人。郑同仁长子。出身世医之家，继祖业，精医术。正德十三年（1518），被荐入太医院，授御医，后晋升为院判。嘉靖年间应直言诏，获赐五品服俸。与同邑魏校、王亿结文酒会。屡举乡饮宾。年81岁卒，墓在下齐村。配唐氏，子四，郑若曾、郑若思、郑若有、郑若水。

郑宗周，字希文，号存斋。明中叶人。郑同仁次子。将仕郎。配虞氏、继配薛氏，子二，郑若皋、郑若虞。

郑云，佚其字，号思竹。明中叶人。生于正德七年（1512），卒年不详。郑良长子。继承祖传女科医业，迁居常熟县城。被征为太医院医士，后赐冠带。曾续修《开封郑氏世谱（昆山支）》。配陆氏，子一，郑京。

薛闻礼，字之博，号平泉。明中叶人。薛学次子。继祖业。墓在积善乡荒区二十图食字圩石将军土地。配支氏（一作吕氏），子一，郑佚。

第十二世

郑若曾，字伯鲁，号开阳。明中叶人。生于弘治十六年（1503），卒于隆庆四年（1570）。郑宗儒长子。少游父好友、著名学者邑人魏校之门，并成为其侄女婿。嘉靖十四年（1535），以生员援例成监生，就读国子监。嘉靖三十五年左右入浙直总督胡宗宪幕府，协助抗倭，是著名的军事战略家，以撰述御倭、海防、地理、经济实用著作而闻名于世。编著有《筹海图编》《万里海防图》《江南经略》《郑开阳杂著》等10多种行世。功成身退，与归有光（连襟）、唐顺之等同学切磋学问，各有造诣。配魏氏，子三，郑既睦（应龙）、郑既平（应麟）、郑既道（应鸾）。

郑若皋，字虞叔，号二阳。明中叶人。郑宗周长子。学问渊博，以庠生应名医选拔，任太医院吏目。凡内廷宫眷染疾，投药辄效。性格耿介刚直，佞臣邀诊，一概不赴。明世宗朱厚熜的宠妃病重，召郑若皋诊治，视疾定方，服药后翌晨即愈。世宗召其入宫，赐以御衣，以示慰问。若皋借此机会言辞激烈地弹劾奸相严嵩父子专权误国。严嵩获悉后大怒，竟假传圣旨，将若皋廷杖七十，并将其关入大理寺监狱致死，还虚报病故。其子郑应霖、郑汝楫、郑应梅请求领回父亲尸体，亦不被允许，郑若皋最终草草藁葬狱中。（详见第六章吴门名太医掇英中郑若皋传略）

郑京，字师大，号松亭。生于嘉靖二十年（1541），卒于万历三十九年（1611）以后。郑云子。继祖业，随父徙居常熟县城。其高祖郑文康的著作《平桥稿》正得益于他万历六年的校订刻印，才有幸流传保存至今。配某氏，子五，郑希雍、郑邦贤、郑邦达、郑邦彦、郑邦英；又作子一，郑象玄（待考）。

郑佚，明中叶人，薛闻礼子。归宗复郑姓。配某氏，子二，郑三畏、郑三省。

第十三世

郑应龙，原名既睦，号苤山。明中叶人，郑若曾长子。苏州府学廪膳生员（生员中的优等者）。嘉靖三十一年（1552）随父入浙，赞理军务，曾乘小舟遍核江湖要害，设防制胜，叙功不受。万历四年（1576），被推荐参与编修《会典》。授儒学教谕。曾两次被推举为乡饮宾。著有诗文集6卷。配某氏，子二，郑永亨、郑永宁。

郑象玄，明中末叶人，郑京子。祖辈迁居常熟县城，继医业。

郑三畏，佚其字，号寅谷。明中末叶人，郑佚长子。继医业。英年早亡，墓在积善乡荒区二十图食字圩。配陆氏，守节抚孤。子五，郑嘉谟、郑嘉猷、郑嘉言、郑嘉会、郑嘉绩。

第十四世

郑永亨，佚其字，号昆池。明中末叶人。郑应龙长子。礼部儒士，考授承事郎。为人好义，赈饥助殡，尤喜周济别人之困难。两次被推举为乡饮宾。手辑《先儒格言》3卷。配某氏，子二，郑之郊、郑之祁。

郑嘉会，字世宗，号霁宇。生于隆庆六年九月初五日（1572年10月11日），卒于万历三十二年九月十二日（1604年10月4日）。郑三畏四子。幼孤家贫，赖母亲陆氏传予祖传方书《郑氏家宝》，奉为圭臬，行医维持生计。万历中期率家迁居苏州府长洲县周庄镇（雍正二年划归元和县，1952年划归昆山县，今属昆山市），行医为生。不幸英年早亡，仅32岁，葬长洲县南二十六都一图严与字圩。配朱氏，子一，郑任。

郑玉珮，字顺阳。生年不详，殉难于清顺治二年（1645）七月上旬。郑氏之裔，何支不详。继祖业，精医，为太医院医士。顺治二年七月上旬，清军攻陷昆山城，郑玉珮不屈遇难。

第十五世

郑之郊，字宋孟，号心芣。明末人。郑永亨长子。礼部儒士。博学多识，尤精医术，诊断处方，无不立效。医名满天下，南至闽浙，北达齐鲁燕赵及辽蓟，皆来延聘，全年车无停辙。天启四年（1624），征授太医院吏目，治病多奇效，不久晋升为御医。阉魁魏忠贤有疾招诊，乃大义凛然，称疾不赴，旋即辞职归乡，对阉党表示了极大的厌恶和憎恨。当时魏氏权倾朝野，郑之郊刚正不阿，藐视权臣，不怕报复，实为难能可贵。回乡后修葺祖墓，重建薛将仕祠。配张氏，子二，郑伯昌、郑嗣昌。（详见第六章吴门名太医掇英中郑之郊传略）

郑任，原名国任，字晋卿，号药房。生于明万历二十八年六月十四日（1600年7月23日），卒于清康熙十四年四月二十七日（1675年5月21日）。郑嘉会子。5岁丧父，依靠母朱氏辛勤教养，俟通经书，即得其亲授医术。乃克绍祖业，苦心孤诣，潜心探求医理，遂擅女科，又兼攻内外各科，借以济世。临诊穷根究源，治多良效。岐黄之外，又工诗，精音律，还善绘花鸟，多才多艺，名著一时。编有《郑氏约方妙诀》。卒葬长洲县南二十六都一图严与字圩先茔。配龚氏，子二，郑宽、郑寔；女三。

郑敷政，字和阳。生于明崇祯十年（1637），卒年不详。郑玉珮子。居昆山县城平桥畔。父郑玉珮为明太医院医士，清顺治二年（1645）七月，清军攻陷昆山城时遇难。时郑敷政方9岁，赖其母支氏含辛茹苦抚养成人，继祖业，精女科。不幸早亡，卒年仅20余岁。曾编《薛氏济阴万金书》，今存抄本藏于上海中医药大学图书馆。配叶氏。子一，郑隆祚。

第十六世

郑伯昌，字倩文，号缵苿。生于明万历二十年十一月二十七日（1592年12月30日），卒于清康熙四年十一月二十日（1665年12月26日）。郑之郊长子。自幼好古力学，少年时游学杭州，补庠生，被学使（省级教育行政长官）洪承畴视为高才。后郑伯昌力辞推举“贤良方正”。不乐仕途，唯以医术行世。虽医技颇高，所治多奇效，然每遇一病仍必细心研究，常道：“从医者关系到病人之生死，岂可不谨慎！”因此业益精，远近求医者如赴市。对贫民及荒村僻壤来邀诊者，立即出诊，还给予贫困者资助，故贫病患者，视其如父。其为人敦本厚义，遵祖爱亲。明崇祯十四年（1641）大荒灾，经其倡议城内多设粥厂济贫。清顺治二年（1645）七月，清兵攻打昆山城，其叔郑之祁殉难，时郑伯昌正避难于太仓直塘，闻讯后，冒着战火入昆山城收殓其叔遗骸，并抚养其遗孤堂妹（时方5岁），直至出嫁。以仁心笃伦纪，以仁术扶衰病，以仁言教子弟，又非常谦逊，不以善人自居，极力推辞荐举他为乡饮宾。还修辑宗谱，独力重建家祠和家学于春和里。平时耽于典籍，蒐罗编校先世遗书，寒暑不辍，著有《学圃集》6卷。卒葬本邑三保高巷村东维圩。元配李氏、继配夏氏，皆早卒，又继配徐氏。子七，郑起淹、郑起洽、郑起泓、郑起澄、郑起濂、郑起渊、郑起源，三子郑起泓与五子郑起濂继医业。

郑寔，字质人，号朴庵。明末清初人，郑任次子。继祖业。卒葬元和县石佛浜。配龚氏、继配陆氏。子二，郑功、郑言。

郑隆祚，清初人。郑敷政子。幼丧父，由祖母支氏和母亲叶氏（婆媳两人均守寡40余年）抚养长大。继承祖传女科。曾于康熙年间与郑元良一起摘编整理成《郑氏家传女科万金方》一书，抄本今藏南京中医药大学图书馆，已由中医古籍出版社出版。

第十七世

郑起泓，字纪淳，号忍园。生于明崇祯五年（1632），卒于清康熙三十二年（1693）夏。郑伯昌三子。父得秘方，精于医，求治者户外屡满。郑起泓得其传，性绝聪敏，于方书稍涉猎，即有神解，遂臻胜妙。常代父出诊。国变时曾至太仓避难。在箧中得先人遗书，如五世祖郑若曾之《筹海图编》等数十种，皆精心校订，但困于经费，于是质贷，甚至变卖家产，付梓以行。校订九世祖明进士郑文康遗著《平桥稿》18卷方竣，即去世。由其子郑定远（附监生）于次年（康熙三十三年）冬重刻行世，后被收入《四库全书》。配某氏，子一，郑定远。

郑起濂，字春陵，号素涛。生于明崇祯十二年正月二十八日（1639年3月2日），卒于清康熙四十八年四月十九日（1709年5月28日）。郑伯昌五子。7岁时值明朝灭亡。清顺治十三年（1656），为昆山县学生员，有文名。后因奏销案诖误，遂弃举子业，专攻医理。四子六经医性之书，《灵枢》《素问》《难经》医疾之书，莫不一一探究，深得其中精髓。以孝亲仁心为人治疾，医道遂精，故而四方求医者接踵而至。为人谦和，敦行好义，收入稍有盈余就周济贫困者。凡赈济、浚河等公益事，必竭力而为。年71岁卒，次年与妻合葬于吴县光福邓尉山右。著有《寄亭纂要》10卷、《医学辨讹》8卷。配黄氏。子三，郑来晋（昆邑庠生）、郑学垣（青浦庠生）、郑保泰（太学生）；女三。

郑言，字载飏，号訚庵。清初长洲县周庄镇人。生于康熙五年三月二十日（1666年4月23日），卒于乾隆十七年正月二十日（1752年3月5日）。郑寔次子。庠生。继祖业。卒年87岁，葬太湖东山笠帽峰竹根岭。配陈氏、继配蔡氏、汝氏。子一，郑斌，汝氏出；女三。

第十八世

郑定远，佚其字，号达斋。清初人。郑起泓子。附监生。继祖业。配某氏，子一，郑肇熹。

郑斌，字德纯，号雪渔。生于康熙五十九年十月初一日（1720年10月31日），卒于乾隆三十九年八月初七日（1774年9月12日）。郑言子。幼攻儒书，补长洲县学廪膳生员，岁试常夺冠，其文屡为学官、先辈所激赏。后五应乡试不举，直至乾隆三十九年55岁时方成长洲县恩贡生，但不幸当年便去世，士林惜之。承家业，习女科，精其术。又善书画，字宗欧阳询，瘦劲端整；山水师董其昌，尤擅绘洛神，得之者皆珍若拱璧。晚年，因喜爱洞庭东山山水之胜，遂举家迁居太湖东山镇叶巷。卒葬东山之阳秦家坞西冈茅场岭下。著有《雪渔吟稿》。配项氏、继配黄氏。子三，郑安徵、郑永徵、郑祥徵；女一。

第十九世

郑祥徵，字继善，号少迂，又号莫厘山人，晚号念山。生于乾隆二十三年十一月二十八日（1758年12月28日），卒于道光十二年七月十八日（1832年8月13日）。郑斌幼子。少读儒书攻举子业，初应童子试不取，念父母早亡，家徒四壁，即弃儒习医。穷研灵素，精汲百家，参以祖传家学，孜孜矻矻，探求奥旨。初苦其难，久之忽有神悟，于是医道大行。后迁回周庄镇旧庐行医（其父郑斌晚年率家迁居太湖东山镇叶巷），以继世传。临诊常探求病因，对症下药，故能时奏奇效，踵门求治者室常满。诊余又深入研究医学理论，撰述颇丰。曾采辑历代名医之论，编成《灵兰集义》若干卷。又采辑各种女科医著，参以郑氏家传方论，编辑成《女科集义》一书，以便利后学。该书现存道光元年（1821）抄本，为其子郑维嗣、郑维业誊校，今藏上海中医药大学图书馆（“文化大革命”前夕由其后裔郑孝鹤赴沪捐献）。还编撰有《医方括囊》《医学指南》等医著。兼工诗，著有《念山草堂存稿》。又虔诚礼佛，热心乡里慈善事业，乐善好施，周济贫困，为镇中耆望。卒葬镇东邻青浦县王巷村南日字圩新墓。配叶氏，子二，郑维嗣、郑维业。

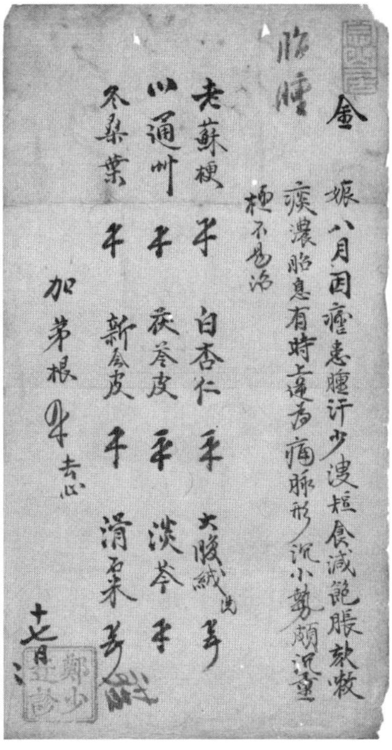

图7-3　郑祥徵处方笺

第二十世

郑维嗣，字孝仲，号敬斋。生于乾隆五十六年十月十六日（1791年11月11日），卒于道光二十六年八月初八日（1846年9月27日）。郑祥徵长子。从父学医，继祖业。曾与弟郑维业一起为其父誊校医著《女科集义》。卒葬青浦县王巷村南日字圩昭位。配罗氏，子一，郑长龄。

郑维业，字又新，号豫忖。生于清嘉庆四年正月初六日（1799年2月10日），卒于同治元年十月初八日（1862年11月29日）。郑祥徵幼子。克绍祖业，以医鸣时。卒葬青浦县王巷村南日字圩穆位。配朱氏，子三，郑修吉、郑修士、郑修德。

第二十一世

郑修吉，字康生。清末人。郑维业长子。继医业，编著《元宰必问》2卷。

郑修士，又名元士，字端生。清末人，郑维业次子。继医业。子一，郑大纶。

郑修德，又名泰德，字敏生。清末人。生于道光二十六年（1846），卒于宣统三年（1911）。郑维业幼子。继医业，业务鼎盛，编著《灵兰医案》6册。子一，郑大纯。

第二十二世

郑大纶，字隺书。清末人。生于清同治四年（1865），卒于1912年。郑修士子。继祖业。

郑大纯，字谏书，号小康。清末民国人。生于清同治十二年二月二十五日（1873年3月23日），卒于1936年5月1日。郑修德子。继祖业。子一，郑孝鹤。

第二十三世

郑孝鹤，名志坚，以字行。生于1914年9月29日，卒于2000年7月1日。郑大纯子。1931年起从父学医，1936年父亲病故后，在周庄镇南栅下塘钉鞋墙门家中独立悬壶应诊，业祖传女科。1953年1月，加入周庄镇联合诊所（1960年9月联诊并入周庄卫生院），任中医妇科医师，直至1978年4月退休。子一，郑陆骍。

第二十四世

郑陆骍，名聪骏，以字行。生于1954年8月20日。郑孝鹤子。1973年高中毕业后，入周庄卫生院当中医学徒。1978年3月，考入南京中医学院（今南京中医药大学）中医系，1982年12月毕业，获医学学士学位。分配至扬州医学专科学校（1984年7月升格为扬州医学院，1992年改为扬州大学医学院）中医系任教，并在扬州大学附属医院、扬州市中医医院、扬州市皮肤性病防治所应诊。1987年晋升为中医学讲师，1996年晋升为中医外科副主任医师，2001年套评为副教授。曾任中医学系临床教研室主任。1995—1998年任农工民主党扬州医学院支部主任委员，1998—2006年任农工民主党扬州大学支部主任委员，2001年至今任农工民主党扬州市委第七届、八届副主任委员，1993—2003年任扬州市郊区第三、四届政协委员，1998—2008年任扬州市第四、五届政协委员，2008年起当选扬州市第六届人大代表、市人大常委会委员，1998年起连任三届江苏省中医药学会皮肤病专业委员会副主任委员、扬州市中医学会外科专业委员会副主任委员。历年来在省级以上中医学术期刊上发表论文17篇，担任副主编和参编出版全国中医药高校教材和专著5部。主持和参与完成省级、厅局级科研课题4项，其中“系列乳癖合剂择时给药治疗乳腺增生病的临床及实验研究”（为第二完成人）获2000年江苏省中医药科技进步一等奖、“参芪佛手合剂缩短产程临床及实验研究”（为第三完成人）分获2003年江苏省科技进步三等奖和扬州市科技进步二等奖。女一，郑明洁。

钱静，生于1955年12月11日。郑陆骍妻。1982年12月毕业于南京中医学院中医系，获医学学士学位。分配至扬州医学专科学校中医系任教。1998年在日本东京慈惠会医科大学产妇人科留学1年。2004年6月获南京中医药大学医学博士学位，同年晋升为教授，次年晋升为主任中医师。2015年被评为扬州市名中医。曾任扬州大学医学院中医学系主任、硕博士研究生导师，江苏省中医药学会妇科专业委员会副主任委员、扬州市中医学会妇科专业委员会主任委员。临床擅长中西医结合诊治女性月经不调、不孕症、妇科慢性炎症性疾病、多囊卵巢综合征、子宫内膜异位症、更年期综合征、盆腔淤血综合征等妇科疾病。主讲课程有《中西医结合妇产科学》《伤寒学》。培养硕士、博士研究生10多名。历年来在国内医学核心期刊和国外医学杂志发表论文60余篇，担任主编和参编出版全国中医药高校教材和专著5部。主持完成省级、厅局级科研课题4项，参与省级科研课题1项，其中“系列乳癖合剂择时给药治疗乳腺增生病的临床及实验研究”（为第四完成人）获2000年江苏省中医药科技进步奖一等奖、“参芪佛手合剂缩短产程临床及实验研究”（为第一完成人）分获2003年江苏省政府科技进步三等奖和扬州市政府科技进步二等奖。

第二十五世

郑芝香，清末人。先世属何支，因家谱毁于“文化大革命”期间，无从查考。郑芝香在昆山县城乐输桥（约在今亭林路、柴王弄口）寓所设诊应世，业祖传女科。子一，郑畏三。

郑明洁，生于1984年12月4日。郑陆骅女。初、高中均就读于江苏省扬州中学，2003—2010年就读于南京医科大学七年制（本硕连读）临床医学专业，研究生阶段专业为普通外科甲状腺乳腺方向，导师为南京医科大学第一附属医院（江苏省人民医院）副院长王水教授。毕业后继续攻读原导师的博士研究生，2013年毕业，获医学博士学位。留江苏省人民医院普通外科工作，长期从事乳腺疾病的临床医疗与教学工作，现为副主任医师，副教授。擅长乳腺良、恶性疾病等的诊断及综合治疗。以第一或通讯作者发表SCI论文10余篇。主持国家自然科学基金青年基金项目1项、江苏省自然科学基金青年基金项目1项和江苏省妇幼保健协会课题1项。获专利6项。

第二十六世

郑沁梅，清末昆山菉葭浜（今陆家）镇人。生于道光二十九年（1849），卒于光绪二十一年（1895）。先世属何支，何时迁至昆山菉葭浜镇韩泾滩，因家谱毁于“文化大革命”期间，无从查考。沁梅在韩泾滩家中设诊行医，业祖传女科。子一，郑士才。

郑畏三。清末人，郑芝香子。继父业，早亡。女一，郑淑闻，赘婿郑伯钧。

第二十七世

郑士才，字守经。生于清光绪十四年（1888）六月，卒于1949年2月1日。郑沁梅子。继祖业，习女科，医技高超，业务兴盛，享誉昆山、嘉定一带。授业予女儿郑鸣智、赘婿郑友仁及门人蓬阆镇邹维德三人。

郑伯钧，字贻则，原姓吴。生于清光绪十六年（1890），卒于1934年。16岁入赘昆山乐输桥女科世医郑氏，袭郑姓，妻郑淑闻。因岳父郑畏三早亡，由岳祖郑芝香亲授医术。郑伯钧天资颖慧，又悉心研习医经，上溯《内经》《难经》，下逮明清医家，又深得祖传医术与秘方之要旨，故医技大进。20岁悬壶于乐输桥家宅，遣方用药轻灵清透，严谨斟酌，屡起沉疴，于是声誉日隆，门庭若市，求诊者遍及苏州、上海、常熟、太仓诸地。1922年10月，在沪上名流宋汉章、李平书、王一亭、穆藕初等人的敦促下，在上海平桥路1838号设分诊所，逢单日在昆候诊，逢双日在沪应诊，病者盈门。自此，长年累月，不避寒暑，风雨无阻地往返昆沪两地，忙于医务，以至积劳成疾，淹缠不起，殁时年仅45岁。著有《存方验案集》4册，未刊，惜毁于“文化大革命”期间。伯钧医技精湛，尤为人称道的是能摆脱陈旧思想束缚，破除郑氏医术不传外人的家规，除传技于子辈外，接收异姓学生，以广济世，及门弟子有杨慎思、洪汉臣、戴琢琳、叶朝宗、陆俊人等。子二，郑绍先、郑绍平。

第二十八世

郑鸣智，名凤英，以字行。生于1914年6月28日，卒于2013年2月4日。郑士才女。1926年，14岁高小毕业，经补习国文后从父学医。1934年在韩泾滩家宅自设女科诊所开业，直至1952年3月加入菉葭联合诊所。1956年9月，被吸收入菉葭卫生所（后相继改为菉葭公社卫生院、陆家中心卫生院、陆家人民医院），任中医妇科医师，医德、医术享誉遐迩。1976年12月退休。1961年起，当选为昆山县第四、五、六届人大代表。退休后，犹病者盈门，享百岁高龄。

郑友仁，原姓宋，名继宗，以字行。生于1915年8月26日，卒于1997年3月25日。郑士才赘婿。1931年随岳父学医，1936年学成，赴天福庵悬壶应诊。2年后，返家中应诊，直至1952年3月加入菉葭联合诊所。1956年9月，被吸收入菉葭卫生所，任中医妇科医师。1979年3月退休。

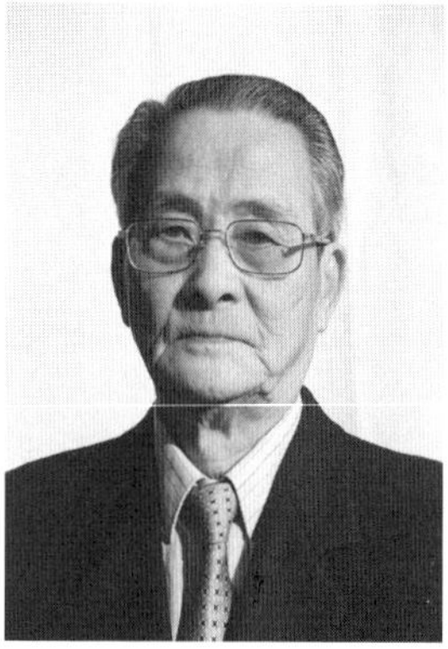

图7-4　郑绍先像　陆敏摄

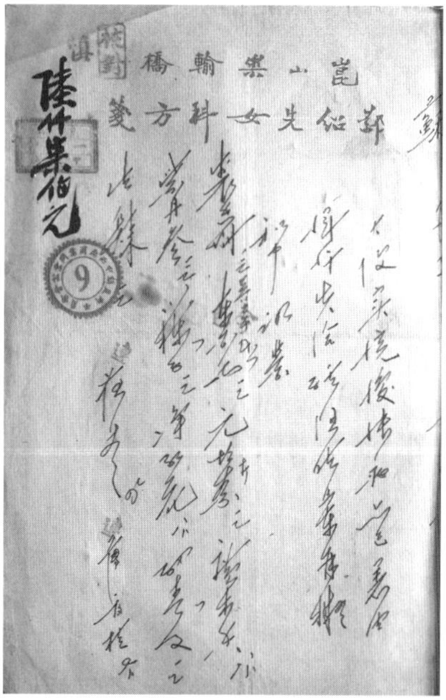

图7-5　郑绍先处方笺

郑绍先，生于1920年7月3日，卒于2004年11月8日。郑伯钧长子。少承家学，研习《郑氏女科万金方》等祖传医著，深得其旨。1935年2月，插班进入苏州国医专科学校二年级深造，1937年7月毕业后，至上海陆志远中医诊所襄诊。1940年返昆，在乐输桥旁寓所（亭林路34号）设诊开业，继承祖传女科，初露锋芒，声誉鹊起。1947年2月，加入昆山县中医师公会，被推选为理事。1950年5月，发起组织成立昆山县中医事工作者协会，被推选为主任委员。次年，成立昆山县城区卫生工作者协会筹备会（1955年10月正式成立县卫生工作者协会），被选为副主任。同年，又任苏南卫生建设委员会委员。1953年7月，组织成立城区民康联合诊所，任首任主任。1956年9月，被吸收入昆山县人民医院，筹建中医科。次年1月，经省卫生厅批准，晋升为中医科副主任。1979年，被省卫生局确认为中医科副主任医师。1980

年，负责筹建成立昆山县中医医院，并任副院长，直至1986年10月。1987年5月退休。1988年11月，晋升为中医妇科主任医师。1989年6月16日，被昆山市卫生局任命为昆山市中医医院名誉院长。1991年7月，被人事部、卫生部、国家中医药管理局批准为全国首批继承老中医药专家学术经验指导教师（共500名）。1994年10月，被江苏省卫生厅、省中医管理局命名为“江苏省名中医”。2000年1月，被授予首届“昆山名医”称号。中华人民共和国建立后，还历任昆山县第一至七届政协常委，苏州地区中医学会常务理事、苏州市中医学会理事兼妇科学组副组长、昆山县（市）医学会第一、二届副会长、昆山市中医学会首届名誉会长。郑绍先从事妇科临床医疗工作60余载，积累了非常丰富与宝贵的医疗经验，取得了精深的学术造诣。临证融会贯通，辨证施治，凡带下、崩漏、调经、种子、胎产诸症而求治者均应手奏效。擅长子宫肌瘤、置环后月经失调、不孕症、先兆流产、产后病、青春期功能性子宫出血、卵巢囊肿等病的诊治。负责举办过1962—1966年和1981年两期县中医学徒班，为全县（市）培养了一大批中医骨干。入门弟子有郑天如、王晓元、李钰璆、储婷婷、许柏泉、吴纪祖，其中郑天如、许柏泉、吴纪祖3名学术继承人，经考核于1994年出师并晋升为中医副主任医师。历年来指导过的学术继承人在省级以上医学学术期刊上发表论文《郑绍先妇科学术经验浅述》等15篇。出版专著《郑绍先妇科经验集粹》（上海科技文献出版社，1996）。其临床经验还被收入《中医辨治经验集萃——当代太湖地区医林聚英》（人民卫生出版社，1996）。

郑绍平，生于1925年12月24日，卒于2004年12月25日。郑伯钧幼子。1932—1937年在昆山近民小学（今昆山市第一中心小学）读书，1937—1940年就读于上海私立民国中学初中部。1942年起，随长兄绍先学医。4年后襄诊行医。1956年3月，加入城区民康联合诊所，任中医妇科医师。1958年10月，联诊合并成立马鞍山公社医院（1966年改为玉山镇卫生院），先后任正阳桥、小西门门诊部主任，院中医内科负责人。1981年10月，晋升为中医妇科主治医师。1987年5月退休。

第二十九世

郑天如，生于1944年2月2日。郑友仁、郑鸣智长子。1962年高中毕业后，进昆山县中医学徒班师从郑绍先主任学医。1968年7月，分配至石浦卫生院中医科，1981年4月，晋升为中医师。1986年6月，调至县中医医院工作。1989年9月，晋升为中医妇科主治医师，同年任苏州市中医学会理事兼妇科学组副组长（后为中医妇科专业委员会副主任委员）。1991年7月，被江苏省人事厅、省卫生厅和省中医管理局确定为学术继承人，继承全国首批老中医药专家郑绍先主任医师的学术经验，3年后通过省专家组的考核、全国老中医药专家学术经验继承工作检查验收委员会的验收，顺利出师，并于1994年12月晋升为中医妇科副主任医师。后相继受聘为南京中医药大学、上海中医药大学、安徽中医药大学临床兼职副教授。历年来在省级中医学术期刊上发表论文6篇。2000年，被评为首届“昆山名医”。2007年，昆山市中医医院成立郑氏妇科名老中医工作室，至工作室从事诊疗和带教工作，妙手仁术，造福百姓，深受市民信任和爱戴；培养了方艳、陈晶晶、陶熠丽、陈翊4名传承人。2010年6月23日，被苏州市文化广电新闻出版局（现苏州市文化广电和旅游局）认定为第二批苏州市非物质文化遗产项目代表性传承人。2020年11月18日，被江苏省文化和旅游厅认定为第五批江苏省非物质文化遗产代表性项目代表性传承人。

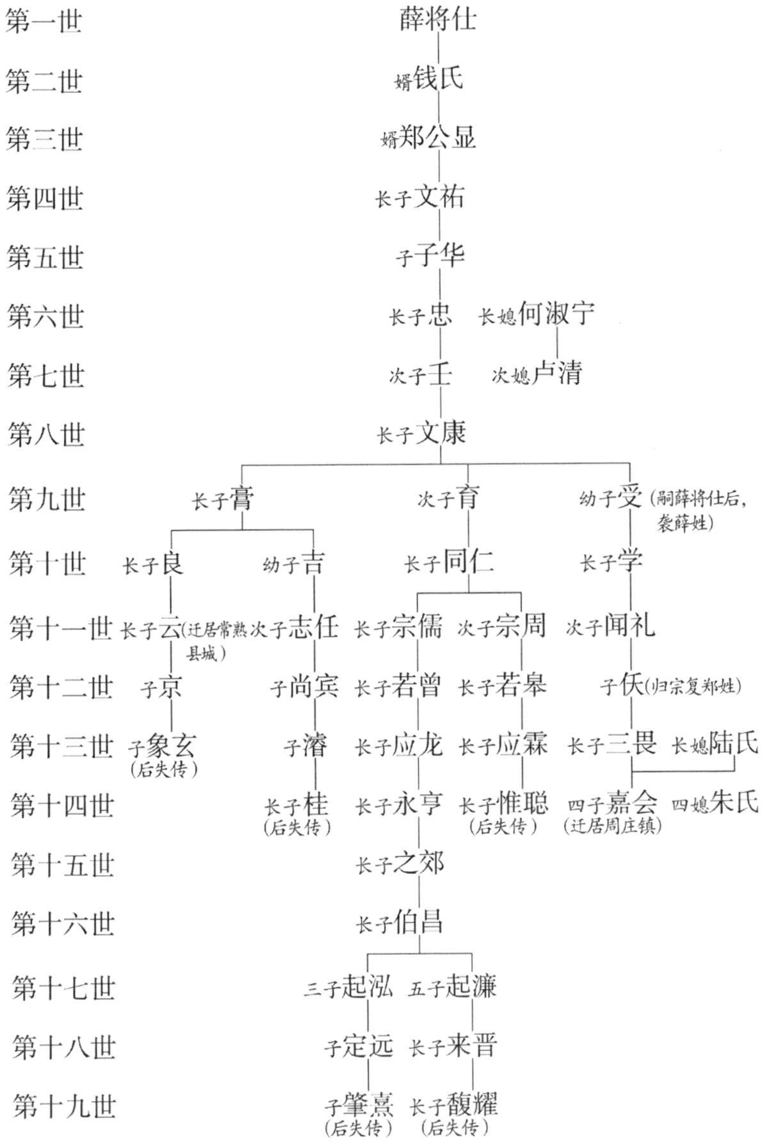

图7-6　昆山郑氏妇科世系图(第一至第十九世)

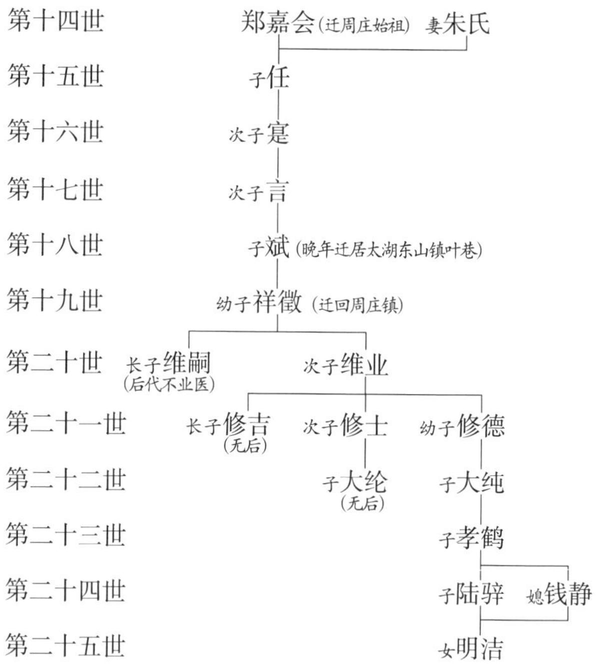

图7-7　昆山郑氏妇科周庄支世系图

前世失传(家谱毁于“文化大革命”期间)

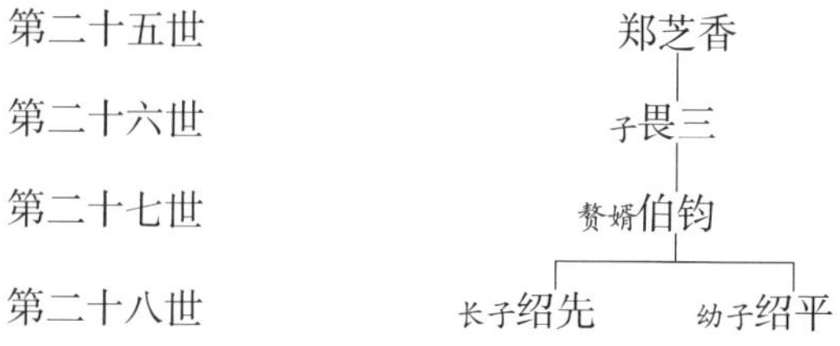

图7-8　昆山郑氏妇科城内乐输桥支世系图

前世失传(家谱毁于“文化大革命”期间)

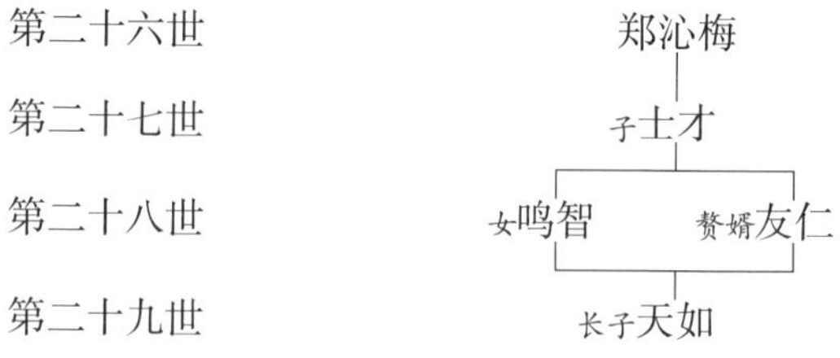

图7-9　昆山郑氏妇科菉葭韩泾滩支世系图

郑氏妇科疗法，于2009年5月20日经苏州市人民政府批准，被列入《第四批苏州市非物质文化遗产代表作名录》；于2011年9月2日经江苏省人民政府批准，被列入《第三批江苏省级非物质文化遗产名录》。

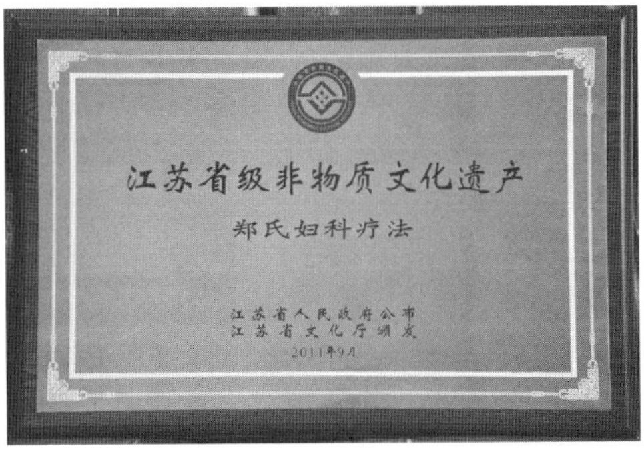

图7-10 “郑氏妇科疗法”列为江苏省级非物质文化遗产

四、宋元明长洲盛氏十三世医

长洲盛氏是北宋参知政事、谥“文肃”盛度的后代，靖康之乱后，盛度玄孙盛瑄（文英殿司谏、宣义郎）与子盛岫（文英殿直、宣义郎）由汴都徙居吴中，为迁吴始祖。盛岫后任平江府通判，晚年居吴江县儒林里。盛岫玄孙盛益（1232—1262），于南宋末复由儒林里迁居平江府城，曾任府吏。盛益长子盛忠、三房次孙盛似祖最早开始从事医业，从此，盛氏家族儒、医两业鼎盛，延续十多代，历代业医者有57人，内举荐为太医者多达22人，为著名的太医世家、儒医世家，冠绝江南。

第一世

盛忠，字子忠，盛益长子。宋末元初人，盛氏家族业医第一代，任江浙行省医学提举司提领。卒葬齐门外长洲县界，后迁吴县胥台乡黄山之阳。配王氏。子一，盛元善。

盛宗仁，字仲礼，行万一，盛益三子。生于南宋咸淳九年五月初七日（1273年5月24日），卒于元至正二年七月二十六日（1342年8月27日），享年

70岁。世居苏城乐圃坊（今慕家花园巷东口）。6岁而孤，克自树立，成年业儒。为人详雅端庄，性尤宽厚。卒葬齐门外长洲县界，后迁吴县胥台乡黄山之阳。配王氏。子二，盛德昭、盛似祖。

第二世

盛似祖，字嗣初，号止庵，晚年更号寓翁。盛宗仁次子。生于元延祐四年六月十六日（1317年7月24日），卒于明建文四年七月初五日（1402年8月3日），享年86岁。博学洽闻，为儒医，不求闻达，具古隐君子风。志宇轩昂，通达明敏，笃于孝友，有义行。卒葬吴县胥台乡黄山之阳。配邓氏（1321—1391）。子四，盛棠、盛逮、盛彰、盛南，次子逮继医业；女四。

第三世

盛逮，初名棣，字景华，号默庵，改号居密。盛似祖次子。生于元至正四年五月十七日（1344年6月27日），卒于明正统元年十二月十八日（1437年1月24日），享年93岁。自幼颖敏好学，及长识量益宏，行谊益励。洪武初年，被荐举为贤良方正，获赐冠带袭衣，命议事于兵部。逮处断刚正，据理直言，为中书参政陈宁所忌，乃以疾辞归。洪武七年（1374），弟彰因买卖盐犯了法，追捕甚急，父似祖怜其年少不忍心，盛逮自告奋勇对父说：“弟尚未有子，我有子可代行。”以慰父心，遂戍宁夏。戍所当地经历战乱未久，遗骨遍野，斗米千钱，人饥困多疾疫，盛逮以医药救济之，救活者众多。从戍19年后，始得回乡省亲，归后未及10日，母亲邓氏卒。又5年后，复归省而父卒，皆得以亲视含殓，人以为孝义所致。性慷慨好义，平日赈济困穷患难者不胜枚举，如元末时曾赠白金二百两助友人唐自牧偿还所欠官租，明初在家乡时倾己资代民偿交全区逋赋，友人睢州李幹、乡人周伯恭皆以孤贫见托，养之终身且葬祭之。早年游秦晋间，遇异人授吐纳导引法，又授医方，行之有效。晚岁益致力于圣贤之学，好吟咏，有《原道集》，学者珍重之，刻石于郡庠。卒葬吴县黄山之阳先茔。配朱淑贤（1345—1389），妾哈氏。子四，盛宜、盛寅（继医业），朱氏出；盛实、盛宁，哈氏出；女一。

盛彰，初名樟，字景良。盛似祖三子。生于元至正十一年正月初一日（1351年1月28日），卒于明永乐十五年七月十五日（1417年8月26日），享年67岁。永乐七年以人才被荐举，永乐十四年出使浙江，督台州府赋税。次年七月病卒于黄岩县之丹崖驿，归葬吴县黄山之阳先茔，后改葬吴县太平乡荐福山（今七子山）丹霞坞。配陆氏（1354—1437）。子七，盛容、盛宓、盛完、盛宷、盛宏、盛寓、盛宽，五子宏继医业；女六。

第四世

盛寅，字启东，号退庵。盛逮次子，行四。生于明洪武七年十二月初一日（1375年1月3日），卒于正统六年九月初二日（1441年9月16日），享年68岁。幼聪慧，4岁即能识字，8岁会作诗，14岁母丧，葬祭无违礼，祖父盛似祖奇而喜之，益加诲励，又遣其从学于同郡名儒医王宾，尽得其儒、医两学。王氏得医术于名医浦江戴思恭（字原礼，后为太医院院使），戴氏又受传于一代名医朱丹溪，故盛寅得丹溪派真传。复又精研《内经》等医学经典著作，医术大进。永乐三年（1405），因医技出众，被授任苏州府医学正科，名声日振。永乐十八年，明成祖朱棣召盛寅入皇宫便殿为其诊宿疾，切脉后诊断为风湿病，成祖大为信服，赞扬地说："此乃医流中状元也。"成祖宿疾经其治疗后成效显著，乃授盛寅太医院御医，后累被宠渥，赐赉殊厚，京城求疗者户不能容。永乐二十二年冬，明仁宗嗣位，命掌南京太医院事。宣德三年（1428），宣宗召其入见，遂日近侍奉明宣宗，宠遇有加。五年，秩满，加授承事郎（正七品）。正统二年，丁父忧，返里服丧。3年服阕将赴京，忽遘疾，自诊其脉曰："吾不起矣。"遂不服药，缠绵病榻1年多后，于正统六年去世，临终前作诗3首而亡。两京太医院皆隆重悼念祭祀，当地民众也多哀悼，哭吊者络绎不绝，3个多月后下葬时，有数千人参加葬礼。墓在吴县胥台乡黄山之阳先茔次位。配颜妙定，妾蒋氏、沈氏。子十一，盛俨、盛侃、盛佖、盛僎、盛维寿（夭折）、盛倓（28岁殁）、盛佶（未娶而殁）、盛侅（举进士，入仕）、盛侗、盛佐（24岁殁）、盛俌；女三。长子俨、次子侃、三子佖、四子僎、九子

侗、十一子俌都善承医业。（详见第六章吴门名太医掇英中盛寅传略）

盛宏，字叔大。盛彰五子，行八。生于明洪武十九年正月二十八日（1386年2月27日），卒于天顺三年十月三十日（1459年11月24日），享年74岁。少从同郡名儒医王宾学习，深研《素问》《难经》及诸医家方书，日见造诣，踵门求治者无虚日，活人无算。荐入太医院为医士，大精其术。正统十三年（1448），擢升为御医，数载后，敕封修职郎（正八品）。景泰七年（1456），治愈皇妃危疾，帝欲晋其官，力辞，以家戍南丹，上书乞移近地，蒙恩宥除其军籍，后遇恩例复改隶南京锦衣卫籍。同年秋，恳辞归里。不幸染疾，迨三载而卒。葬吴县太平乡荐福山（今七子山）丹霞坞先茔次位。盛宏体貌丰伟，为人耿介刚果，孝于事亲，友于兄弟，抚育孤侄长大，各予婚配，教成医业，高义世罕。配朱氏，妾甘氏。子三，盛佾、盛俭、盛俸，长子佾继医业；女四。

第五世

盛僩，字文硕，一字汝望，号思庵。盛逮孙、盛寅长子，行一。生于明洪武二十九年十一月初十日（1396年12月10日），卒于宣德四年六月二十五日（1429年7月26日），年仅34岁。性行淳实孝友，能绍父业。永乐年间，父为太医院御医后，侍父于京师，被征为太医院医士。卒于京师官舍，3年后归葬吴县胥台乡黄山先茔之次。配许志清（吴江松陵人，1394—1475）。子一，盛暟，善承医业。

盛伦，字文叙，号芝岩。盛逮孙、盛宜长子，行二。生于明洪武三十一年八月十一日（1398年9月21日），卒于成化六年正月初十日（1470年2月10日），享年73岁。性明敏，少从叔父盛寅学医，又遇异人授堪舆术，遂精两学，以疾求疗与相地者众多，门无虚日。乐于疗疾，而不轻易相地。笃于孝义，为人诚恳端慎。卒葬长洲县彭华乡芝环山先茔次位。配张淑靖（长洲名医张淯女，1397—1475）。子四，盛昱、盛晸（举进士，仕至知府）、盛昺、盛旦，长子昱继医业；女二。

盛侃，字文刚，一字汝谦，号西野。盛寅次子，行三。生于明洪武三十一年十一月十八日（1398年12月26日），卒于景泰六年正月初九日（1455年1月26日），享年58岁。儿时端重异常，郡名儒王宾先生见后，惊奇地对其祖父盛逮说：“此凤雏也！善抚育之。”时祖父之友人翰林待诏睢州李幹年老依附在盛家当塾师，盛侃师事之。及长尤得家学秘传，医学经典过目辄通其义，医道大行。宣德三年（1428）冬，经地方官推荐，至吏部考试获优等后，被荐授苏州府医学正科，历近30年，克尽厥职，始终如一，均因秩满考绩优秀而复任。崇孝友，敦行谊，卒葬吴县胥台乡黄山先茔之次。配汤氏。子四，盛时、盛明、盛昇、盛昇；女六。

盛偘，字文威，一字汝政，号修省。盛寅三子，行五。生于明永乐二年十一月十四日（1404年12月16日），卒于景泰七年十月二十九日（1456年11月26日），享年53岁。永乐十八年，侍父至京师。后奉父命归里，代父照料高寿的祖父，晨夕不懈，人曰孝子贤孙。与此同时，益刻苦研习医学，继承祖业，得其治疗者无不愈。正统初年，父丁祖父忧归家，4年后染疾，盛偘日侍汤药，衣不解带3多个月，人称其孝，然父还是溘然长逝。景泰七年秋，忽患危疾，自知不能愈，视死无难色。卒葬吴县太平乡荐福山感慈坞。配徐氏。子三，盛昕、盛昉、盛晊；女一。

盛传，字文继，号济庵。盛彰孙、盛宗长子。生于明永乐三年十月二十七日（1405年11月18日），卒于成化二十三年十月二十九日（1487年11月14日），享年83岁。甫成童遭父亡，从叔父盛宏学医术，《素问》《难经》经典，莫不洞究，神融心悟。及长自立应诊，临证数载，危疾多能起死回生。病家相邀出诊，无分雨雪酷暑，即刻前往。成化十年，以名医召为太医院医士，时年已70岁，以年老辞归。又10年，遇恩例授冠带而终。葬吴县太平乡荐福山丹霞坞。配吴氏。子四，盛昂、盛旸、盛晛、盛暚；女一。

盛僎，字文辅，一字汝德，号钝庵。盛寅四子，行六。生于明永乐八年十一月初七日（1410年12月2日），卒于天顺五年七月初三日（1461年8月8日），享年52岁。12岁丧母颜氏，尽哀如成人。迨长勤奋攻学问，博涉经史。

侍父于两京，举止稳重深得父心，尽得其授医技，切脉如神，医术大行，且医德高尚。父丁忧归家后染疾，昼夜侍侧，衣不解带，食饮药饵，非亲尝不给父亲进食。父亡后，让居室予诸兄，迁居金昌亭西。诸弟尚幼，全力将之教育成长并婚娶。后八弟盛侅登进士第，幼弟盛備成医官，均曰："兄之力也。"盛僎长髯丰颐，仪表伟岸。为人色庄气和，内仁外方。平时居家整肃，乐于济贫恤匮，救人所急，得闾里敬重。卒葬吴县至德乡十二都三图五峰山博士坞隐乐字圩新阡。配袁氏（太医院院使袁宝之女），妾高氏。子三，盛暄、盛旷、盛晚，长子暄、次子旷继医业；女二。

盛佾，字文理，号弃庵。盛彰孙、盛宏长子，生母甘氏。生于明永乐二十一年九月二十三日（1423年10月27日），卒于弘治十一年闰十一月初三日（1498年11月16日），享年76岁。自幼警敏，少读儒书。14岁随父学医于京师，出入医垣，益肆力于医家诸书，兼以家传之妙，治病辄有奇验，人争求之。约景泰四年（1453），荐授吴江县医学训科，奉职尤勤，在任达30多年，至弘治元年，以年老乞归。居家严肃，自奉俭约。卒葬吴县太平乡荐福山丹霞坞先茔次位。配徐氏，继配张氏，妾马氏、张氏。子三，盛唐、盛虞、盛周，次子虞继医业；女二。

盛侗，字汝成，号直庵。盛寅九子，生母沈氏，行九。生于明正统二年五月十一日（1437年6月14日），卒于弘治九年八月初十日（1496年9月16日），享年60岁。继承家传医业，及长医术益精，求治者踵足相接。性刚介，直斥人过。卒葬吴县至德乡善人桥奇禾岭。配沈氏（太医院御医长洲沈玄孙女）。子二，盛早、盛杲，长子早继医业；女二。

盛備，字汝弼，号春雨。盛寅十一子，行十一。生于明正统六年四月十七日（1441年5月7日），卒于嘉靖二年九月初五日（1523年10月13日），享年83岁。出生4个月即丧父，赖生母沈氏抚育。甫成童，由四兄盛僎抚教。及长，授徒养母的同时，精研医术，继承祖业。智识超颖，才干出色。成化八年（1472），荐授苏州府医学正科，克称其职。盛備博古多识，性格严整，体貌丰毅，令人敬惮。生平好谈论，援今验古，历历皆有据，听者竦然膺服。人有疑未决，多从其剖析。八兄盛偐登进士第5年后病卒，盛備抚养寡嫂孤侄20年不怠。一王氏病妇，众医以阴虚治，病情却越来越重，盛僎诊为腹疡，令其夫按患处痛殆绝，灌以溃痈药，数日而愈。成化年间王恕巡抚江南时，得疾卧于南京，众医以痰结治，苏州府刘知府推荐盛僎前往诊治，视症后诊为痁病（疟疾），投剂后而瘥。畅侍御在暑天病寒，盖数重被、身裹裘衾，关闭在室中犹不胜冷，以伤寒治之无效。邀盛僎诊，望而切诊谓："热极似阴，乃中暑也。"启室解衣，全身涂以捣葱，服香薷汤，一饮而苏，再饮而索进食，三饮而病瘳。似尚书患风蹶，盛僎予以药酒，饮尽三石而病起。似尚书与多位大臣欲群荐盛僎入太医院，力辞之。弘治十五年（1502），年逾60岁，荐举其侄盛早代其担任苏州府医学正科，遂致仕。卒葬吴县至德乡善人桥奇禾岭。配吴氏，继配陈氏，妾钟氏、姚氏。子三，盛曾、盛鲁、盛昔，长子曾、次子鲁继医业；女七。

第六世

盛昱，字允昭，号芝田。盛伦长子。生于明永乐十七年十二月二十三日（1420年1月8日），卒于成化十九年十一月三十日（1483年12月29日），享年65岁。盛昱克绍家学，方书脉诀莫不精研，经传子史莫不穷究。活人虽多，无问报酬。景泰五年（1454），经苏州知府汪浒荐而授苏州府医学正科。盛昱富有才干，医事之外，凡政事缺员，委之办理，悉能圆满完成。成化四年，年甫50岁即休官。赋性淳笃，孝敬尽于亲，慈爱及于众，友爱加于兄弟。配陈氏（郑和下西洋船医、长洲名医陈弓之女），合葬长洲县彭华乡芝环山先茔次位。子一，盛莹，继医业；女三。

盛暟，字用美，号闲舟。盛俨子。生于明永乐二十一年九月二十七日（1423年10月31日），卒于弘治九年十二月二十八日（1497年1月31日），享年75岁。少颖悟，7岁时，父卒于京师官舍，与母许氏在苏州家中生活，赖其曾祖居密翁抚教。少攻举子业，学成后屡试于乡不遇，遂深究家学，以医业行世。

其处方必察五运六气、天时之变、地理之宜，人的禀赋、喜好与居住环境之不同，辨证施治，毫厘不爽，有同病而异治与同症而异方，投剂辄效，常能治愈危症痼疾。以至于夜不闭户，病者盈门，远近皆争相求诊，就诊尽得治愈，一时医名远扬，成化年间，以名医被荐征为太医院医士。母丧归家守孝，服除竟不复职，无意于仕进。遂悬壶市中，从不计较病家报酬多寡，遇贫病者犹赠予药，于是民众对其益加敬重。奉母甚孝，为人襟怀开豁，慷慨尚义，亲友有急难，周恤不吝。卒葬吴县至德乡善人桥北茅坞。配沈氏，继配潘氏（1437—1525），妾高氏。子三，盛乾、盛坤、盛艮（均高氏出），长子乾、三子艮继医业；女一。

盛昕，字用初。盛偘长子。生于明洪熙元年十月六日（1425年11月15日），卒于成化十六年十二月六日（1481年1月5日），享年56岁。少敏学，攻研儒、医书，昼夜忘倦。性孝友，奉父母至孝，友于兄弟，睦于宗族。弟病，躬调汤药医治，数年无倦意。貌清癯，美髯须，性格淳厚，言行谦谨。隐居行善，见义勇为，布衣终身。卒葬吴县太平乡荐福山感慈坞。配长洲朱氏（1427—1503），子二，盛瓘、盛璋；女一。

盛暄，字用阳，号师省。盛僎长子。生于明正统十一年九月二十一日（1446年10月11日），卒于正德七年二月二十日（1512年3月7日），享年67岁。幼受先训，勉承家学，16岁父亡后，攻研益深，所治辄效。病家请诊无论贵贱必赴，诊则无不愈。以医术声震吴中，名重一时。因而致富，增建（添）居第、田亩。体魁肥，双目炯然，言词朗朗，人皆望而敬之。曾续修家乘，刊刻存世。又手录其有奇效之医案汇编成册。生平尚贤爱交友，士大夫途经苏州者多拜访之而求医问药，人有急难救济唯恐不及。喜吟咏，工书法，而不显于时。配袁氏，合葬吴县至德乡十二都三图五峰山博士坞隐乐字圩先茔。子一，盛环，继医业；女一。

盛旷，字用敬，号夷然。盛僎次子。生于明正统十三年七月初九日（1448年8月8日），卒于弘治十五年六月十六日（1502年7月19日），享年55岁。幼敏悟绝人，力学励行，夙夜不倦。少补吴江县学生员，然而屡次省试失利。遂攻医学，取家藏岐黄之书精读深研，尽得其妙。应诊辄有效验，江湖间翕然向风，门庭如市。患者有求即应，未尝计较报酬。其治痼疾甚有奇验，仅举一二例：有位陈杰之妻，孕后期而患痢疾数月，昏厥已六日，所下如屋漏水，家里已准备棺殓了。盛旷诊后曰："无虑。"对症给药后，症状即止而胎动，越数日而生子。儒士姚汝明内伤新愈，又患食伤，他医皆用下药无效，病益重，小便闭塞，满腹坚如石，盛旷诊后说："此症不可用分理药，宜以参蓍运其气，升麻提其气，气升则水自下矣。"加以益肾之剂，数服霍然。暇时，喜聚宾客为文酒之会，谈笑蕴藉，善诙谐，倜傥洒然。待父母至孝，与长兄盛暄友爱相处五十余年如一日，盛旷屡遘危疾，盛暄日夜抚视医治，纵有其他急事也不顾。盛旷为人尚义，待客至诚，乐于帮助遭遇困难之亲友。配韩氏（太医院院判、吴县人韩夷孙女），合葬吴县至德乡十二都三图五峰山博士坞隐乐字圩先茔。子五，盛珮、盛璨、盛理、盛瑚、盛琏，次子璨继医业；女三。

盛晔，字德彰，号友菊。盛彰三子盛完孙、盛倧（盛完长子）次子。生于明景泰三年六月二十四日（1452年7月10日），卒于正德十五年八月十九日（1520年8月31日），享年69岁。少为吴县生员，后入太医院为医士，颇传家学，一时医道大行，求治者无虚日，缙绅士大夫争相邀请其出诊。正德十年升德王府良医，十五年乞归。当年秋卒，葬吴县太平乡荐福山。配沈氏，妾龚氏。嗣子一，盛琭（弟盛晪次子），子二，盛琦、盛珍，龚氏出，均继医业；女二。

盛早，字用勤，号立斋。盛僴长子。生于明成化三年七月初八日（1467年8月7日），卒年失传。弘治十五年至正德十年（1502—1515），出任苏州府医学正科。配莫氏，妾马氏。子一，盛延年；女二。

盛虞，字用韶，号熙节。盛佾次子。生于明成化十年闰六月十八日（1474年7月31日），卒年失传。以医行于时。配石氏，继配杨氏。子四，盛珊、盛璠、盛琎、盛瑗，长子珊、次子璠继医业；女三。

盛曾，字用孝，号继斋。盛俌长子。生于明弘治五年六月二十日（1492年

7月14日），卒年失传。正德十年至嘉靖四年后（1515—1525年后），出任苏州府医学正科。配刘氏。子二，盛廷仪、盛廷相。

盛鲁，字用学，号五省。盛俌次子。生于明弘治六年四月十三日（1493年4月28日），卒年失传。嘉靖六年（1527），例补苏州府候缺医学正科。配李氏。子五，盛典、盛节、盛烈、盛策、盛五教。

第七世

盛莹，字以纯。盛伦长孙、盛昱子。生于明正统十二年十二月初四日（1448年1月9日），卒于正德十六年三月初四日（1521年4月10日），享年74岁。绍承家学，业医有名，尤精脉理，治疾多奇效。亦通晓星数、地理之术，人咸重之。卒葬长洲县彭华乡芝环山先茔次位。配蒋氏。子三，盛德祯、盛德祺、盛德祐（更名应诏）。

盛宝，字世贤。盛伦孙、盛昺（盛伦三子）子。生于明景泰二年九月二十九日（1451年10月23日），卒于正德十四年十二月初二日（1519年12月23日），享年69岁。读书攻医，后迁居洞庭西山，授徒为生。卒葬长洲县彭华乡芝环山先茔次位。配蒋氏，继配阙氏。子四，盛应舟、盛应辂、盛应冠、盛应服。

盛璘，字朝英。盛传长孙、盛昂长子。生于明景泰六年闰六月十二日（1455年7月26日），卒于弘治五年五月二十三日（1492年6月17日），年仅38岁。葬吴县太平乡荐福山丹霞坞。盛璘少事举子业，通晓文义。成化十年（1474），祖盛传以名医征至京师为太医院医士，随往侍学，遂精于医。秉性仁厚，待人多有恩义。配顾氏，继陈氏。子二，盛应登、盛应鳌。

盛乾，字子健，号生斋。盛暟长子。生于明天顺六年六月二十日（1462年7月16日），卒于正德四年八月二十八日（1509年9月12日），年48岁。克承家学，尽得父授，又侍其父居在京师（父任太医院医士），见闻益广。治病辄验，能起沉疴，患者踵门，以医鸣于时。性慷慨大度，热情好客，接待不倦，门无虚日。曾自切其脉，预知其亡日，至期果卒。葬吴县胥台乡黄山祖茔之侧。配张氏。子一，盛应龙，继医业；女一。

盛环，字朝仪，号儆斋。盛暄子。生于明天顺七年八月十二日（1463年9月

24日），卒年失传。赋性端雅，留心典籍。能绍世业，以医行于时。晚年益谨饬，乡里重之。曾欲刊刻父祖续修的族谱，未就而卒。配钱氏，继配闾邱氏、姜氏，妾沈氏。子五，盛应陵、盛应宗、盛应兆、盛应山、盛应余，长子应陵、次子应宗继医业；女二。

盛艮，字子静。盛暟三子。生于明成化十一年六月十三日（1475年7月15日），卒于弘治十二年十月二十日（1499年11月22日），年仅25岁，葬吴县至德乡善人桥北茅坞。继世传医业。配夏氏。子一，盛应时。

盛璨，字朝光，号柳塘。盛旷次子。生于明成化十一年九月初七日（1475年9月24日），卒于正德十四年五月十六日（1519年6月12日），年45岁。居吴江南城外盛家库，宅有园林亭沼之胜。读书不乐仕进，每以医术济人。配浦氏，合葬吴县至德乡五峰山博士坞。无子，以长兄盛珮的次子盛应申为嗣子；女一。

盛瑞，字朝瑞，一字天瑞，号如山。盛倧孙、盛晪长子。生于明成化十三年十一月二十七日（1477年12月31日），卒年失传。由太医院医士升太医院吏目。配高氏。子一，盛应宣；女一。

盛琭，字天琭。盛晔嗣子、盛晪次子。生于明成化二十三年八月初九日（1487年8月27日），卒年失传。入太医院为冠带医士。配周氏，继配范氏。子一，盛应元。

盛鹤龄，字朝仙。盛佾长孙、盛唐子。生于明弘治二年四月初三日（1489年5月3日），卒于正德十六年七月初三日（1521年8月4日），年仅33岁。业医。配柳氏，无嗣。

盛琦，字朝粹。盛晔长子。生于明弘治十四年十一月二十日（1501年12月23日）。及长后补太医院冠带医士。正德十三年十月十二日（1518年11月14日）回乡归娶，不幸卒于家，年仅18岁，葬吴县太平乡荐福山。配顾氏，无嗣。

盛珊，字朝声。盛佾孙、盛虞长子。生于明弘治十五年二月初三日（1502年3月11日），卒年失传。业医。配徐氏。子二，盛应艾、盛应制。

盛珍，盛晔次子。生于明正德三年十月十五日（1508年11月7日）。嘉靖元年（1522）补太医院医士，次年八月初七日（1523年9月15日）卒，未娶。

盛璠，字朝奂。盛佾孙、盛虞次子。生于明正德四年九月二十一日（1509年10月4日），卒年失传。业医。配杜氏，无嗣。

第八世

盛应璧，字梦徵，号一如。盛侃长子盛时孙、盛珵（盛时次子）次子。生于明成化十八年七月十二日（1482年7月27日），卒年失传。以医行世，为太医院冠带医士。配李氏，继周氏，合葬吴县五都魏珠山祖茔之次。子四，盛之业、盛之果、盛之集、盛之采；女三。

盛应龙，字斯翼，号怀生。盛乾子。生于明成化二十年七月二十日（1484年8月10日），卒年失传。以医行世，为太医院冠带医士。候补都府教习。配阙氏。子四，盛松、盛桂、盛樘、盛楠；女一。

盛应祯，字斯兆，号西泉。盛暟孙、盛坤（盛暟次子）次子。生于明弘治六年三月初八日（1493年3月25日），卒于嘉靖九年二月十五日（1530年3月14日），年38岁。早岁习举业，因囿于家境，让长兄盛应阳继续攻儒术（后成进士），自己习祖传医术，尽得其妙，不久名噪远近，求诊者户外屦常满。后以名医征为太医院冠带医士。嘉靖二年长兄成进士为官后，乃辞职南还，侍奉双亲。性刚直，好为人排解纠纷。配俞氏，合葬吴县至德乡善人桥北茅坞祖茔。子二，盛之化、盛之自（出嗣伯父盛应阳，更名为之继）；女一。

盛应陵，字斯鸿。盛环长子。生于明弘治十一年十月初七日（1498年10月21日），卒于万历十六年（1588年），享年91岁。以医术闻名。配卢氏。

盛应宠，字斯承。盛昕孙、盛瓘（盛昕长子）三子。生于明弘治十六年四月十四日（1503年5月9日），卒年失传。以医行世，为苏州府候缺医学训科。配毛氏。子二，盛之模、盛之绣；女一。

盛应宗，字斯因，号少和。盛环次子。生于明正德七年二月二十二日（1512年3月8日），卒于万历十五年元旦（1587年2月7日），享年76岁。父亡后，应宗发愤攻读家藏医书，开始业医，然术犹未大行。后从岳父吴县名医杜山（曾任嘉定县医学训科）游，尽得其秘，并青出于蓝，治疾立效，名扬大江南北。50余年间，经其治愈的危疾沉疴者不知其数，曾医好了大书画家文徵明的奇疾。应宗貌白皙，美须髯，疏眉目，喜音律，葛巾白袷，行山水间，宛若神仙。性温茂恭谨，笃诚孝友，嘉惠贫病，不遗余力，医疗所得，随手散尽，不问生计。配杜氏。子五，盛之桓、盛之桢、盛之楫、盛之植、盛之校，三子之楫、五子之校继医业。

盛应丰，字斯大，号存省。盛鲁孙、盛烈（盛鲁三子）次子。生于明嘉靖二十九年十月十七日（1550年11月25日），卒于万历四十五年二月十五日（1617年3月21日），年68岁。以医行世，为太医院医士。配胡氏（1563—1615），合葬吴县胥台乡黄山祖茔之次。子三，盛之屏、盛之翰、盛之藩；女二。

第九世

盛之楫，号后和。盛应宗三子。生于明嘉靖十七年六月初四日（1538年6月29日），卒于万历二十一年二月二十六日（1593年3月28日），年56岁。继医业，为太医院医士。配戴氏，继配汤氏，妾徐氏，葬吴县至德乡五峰山博士坞祖茔之次。子一，盛茂焜；女二。

盛之校，字五湖。盛应宗五子。生于明嘉靖二十五年（1546），卒于万历九年五月十一日（1581年6月11日），年36岁。继医业，为医士。配马氏（1548—1584），合葬吴县至德乡五峰山博士坞祖茔之次。子二，盛茂炜、盛茂焞，长子茂炜继医业。

盛之养，字浩然，号夏庵，又号赞卿。盛鲁曾孙、盛节（盛鲁次子）孙、盛应潢（盛节次子）子。生于明万历十四年八月二十三日（1586年10月5日），卒于崇祯九年六月二十五日（1636年7月27日），年51岁。继医业。礼部三考名列一等，又经御试考问，获授太医院医官。配蒋氏。子四，盛茂齐、盛茂圣、盛茂广、盛茂渊。

第十世

盛茂烇，号继庵。盛应宗孙、盛之桓（盛应宗长子）子。生于明嘉靖三十五年（1556），卒于万历四十五年（1617），年62岁。继医业。配陈氏（1558—1608），妾张氏，合葬吴县至德乡五峰山博士坞祖茔之次。子四，盛弘猷、盛弘祚、盛弘祖、盛弘禄。

盛茂炜，号景和。盛应宗孙、盛之校长子。生于明隆庆二年二月十八日（1568年3月16日），卒于天启四年八月二十七日（1624年10月9日），年57岁。少孤，托养于伯父盛之楫。幼习医业，深得家传。配张氏（1570—1642），合葬吴县至德乡五峰山博士坞中茔梅园新阡。子二，盛弘文、盛弘基。

盛茂良，号心湖。盛昕玄孙、盛瓘（盛昕长子）曾孙、盛应鼎（盛瓘四子）孙、盛之�（盛应鼎三子）次子。生于明隆庆五年六月初三日（1571年6月24日），卒于崇祯十五年六月二十八日（1642年7月24日），年72岁。继医业，为太医院吏目。配徐氏，继配顾氏，合葬吴县太平乡荐福山感慈坞祖茔之次。子六，盛王宾、盛王贺、盛王言、盛王猷、盛王匡、盛王襄。

盛茂时，号云川。盛鲁玄孙、盛典（盛鲁长子）曾孙、盛应誉（盛典三子）孙、盛之李（盛应誉子）长子。生于明万历二十年十月初五日（1592年11月8日），卒年失传。业医。配石氏，继沈氏。子一，盛弘遇。

第十一世

盛善继，字敬承，号少垣。盛瓘玄孙、盛应期（盛瓘长子）曾孙、盛之荣（盛应期次子）孙、盛茂然（盛之荣五子）子。生于明嘉靖三十年八月十二日（1551年9月11日），卒于万历三十一年十月初五日（1603年11月7日），年53岁。继医业，为太医院吏目。配韩氏（1548—1589），合葬吴县至德乡五峰山博士坞祖茔。子二，盛千纪、盛千载，次子千载继医业；女三。

第十二世

盛千禧，号公长。盛应期玄孙、盛之荣（盛应期次子）曾孙、盛茂焘（盛之荣四子）孙、盛弘愈（盛茂焘子）长子。继医业，为圣济殿供事、太医院吏目。子三，盛德新、盛德智、盛德桂，长子德新继医业。

盛千载，号见垣。盛善继次子。生于明万历十五年七月初五日（1587年8月8日），卒于清顺治八年三月初三日（1651年4月22日），享年65岁。继医业，为太医院吏目。配谭氏，合葬吴县胥台乡黄山祖茔之次。子二，盛德滋、盛德全；女四。

第十三世

盛德新，盛千禧长子。业医，为医士。

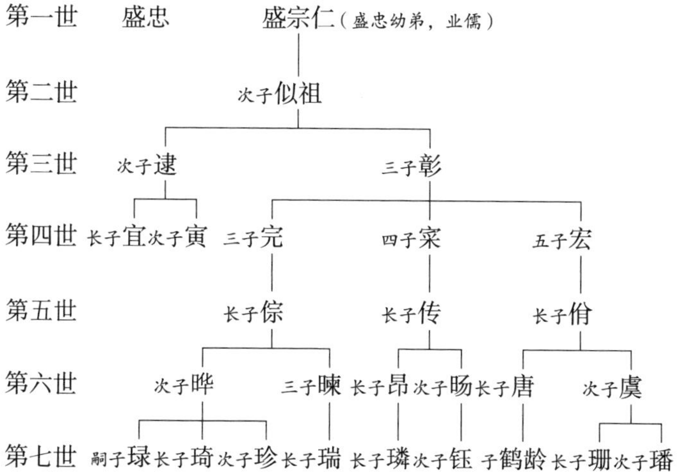

图7-11 宋元明长洲盛氏医家世系图

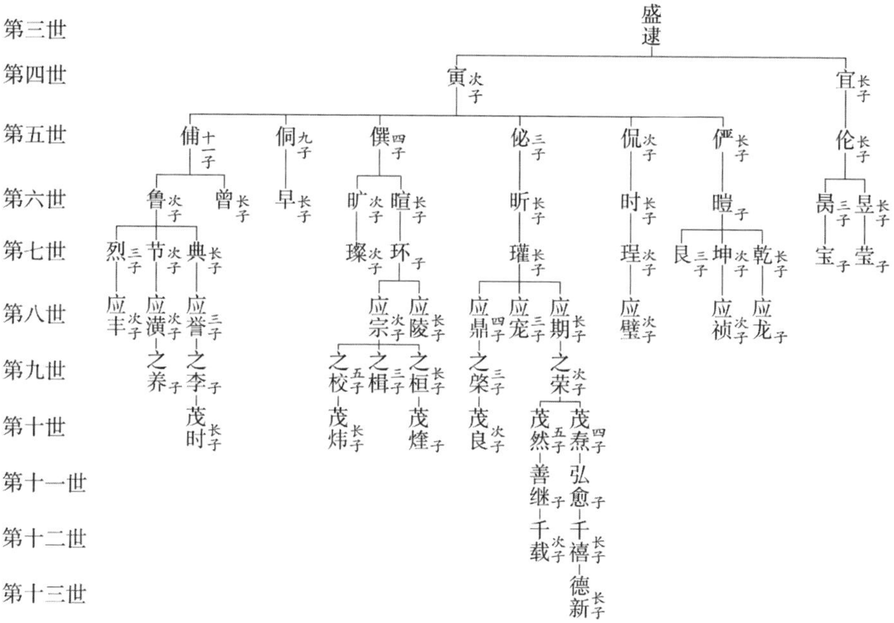

图7-12 元明长洲盛氏医家逮支世系图

五、宋元明吴县周氏八世医

吴县周氏祖籍鄢陵（今许昌市鄢陵县），宋南渡后有仕为拱卫司兵马钤辖使者守嘉定，因家于吴。周姓钤辖生一子曰副尉某，副尉周某生一子名周子华，任元平江路医学录，为周氏世医第一世。

第一世

周子华，号菊圃。宋末元初吴县人。任平江路医学录。子五。

第二世

周观光，号存菊。周子华长子。元代人，任元江阴州医学教授。配陈氏，继配陈氏。子四。

第三世

周继周，字仁之，号菊所。周观光长子。生于元元贞二年正月二十七日（1296年3月2日），卒于明洪武四年八月初一日（1371年9月10日），享年76岁。曾任元平江路医学正。家住城西南，高闳大第，闾里相接。墓在吴县至德乡沙泾村之原。配钟氏，继配田氏。子四，周瑾、周琰、周玙、周琬；女五。

第四世

周瑾，号菊岩。周继周长子。明福建光泽县儒学训导。子四。

第五世

周黼，字文威。周瑾长子。医技精湛，明初被征为太医院医士。子四。

第六世

周鼎，字宗器。周黼长子。明处士，尤深于医术。子二。

周某（佚其名），周黼子。

第七世

周南，字尚正，号菊处。周鼎长子。生于明永乐十三年（1415），卒于弘治九年五月十六日（1496年6月26日），享年82岁。周氏家族专攻妇科，周南兼通各科，为吴中名医。用药平实不取奇效，然病人赖以活者为多，有百里之外的患者亦来迎治，尤为感人的是其不计较医治报酬的多寡。周南为人和厚，衣冠随俗，待客蔼然。平生不好争竞，以忍自喜，人皆佩服其品德。少有孝行，母病瞽，旦暮亲自照顾，无微不至。有异母弟，抚爱不衰。弘治元年，因子周庚官职，被封为南京太医院院判。卒葬于吴县至德乡沙泾村之先茔。配闾丘氏（状元、礼部尚书吴宽表姐），封安人。子一，周庚；女三。

周尚义，佚其名，周某子、周南堂弟。吉王府良医正。配丁氏。子二，周良、周方。

第八世

周庚，字原己，初名京，字原畿，更名经，后又更名庚，更字原已，号菊田（周氏世以菊为号）。周南子。生于明正统八年（1443），弘治二年二月二十三日（1489年3月24日）卒于南京太医院官舍，年仅47岁。幼即颖异，从塾师学书，落笔有法。诗则得益于舅家南宋吴门孝廉、隐士闾丘宾用之诗集为多。迨长，益好学，每夜五鼓辄起诵习，诸生中无人能及，故而儒学功底深厚。家世业医，因而对医亦无所不通。成化初年以名医征，未几选入御药房，数以医验，成化十年（1474）授太医院御医。成化二十年，周庚任御医已10年，适南京太医院缺掌院事者，乃擢为南京太医院院判，署院事。时南京太医院公署久坏，空廨数间，医徒四散。周庚莅任后修葺房舍，备齐药饵，恢复旧规。3年后，考绩为最优。其于医业益精其术，为人治疾用药必谨，不取奇效，故获生者甚多。性喜为诗，其诗沉郁腴丰有奇气，语多绝俗，每为词林诸公称赏。虽为医官，而业文不废，尤善行楷书。卒葬于吴县至德乡沙泾村之先茔之侧。配陈氏，继娶顾氏，分赠、封安人。嗣子一，周绎（堂弟周良三子）；女一。（详见第六章吴门名太医掇英中周庚传略）

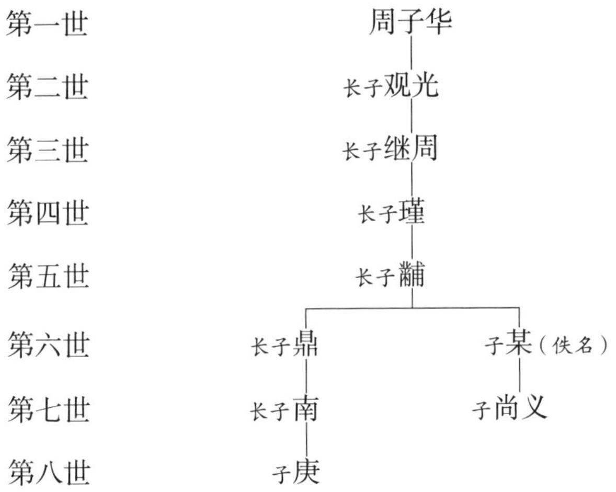

图7-13　宋元明吴县周氏医家世系图

六、宋元明长洲张氏十世医

长洲张氏祖先张彦是汴人，南宋时以右武大夫、和州防御使的身份，率兵驻扎在吴地，因此安家于长洲县。三传至张端礼，始业医，为张氏世医第一世。

第一世

张端礼，宋末元初人。以医名世。子几未详，有子张应、张良祐，均继医业。

第二世

张应（一作应元），张端礼子。元代人。任海道万户府（一作嘉兴路）官医提领。子张元善，继祖业。

张良祐，张端礼子。元代人。为嘉兴路嘉兴县官医提领。

第三世

张元善，字性之。张应子。元代人。恪守儒行，恂恂君子，以医名著称。任江浙行中书省官医提举，阶保冲大夫。至正十八年（1358）夏，枢密院断事官淮南唐伯刚生了急病，情绪愤慨郁闷，舌根强直，手足麻痹，人以为中风。张元善诊断后却认为是痰蓄于中，浸淫于脉络，走注于四肢，节制宣泄失度，人体元气错乱，故而发病急迫，非中风。治疗应当理气，气理顺则升降通达，愤懑自平。经用药治疗后，唐伯刚果如其言而愈。张元善曾上疏言国家尊祀三皇，为医设学，凡古之神医若岐伯等10人配享中殿，历代名医宜从祀两庑，如孔庙之制，以见崇敬之道。卒后，江浙行中书省左丞周伯琦为其撰墓志铭。配钱氏（吴县名士钱良右之女），子张文叔，继医业。

第四世

张文叔，张元善子。明初人。继承家传医业。子张渭，善承医业。

第五世

张渭（一作缙），字希文，号怡老翁。张文叔子。学博理明，善承医业，重义轻利。永乐初以名医征入太医院为医士。曾3次参加郑和使团，出使海外西南诸国，军士行程中患病者，多赖其精心医治而得存活，做出较大贡献。后以高寿终于家，巡抚尚书周忱为其撰墓志铭。明大学士徐有贞在《张氏世德堂铭》中称“希文先生号当世卢扁”。配陈氏。子三，张颐、张豫、张复。

第六世

张颐，字养正，号惠庵。张渭长子。读书明理，术有神效，敦义而薄利，贤名播传遐迩。中外显官闻人有疾至吴，必求治于张颐，往往奇中。贫病赖以急救济者，不可计数。巡抚周忱对其极加优礼。御史崔某巡按吴中，病痰气，气短不能息。张颐曰此症为支饮，治法当汗，出汗即痊愈。长洲知县王汝器患伤寒病，众医以为热症，张颐诊为极寒，用药须附子。王汝器按期所说用附子后，果愈。都御史高尚达患久咳，或以为外感，或云肺痈。张颐曰胃气伤，正气损，似外感而实非，使用补剂而瘥。王孟南母患足疾，不能走动，内外医莫知其证，张颐诊断为风，用祛风汤而痊。百户李庆患呕血，已请诸医先诊，张颐后至，对诸医说：“诸公以为如何？”都说：“病不至死。”张颐曰：“诸君好为之，吾去矣。”去才数十步，李庆即病死。有位计姓北方来客患痰火，但尚善饭。张颐望诊后曰："不可治也。"计氏大怒，斥为妄言。然半月后，计氏果卒。教谕闻恭遘羸疾，吴医治之，率用三白汤而无效。复请张颐诊疗，亦用三白汤，家人说："前已用之无效。"张颐道："你勿言，姑试之。"投熟附子二三片同煎，想不到一服而愈。众莫知其故，疑别有巧妙。当时从医者，大率效法李东垣、朱丹溪医说，然临诊时却每每逊之。而张颐临诊却屡获奇效，乃是其诊断精准，用药对症，融会贯通，善用其术之故。名臣昆山叶盛患有悸疾，张颐治之辄愈。问之，则曰："吾医无过人处，但病有浅深，治有缓急，扶持元气，取自然之效耳。"叶氏听后大为赞许。张颐中年以后目瞽，而气岸峭直犹不衰。太医院吏目、名医刘溥曾赠诗《寿张医士养正》："仲景医方妙入神，喜临初度宴芳辰。蟠桃一实三千岁，甲子才周六十春。海上风涛回短楫，壶中日月伴闲身。相逢往往祈多寿，尽是当年饮药人。"张颐作为名医，与李时珍、缪希雍等一起被收入《明史·列传第一百八十七·方伎传》。子张济，继承祖业。

张豫，字致和，号恒斋。张漕次子。生于明建文二年四月十九日（1400年5月13日），卒于成化十九年十月二十七日（1483年11月26日），享年84岁。早岁从陈怡庵太史攻读儒书，精熟义理。又攻岐黄术，悉取医学诸书，昼夜研究，洞悉要义。出而悬壶济人，辄收奇效，于是请求治病者盈门，无虚日。张豫医德高尚，一以利济为己任，治病无视贫富，对于贫病患者尤惓惓拯治，甚至助之薪米以纾困。景泰年间，东南水疫大作，张豫拿出自己的积蓄，煮粥济饥民，又作棺掩尸骼，帮助官府赈恤。天顺初年，朝廷征天下名医，近百人萃集京师，选拔优者仅七人，而张豫居首，遂入太医院，擢御医。勤事天顺、成化两朝，精心医务，屡获敕命，赏赐繁多，誉望赫赫。成化初年，以年逾古稀而屡疏乞归，久请而得准。南归之后，四方求治者益众，张豫亦不以年高身倦相拒，犹以其精妙医术解救病患，济世活人不可计数。卒葬吴县长洲乡茅坞山之原。配顾氏，妾王氏。子三，张淮、张沐、张淳；女六。（详见第六章吴门名太医掇英中张豫传略）

张复，字启阳。张滔幼子，亦继家传医业，驰誉当时。

第七世

张济，张颐子。继承祖业。配龚氏，生几子不详，有张守惠、张世华，张世华善继医业。

第八世

张世华，字君美，号恩惠。张济子。生于明成化四年八月初四日（1468年8月21日），卒于嘉靖二十九年八月十一日（1550年9月21日），享年83岁。幼即聪敏超特，自少锐志于儒，涉猎经史，皆通其大义。然而不幸父母早亡，家道中落。于是幡然而悟：心存爱物，医儒一道也。乃复修世业，精研深究医典家学，遂能尽操卢扁之术，所治病患辄有奇效，因此名声籍籍，闻著三吴。一时负疴求疗者，纷至沓来。吴门有富家子，病瘘三年，诸医束手不治。世华诊后认为是疡病，急以五毒之剂攻之，即见起色，不久痊愈。其人酬之百金，世华笑而却之。他如此类者，不可殚述。正德年间，吴中大疫，世华移药囊于通衢，随请而应，有酬之金帛，笑而谢之。全活数千人，医技高超，医德高尚。世华性闲雅，器局宏大，淡泊名利，见人之善，虽小必称。平生勤劳，持家俭朴，事事勿怠。身居一室，粗衣粝食，悠然自适。其训子孙必谆谆叙述祖德，俾使后辈知张氏家族源流之深长，业绩之辉煌，必无忘于先人。嘉靖二十四年，因次子张承宗官太医院院判，被封为太医院院判。世华益加韬晦，不言时事，不至官府，日与二三耆旧，徜徉于穹窿山、太湖之间，寿登耄耋而被显荣，人皆云乃厚德所致。著有《医家名言》若干卷传世。配陈氏，继配凌氏。子三：长张承祖，府学生，嗣守惠伯父后；次张承宗，太医院院判；幼张承仁，太医院冠带医士；女一。

第九世

张銮，其上世系失传，张承宗堂兄。嘉靖二十一年（1542）任太医院院使，后又历升通政使（正三品），累赐绯服。嘉靖四十年以掌太医院事、通政使致仕。其后代不详。

张承宗，张世华次子。明中叶人。善承世业，嘉靖十年（1531）左右，征入太医院。嘉靖二十一年左右，以保御功劳擢至太医院院判，至嘉靖二十九年仍在任职。

张承仁，张世华幼子。明中叶人。继承世业，为太医院冠带医士。

第十世

张学礼，张承宗子。明中叶人。善承世业，征入太医院，以保御功劳擢官。

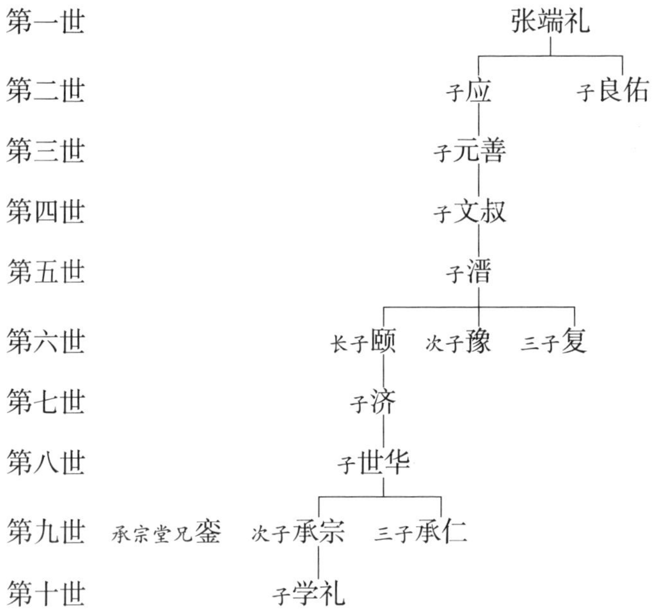

图7-14　宋元明长洲张氏医家世系图

七、元明长洲沈氏八世医

沈氏之先世，皆以医仕于朝，居汴京，建炎初年宋室南渡时，由汴梁徙吴中之长洲。宋高宗赵构曾亲书“良惠”二字赐其家，谓其医术之良以惠民，直至明代，吴中犹称其后为“良惠沈氏”。宋代先祖不可考，以元平江路医学提领沈瑛为一世祖。

第一世

沈瑛，元代人。任平江路医学提领。子沈彦才，继医业。

第二世

沈彦才，沈瑛子。元代人。任平江路医学学录。子沈德辉，继承祖业。

第三世

沈德辉，字伯新，沈彦才子。元代人，任江浙行省医学提举。子沈绎、沈䌹，皆继医业。

第四世

沈绎，字成章，沈德辉子。元末明初人。继承医业，明洪武年间肃王府良医正。

沈䌹，字日章，沈德辉子。元末明初人。继承医业。配李氏，子沈玄，善承祖业并光大。

第五世

沈玄（一作元），字以潜。沈䌹子。生于明洪武二年（1369），卒于宣德七年十一月初三日（1432年11月25日）。早年即丧父，能独自刻励于学，弱冠之岁已尽究其先世所传医术，进而通晓经典医著与前代医家之学术经验。临证不囿于古方，每审求病源，随症用药，治之必效，一时乡之老于医者多佩服之，求治者日接踵户外。永乐末年，被礼部以名医征至太医院，即以出色医技而享声誉。遇有疑难病症，分析病因常准确无误。永乐二十二年（1424）八月，经太医院院判蒋用文临终前的举荐而擢升为御医。其医术为明仁宗所信任，屡次奉命前往军队诊治总兵等军官的疾病。京师士大夫尤多誉扬之。宣德七年十一月初三日卒于北京，享年64岁。次子沈宾奉榇归乡，将其与配合葬于吴县竺山先茔之次。配滕氏，有妇德，先13年卒。子四，沈寅、沈宾、沈宇、沈宙，沈寅、沈宙继医业；女五。（详见第六章吴门名太医掇英中沈玄传略）

第六世

沈寅，字孟昭，沈玄长子。生年不详，卒于宣德七年（1432）九月。继祖业。子沈熙。

沈宙，字孟循，沈玄季子。继祖业。配杨氏，封宜人。子三，沈杰（进士，仕至河南右布政使）、沈焘（进士，入翰林，仕至右春坊右谕德）、沈谯（举人）。

第七世

沈熙，沈寅子。配浦氏，子四，次子沈廛、四子沈圭，长子、三子名失传，沈廛继医业。

沈杰，字良臣，沈宙长子。生于景泰元年（1450），卒于正德十五年六月十三日（1520年6月26日）。成化二十年（1484）进士，仕至河南等处承宣布政使司右布政使（中奉大夫）。配龚氏，封宜人。子三，沈基、沈坚（太学生）、沈垕，沈基继医业；女一。

第八世

沈廛，字宗常，自号怡晚，沈熙次子。生于正统二年十二月初三日（1437年12月29日），卒于弘治十四年七月初十日（1501年7月24日），享年65岁。少读儒书，为学医打下扎实文化基础。家中故多良方可研习，又因平日与父兄相处，言必及医事，耳濡目染，因而开始察标本，适权宜，不泥古方，往往能出己见，每著奇效。举其突出医案数则于下：乡人金汝声，患鼻衄，血涌而出，神思昏乱，饮凉剂不止。请沈廛治，投以人参、附子。人曰："血热怎能用附子？附子大热呵。"则曰："脉细弱，非此药不可。"饮之果愈。刘太守小便闭，不可忍，用通利药，其闭如故。沈氏诊其脉紧滑，曰："此痰结滞脑膈间。"以吐药投之，而愈。昆山黄逊之，年50余岁，饮食如常，神思忽异，每日晚歌笑不止，人莫知为何疾。曰："此阴火助痰火也，动则痰升，晚属阴，歌笑由之，宜用二陈汤及降火之剂。"如其言亦愈。长洲吴丞妻，产后受惊，他医给予饮清心安神诸药，寝息益不安。曰："惊从外入，盖胆伤所致。"俾服抱胆丸，亦愈。又庐陵商人，小腹胀痛，喘而不食，过三日矣。视其脉如常，询其平日饮食，曰："近食羊脂。"曰："得之矣！小肠为受盛之府，羊脂凝结，能无阻乎？宜以重汤温之，水行痛止。"从其言，不药而愈。又一妇，夏月患吐利甚危。诊其脉沉伏，以参、附合煎而饮。妇家云：“曾以是进，苦不能下咽。”曰：“此寒疾，固宜热剂之弗纳也，当热因寒用。”如其法，饮之即愈。沈廛尤善治生，因家中富裕，故其治疾不望报酬，曰：“吾衣食自有，行医特寓济人之心耳。”因而每每斥资周恤贫困，不止于以医济人。沈廛卒后，于弘治十五年十二月三日（1502年12月31日）葬吴县隆池新阡，同邑吴宽撰《吴医沈宗常甫墓表》。元配张氏，继配陈氏，皆贤而无子。以季弟沈圭之子沈锷为后。

沈基，沈杰长子。嘉靖年间，任苏州府医学正科。

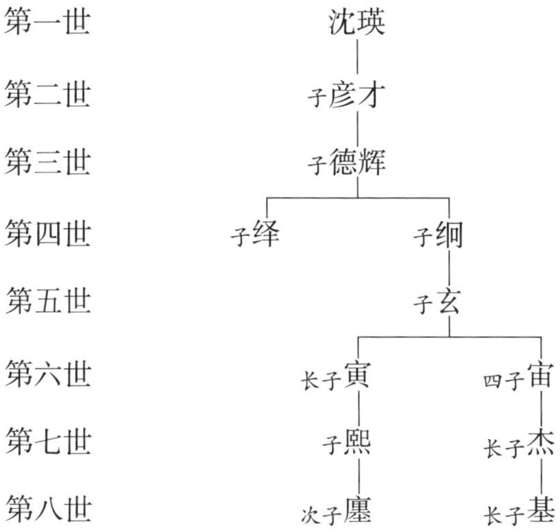

图7-15　元明长洲沈氏医家世系图

八、元明昆虞郁氏七世医

郁氏先世原籍高平（今高平市），自唐太子校书郎郁圆（一作廷珪）随其子（任苏州推官）家苏州，子孙遂定居吴门。五世孙郁祚（字德延），少丧父，于北宋嘉祐元年（1056）侍母徙居昆山县城。及长，率家人勤治家业，以至积资巨万，甲于邑中，政和四年八月五日（1114年9月5日）卒，享年72岁，2年后葬积善乡土山南、高平桥西（大致在今昆山市区红峰新村南部至棕榈泉山庄一带），其族弟承议郎郁师醇（绍圣四年〔1097〕进士）撰墓志。厥后子孙蕃昌，遂为巨族。高平之郁与开封之郑、濮阳之张、陈留之边，并称昆山望族。迨至郁祚九世孙郁秀岩，始业医。元末战乱，郁氏播迁异地，有迁居本县海滨茜泾（明弘治十年〔1497〕划归太仓州，今属太仓市浮桥镇），也有迁居常熟县沙头里（明弘治十年划归太仓州，今太仓市沙溪镇）。

第一世

郁秀岩，元初、中叶昆山州城（今昆山市老城区）人。郁氏业医始祖。

第二世

郁德之，郁秀岩子。元中、后叶昆山州城人。生卒年月不详。继承父业，益邃其术，与苏州神医葛乾孙声望相埒，为吴中名医。晚年率家迁居常熟县沙头里。子郁伯昭、郁克明，皆继医业。

第三世

郁伯昭，郁德之长子。元末明初昆山州（县）城人。继医业。元末与弟郁克明奉父迁居常熟县沙头里。子郁性，医名大著。

郁克明，郁德之次子。元末明初昆山州（县）城人。继医业。元末与兄郁伯昭一起奉父迁居常熟沙头里。

第四世

郁性，字继善。郁伯昭子。元末明初昆山州（县）城人，元末随父辈迁居常熟县沙头里。生卒年月不详。袭承祖业，随叔郁克明学医，精家传，又出游淮东西，遇针灸名医刘伯渊（凤阳人），遂向其求教，尽得针砭之妙，而伯渊医术得之于元名医窦默。郁性归里后，疗疾辄奇中，能起危症，擅声于时。殁后，南京左副都御史常熟吴讷为其撰墓志铭。子郁震、郁巽，均继承医业。

第五世

郁震，字鼎文。郁性长子。明初、中叶昆山人，祖、父辈徙居常熟沙头里。生卒年月不详，约洪武、景泰年间在世。郁震读书尚气节，初以名医荐为太医院医士。被简命3次（一说2次）出使西域（一说西洋）诸国，以功授苏州府医学正科。后赐三品服致仕。正统四年（1439），昆山发现郁氏迁昆始祖郁祚（郁震十三世祖）的墓志石，郁震闻悉后，即偕弟郁巽迁居昆山，并重修墓地。卒年81岁。著有《医书纂要集》，已佚。嗣子郁贞（胞侄），继祖业，已籍常熟。

郁巽，字鼎志。郁性次子。明初、中叶昆山人，祖、父辈徙居常熟沙头里。生卒年月不详，约洪武、成化年间在世。郁巽温雅好士，博通医理，精于脉药针灸，与兄郁震齐名，人称“二难”。宣德六年至景泰六年（1431—1455），任常熟县医学训科20多年，以上寿卒。子郁蒙亨、郁蒙贞、郁蒙谦，蒙贞嗣伯父郁震为子。

第六世

郁贞，字蒙贞，号时正。郁震嗣子、郁巽子。常熟人。生年不详，卒于弘治元年（1488）。继世业，医术大行。景泰六年（1455）起，任常熟县医学训科，成化初年乞休家居，自号半闲。配沈氏。子郁完、郁宜、郁寅，继医业；子郁容，字宏德，号见庵，嗣伯父郁蒙亨（号时中）为子，成化二十年（1484）进士，仕至云南按察司佥事、安普分巡道，颇有政绩（其配张氏。子郁勋，字元绩，号可兰，弘治九年进士，湖南华容县知县，亦以廉谨称，年仅30岁卒于任）。

第七世

郁完，字宏美。郁贞子。明中叶人。常熟人。继祖业，成化九年（1473），任常熟县医学训科。

郁宜，字宏禄。郁贞子。明中叶人。常熟人。继祖业，成化中，继兄郁完接任常熟县医学训科。

郁寅，字宏亮。郁贞子。明中叶人。常熟人。继祖业，成化二十三年（1487）七月，继兄郁宜接任常熟县医学训科。

郁宗，字宏本。郁蒙谦子。明中叶人。常熟人。父亲早亡，由母亲陆氏抚养长大，继祖业，善小儿医。

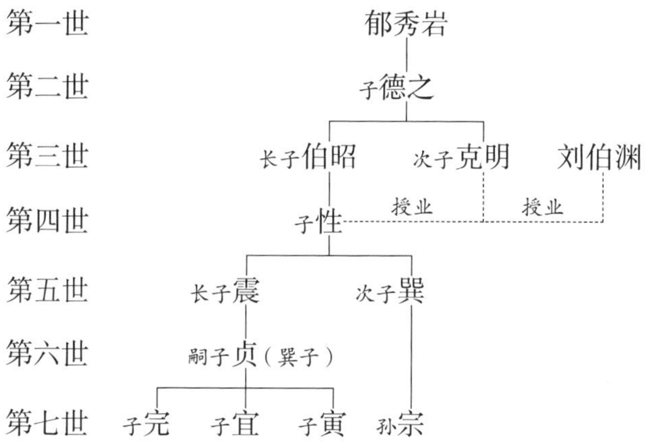

图7-16　元明昆虞郁氏医家世系图

九、元明清吴县、长洲陈氏儿科十三世医

陈氏先世为临淮（今属滁州市凤阳县）人，南宋建炎年间南迁，移居吴县。传至元末，有名陈良炳，以医鸣世，出仕为翰林院学士、同知太医院事，遂世以医为业。

第一世

陈良炳，元末人。出仕为翰林院学士，同知太医院事（阶三品），以医鸣世。

第二世

陈新斋，佚其名。陈良炳子。元末人。任平江路医学学正[①]。

第三世

陈道，字本道。陈新斋子。元末明初人。继祖业。为同县儿科名医孟景旸赘婿，乃兼通其医术，遂以幼科著名。

---

①明吴宽《明故太医院判陈君公尚墓表》和明王鏊《太医院判陈君墓志铭》中均作“平江路医学学正”，而明袁袠《陈体元行状》中作“郡医学正科”，然从其后代的生年推算，陈新斋主要生活在元代，至洪武十八年已经很年老，不太可能再出任苏州府医学正科。

第四世

陈文，字彦斌。陈道子。明初人。因外祖孟景旸殒于明初之刑法，父陈道不久亦卒，乃由母传授儿科医术，益习之，专以幼科行世。后为太医院医士。筑医寓成，恰得宋文天祥旧书“慈幼堂”三大字，念忠臣名笔，又切合陈氏之术，遂取之颜于门额，以名其堂。海内名公硕卿暨乡先达先后为之撰文作诗，称述咏叹其事，金华王袆曾撰《慈幼堂记》。

第五世

陈仲和，佚其名。陈文子。明初人。代父职为太医院医士。配陆氏。子二，陈钟、陈庆（改名公贤）。

第六世

陈钟，字公学。陈仲和长子。明中叶人。代父为太医院医士。子陈乾，承袭世业。

陈公贤，初名庆，字公贤，后以字行，别字公尚，自号存仁翁。陈仲和次子。生于明宣德八年（1433），卒于弘治十三年五月十三日（1500年6月9日），享年68岁。7岁而孤，稍长即发愤攻读先世医书，学成治疾多验，有声吴下。成化年间诏征名医，郡县以其举荐，然其母陆氏年近80岁，乞终养而不获，乃至太医院后不久即乞归侍亲。后母以天年终，而太医院儿科名医少，丁忧期满复召入太医院。成化二十一年（1485）授御医，出入禁中，调护诸王，累奏奇效，次年升院判。弘治帝即位，即着手裁革传奉官，降为御医。弘治三年（1490），三载考绩为最，蒙赐敕命，阶迪功郎。次年复以诊治东宫疾有效，加俸一级。弘治十年，以衰病不任劳苦上章乞归，特擢院判致仕。其为医究切脉理，力护本原，用药精审，常获全功。归三载即弘治十三年五月，得疾卒。同年八月，弘治帝命守臣谕祭，盖酬其功绩，特赐恩典。葬其生前自择寿藏地吴县横山之阴，长洲吴宽撰《明故太医院判陈君公尚墓表》，同县王鏊撰《太医院判陈君墓志铭》。后因次子陈宠官职，被赠太医院院使。配仰氏，继配史氏。子三，陈宪、陈宠、陈宥，皆世其业。（详见第六章吴门名太医掇英中陈公贤传略）

第七世

陈乾，字体元。陈钟子。明中叶人。承袭世业，于古方书靡不探究，治疾审察精气、标本、虚实、温凉、燥湿，判断小儿寿夭、病之起与不起、时日淹速，均能百不失一。吴中求治婴儿疾者必踵其门，就诊能应手奏效。陈氏医术高者多通显，独陈乾不仕而医名实冠吴中，旁郡邑病家咸奔走来求。性退逊谨朴，言之循循，缙绅平民都爱敬之。卒葬武丘乡驹字圩。配董氏（翰林检讨徽府长史董彝之女），先卒。子四，陈志、陈恩、陈惠、陈慈，均继医业；女二。

陈宪，字文中。陈公贤长子。善承世业，治痘多效。时人评价吴中两儿科名世医的治疗特点云："钱氏主用寒，而陈氏主用热。"后代不详。

陈宠，字希承，一字希正，号春斋。陈公贤次子。生于明成化五年（1469），卒于嘉靖二十一年七月二十一日（1542年8月31日），享年74岁。少承家学，随父宦学京师，博览古今名医著作，参悟其精华并应用于临证，治疾无弗效，名声日起。弘治初年，选入太医院为医士。至东宫治疾奏功，遂被选入御药房供事。弘治十二年（1499），获弘治帝朱祐樘亲书秘方。正德初年，授御医。正德八年（1513），擢南京太医院院判，掌院事九年，考绩均优良。嘉靖元年，晋升为太医院院使。次年，陈宠为嘉靖帝治疾奏奇效，获赐金带，视同四品官。两宫后、妃生病，多由陈宠诊治，又奉命为大臣疗疾，眷爱赏赐有加。嘉靖八年，加秩通政使司右通政致仕。陈宠治病察脉处方，意见明确，思虑精审，得家学之传，尤能青出于蓝，故所治无不刻期痊愈。然不追求酬报，对贫困患者一视同仁，尽显医家仁心。致仕归乡后，经常徜徉山水间，竟日忘归。卒葬吴县黄山祖茔之次。嘉靖三十三年，在苏州府城乐桥南，为其立大银台坊。配张氏，继配姜氏，再配张氏。子三，陈涣、陈沛、陈某，长子陈涣继医业；女五。（详见第六章吴门名太医掇英中陈宠传略）

陈宥，陈公贤幼子。继承世业，笃缵厥绪不替。配王氏，子失考。

陈庸，陈良炳六世孙，何支不详。先世居郡卫前，陈庸始迁居长洲县甫里镇（今苏州市吴中区甪直镇）。继承世传岐黄术。

第八世

陈志，陈乾长子。继医业，为辽王府良医。配李氏，子不详。

陈恩，陈乾次子。继医业，为楚王府良医。配杨氏，继配颜氏，子不详。

陈惠，陈乾三子。继医业，为苏州府医学正科。配王氏，子不详。

陈慈，陈乾幼子。继医业，为苏州府常熟县医学训科。赘于长洲望族沙氏，为沙良宪（1472—1541）婿，子不详。

陈涣，号萃卿。陈宠长子。绳嗣世业，隶籍太医院。英敏克肖，居京师声誉籍籍起，凡所施治辄奏奇绩迹。配沈氏，子不详。

陈某，佚其名。陈庸子。

第九世

陈孜，字师夏，号杏春。陈某子。明中叶人。世精岐黄术，至陈孜尤工幼科。年93岁卒。

第十世

陈如椿，字培杏。陈孜子。继承世业，以幼科鸣，治疾奇效，名著远近。

第十一世

陈于廷，字裕培。陈如椿子。明末人。继承世业，以幼科著名。

第十二世

陈启胤，字叔开，号忆山。万历七年（1579）举人、知县陈应亮侄，陈吾典堂兄。明末人。以医鸣，多隐德。子陈谟，字典生，清顺治十年（1653）岁贡生，官山东泗水知县。

陈吾典，字继培。陈于廷三子、陈启胤堂弟。明末清初人。世以医名，吾典尤精幼科。性公平坦率，无论贫富贵贱恩怨，一视同仁。四方抱携病婴而至求治者不远百里，名噪遐迩，至穷乡僻境乡人亦无不识之。先世建有慈幼堂，传至二百余年，因家中落而无存。吾典为复旧业，晚年建筑一堂，更其名曰“树德”，由其长子恭请清初著名文人同县尤侗撰《树德堂记》。卒年79岁。

第十三世

陈惟中，字尧心。陈吾典次子。清初人。继承幼科世业。

陈惟康，字应昭。陈吾典幼子。清初人。继承幼科世业。

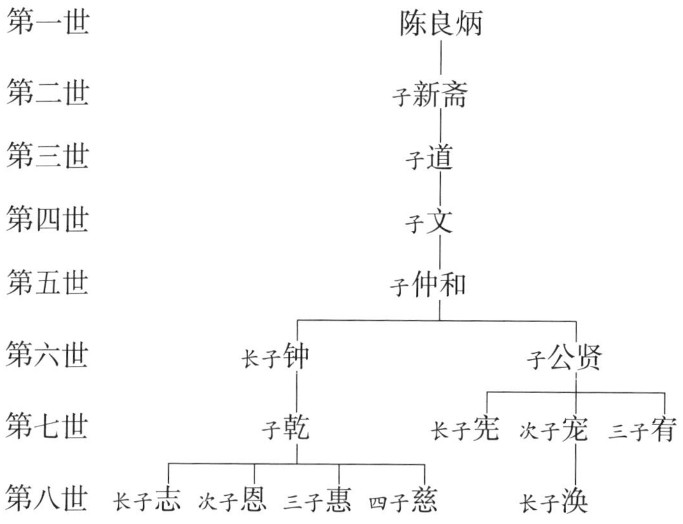

图7-17　元明吴县陈氏儿科世系图

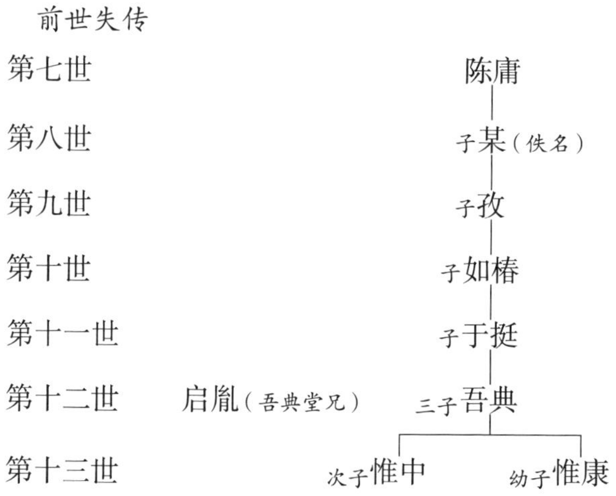

图7-18　明清陈氏儿科长洲甫里支世系图

十、元明长洲钱氏儿科八世医

钱氏先世乃江都人，为宋代儿科名医钱乙后裔，世以小儿医著名。元代时，钱益任职常州路医学教授，于是定居常州；至元末大乱，遂移徙至吴中，占籍长洲县，为钱氏世医第一代。当时数十年，大江之南言小儿科名医，必曰钱氏。

第一世

钱益，元末江都人。任常州路医学教授，因家常州。元末兵乱徙居吴中，遂占籍长洲。子钱元善，继医业。

第二世

钱元善，钱益子。元末明初人。洪武年间，以名医被征召为太医院医士。后奉诏前往山西医治晋王世子之疾，治愈后，晋王看重其医术，奏请留其在晋王府担任医官，死后葬于太原。子钱宗道，继医业。

第三世

钱宗道，钱元善子。明初人。善承祖业，亦精于医。经晋王奏请，为晋王府良医正，甚见礼遇。家有生幼堂，传承三百余年，家虽屡徙，而堂名不易。久之亦卒，葬于太原父墓之次。子钱瑛，善承祖业。

第四世

钱瑛，字良玉。钱宗道子。生于明洪武二十三年（1390），卒于正统六年二月十七日（1441年3月9日），享年52岁。钱瑛少随父居太原，承家学之懿，又博通诸医书，医道日益大显。父卒后返回苏州，在苏时，有人前来求医，不管风雨寒暑、贫富贵贱，即前往出诊，并给予好药，故病孩无不愈。因其名闻天下，宣德年间被征入太医院为医士。宁阳侯的孙儿，出生方九月，受惊悸后数啼即出汗，请了许多医生治疗均无疗效。后请钱瑛，钱至，诊断后，命将患儿坐于地上，以掬水为戏，惊啼出汗顿止。人问其原因，曰：“时当季春，患儿丰衣帷处，又不离怀抱，热郁难泄，使其近水则火邪杀，得土气则藏气平，故能不用药而自愈。”工作余暇，有人请诊，都能赴人之急，一如在苏州时。病家是否给予报酬，从不计较。尝教育诸子曰：“医，仁术也。应当博施济众，岂可考虑获利哉！”闻者均赞许其良言而称颂其医德。侍奉母亲极孝，能顺适其意。正统五年冬，母病，夙夜忧心忡忡，汤药必亲尝后再给母亲服用。医药无效，母亲去世，悲哀异常，治丧如礼。即将奉柩返回苏州，不幸竟得寒疾而终。子辈奉二柩归，将其母子同葬在吴县西30里雅宜山下，时任礼部侍郎王直撰《钱良玉墓志铭》。配高氏（苏州人）。子五，钱恒、钱恺、钱悌、钱愃（余一人失传），皆继承世业；女二。

第五世

钱恒，字伯常。钱瑛长子。生卒年月失传。少随祖父晋王府良医正钱宗道和父钱瑛居太原，祖父卒后，随父率全家返回长洲。父钱瑛于宣德年间征入太医院后，钱恒留在家乡行医。因妙于医，病家每日迎之出诊无虚日，名扬遐迩。成化初年以儿科名医召入太医院典御药，由于其医术精湛，数次诊治取得很好疗效，获授御医。履职期满，考绩优秀，成化十一年（1475）晋升为太医院院判。每当其退值回家休息时，士大夫迎治小儿病者接踵而至，户外仆马不绝，钱恒不管远近皆奔赴出诊，往往入夜始归。后以年高而退养。卒后于成化末年因次子钱钝官职，获赠太医院院使。配董氏（1412—1490），也因钱钝官职，受封太宜人。合葬于吴县雅宜山先茔之次。子四：钱铉、钱钝、钱铸、钱铭，次子钱钝等二人继医业；女二。（详见第六章吴门名太医掇英中钱恒传略）

钱恺，字伯康，号橘隐。钱瑛次子。生于永乐十四年十二月初十日（1416年12月28日），卒年未详，寿至70岁以上。少从礼部尚书杨公游，亲炙其德学。同时又得父钱瑛传授医术。然其不欲以医名，居京师数年，所交多名公奇士，所发议论辄倾倒满座。正统十四年（1449），蒙古族瓦剌部攻打明朝北方边境，明朝廷军需缺乏，钱恺购买了多匹马匹捐献给军队，因而得到恩典。不久归吴，叹曰：“吾平生无德行福泽百姓，惟吾家医业可以济生施仁。”于是始出悬壶济世，治病辄验。每日天亮启门，前来求出诊者哄然而入，多至几乎不能应付。贫穷人家抱携患儿前来，累累不绝于路，一至即予诊治，而不求其酬报。钱恺为医善究病源，解析病因娓娓而谈，所开处方，大率持重。曾说：“壮汉尚需固本强身，何况婴孺气体脆弱，岂可追求峻急而愈。”治疗所需之药，虽珍贵药材，亦不恤购求，往往亲自修制，精益求精，故其医效益验，遂与其长兄钱恒院判齐名。明大臣同乡韩雍曾撰《谢钱伯康》七律诗一首以赠：“儒医神术冠吴东，小弟顽孙受惠同。两世免劳忧褓，一门深是感帡幪。埙篪协奏忻无恙，簪笏相传幸不穷。白璧黄金未能谢，为题诗句颂元功。”虽其名闻大江南北，然不愿出仕。钱恺翛然长身，礼度雍容，蔼然有和气。中年后，日与归田诸老登临宴赏，以极其乐。好文尚礼，老而不倦。配王氏，太原人，称贤宗族间。子三，钱钢（字汝贞）、钱锐、钱钺（庶出），次子钱锐继医业；女二。

钱悌，字伯升。钱瑛三子。继承世传医业。又善操琴。

钱愃，字伯宽，号杏园。钱瑛四子。生于永乐二十一年（1423），卒于成化十四年六月十二日（1478年7月11日），享年56岁。少侍其父居京师，习儒业，遍从经师问学。累次乡试失利，遂取家藏医书习之，遇到疑难处向诸兄请教，渐通医术。归吴后，悬壶行医，小儿病家争相请其出诊治疗，或抱携患儿前来就诊，用药后辄有效验，且不太计较报酬多寡，故百姓们都称赞之。钱愃为同邑尹山名家沈以宏赘婿，岳父卒后，以故庐为沈氏物，悉归其弟侄，筑别室以居。中年后迁居苏州城东，宅院前临长溪，后带广圃，圃中竹树甚茂密，而杏为多，因以为号。性喜客，客至款饮为乐，尤善谈笑戏谑，意甚闲适。后目失明，其谈笑如故。卒葬吴县荐福山之感慈坞。配沈氏，子三，钱金、钱锡、钱铎，长子钱金继医业；女二。

第六世

钱钝，字汝砺。钱恒次子。约生于宣德九年（1434），卒年失传，寿至80岁以上。得父钱恒亲传医技，术业益妙，善承世业。后以儿科名医召入太医院御药房医士，因医术高超，诊治获奇效，成化十八年（1482）、成化二十一年相继晋升为御医、院判，成化二十二年，又晋升为院使。次年九月弘治帝即位，裁革传奉官，被降为御医。弘治年间复升院判。因太医医治不力，药不对证，明孝宗朱祐樘驾崩，追究太医院责任，医官俱遭处罚，钱钝降为太常寺典簿，但供事如旧。正德初年，年老致仕时，以劳绩获得赐荫。配偶、子女不详。（详见第六章吴门名太医掇英中钱钝传略）

钱慎庵（名铸或铭，待考），钱恒子、钱钝弟。生于正统三年（1438），卒于正德十年九月三十日（1515年11月5日），享年78岁。慎庵性坦易质直，雅喜丘园，不乐仕进。行医后，出诊视疾病轻重缓急，而不以地的远近、人的富贫为先后，更不以寒暑风雨为考虑，救活病人甚多而不言报酬。凡修制药饵必亲力亲为，常言："此系人死生，吾何敢玩忽职守？"又疏财尚义，因而广受百姓赞誉。居家尽孝，在分祖产析居时，率取弊旧器物，把美佳者让予诸叔，人皆颂其贤。配徐氏（1436—1515），侍奉父母、公婆以孝称，迎待宾客必以礼节。子二，钱恩（早卒）、钱惠，次子钱惠继医业；女三。礼部右侍郎华亭顾清（南京礼部尚书致仕，卒谥"文僖"）撰《慎庵钱君配徐孺人合葬墓表》。

钱锐，字汝守，号兰室。钱恺次子。生于正统十年（1445），卒于弘治十八年八月十七日（1505年9月14日），享年61岁。初攻儒业，长兄钱钢去世后，乃承其家学。因思医不通诸科，无以应对病情的各种变化，故取轩辕黄帝、岐伯与张仲景、李东垣的诸医学经典著作深入研读，务究其精髓，医技大进。代父出而治疾，往往奇验。不久因目失明停业，尚曰："吾已废残，岂可苟利误人。"父卒后，复出悬壶，医病辄有疗效。待到诸子嗣承医业后，又停诊。晚岁二子相继丧，不得已又复出临诊，诊治效果益奇佳。钱锐治病注重藏象虚实、阴阳顺逆、药性违从，辨证精审，切脉处方，时时出人意料，闻者皆惊异而传颂之。其孝敬父母，以寿考终。长兄无子，钱锐始生子即嗣其为后，兄亡奉孀嫂恭甚。分家时，把先世所遗肥田美宅分与庶弟钱钺，自取荒敝田屋，不计得失，人颂其贤。曾捐粮赈饥，被授承事郎，然不用来相称，盖非其志。仪容端庄，终日俨然，人咸称之为兰室先生。卒葬吴县雅宜山先茔之次，长婿翰林院侍读昆山状元朱希周与长洲文徵明作行状，太常寺少卿兼侍读丹徒靳贵（武英殿大学士致仕，卒赠太傅、谥“文僖”）撰《兰室先生钱君汝守墓志铭》。配庄氏。子四，钱同文（出嗣伯父钱钢）、钱同伦、钱同德、钱同理，俱继医业；女三。

钱金，字汝式。钱愪长子。继承家传医业。配陈氏，子二，钱同仁、钱同爱。

第七世

钱惠，字仁仲。钱慎庵次子。生卒年月失传。少习举业，学费不继，母徐氏常脱首饰换钱资助其读书。伯父钱钝官太医院院使，正德初年老致仕时，以劳绩恩荫其入太医院御药房。钱惠继有名于京师，正德十年（1515）授太医院御医。官民均颂扬钱钝、钱惠两代医术。

钱同文，钱钢嗣子、钱锐长子。继承世传医业。

钱同伦，钱锐次子。继承世传医业。

钱同德，钱锐三子。弘治年间，跟随堂伯钱钝在京邸学医，传承祖业。

钱同理，钱锐幼子。继承家传医业。

钱同仁，字孔徵。钱金长子。善承祖业，为太医院御医。诊疾问证、切脉、察色、揣肌、审声，一丝不苟，又详细了解患儿的吸乳、冷暖、睡眠、便溲等情况，做出正确诊断，然后对症下药，故辄能取得良效。又不屑计较报酬，尤称难得。大学士顾鼎臣家的幼小子孙均受到过其精心诊治。

钱同爱，字孔周，号野亭。钱金次子。生于成化十一年（1475），卒于嘉靖二十八年（1549），享年75岁。早岁负才慧，攻举子业，自弘治十四年至正德十一年（1501—1516），6次应乡试不举，遂弃之。好交游，先与唐寅、徐祯卿、文徵明（系儿女亲家）为好友，唐、徐既殁，又与汤珍、王守、王宠善，饮酒谈笑，评骘古今，或以诗文切磋。喜藏书，每饼金悬购，所积甚富。又嗜读书，有心得随手笔记，积数巨帙，文徵明对其极为推重，绘《碧梧高士图》以赠。为文奇崛深奥，思玄语丽，尤长于尺牍。卒葬吴县宝华山，文徵明志其墓。配张氏。子二，钱鹤徵、钱竹徵（蓟州吏目，出嗣伯父同仁），长子钱鹤徵继医业；女二。妾某氏；子一，钱复贞；女一。

第八世

钱鹤徵，钱同爱长子。太医院医士。配吴氏。

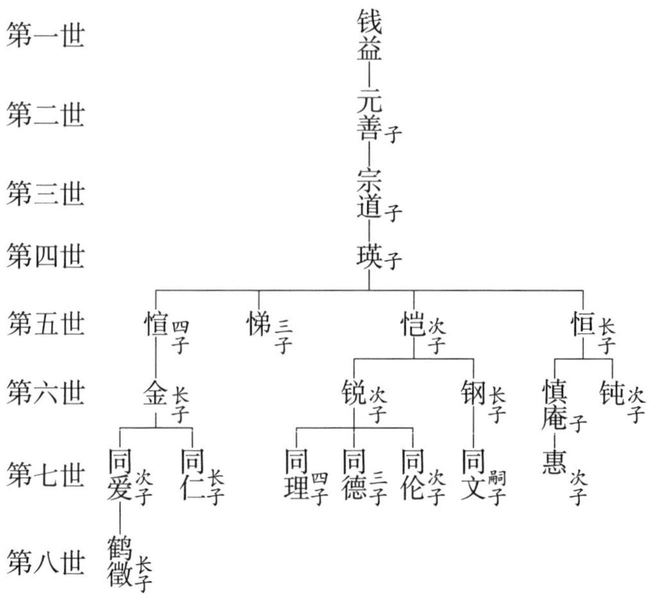

图7-19　元明长洲钱氏儿科世系图

十一、元明长洲刘氏九世医

长洲刘氏“先世以医名，繇宋暨元，代有显者”（明徐有贞《武功集》卷四《送刘原博序》）。明万历年间的文学家郑若庸在《北游漫稿文》卷下《述梦橘言》中也说道：“医刘氏名三吴，自赵宋始……刘之挟青囊来吴门五百有余年，烨烨者不啻十九。”其宋、元业医祖先已不可考，谨以有文字记载的刘毅为第一世。

第一世

刘毅，字彦敬。元末明初长洲人。家世业医，刘毅益精其术，明初在朱棣的燕王府供职，为燕王府良医正。后因犯事被贬谪戍边，殁于戍所。子刘观，继医业。

第二世

刘观，字士宾，刘毅子。永乐初年，继位后的明成祖朱棣追念旧臣，想起了刘毅，听闻刘毅之子刘观医术也很好，于是征召刘观到太医院，授御医，赏赐京城府第。凡中外亲藩、贵戚及公卿近臣有病多命刘观前往诊治，由此他被盛称为医中国手，擅声于天下。刘观后升任太医院院判，掌管院事。跟随成祖北征，回来不久就病逝了。子几未详，有刘溥、刘渊，刘溥善承医业。

（详见第六章吴门名太医掇英中刘观传略）

第三世

刘溥，字原博，刘观子。幼聪颖，8岁即能作诗，人称神童。少年随祖、父游学两京（南京、北京），精研经史，凡儒家经典及诸子百家之书无所不读，且无不深探本源。又博通天文、历数之学，有志用世。于家传医术，更精通内外科，就诊者应手奏效。宣德初年，以文学才能被荐举至京，有人向朝廷汇报说他善医术，遂获授惠民药局副使。正统末年，熟悉刘溥才能的官员荐举其为文官，朝廷没有采纳。秩满，景泰初年调任太医院吏目。然而，刘溥志向不在于此，虽为医官，却沉浸于诗词文学中，日唯以咏诗为事。其诗初喜西昆体，所作辄似，晚益奇纵，自经时变，悲愁叹愤，一寓于诗。与汤胤绩、苏平、苏正、沈愚、王淮、晏铎、邹亮、蒋忠、王贞庆，号称“景泰十才子”，并被推为盟主。刘溥有《草窗集》行世。景泰四年（1453）前，殁于京师。刘溥博学多才，医名被文名所掩，其医术亦精深，名方“痛泻要方”即为其制订，至今仍应用于临床。子几未详，长子刘伦、子刘资，承医业。

第四世

刘伦，字宗序，刘溥长子。继承祖业，于内、外、妇、幼诸科皆有心得，又精手术及麻醉。成化年间，被荐举为太医院御医。后奔母丧归，遂不回太医院，以高寿终。明王圻《稗史汇编》记载了刘伦的一则医疗逸事：吴地有一女子跌伤其面，久肿不消。刘伦诊断为多骨疮，需要饮麻药后，用刀剔出其骨，方能够痊愈，不然明年此时必会病逝。病家却认为刘伦为了推销其术而故意说得严重，没当回事。但后来患者疮中之骨渐渐长大，“竟至碍鼻，昼夜呼号而卒”，验证了刘伦的诊断。葑门有一人，平素喜阅方药之书，家人生病，常常自己为其诊视用药。六月间，其姐疲劳中暑，他就用六和汤、香薷饮来治疗。想不到其姐服药后，反而虚火上炎，面赤身热。后邀请刘伦诊治，刘认为病人脉旬快而无力，应是中气不足、内伤生冷所致，由此而生虚热，六和汤、香薷饮是治不好的。何况夏天伏阴在体内，两寒相加，形成了阴盛格阳之证。乃急用补中益气汤加附子、干姜，煎好后又将汤药杯置于冷水中，待冷却后再服用。进药后，当天晚上，病人热就退了，并能安睡。于此可见刘伦对“热因寒用”法则的活用。刘伦还善于总结临床经验，撰写医著《济世经验全方》（包括《济世内科经验全方》3卷、《济世外科经验全方》1卷、《济世女科经验全方》1卷、《济世幼科经验全方》1卷）刊行于世。该书国内已佚，日本内阁文库收藏有明刊本及抄本。

刘资，刘溥子。亦继承祖业。因一子官职，获赠兵部主事。子几未详，子刘传，承祖业。

第五世

刘传，号橘泉。刘资子。继承祖业。学邃而业精，疗疾奏功十弗一失。医名大扬，江左无不知其名。子刘鹏。

第六世

刘鹏，刘传子。礼部儒士。子刘会，善承祖业。

第七世

刘会，号梦橘。刘鹏子。尽发《素问》《难经》之秘，辄得肯綮。其视病人如家人，解救病人危急，不管远近、寒暑、昼夜，全力以赴医治，为患者解除病痛，而不言功劳。医名益隆，享誉江左。得高寿，卒于嘉靖中期（约1554年前后）。子刘炳，承祖业。

第八世

刘炳，刘会子。继祖业。惜英年早亡，妻杜氏方怀孕7个月。子一，刘承宗，承祖业。

第九世

刘承宗，字继仁，号培橘。刘炳遗腹子。生于正德十四年（1519），卒于万历十一年（1583）。性颖慧，由祖父梦橘公悉授祖传医术，善领悟医理，不数载，诊病处方往往与其祖所见相同。能立起危疾，故闻名遐迩。因长子刘弘道贵，被敕封为文林郎、福建泉州府惠安县知县加按察司佥事服色，累赠浙江右参政。墓在吴县宝华山之阳。配何氏，子三，长子刘弘道，万历二年进士，仕至云南按察使。

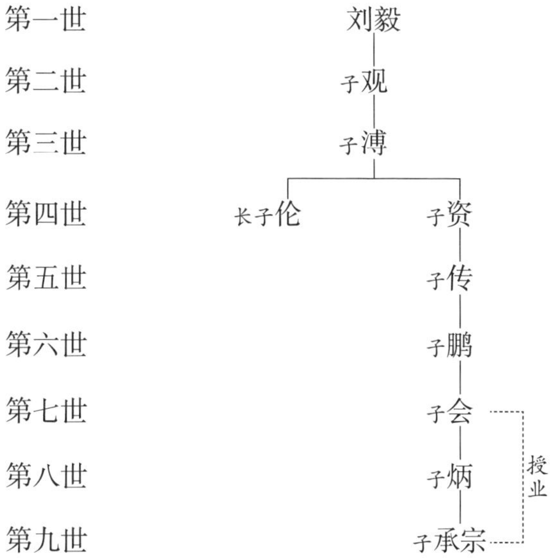

图7-20 元明长洲刘氏医家世系图

十二、常熟裴家桥裴氏儿科十五世医

裴家桥，是常熟的一个地名，位于支塘镇南部，今隶属八字桥村。裴家桥是由于附近居住着著名的裴氏儿科世医家族而得名。裴家桥的裴氏儿科，始于明中叶裴昌原，传至裴俊文已历十五世，素享盛誉。

第一世

裴昌原，明中叶浙江海盐人。精于儿科，曾任太医院医官。明弘治年间，迁至常熟县双凤乡南部赤砂塘畔的裴家桥居住行医。为常熟裴氏儿科始祖。

第二世至十世

失传

第十一世

裴蕙芳，字润甫。生卒年月未详。清康熙、乾隆年间[①]常熟县（雍正二年至宣统三年为昭文县）双凤乡裴家桥人。自裴昌原至裴惠芳，裴氏医业已十传[②]。裴蕙芳继承家传幼科“二十四秘方”，治小儿疾病多奇效，闻名于乾隆年间，求治者日以百计。裴蕙芳医德高尚，病家深更半夜叩门延请，也均立即出诊前往；患者家里房屋简陋、家具破旧，环境溲秽，未尝皱眉嫌弃。遇到贫病穷人，常常免费施与药饵。卒年70余岁。

裴应钟，字菊村。生于清道光十五年（1835），卒于光绪十三年（1887）。清道光、光绪年间昭文县双凤乡裴家桥人。上代失传[③]。应钟少即警敏，束发受书，辄通大义。比成童，学力益进。年方弱冠，存心济世，有志习医。潜心研习《灵枢》《素问》之奥，越人、仲景之秘，不数年学成问世。每为人治病，切脉望色，听声写形，洞见症结，决断生死多灵验。尤擅儿科，沉痼阽危，一经救疗，莫不应手而愈。于是声誉日隆，远近争相延请。家传幼科“二十四秘方”，其中有茯神丸、肥儿丸、加肥丸、追虫丸等，专治小儿疳

---

①清乾隆年间顾镇编纂的四卷本《支溪小志》已经收录《裴蕙芳传》，按方志“生不立传”的规定，裴蕙芳在修志之前已经去世，故裴蕙芳应是康熙、乾隆年间人。

②《支溪小志·裴蕙芳传》作“十传至蕙芳”，即“蕙芳为裴昌原十世孙”，按几世祖、几世孙计算规定，本世不算在内，故裴蕙芳应为第十一世医，而不是第十世医。

③民国《重修常昭合志·人物志》之《裴蕙芳传》说裴蕙芳子为裴应钟，误。据戴祖铭编著的《常熟历代名医志·裴应钟传》载，裴应钟生于1835年，而裴蕙芳1788年之前早已去世，不可能是裴应钟之父，应是同宗的另一支。又，1990年版的《常熟市卫生志》的《第十三章人物·裴雁宾传》载，裴应钟是裴雁宾的远房曾祖，裴雁宾是裴氏第十四世医，故裴应钟为裴氏第十一世医，但其上代失传。

积、蛔虫、便泄、腹痛等症，悉经加减定方，有神效。为适应小儿服用，改丸为粉，先将中药材碾磨成粉末，又把小麦炒熟磨成麦粉，与药粉拌匀，嘱家长给小儿服用时加以食糖，使小儿喜于服食，且不留一渣一滓，药不浪费，祛病更速，深受病家称赞，咸呼之“麦粉散”，而称颂裴应钟为“裴麦粉”。应钟体貌秀硕无须，而性格倔强，不合时宜。凡官宦士绅求治者，非重金不应；而劳苦贫乏不能措药者，乐为诊治，给以丸散，更周济之。以故四乡襁负而至者，摩肩接踵，殆无虚日。后迁居县城南门外东河，其宅临河，筑有水码头。每日之晨，舟船蚁集，自朝至暮，求治者数以百计，天未明即开始门诊。中午进餐亦无稍暇，往往退至屏门后立而食之，草草餐毕。深夜病家叩门，酷暑严寒，应诊给药，亦无怨言。至四乡出诊，农人或拦舆求治，就在田头河畔，切脉开方。出诊回家常至黄昏，晚餐毕后，静坐一室，将日间所开方案，逐一研究，疑难重症，则反复深思，若有一味不妥，即便深夜必遣人前往病家通知纠正，务令安全。中年后，体力渐衰，而病家愈集，不能稍卸仔肩。光绪十三年秋日，赴乡出诊，在路旁如厕，寒气侵袭肠道，遂患赤白痢。经多方疗治，莫挽沉疴，为治人病而已病，救人死而已死，年仅53岁。

第十二世

裴锡堂，号兰坡。生卒年月未详。清咸丰、光绪年间昭文县双凤乡裴家桥人。上代失传[1]，应是裴蕙芳、裴应钟同宗的裴氏另一支后代，锡堂为第十二世。锡堂继家学，工儿科，为咸丰、光绪年间名医，在常熟、昆山、太仓一带深孚众望。子裴瑾怀，继世业。

裴玉堂，裴锡堂弟。生卒年月未详。清咸丰、光绪年间昭文县双凤乡裴家桥人。承家传，业儿科。子裴国忠，继世业。

第十三世

裴瑾怀，裴锡堂子。清末民初昭文县（宣统三年起为常熟县）双凤乡（宣

①一些现代出版的有关书籍在介绍“裴氏中医儿科”时将裴锡堂、裴玉堂写作裴应钟之子，实为不妥，一是没有文献依据，二是不被裴鸿后代所认可。裴锡堂上代已失传。

统二年后为支塘乡）裴家桥人。深得家传，善治儿科疑难杂症。在外感时病、内科杂病等诊治方面，亦颇有建树。与支塘邵氏名医邵绶臣为好友，常在一起会诊。有《裴瑾怀医案》留世。

裴国忠，裴玉堂子。清末民初昭文县双凤乡裴家桥人。继承家业，惜32岁即去世。学生有唐嘉禄。

第十四世

裴鸿，字雁宾。裴瑾怀子。生于清光绪二十六年（1900）①，卒于1962年2月28日。常熟县支塘乡裴家桥人。继承家业，擅长儿科。兼治热病、杂症，独具匠心，论病处方，多宗叶天士。视疾诊病，辨证遣药，功力独到。用药既有吴门医派“轻灵”之风，又善用“重剂”力挽狂澜，对附子、大黄等“虎狼之药”之运用更是炉火纯青。治小儿肺闭症，常用牛黄夺命散；遇慢惊风，每宗许叔微之椒附汤。有汪某者患痰饮之疾，胃败脾绝，二便不通，并见爪青风动、神散妄笑等危象。裴氏首用回阳救逆，祛寒导带，再以峻剂逐饮，继进温化风痰，后用益气养胃，患者终获痊愈。裴鸿看病特点是唱诊：其凝神端坐于病床前，望闻问切，捏须凝思。学徒们各备纸笔，围坐在先生旁患者侧。裴鸿诊毕，并不忙着说出诊疗方案，而是让徒弟们轮番试诊。试诊结束后，裴氏就用一段抑扬顿挫的“唱词”报出处方：“某左（男），……（诊案），拟某某方加减，某药几钱，某药几钱……（诊方）。”学徒们敛神屏气，快速记录，病家则在一旁恭身聆听。那一唱一记，即为口传心授。通过此种传授方式，学徒们得到了充分的锻炼，学业就可获得长足进步。裴氏业务盛极一时，远近百里求治者，每日备礼敦请，舟车或步行前来，络绎不绝。中华人民共和国成立后，参加白茆联合诊所，其后在白茆公社联合

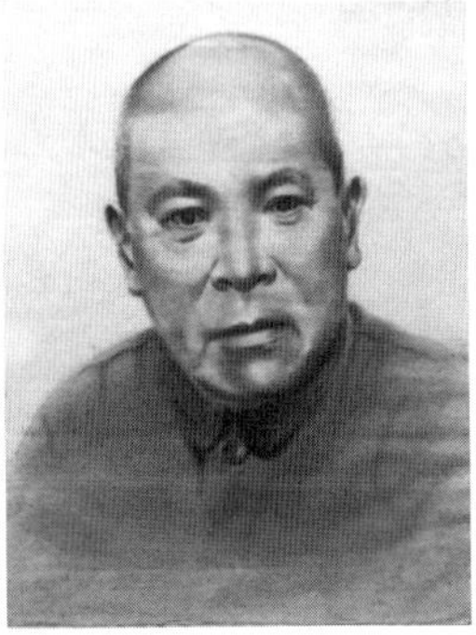

图7-21　裴鸿像
顾珂溢提供

①裴鸿卒于1962年，享年63岁，江南民俗记岁均为虚岁，故其生年应为1900年。

医院工作，直至逝世。行医40余年，席不暇暖，日诊百病，因诊务繁忙，无暇著述。早年医案大多毁于兵燹，其去世后，门人弟子将平日跟师手抄医案汇集成《裴雁宾先生医案》一册，后经门人孙宝楚、周本善系统整理后，发表于20世纪90年代的《吴中医学研究》杂志。常熟老药工陶启涵收集裴鸿20世纪50年代的诊病资料，整理成《裴雁宾医案》。有金文学、范天一、孙宝楚、周本善、金仲华、张仁龙、陆振玉、王半民、孙漱石等弟子30余人。长子裴俊文，传其衣钵。

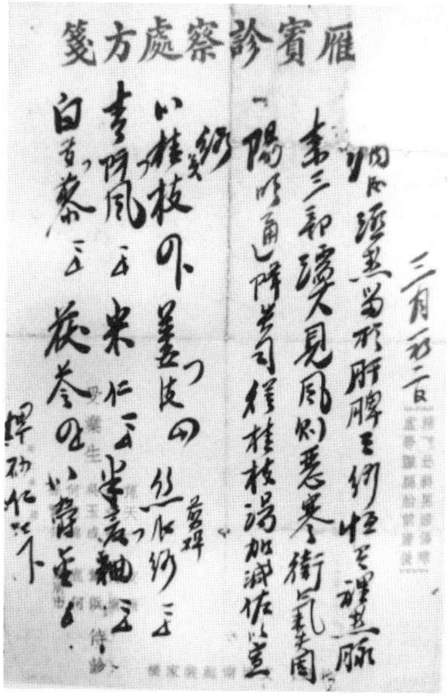

图7-22　裴雁宾处方　顾珂溢提供

第十五世

裴俊文，裴鸿长子。生年未详，卒于1981年。随父学医，后襄诊。中华人民共和国成立后，未行医。

裴氏儿科，于2013年6月5日经苏州市人民政府批准，被列入《第六批苏州市非物质文化遗产代表性项目名录》。

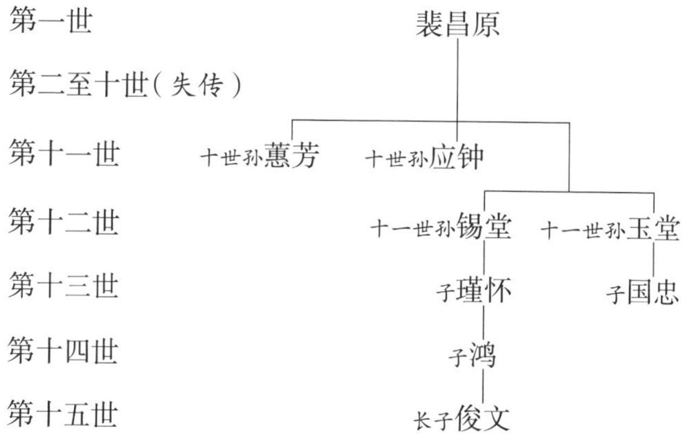

图7-23　常熟裴家桥裴氏儿科世系图

十三、太仓伍胥庙方氏外科九世医

伍胥庙是太仓一个农村小集镇，中华人民共和国建立后，降为村，曾长期隶属王秀乡（镇），因1998年王秀镇并入璜泾镇，今属璜泾镇孟河行政村。方氏迁太仓始祖方某（佚其名），于清康熙年间自崇明至伍胥庙行医，业外科，因医术精良，悬壶后医道即兴，遂定居于斯，开创了传承九代、历300余年经久不衰的辉煌医业。

第一世

方某（佚其名），清康熙年间人。太仓伍胥庙世医始祖。由崇明至太仓伍胥庙行医，业外科，擅治痈、疽、疔、疖诸症，深受附近百姓欢迎，因而在当地定居。

第二世

方某（佚其名），始祖之子。康熙、雍正年间人。继承父业，行医为生。

第三世

方哲公，第二代方某独子。清乾隆年间人。承父业，在伍胥庙行医。

第四世

方小香，方哲公独子。乾隆、嘉庆年间人。继承祖业，医术出众。传医术给子嗣香，与婿梦花，此后两房双枝竞秀，医业更昌。

第五世

方嗣香，方小香子。嘉庆、咸丰年间人。受父真传，精祖术，声誉颇盛。因无子嗣，收太仓璜泾内科名医郁瑾怀之子郁渊如为嗣子。

方梦花，方小香婿。嘉庆、咸丰年间人。得岳父传授方氏祖传医技，遂擅疡科，医术高超，名声大著，其在世时为方氏医业鼎盛之期。患者遍及周边太仓、常熟、昆山、嘉定等县方圆百余里，前来就医之众，舟车鳞集，道途拥塞，声誉之隆，一时罕有伦比。传医术于子方叶封，授徒太仓横泾戴省吾与董冕卿，太仓王秀陆秉彝，太仓时思秦若涵，太仓九曲顾望之、周鞠臣，均业有所成。

第六世

方渊如，原姓郁，方嗣香嗣子。清末人。原业内科，过嗣后兼理内外科，拓展了方氏医业。传医术于子方麟祥，授徒太仓归庄张国栋、太仓沙溪张斛泉、海门龚锡康、常熟顾惠吉4人。

方叶封，方梦花子。清末人。继承祖业，不减父名，专精外科。传医术于子方世良，授徒太仓城厢郑也涵、太仓双凤顾遂初、昆山王毅成、太仓西郊沈佩苍、太仓双凤陶笑霞、太仓双凤张凤芝与刘湘英、常熟崔明诚、昆山杨铭皋9人，扩大了方氏世医的影响。

第七世

方麟祥，字信孚。方渊如子。生于光绪二十九年（1903），卒于1947年。从父习医，弱冠即悬壶应诊，业内外科，远近求治者踵相接，尤以治疗伤寒、痈疽、疔疮见长。病家有求，不论昼夜，随请随往。终因劳累过度，患结肠癌病逝，年仅45岁。医术传子方国苍、方国平，授徒太仓王秀施峻德、常熟顾定九、常熟徐正奎、常熟顾绍农、昆山杨仲尹、常熟陈寿民、常熟崔泽民7人。

方世良，方叶封子。生于1912年，卒于1948年。克绍家学，精内外科，誉盛名噪。不幸中年病故。授徒常熟王树玉与魏健益、太仓鹿河钱耀祖、常熟钱育才、常熟柯雪帆、常熟金振清、太仓鹿河马文昭、常熟谭仁华与王家声9人。

第八世

方国苍，方麟祥长子。生于1925年，卒于2000年。幼读私塾，1939年随父学医，1942年12月独立开业行医。1953年7月，在太仓王秀与周钟麟成立联合诊所，后加入璜泾中心联合诊所、伍胥分诊所、白宕分诊所。1957年参加中医函授学习。1958年12月，在拓宽浏河塘民工营部承担医疗工作。1959年4月后，调至鹿河公社卫生院建民分院、王秀卫生院，任中医外科医生。擅治外科咽喉、疮疽、发背、疔疮。1981年退休。医术传子方莗群，授徒常熟顾治平。

方国平，方麟祥次子。生于1928年，卒于2015年。幼读小学及私塾，1942年随父学医。1951年加入璜泾区联合诊所及卫生工作者协会。1956年后，任联合诊所王秀分诊所所长，伍胥分诊所所长，璜泾区联合诊所卫生工作者协会主任、第二副所长。1958年，调任鹿河卫生院副院长、工会主席。业内外科，擅治疔疮痈肿。1981年4月晋升为中医师，同年11月病退。授徒太仓王秀王中其与王明、太仓鹿河沈云沛3人。

第九世

方莗群，方国苍子。随父学医，继承祖传外科医业。

方氏历代世医基本功扎实，对疮疡诸症辨虚实、明深浅、察善恶有独到之处，能达“指头犹眼”之境界，即凭指下切诊，就如洞见疮肿内部情况。术前对疮痈脓肿的生熟、部位情况早就成竹在胸，故刀不虚发，发必中的。临证讲究外病内治，除局部治疗外，尤重整体观念，内外结合，辨证施治，运用消、托、补、泻诸法，得心应手。故能救急拯危，愈者不可胜计，获赠匾无数。且于门诊概不计酬，贫病给药，代代相传，众颂其德。方氏对外科用药也十分考究，配方与众迥异，对药材筛选、加工炮制都有独特的严格要求，所以方氏消风散、龙虎膏、三妙膏等良药均功效显著。方氏数代医名赫赫，与其精心治药不无关系。

方氏世医自第五代方梦花起，破除医术秘不外传的陋习，四代间先后授徒39人，其中不少成为当地医林一代高手，闻名遐迩。其再传弟子达139人之众，分布太仓、常熟、昆山、苏州、嘉定、上海、海门等地，百余年来承先启后，经久不歇，形成了方氏外科一大系派，为社会、为医林所倚重。

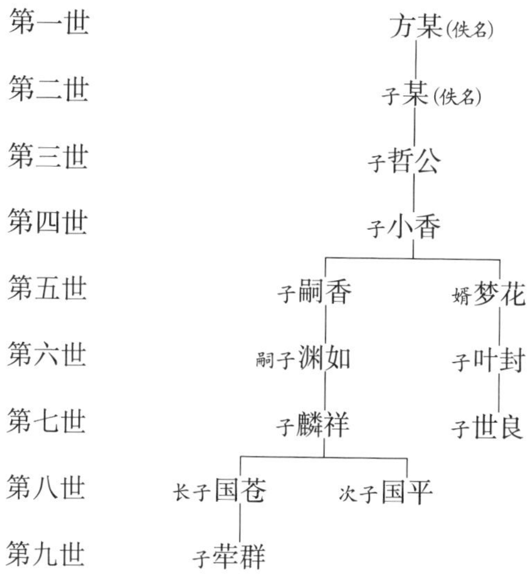

图7-24 太仓伍胥庙方氏外科世系图

十四、吴县曹氏内外科七世医

吴县曹氏系北宋武惠王曹彬的后裔，世居安徽歙县曹家村。明末清初时，歙县秀才曹春楼（一作侍楼）[①]迁居吴中，为此支曹氏的始迁祖，其后人遂占籍苏州府吴县。曹春楼定居苏州后，潜隐不仕，开酒店为业。其五世孙曹炯，以行医为业，为曹氏世医之始祖。

第一世

曹炯，号敬堂。清乾隆、嘉庆年间吴县人。不求闻达，精研医理，行医为业。配张氏。

第二世

曹维坤，字云洲。清嘉庆、道光年间人。曹炯子。生年未详，卒于同治九年（1870）。继承父业，刻苦钻研医术，遂成为吴中名医。曾参与编校叶天士

①苏州大学博物馆藏曹元弼撰《皇清诰授奉直大夫晋封荣禄大夫内廷供奉分部郎中曹公墓志铭（曹元恒墓志铭）》中作“春楼”。《苏州名门望族·儒医世家话曹氏》（广陵书社2006年版）作“侍楼”。

的《叶氏医案存真》。其医方由子曹毓秀整理、孙曹沧洲校编，成《曹氏平远楼秘方》4卷，收录秘方、验方1100余个，约成书于清同治十二年，现存抄本，藏苏州大学图书馆。配陶氏。子几未详，长子曹毓俊、三子曹毓秀、四子曹毓英（改名为锺英，号紫荃，是毓秀孪生弟，为咸丰九年〔1859〕举人，历任内阁中书、浙江截取同知），长子、三子继医业。

第三世

曹毓俊，字锦涛，号承洲。曹维坤长子。生年未详，卒于光绪二十四年（1898）。清同治六年（1867）江南乡试举人，议叙知县。为著名儒医，擅内外科。住泰伯庙桥下塘（今阊门西街附近）。配倪氏，子三、女二。长子曹元恒（沧洲），光大祖业；次子曹元荧（1853—1920），改名福元，字仲修，号邃庵，曾任河南分巡开归陈许郑等处兼理河务兵备道、署河南布政使等官职；幼子曹元弼（1867—1953），字穀孙，号叔彦，近代著名经学大师。曹元荧、曹元弼兄弟两人均为光绪进士、翰林院编修，故有“兄弟翰林”之称。

曹毓秀，字实甫（一作植夫），号春洲。曹维坤三子。生于清道光二十二年（1842），卒于1912年。同治七年（1868）苏州府学生员。行医为业，擅治伤寒内外科。住黄鹂坊桥弄（今景德路黄鹂坊桥西）老宅，后寓居上海。工诗词，著有《餐华馆诗集》《雪蕉轩词集》。

第四世

曹沧洲，名元恒，字智涵，以号行。晚年又号兰雪老人、兰叟。曹毓俊长子。生于清道光二十九年（1849），卒于1931年。幼承庭训，宗法医学经典，又汲取叶天士、薛生白、吴鞠通、王孟英等清代江浙名医经验，博涉经方，无不精贯。治病辨证精深，处方灵巧，疗效卓著，医名冠吴中。设诊所于阊门西街，业内外科，远近求治者门庭若市，日逾百人。清光绪三十三年（1907）下半年至翌年六月，曹沧洲与青浦名医陈莲舫被保荐入京，为光绪帝诊疗疾病。有《霍乱救急便览》《御医曹沧洲医案》《御医请脉详志》和《各御医诊德宗景皇帝案》等医著传世。广传医道，收徒无数，其门人后也大多成名医。卒葬于吴县穹窿山苍坞里。配唯亭吴氏，子三，曹南笙、曹黼侯、曹融甫，均继祖业，悬壶济世。（详见第六章吴门名太医掇英中曹沧洲传略）

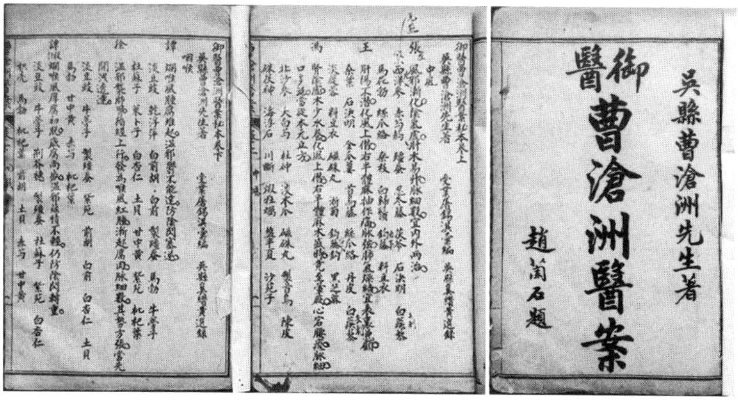
吴縣曹滄洲先生著
御醫曹滄洲醫案
趙莆石題

图7-25 《御医曹沧洲医案》（1924年刊本）书影

曹元森，字巽轩。曹毓秀次子。生于清光绪六年（1880），卒于1932年前后。光绪三十二年毕业于江苏巡警学堂，任川沙警务学堂教习。承祖业，精医，善治温病时症，擅用鲜药，人称“鲜货曹”。后为北京内城官医院医官。1913年，曾为隆裕太后诊视疾病。1917年，奉命偕其他医官组成晋绥防疫队，前往山西大同防治鼠疫，成绩卓著，事后与孔伯华、赵云卿等编著成《传染病八种证治晰疑》10卷。次年，被曹锟聘为直隶督军署高等顾问，三获宝光嘉禾奖章。1923年被聘为曹锟总统府太医。次年，授陆军一等军医正，并加军医监。1925年，任盐署鄂岸榷运局局长。次年离职。喜藏经籍书画。

第五世

曹南笙，名岳镇，号廉洲，以字行。曹沧洲长子。生于清光绪二年（1876），卒于1918年。从父习医，精学深研，造诣较深。论证援引众医籍之精粹，拟法则选取古之良方，屡获显效。惜体弱多病，年甫不惑而殁。随诊医案大多散佚，仅存1册，被选录收入《吴门曹氏三代医验集》，1983年3月由江苏科学技术出版社出版。

曹黼侯，名岳祐，以字行。曹沧洲次子。庠生，宣统元年（1909）毕业于江苏法政学堂。继承祖术，业内外科。1933年任苏州国医学社（苏州国医学校前身）讲师、吴县国医会研究主任。居住在瓣莲巷。子曹鸣皋、曹仲和，继承祖业，亦为名医。

曹融甫，名岳昭，号麟洲，以字行。曹沧洲幼子。生于清光绪十年（1884），卒于1944年。善承祖术，精内外科，治疗外感热病，常于清解方中佐以涤痰药汤以化痰除湿开窍，运用泄热救阴法能发挥创新。早年悬壶阊门西街，1924年后，寓居上海，设诊所于威海路威凤里，门庭若市。门人有钱伯煊、徐景南、苏耀东、董雪帆、潘叔衡等数十人，钱伯煊后成为著名中医妇科专家。1932年编撰《曹氏医方案》，现存抄本，藏苏州大学图书馆；另有《曹氏医案》抄本（2万字），藏苏州中医药博物馆。

曹惕寅，名岳峻，以字行。其为佛教净土宗高僧印光法师皈依弟子，法名契敬。曹福元次子。生于清光绪七年（1881）三月，卒于1969年。少年时随父北上京师，弱冠入京师大学堂学法律，习英语、德语，又师从林纾修国学，毕业于法律科。曾任清末员外郎衔法部审录司主事。因自幼患宿疾，在京城遍访名医也未能治愈，南归后立志学医，既能自疗宿疾，又得以继承祖业、治病救人。乃从伯父曹沧洲学医并侍诊9年，尽得其传。1922年至沪行医，自称壶叟，隐居于翠竹山房，不正式挂牌，只接诊由熟人介绍的求治患者。对贫病患者不收报酬，义务诊治，并施送药品，深得社会各界的称颂和信赖。此外，还兼任九和堂、雷允上诵芬堂等中药铺的特约医师。每日诊余散步乡里、街坊、书肆、马路商店，随处为人义务诊治，数十年如一日。1949年后，他仍悬壶于卡德路（今石门二路）翠竹山房，对病员不分富贵贫贱，均一视同仁，无不悉心诊治。曾当选为上海市静安区第三、四届人大代表，参加中国农工民主党。行医60余年，享誉海上，为上海名中医。1956年任上海市中医文献馆馆员。临诊之余，他亦致力于著述。1927年，他将多年的临诊医案汇编刊印成《翠竹山房诊暇录》。1949年后，在中医药刊物上发表诊治各种疑难杂症的临床经验论文10余篇。子曹君健，继医业。门生有10多人。

第六世

曹鸣皋（一作高），名凤冈，以字行。曹沧洲长孙、曹黼侯长子。生于清光绪三十三年（1907），卒于1985年。14岁即随祖、父及叔辈学医，颇得真传。17岁悬壶应诊，行医于苏州。经年历练，医多良效，卓有声望。中华人民共和国成立后，任苏州市中医工作者协会主任。1952年6月，苏州市人民政府决定成立中医诊所，乃动员组织各科名中医参加，次年正式成立苏州市中医诊所，曹鸣皋出任所长。1954年9月，被选调至南京，参与创建江苏省中医院，任内科副主任兼江苏省中医进修学校讲师。1958年，江苏省中医进修学校升格为南京中医学院，江苏省中医院为其附属医院，任内科教研组组长。后任教授、主任中医师、硕士研究生导师主任中医师。1964年，任国家科委中医中药专业组成员。从医执教60余年，学术造诣深厚，临床经验丰富。临诊治病，深思详察，辨证精当，遣方凝练，立法用药往往出奇制胜，用变法而获显效。擅治肺系和脾胃系疾病，善用变法治疗心血管、神经系统、自身免疫性疾病等诸多疑难杂症，誉满海内。1963年参加全国首批五所中医学院《内科学》第二版教材的审编工作。在《中医杂志》《江苏中医》等学术期刊上发表论文10余篇。其医案、医话、医论被选录收入《吴门曹氏三代医验集》，1983年3月由江苏科学技术出版社出版。配潘氏，是东吴大学校长潘慎敏的胞妹。子三，女二。长子曹起龙，毕业于北京协和医学院，为解放军总医院神经内科主任医师、博士生导师；次子曹起骧，毕业于上海交通大学，为清华大学机械工程系教授、博士生导师；三子曹起凤，毕业于上海交通大学土木工程系，为铁道部教授级高级工程师；长女曹明明，毕业于山东大学，为山东大学外语系教授；幼女曹蓓蓓，毕业于南京医学院，为江苏省中医院消化科中西医结合主任医师。

曹君健，名凤闻，号寿民，以字行，曹惕寅子。生于清宣统元年（1909），卒于1986年。自幼随父学医，并长期侍诊。1929年获上海特别市卫生局中医师资格证书。1952年起专攻针灸学，师从著名针灸学家承澹盦，深得其传。中华人民共和国成立后，相继在上海宏仁医院、上海第二劳工医院、上海市静安区中心医院任针灸医师，在研创针刺麻醉、皮内针、电针等方面颇有成就。1981年被聘为上海市中医文献馆馆员。兼工丹青篆刻。配雷传沂，是雷允上诵芬堂经理雷滋蕃的孙女。

曹仲和，名凤钧，以字行。曹黼侯次子。生于清宣统二年四月十七日（1910年5月25日），卒于1990年8月。13岁从长辈学医，亲聆祖父教诲，17岁悬壶苏州。1956年，受聘至大连医学院，任中医教研组主任、附属医院中医科主任。后任主任医师、副教授，中国中西医结合学会急腹症专业委员会顾问。以擅长中西医结合治疗胆道结石、胰腺炎著称，将曹氏医术发扬光大到了东北地区。配雷传桂，出身于拥有雷允上中药铺的雷氏家族。

第七世

曹蓓蓓，曹鸣皋幼女。生于1940年4月6日，卒于2015年11月8日。1963年毕业于南京医学院医疗系，1979年结业于南京中医学院第六期西学中研修班（离职学习一年）。师从父亲曹鸣皋教授，并参与整理其学术经验多年，长期从事中西医结合消化科诊疗、科研、教学工作。擅长中西医结合（辨证、辨病相结合）诊疗消化系统疾病，活用古方，巧施四逆，颇有效验。为江苏省中医院消化内科中西医结合主任医师。1995年12月18日，被江苏省卫生厅、省中医药管理局命名为“江苏省名中西医结合专家”。参与编写专著《吴门曹氏三代医验集》，发表论文多篇，参加科研项目3项。

曹世宏，曹蓓蓓丈夫。生于1939年。1963年毕业于南京医学院医疗系，1979年结业于南京中医学院第六期西学中研修班（离职学习一年）。1963—1978年在江苏省结核病防治院任住院医师、主治医师，1978年调至江苏省中医院，历任主治医师、主任医师，教授、硕士生导师、博士生导师，江苏省中医院副院长、党委书记、院长，南京中医药大学副校长。2002年9月受聘于澳门科技大学，任教授、中医药学院院长。还担任过国家暨江苏省药品审评委员，江苏省卫生系统及高校高级职称评审专家，国务院学位委员会博士点、硕士点评议专家，江苏省中西医结合学会呼吸专业委员会名誉主任委员等职。1995年起，获国务院颁发的政府特殊津贴。同年12月18日，被江苏省卫生厅、省中医药管理局命名为“江苏省名中西医结合专家”。师从岳父、著名中医专家曹鸣皋教授，继承整理曹老学术思想和经验，参与编撰《吴门曹氏三代医验集》，协助曹老整理发表学术论文多篇。对曹鸣皋临证治验之真谛，多所领悟。拥有60余年之丰富临床经验，擅长中西医结合诊治呼吸系统和神经系统疾病。对慢性阻塞性肺病急性发作期和缓解期治疗、支扩、肺纤维化尤有系统的研究，并积累了丰富经验。多年来，主持完成江苏省科委、省教委、省卫生厅、省中医药管理局及南京中医药大学资助的科研课题多项，发表论文30多篇，培养中西医结合临床博士、硕士研究生20多名。

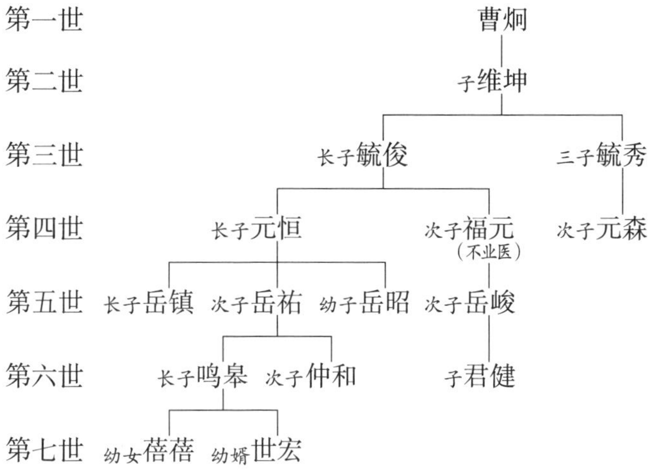

图7-26 吴县曹氏内外科世系图

十五、昆山白塔港闵氏伤科五世医

昆山闵氏伤科，是近现代享誉苏沪浙的著名世医。闵氏先代世居新阳县积善乡白塔港村（今昆山市生态森林公园西邻万方江南森林别墅一带），务农为生。迨至清嘉庆、同治年间，闵籍擅武艺，精伤科，始业医。

第一世

闵籍，字坚亭。清嘉庆、同治年间新阳县积善乡白塔港村人。约生于嘉庆六年（1801），约卒于同治十三年（1874）。从小喜习武，多年苦练，益精武艺。因练武身体各部位容易受伤，故同时研究治伤术。为了对身体骨骼有更精确的了解，经常帮善堂收埋暴露在外的尸骨，从而对人体骨骼关节部位非常熟悉，治伤技术也逐渐成熟。后又因收留照料一位病倒在白塔港的山东高僧，得其指点传授武艺和治伤绝技，益精点穴术，更蒙高僧赠以治伤秘方，从此学会制作疗效卓著的治伤方药和伤膏药。于是，在白塔港老宅专业伤科，跌打损伤、骨折脱臼、扭伤曲筋等来求治者，总能手到病除，受百姓盛赞。闵籍因年过半百才生儿子，恐来不及亲授，乃破例（旧时有一技之长的人家均有“传子不传婿”的传统家规）传医技给女儿闵姊（即殷闵氏），再由她传予幼弟。然而闵籍寿颇高，在儿子思启10多岁时，其精力尚好，仍亲授子医术与武艺。后至74岁去世。

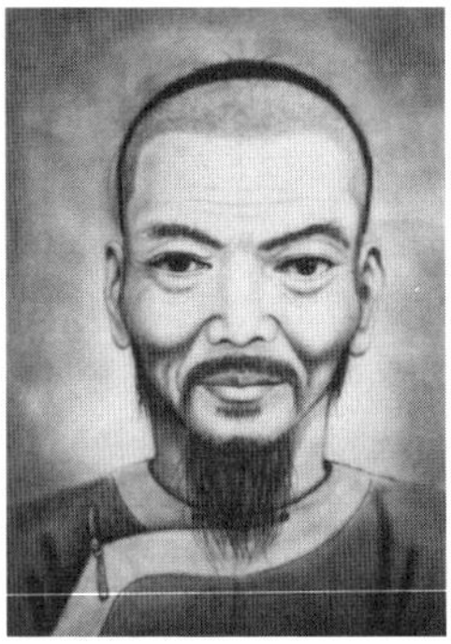
图7-27　闵籍画像　闵石生提供

第二世

闵姊，清道光、光绪年间人。闵籍长女。得父传授医术，并练武艺。随父襄诊，医技渐进，也掌握了一手治伤绝技。出嫁到本县正仪镇殷家后，即在殷宅悬壶应诊，也以伤科为业。后又迁至苏州思婆巷挂牌行医，治伤每获良效，声著遐迩。其晚年时，有一农民不慎从树上坠下，致脊椎（尾部）脱位而不能直立，求医于闵姊。老人端坐圈椅中，边嘱两人左右扶伤者坐长凳上，熟视良久，起身趋前，飞起一脚猛踢，正中伤者尾尻骨。只听得伤者痛吼一声，顿时直立而起，脱位已复原，即叩头谢不绝口。抬架而来，立行而出，伤者家属和待诊病人都啧啧称奇，叹为绝招。子殷企范、殷仲良，侄殷震贤，均传其术。故殷家伤科技术源自闵氏。

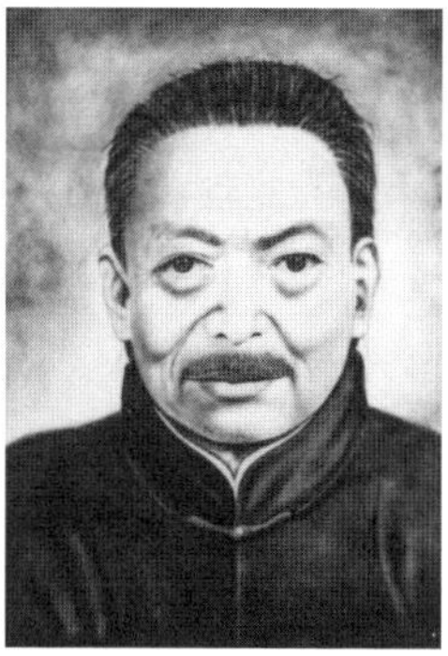
图7-28 闵思启画像 闵石生提供

闵思启，字迪甫。清末民初人。约生于清咸丰二年（1852），约卒于1915年。闵籍子。由父传授伤科医技，尽得其术，在白塔港老宅继承父业。由于兼精武术（特别是点穴术），尤擅柳枝接骨秘技，医效卓著，病者盈门，名播江浙。光绪十年（1884），邻县松江府青浦县金泽镇遭遇飓风灾害，无数房屋倒塌，数以百计居民骨折。应青浦知县聘请，思启前往当地夜以继日地医治病人，多应手奏效。知县欲厚酬之，思启以灾害惨酷，辞却不受，乡民无不称颂其医德。光绪二十五年，举家迁居苏州娄门内丁香巷东口仓街89号（今128号）开业应诊。性慷慨尚义，常救济贫困者。因医疗业务好，岁获万金，然经常捐资公益慈善事业，深得百姓爱戴。遇求治者因斗殴而致伤，必正言厉色，予以斥责，收费则一文不得少，以示惩戒。卒年64岁。子三，闵万青、闵采臣、闵蕴石，俱善继父业。

第三世

闵万青，名钟杰，以字行。清末人，生于清光绪元年（1875），卒于宣统二年（1910）。闵思启长子。自幼从父学医，光绪二十五年随父迁居苏州娄门内仓街89号（今128号）诊所行医。光绪末年迁寓上海白克路（今凤阳路）永年里479号，设伤科诊所，发展医务。惜未及数年，因患痢疾盛年而逝，年仅36岁。无子，以长侄闵廉伯（大弟闵采臣长子）为嗣子。

闵采臣，名钟文，以字行。清末民国人，生于清光绪三年十月十五日(1877年11月19日)，卒于1939年1月10日。闵思启次子。光绪二十五年随父迁居苏州娄门内仓街。由父亲授医术，先在苏州寓所应诊，民国初返回昆山，在县城小西门内学桥堍建房（即南街55号）设诊行医。灵活运用祖传治伤绝技和秘方伤膏药医治跌打损伤、骨折脱臼、扭伤曲筋者，疗效卓著，蜚声苏沪浙，各地求治者接踵而至。后买宅苏州潘儒巷，平时在昆行医，定期回苏州潘儒巷应诊。1929年3月17日，与邑名医戴轶凡等一起赴沪，出席全国医药团体代表大

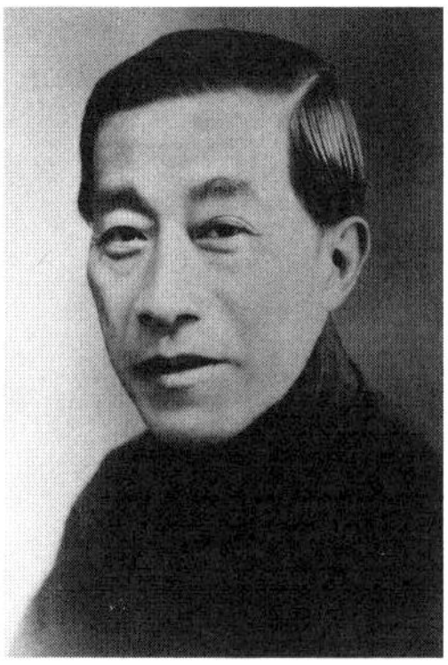

图7-29　闵采臣像

会，强烈抗议国民政府中央卫生委员会通过《废止旧医以扫除医事卫生之障碍案》。同年6月16日，组织成立全国医药联合会昆山县支会，被选为常务执行委员。1934年10月24日，昆山中医公会成立，又被选为常务执行委员。平素热心社会公益事业，深得时人赞赏。业余爱好昆曲，擅演丑角，为昆曲名票之一，尤其是他串演的《活捉》中张文远一角，堪称一绝。1937年，侵华日军悍然进攻上海，发动了“八一三”事变。8月17日下午，日军飞机轰炸昆山县城，因小西门学宫内驻有军队，6架日机飞临侦察，并投弹两枚，未命中，但一弹偏东，闵采臣南街家宅被炸塌。闵采臣急公好义，当时尚留昆坚持进行义务医疗工作。日机轰炸时，采臣急躲入盖有棉被的红木桌子下，但还是被炸塌房屋的砖瓦砸伤了左腿，即赴苏州由其弟闵蕴石医治，旋避难至吴县光福。1938年春，赴沪养病。次年初，病故于上海白克路永年里寓所。子五，闵廉伯、闵漱六、闵贯玉、闵幼逵、闵锡安，均继伤科祖业。

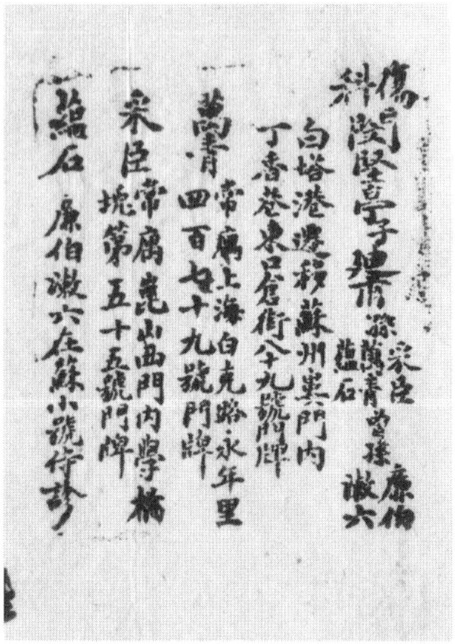
傷科
閔堅亭子 萬青 采臣 蘊石 孫 康伯 漱六
白塔港遷移蘇州婁門內丁香巷東口倉街八十九號門牌
萬青 常寓上海白克路永年里四百七十九號門牌
采臣 常寓崑山西門內學橋堍第五十五號門牌
蘊石 康伯漱六在蘇小號侍診

图7-30　闵氏伤科世医仿单
闵石生提供

闵蕴石，名钟璆，以字行。生于清光绪二十三年五月初一日（1897年5月31日），卒于1959年初。闵思启幼子。随父迁居苏州仓街。闵蕴石自幼从父学习伤科医技，长兄闵万青、次兄闵采臣分别赴沪和回昆行医，闵蕴石留守苏州仓街伤科诊所先随父襄诊，父亲去世后独立应诊，与两位兄长上海、苏州、昆山三足鼎立，继承伤科祖业。临证运用祖传医技和秘方伤药，疗效显著，诊务繁忙，享誉遐迩。中华人民共和国建立后，1956年加入临顿路联合诊所工作，1年后又回家中个体开业行医。子一，闵石生，继医业。

第四世

闵廉伯，名清某（此字佚），以字行。清末民初人。生于清光绪二十二年（1896），卒于1918年。闵万青嗣子，闵采臣长子。从父学医，嗣父病逝后，赴沪白克路永年里伤科诊所接替应诊。因不幸患肺结核而英年早亡，仅23岁。

闵漱六，名清华，以字行。清末民国人。生于清光绪二十八年（1902），卒于1934年。闵采臣次子。随父学医，学成后恰长兄闵廉伯病故，上海诊所无人，即至上海应诊，继祖业。但后来也因不幸患伤寒而盛年早逝，仅33岁。子一，闵慰曾，继医业。

闵贯玉，名清麟，以字行。生于1915年6月29日，卒于1966年3月25日。闵采臣三子。随父和二兄学医，1934年起，因二兄闵漱六病故，与父及弟闵幼逵轮流去沪诊所应诊。1938年起固定在沪开业，并定期回苏州潘儒巷家寓应诊。中华人民共和国建立后，于1953年参加上海北站区第七联合诊所（后发展为开封路地段医院），任中医伤科医师。长子闵豫，著名地质学家，曾任石油化学工业部副部长，已去世。

闵幼逵，名清鸿，以字行。生于1916年11月29日，卒于1959年11月14日。闵采臣四子。1922年至1927年在苏州家中程拱辰私塾读书，1928年至1930年在吴县县立第二高等小学校（衙前城北小学）读书，1930年至1931年在苏州晏成中学读书。1932年起在昆山从父学医，1936年赴上海白克路永年里伤科诊所应诊。两年后回昆山开业行医至1954年。1955年1月，加入城区大仁联合诊所，任副主任。1958年10月，联诊合并成立马鞍山公社医院（次年改为玉山公社医院，1966年又改为玉山镇卫生院），任中医伤科医师。1957年5月起，任过昆山县第一、二届政协委员。1958年因献出祖传伤膏药和治伤秘方，受到政府表彰。次年，患食管癌病故。其妻马诒慧（1916年12月13日—1989年4月3日），出身苏州喉科名医世家。1935年，20岁时与闵幼逵在苏州结婚。1944年起从丈夫学习伤科，1955年1月加入大仁联合诊所，随夫襄诊。

1958年加入马鞍山公社医院，继续襄诊。次年，丈夫病故后，接替伤科业务，继续应诊，直至1982年11月退休。子四，女一。三子闵华，继承祖传医业。

闵锡安，生于1917年12月7日，卒于1979年11月3日。闵采臣幼子。自苏州桃坞中学毕业后，从父学伤科医术。1939年父亲病故后，迁居常熟县城太平巷开业应诊。1956年组织成立民安联合诊所，任主任。1959年10月，联诊合并成立虞山镇卫生院，组建骨伤科，历任门诊部主任、副院长等职。曾当选为常熟市第二、三、四届人大代表，农工民主党常熟市支部副主任委员。治伤医术较高，尤以手法著称，运用复位椅治疗肩关节脱位，效果显著。20世纪50年代末撰写的论文《股骨颈骨折的治疗与股骨粗隆骨折的鉴别诊断》，在当时X光技术还未普及的情况下，对骨伤科临床治疗有较大的促进作用。在常熟行医数十载，桃李遍及各乡镇，对常熟地区骨伤科事业的发展与提高做出了一定贡献。子三，女四。长子闵光，继承祖传医术。

闵石生，名清风，以字行。生于1926年6月8日，卒于2016年6月13日。闵蕴石子。中学毕业后又请家庭老师补习古文，然后从父学伤科，1942年起随父在苏州行医。1956年加入临顿路联合诊所，1958年，该联诊合并成立平江区联合医院（1979年改为平江区人民医院），任中医伤科医师。1969—1980年至吴江县黎里卫生院伤科工作，1980年调回平江区人民医院伤科。1987年晋升为主治医师。同年退休。经区卫生局批准，在家中设诊所应诊，以丰富的医疗经验，继续造福于广大群众。子二，闵大权、闵大联，均继承祖传医业。

第五世

闵慰曾，名康，以字行。生于1923年10月1日。闵漱六子。幼早孤，14岁起在上海从祖父闵采臣和叔父闵贯玉、闵幼逵学医，在永年里诊所襄诊。1953年加入上海新成区第三联合诊所，1958年调至黄浦区第二联合诊所（后发展为牯岭路地段医院），任中医伤科医师。1988年晋升为主治医师。同年退休。

闵光，生于1943年12月7日，卒于2007年7月13日。闵锡安子。1962年常熟县中学高中毕业后，从父学医，1964年，下乡至白卯卫生院工作。1977年，回城任常熟色织厂厂医。1979年，调入虞山镇卫生院（1985年被命名为常熟市红十字医院，2003年12月并入常熟市第二人民医院，更名为常熟市第二人民医院城中分院暨常熟市红十字医院、常熟市五官科医院）伤骨科工作。1989年，南京中医学院函授大专毕业。1993年晋升为主治医师，2002年8月晋升为副主任医师。2003年退休。

闵华，生于1946年8月20日，卒于2012年7月3日。闵幼逵三子。1963年昆山县第一中学初中毕业后，从母马诒慧学中医伤科3年。1968年，至蓬朗卫生院伤科工作，1978年，调任县钡盐化工厂厂医。1985年，调入县中医医院伤骨科。1991年晋升为主治医师，并任院门诊部副主任兼骨伤科门诊主任。后被医院内聘为副主任医师。长期主持昆山市中医医院骨伤中心闵氏伤科诊疗工作。他在祖传家学的基础上，研究各种治疗方法，从医40余年，运用中医学基本理论辨证治疗各种内外损伤疾患，有独特疗效。他运用传统小夹板外固定治疗四肢骨折，患者痛苦小、疗程短，受到了广大患者的欢迎。在颈椎病、腰椎间盘突出症这两种疾病的治疗上，也有自己的独特疗法。2010年6月23日，被苏州市文化广电新闻出版局（现苏州市文化广电和旅游局）认定为第二批苏州市非物质文化遗产项目代表性传承人。

闵大权，生于1953年10月3日。闵石生长子。1969年苏州市第一初级中学毕业后，随父母至吴江县黎里卫生院，从父学医4年，又进修西医骨科1年。1986年，调至苏州市郊区娄葑中心卫生院（后改为苏州工业园区娄葑卫生院、娄葑医院），任骨伤科主任。1994年晋升为主治医师，2006年晋升为副主任医师。2007年起开展“射频靶点热凝术”治疗颈、腰椎间盘突出症，疗效显著。历年来在全国性骨伤科杂志发表和全国性骨伤科学术会议上交流论文5篇。

闵大联，生于1956年11月25日。闵石生幼子。1971年吴江县黎里中学初中毕业后，从父学医4年，1975年任吴江元荡联合水产养殖场场医。1983年至1986年，入丹阳卫生职工中等专业学校医士专业读书。1987年，调入苏州市平江区人民医院骨伤科，1996年任科副主任，同年晋升为主治医师。后任科主任。2006年晋升为副主任医师。2007年任副院长。对腰椎间盘突出症诊治颇有研究。科研项目“体位加手法复位治疗胸腰椎骨折”，2001年获苏州市科技进步“双杯奖”（攻关杯），2002年获苏州市科技进步三等奖。历年来在省级以上刊物发表医学论文20多篇，出版《闵氏伤科正骨手法》（苏州大学出版社，2021）。2010年6月23日，被苏州市文化广电新闻出版局（现苏州市文化广电和旅游局）认定为第二批苏州市非物质文化遗产项目代表性传承人；2020年11月18日，被江苏省文化和旅游厅认定为第五批江苏省非物质文化遗产代表性项目代表性传承人。

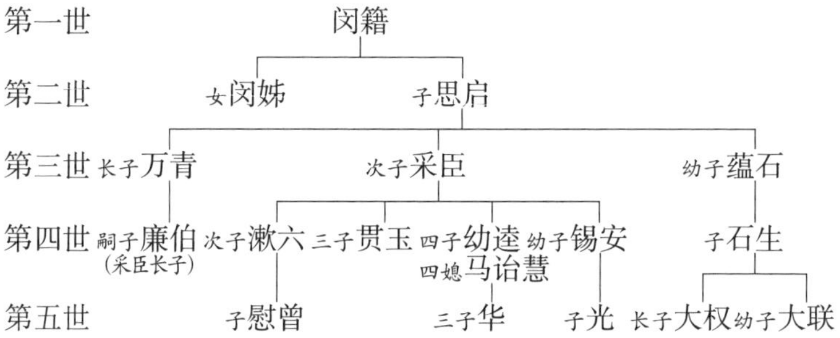

图7-31　昆山白塔港闵氏伤科世系图

闵氏伤科疗法，于2009年5月20日经苏州市人民政府批准，被列入《第四批苏州市非物质文化遗产代表作名录》；于2011年9月2日经江苏省人民政府批准，被列入《第三批江苏省非物质文化遗产名录》。

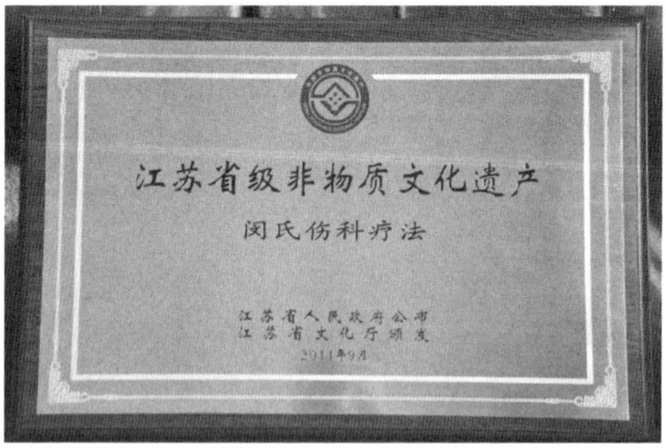

图7-32　“闵氏伤科疗法”列为江苏省级非物质文化遗产

十六、苏州阊门西街金氏儿科七世医

苏州阊门西街金氏儿科是著名世医，近现代在苏城几乎妇孺皆知。金氏祖籍安徽徽州，清咸丰末年，有位叫金孝文的医生离开家乡，来到苏州阊门西街悬壶开业，为苏州金氏儿科的创始人。

第一世

金孝文，生卒年月未详。清安徽歙县人。咸丰末年，因避战乱，从安徽徽州迁居苏州，在阊门西街悬壶开业，树起了金氏痧痘幼科的牌子，为苏州金氏儿科始祖。

第二世

金耀文，金孝文子。生于清咸丰二年（1852），卒于光绪三十三年冬（1908年初）。传承医业，诊务繁忙，名噪姑苏，是江苏晚清名医之一。当时在阊门西街一带开业的医生比较集中，内科的曹沧洲、叶孝维也在西街应诊，但门诊量最大者还是金氏儿科。金氏诊所患者踵接，门前车马络绎不绝，街巷常常为之堵塞。名医曹沧洲诊所和金家对门，曹沧洲和金耀文祖籍都是安徽，是同时代的苏城名医，又都生活节俭，持家严谨，故志趣相投，成为莫逆之交。清光绪三十三年（1907）下半年，曹沧洲应召赴京为光绪帝治病前，金耀文亲自相送，待次年曹沧洲回苏时，金耀文已作古，曹沧洲悲怆不已，亲至金家补祭。

第三世

金浩文，金耀文子。生于清同治十三年（1874），卒于1919年。克传家业。诊所大门两旁挂有银杏质地的本色黑字招牌，上书“金孝文痧痘幼科”“孝文孙耀文子金浩文痧痘幼科”。金氏儿科历经三代传承，儿科业务更为兴盛，甚至于后来人们认为孩子生病了，到金家诊所的门槛上坐坐也会好的，似乎与苏州人“轧神仙”的“沾沾仙气”一样神化了。

第四世

金昭文，名吉石，以字行。金浩文长子。生于清光绪十九年（1893），卒于

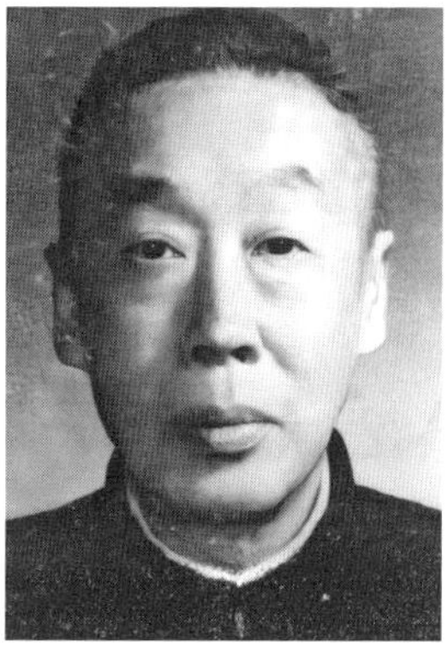
图7-33　金昭文像

1965年11月8日。幼承庭训，14岁（光绪三十二年）即侍诊祖父金耀文诊桌侧学医。翌年冬，祖父去世，又随父习医。17岁便在阊门西街医寓继承祖传幼科行医，经数年历练，针对小儿其病迅捷、禀赋稚嫩的特点，用药轻清，药味精炼，擅长痧疹、急慢惊风、疳积等儿科诸证的诊治，诸多小儿疑难之症，无不着手见效。当时苏州人有“城外程文卿，城内金昭文”的赞誉。因而业务兴旺，名闻遐迩，不辱金氏幼科声誉，且青出于蓝。中华人民共和国成立后，1955年中市联合诊所成立，金昭文主持儿科诊务。当时，卫生部正在北京筹建中医研究院，同年11月，金昭文与名医钱伯煊、葛云彬奉调进京。1955年12月19日中医研究院正式成立，金昭文被聘为卫生部中医研究院中医药研究委员会委员，兼任中医研究院附属医院（后更名西苑医院）儿科主任。曾向国家捐献“杜坎炁”秘方，用以预防天花、麻疹。1957年，因病回苏州治病休养。1959年，至苏州市中医医院主持儿科业务。曾当选为江苏省第二届人民代表大会代表。

金绍文，名吉声，以字行。金浩文次子。生于1913年，卒于1993年。15岁起随胞兄金昭文学医3年，1931年在家开业行医，兄弟二人共同创业，业务鼎盛。昭文奉调入京后，绍文担纲诊所业务，门诊量一天达100多号，诊所业务蒸蒸日上。1956年，加入苏州市中市联合诊所，任副主任。1958年，几个联合诊所合并成立金阊区联合医院，任副院长。1979年，金绍文被命名为“江苏省名老中医”（首批）。1980年，调入苏州市中医医院，任中医儿科主任医师。曾任苏州市政协常委。临证60余载，尤擅治小儿呼吸道、消化道疾病，医技精湛，名扬吴中。其研制的“羚珠散”曾由雷允上制药厂投产，以退热、镇惊、清热解毒的卓著功效，深受医生与病家欢迎。

第五世

金士璋，金绍文次子。生于1940年7月6日，卒于2012年4月14日。承家传外，中学毕业后，拜吴门名医吴怀棠为师，为开门大弟子。1956年，参加苏州市首批中医学徒班学习，又师从苏州市中医医院院长、著名老中医黄一峰，兼收并蓄。后又赴南京中医学院系统进修深造，故传统医学基础极其扎实。20世纪70年代后期，调入苏州地区人民医院（1983年苏州地、市合并，更名为苏州市第四人民医院；2005年1月1日，与市二院、市三院合并组建苏州市立医院，定名为苏州市立医院〔东区〕）工作，曾任中医科主任、主任医师。从事临床医疗60多年，有丰富的诊治经验，医技轶群。在苏州地区首先推广用金钱草治疗胆石症，广为大家效仿。又用蜀羊泉、木莲治疗肿瘤，以及将紫珠用于治疗上消化道出血等病症，均取得了一定的临床疗效。夫人费国瑾（1939年4月—　），为苏城费氏眼科创始人费浩然之女，苏州市中医医院原副院长兼针灸科主任、副主任中医师，针灸名家。夫妇俩均是第二批江苏省名中医（1994年10月12日江苏省卫生厅、省中医药管理局命名），成就了一段医坛佳话。

金士喜，金昭文幼子。生于1947年11月14日。曾任苏州市平江区人民医院主治中医师，传承家学，治病多获良效。1993年，参与苏州市变态反应性哮喘疾病的流行性调查研究，认为哮喘与儿童的出生月份有关，出生于8月至10月者为变态反应性哮喘的高发人群，同时认为母乳喂养能明显降低变态反应性疾病的发生率，将传统的金氏儿科医技与现代医学知识有机地结合。

第六世

金传相，金昭文长孙、金士元长子。生于1945年1月1日。父亲金士元为金昭文长子，未继承祖业，业商为会计。金传相于1957年参加苏州市卫生局举办的中医学徒班，学习2年，师承老中医汪震远。1959年至苏州市中医医院儿科工作，同年，恰祖父金昭文至苏州市中医医院主持儿科业务，遂从祖父侍诊，深受教诲。后晋升为中医儿科副主任医师。退休后，仍在中医园地里辛勤耕耘，从事儿科工作60多年，深受患儿家长的信任和喜爱。

第七世

金羲和，金士璋长子金靖之子。生于1991年11月22日。2019年硕士毕业于南京中医药大学中西医结合急危重症专业，同年入职苏州市中医医院重症医学科。已晋升为主治医师。

吴门金氏儿科，于2024年6月15日经苏州市人民政府批准，被列入《第八批苏州市非物质文化遗产代表性项目名录》。

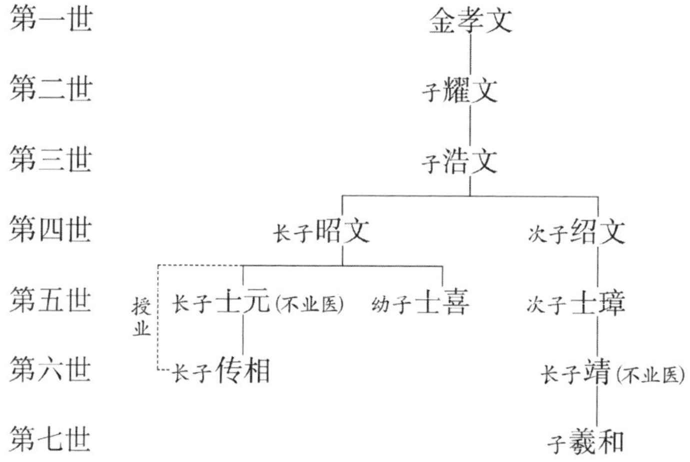

图7-34　苏州阊门西街金氏儿科世系图

十七、昆山南星渎王氏内科五世医

王氏先世居新阳县渡头村（今属昆山市张浦镇），传至清代王玉成，入赘新阳县南星渎镇（今属昆山市玉山镇）吴氏，后代遂为南星渎人。王氏世代耕读，兼营夏布业。王玉成生子三，长子王维荣（字松南）；王维荣生子七，四子王应钟（字东桥）；王应钟又生子六，其幼子王世美，始业医，为王氏世医始祖。

第一世

王世美，字济堂。王应钟幼子。生于道光十六年（1836），卒于光绪三十四年二月初九日（1908年3月11日），享年73岁。国子监生。少从真义落霞浜（今属巴城镇绰墩山村）名世医陈椿年（名医陈元凯长子，国子监生）

学医，学习认真刻苦，临诊善于思考，因而尽得其术。陈椿年颇喜欢此生，后将第八女嫁于他，王世美遂成陈氏之婿。王世美擅治内科伤寒温病，切脉施药能应手奏效。然仍对医术精益求精，每诊如履薄冰，曾对其子言：“我一日诊十个病人，心常摇摇悬十次，唯恐误诊。时下一般医生每日应诊数十个病人，处方立就，事过即忘，疑其也能治好病？”但也因此思虑过度，得了怔忡病，夜不能寐，晚年尤甚。作为名医，他的传略被收入了民国《昆新两县续补合志》的《人物志》。配陈氏，子四，王大通（字绥之）、王大达（字器之）、王大逵（字仪之）、王大亨（字清嘉）。除次子业商外，长子王绥之、三子王仪之和幼子王清嘉均继医业。

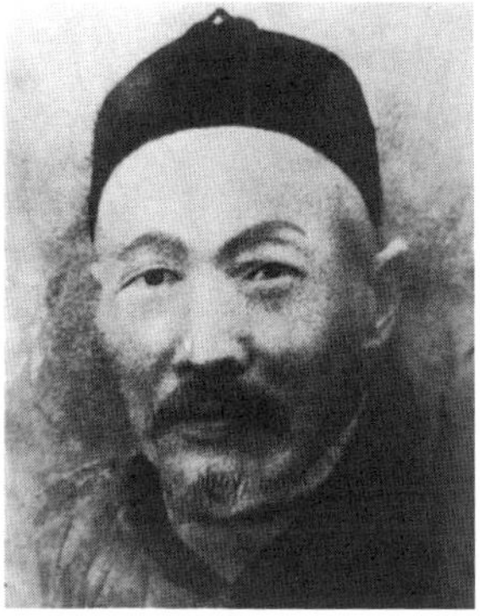

图7-35　王世美像

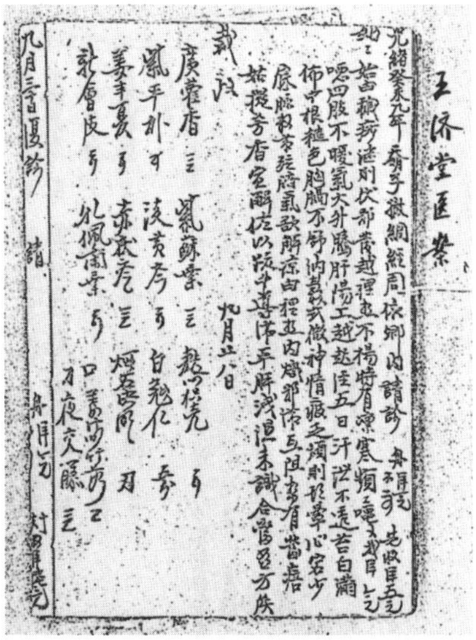

王济堂医案

图7-36　王济堂医案

第二世

王绥之，名大通，学名福基，以字行。王世美长子，出嗣给五伯父王世寿（早殇）为子。生于清咸丰五年（1855），卒于1913年4月18日，享年59岁。由生父王世美传授医术，在南星渎老宅行医，亦擅治伤寒温病，使父医名经久不衰，享誉遐迩。门人有昆山刘义尊等。嗣子王慰伯，继医业。

王仪之，名大逵，以字行。王世美三子。生年不详，卒于1930年1月12日。新阳县学生员（光绪七年〔1881〕以第六名入学）。从父学医，出师后至本县正仪镇行医，医技出众，闻名远近。

王清嘉，名大亨，学名福范，以字行。王世美幼子。生于清同治八年

(1869)，卒于光绪三十四年七月二十八日(1908年8月24日)。新阳县学生员(光绪十五年以第六名入学)。秉承家学，又受业于姑苏名医马啸岩，勤奋攻读。民谚云："秀才学医，笼中捉鸡。"因其具儒学功底，复汲取两家医术之精华，故而医技出众。学成归来，赴昆山县张浦镇悬壶，另树一帜。因医效显著，不日即门庭若市，声誉大著，与父兄在南星渎镇、正仪镇、张浦镇三地成鼎立之势。光绪三十四年夏，张浦霍乱猖獗，死亡接踵，清嘉仁心仁术，不畏传染，时去应诊救人，可不幸也感染上了霍乱，以身殉职于诊所，年仅40岁。子三，王兆珍(号慰伯)、王兆琛(字慕晋)、王兆珩(字冠楚)。长子王慰伯、次子王慕晋继医业。

第三世

王慰伯，名兆珍，字涤凡，一字伟白，以号行。王绥之嗣子、王清嘉长子。生于清光绪二十年三月初三日(1894年4月8日)，卒于1948年1月，享年55岁。6岁入私塾学习。12岁时张浦镇上新式学堂——培基小学校创办，旋进该小学读书。光绪三十四年15岁时，一年中连遭祖父母和父亲之丧，乃辍学在家。同年，出嗣给大伯父王绥之为子。次年起，回南星渎老宅随嗣父学医，嗣父对他要求很严，因而打下较深之中医学基础。1913年，20岁时嗣父不幸病逝。3个月后即行悬壶礼，在南星渎老宅克绍祖业，行医济世。慰伯承渊源家学，积三代之临床经验和医学理论研究，造诣益深，每挽救危症于旦夕间，于是声誉日隆，各地病家远道皆来求诊。临诊的同时，热心社会活动。1925年12月底，王慰伯代表神州医药总会昆山支会赴沪出席总会会议，并登台作题为"力争医科加入教育课程"的演讲。1928年，王慰伯被选为总会审查委员。1929年春，迁居县城南街行医，业务比在南星渎尤盛。同时，继续热心参与社会活动。王慰伯作为神州医药总会审查委员，积极参加1929年3月17—19日在上海召开的全国医药

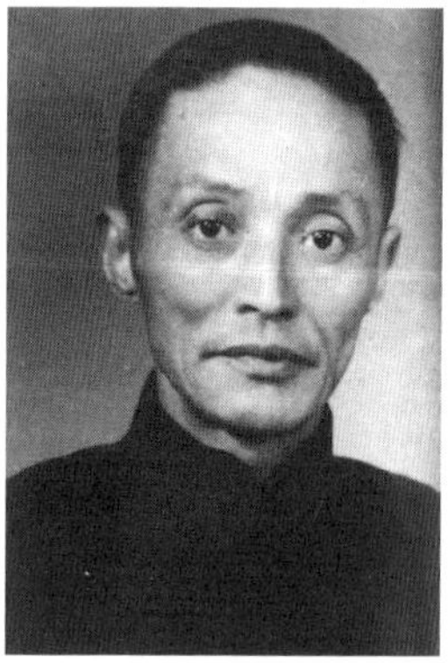

图7-37　王慰伯像

团体代表大会，奋起抗议国民政府第一届中央卫生委员会通过《废止旧医以扫除医事卫生之障碍案》，最终迫使《废止中医案》未获准施行。同年6月16日，王慰伯与名中医戴铁凡、王隐庐、药业界徐凤标、蔡新甫诸人发起成立全国医药团体总联合会昆山县支会，被选为常务执行委员会委员。1934年10月24日，昆山中医公会成立（会址在城内果老弄课桑园），又被选为常务执行委员。同年6月，王氏秘制药品“甘露丸”“开胃运气丸”“臌胀丸”“便血散”获铁道部全国

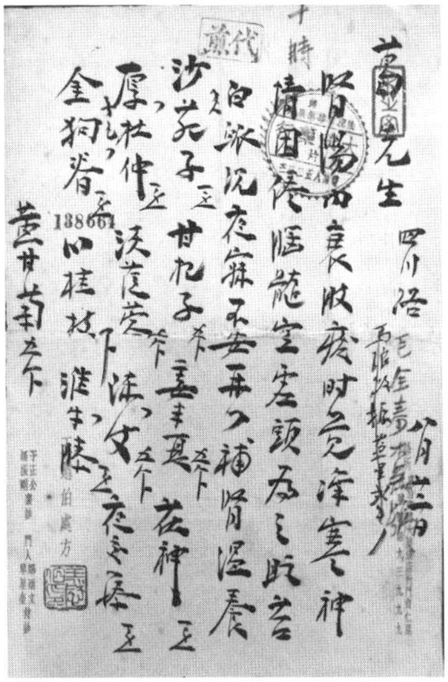

图7-38　王慰伯处方笺

沿线出产货品陈列一等奖。同年，经章太炎先生亲笔书笺介绍，至沪行医；暂借蔡望之先生的贵州路华兴公司办公处为诊所，并于9月13日起，逢3、6、9日赴沪出诊。次年2月29日，迁医寓至云南路育仁里20号，此后即常寓上海行医。1937年，抗日战争全面爆发后，长子王正公亦来沪与其一同应诊。由于治愈祥生公司老板周祥生及上海闻人杜月笙、金九林家人等之重症，在沪地声誉鹊起，诊务日益发达，名满春申。后因儿子王正公医道日进，医名亦噪，已能绍续医业，故于1943年重返昆城南街80号本宅行医。1946年2月14日，昆山县中医师公会成立，被选为理事。1948年1月病逝于昆山。王慰伯诊余勤于著述，萃20年心血，整理历代名家医论，并参以自家临床心得，编成《中国古今医学汇观》20卷、《王氏四世医案》5卷、《伤寒方歌论》1卷，均未付梓。仅有回忆录《五三梦影》正式刊印。平生好交友，友朋中有同盟会元老曹亚伯、柏文蔚，国学大师章太炎及石瑛、吴兆麟、邓文辉、薛笃弼、邑人蔡璜（望之）、徐祖诒等人。国民政府主席林森曾题赠其“进德堂”匾额。平日又热心地方公益，早年捐资修建南星渎古隆庆桥。1935年7月，与寓居昆山的曹亚伯等人发起募捐修建马鞍山之凌霄塔，向蔡璜所办的华兴砖瓦公司募

得红砖数十万块。热忱教育后学，门人有刘纯伯（正仪人）、沈仲平（张浦华翔人）、戴旭东（大墅人）、许济人（张浦人）、胡养之（常熟人）、邹炳文（苏州人）、单星奎（苏州人）、赵顺岐（沪西周家桥人）、黄仰高（上海人）、邱世成（外甥，昆山人）等10多位。子四，殇三，长子王正公继医业。

王慕晋，名兆琛，以字行。王清嘉次子。生于清光绪二十一年（1895）十一月，卒于1958年8月，享年64岁。1913年毕业于昆山县立乙种师范学校。1915年至南星渎随长兄王慰伯学医，次年6月底，回张浦家中悬壶，继承先父遗业，亦以医术鸣于时。1930年5月，迁至正仪行医。1946年2月14日，昆山县中医师公会成立时，被选为候补监事。同年4月，迁居昆山县城南后街开业行医。1952年，加入城区大华联合诊所，任中医师。子四，长子王福誉、次子王福民继医业。

第四世

王正公，名福謇，以号行。王慰伯长子。生于1912年5月19日，卒于1991年6月24日，享年80岁。14岁时遵父命辍学，从父习医，并延师补习古文。16岁起侍诊6年（后2年襄诊）。1933年，22岁自设诊所于吴县甪直镇。1935年3月9日，与沈文麟、陈中权等发起成立昆山中医学会，当选为执委会委员，该会是以青年中医为主的学术性团体，以切磋中医医理，交流学术经验为主要会务。1937年抗日战争全面爆发后，离昆赴沪开业，此后即定居上海行医。中华人民共和国建立后，于1956年春结束私人开业，参与上海市第二人民医院中医科筹建工作，并任科负责人，1960年任中医科主任。1982年确定（晋升）为中医内科主任医师。历任上海市南市区第五、六届政协副主席，中国农工民主党上海市委委员，中华全国中医学会上海分会常务理事兼内科学会副主任委员，上海中医学院专家委员会名誉委员，上海市中医药研究院专家委员会名誉委员，上海市中医文献馆馆员，《上海中医药杂志》编委等职。王正公学医始，即研读医经，深究《黄帝内经》《难经》二经，复通仲景之《伤寒论》与《金匮要略》，又遍览历代医家名著，均能得其要旨。加之克绍渊源家学，融会贯通，初行医道于吴中时就声名鹊起。抗日战争全面爆发后，移诊沪市，以善治外感热病和内伤杂症而蜚声海上，远近求治者接踵相继，辄能应手告愈。历经60多年的临床实践，精研“风、寒、暑、湿、燥、火”六淫之病理，提出了“寒为六淫之首”的创见，主张凡六淫而致病者，必须着重疏解病邪，顺其生机，因势利导，以透病邪于体外，才能祛病康复。六淫之邪如不能及早宣透排出体外，就会造成内伤痼疾。总结出“宣肺透邪治哮喘，温肺化饮治痰饮”的治疗法则，在临床上屡起沉疴，取得显著疗效，被推崇为治疗哮喘、慢性支气管炎的圣手。临床医疗工作之外，尤重视科研和教学，总结整理数十年临床经验，著书立说。历年来在医学学术期刊上发表论文《昆山王氏对外感热病的学术经验》等20多篇；出版专著《哮喘与慢支的防治和康复》（学林出版社，1990）、《正斋医稿》（同济大学出版社，2022）；其医案医话还被收入了《上海老中医经验选编》（上海科学技术出版社，1980）、《当代名医临证精华·咳喘专辑》（中医古籍出版社，1988）、《当代名医临证精华·肝炎肝硬化专辑》（中医古籍出版社，1988）、《长江医话》（北京科学技术出版社，1989）、《中国现代名中医医案精华（二）》（北京出版社，1990）、《近代中医流派经验选集（第二版）》（上海科学技术出版社，1994）、《中医辨治经验集萃——当

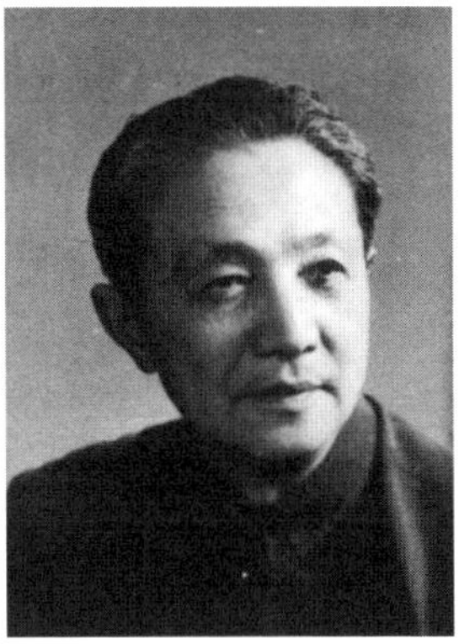

图7-39　王正公像

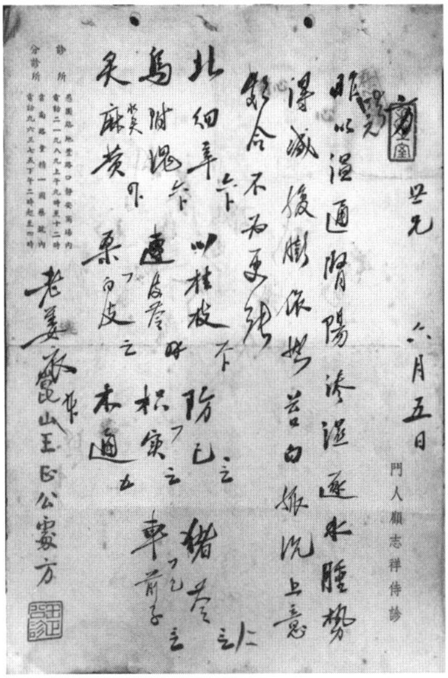

图7-40　王正公处方笺

代太湖地区医林聚英》（人民卫生出版社，1996）等医著。1987年7月出席在沪召开的“中医药国际学术会议和展览会”，在会上交流论文《青少年哮喘的特征和治疗》。由其验方研制而成的“儿咳平”（止咳剂）、“常舒通”（通便剂），1987年起由上海中药制药三厂生产供应市场，为治疗小儿哮喘和习惯性便秘的良药。又十分重视教学工作，培养门人后学，常能循循善诱，理论联系实际，讲授内容每多精辟之论。1990年，被人事部、卫生部、国家中医药管理局批准为全国首批500名继承老中医药专家学术经验指导教师之一，又为上海市继承老中医药专家学术经验研究班导师，带教两名高年资副主任中医师与主治中医师。正公工作之余暇，爱花草，喜山水，嗜摄影，是中国摄影家协会会员，摄影作品多次获奖，并在报纸杂志上发表。其生平事略被收入了《上海当代名中医列传》。他去世后，上海电视台的卫生科普节目两次播出他的生前专访录像片，以作纪念。生子一，女二。长女王济华、次女王梅华和学生张家骏、王瑞春继承医业。

王福誉，号振刚。王慕晋长子。生于1914年11月26日，卒于1954年9月。1938年11月起，从伯父王慰伯学医，1941年5月学成后，赴茜墩（今千灯）镇悬壶行医。

王福民，王慕晋次子。生于1921年9月20日，卒于1997年3月25日。1937年毕业于太仓师范初中部。1939—1944年从父王慕晋学医，学成后在张浦行医。1947年，参加国民政府考试院检核中医资格考试，获得及格证书。1952年，加入张浦联合诊所工作。1962年，调任南港联合医院（后为南港卫生院）中医师，1980年5月退休。

第五世

王济华，王正公长女。生于1930年3月3日，卒于2015年1月24日。1945—1948年随父王正公学习中医内科，1948年起在父诊所襄诊。1954—1956年师从针灸名师黄羡明（后为上海中医学院针灸系教授）先生学习针灸学。1956年，进上海市第一人民医院任针灸科医师。1979年晋升为主治医师，

1987年晋升为副主任医师，1991年晋升为针灸科主任医师。曾当选为中华全国中医学会上海分会针灸学会第三届委员。主要从事针灸科医疗、教学和科研工作，专长中风后遗症、镇痛和哮喘的针灸治疗。1958年，在国内最早开展临床针刺麻醉研究，参与《针刺麻醉》影片的拍摄。历年来在医学学术期刊发表论文《耳针治疗800例分析报告》《针刺合谷、内庭对口咽部的麻醉作用》等近10篇。论文《眼针治疗胆绞痛（附122例临床分析）》被1987年7月在沪召开的“中国医药学国际学术会议和展览会”录用。1974年12月，作为中国医学代表团成员出访伊拉克，进行医学学术交流。

王梅华，王正公次女。生于1937年3月31日。1961年毕业于苏州医学院医疗系五年制本科。工作后，在父王正公指导下，掌握中西医结合治疗方法，取得良效。在湖北宜昌中国船舶总公司第七研究院第十研究所卫生科工作，1987年晋升为内科副主任医师。

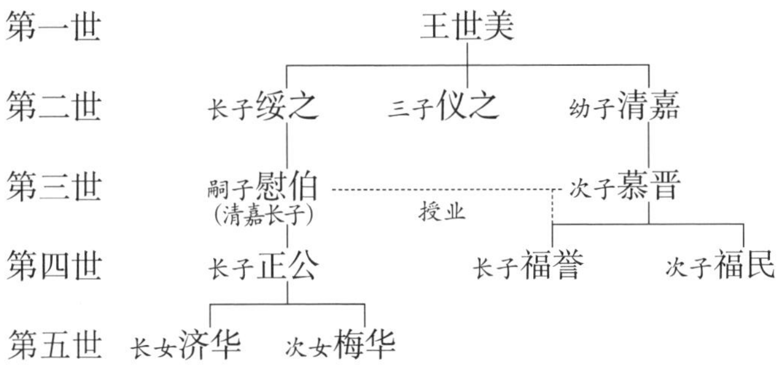

图7-41 昆山南星渎王氏内科世系图

十八、苏州尢氏针灸科六世医

在清末民国的吴中地区，有“小日晖桥一根针”之称的尢氏针灸素享盛誉。据《尤氏宗谱》，尢氏祖籍福建，原为沈姓。五代十国时期有位祖先叫沈宗，是闽王王审知的女婿，因避岳父名讳，将“沈”去掉“三点水”旁，并把“冖”拉直，变为“尢”姓。“尢”是多音字，读“yóu”时为“尤”的古体字，两字音义相同。尢宗的玄孙尢叔保在北宋天禧年间由福建晋江迁居江南。

第一世

尢松泉，名廷英，以字行。生于清道光二十八年（1848），卒于宣统三年（1911）。吴县西华乡（今虎丘区镇湖街道）寺桥头人。尢氏针灸科始祖。父亲务农，兼做木匠。松泉13岁时，跟外祖父许竹峰学习针灸医术，他聪慧勤学，潜心钻研，尽得师传，医技日精。后因一次机缘，为青浦举人张家镇所赏识，邀其至青浦设诊，并教以学问，由此业益精，学益深。后又去崇明县、吴县横泾等地行医，历经数载，广积经验，屡获嘉誉。光绪六年（1880），尢松泉定居苏州城内，筑医庐于胥门外小日晖桥弄26号，张家镇为其新居门楼题额"竹苞松茂"。尢松泉擅治风痨臌膈、文武痴癫、妇女经带诸疾，对一些内、外、妇科的疑难杂症往往能针至病除。曾任两广总督的岑春煊延请其针治腰肌劳损，应手而愈，手书"神针济世"四字，制成银杏木独幅大匾相赠，并著文叙述治愈经过。江苏巡抚程德全、按察使朱子榛亦不时相请疗疾，并誉扬之。有名祁陶甫的患者，年20岁，得伤寒后转成痨瘵，病体难复，群医束手，经松泉针治旬日后而痊愈。先后有两人因病而不能言语，其一人经松泉下第三针时即大声呼痛；另一人在松泉取肺俞穴时，猛然咳嗽，吐稠痰而愈。尢松泉针术名噪姑苏，故而业务鼎盛，自晨至暮应接不暇，被誉为"针仙"，人颂"小日晖桥一根针"。由于尢氏针灸的盛名，原来冷落的小日晖桥弄成为人、车、舟、轿频繁出入之处，苏城一些针灸医生纷纷迁来附近开业，不管是否姓尢，均挂"尢氏针科"招牌，松泉对此一笑置之。光绪三十三年，时任吴县知县金元烺患偏头痛，曾请错"尢氏针科"医生针治无效，改请尢松泉治疗后，三诊霍然而愈。为此，金元烺将《晓谕告示》刻成石碑，嵌于尢松泉医庐墙门间西壁，告知民众注意辨别真伪，轰动苏城，留下了一则医苑佳话。尢松泉为人仁厚和蔼，常念自己出身清寒，故广施济众，凡贫病者送诊治药，且另予资助。某年冬，大雪出诊，见病人穿破烂单衣蜷缩于败絮之中，诊治毕，却其酬，脱自身所穿丝绵袍赠之，冒雪而归。凡此事例，不胜枚举。宣统三年夏，苏州疫疠流行，松泉虽年逾花甲，犹悉心研究针治时疫之法，并取得成效，但在出诊针治盘门外巴里村一患时疫老妇时被传染，翌日即不幸以身殉职，终年64岁。墓在吴县光福官山岭。

第二世

尢少泉，尢松泉长子。生于清同治十三年（1874），卒于宣统二年（1910）。从父学医，继承父业，但不幸英年早逝，仅37岁。

尢筱泉，尢松泉次子。生于清光绪四年（1878），卒于1918年。从父学医，继承父业，但不幸中年病逝，仅41岁。

尢绶泉，尢松泉三子。生于清光绪十年（1884），卒于1930年。从父学医，继承父业，但不幸中年病逝，仅47岁。

尢圭泉，尢松泉四子。生于清光绪十三年（1887），卒于1935年。从父学医，继承父业，但不幸中年病逝，仅49岁。

第三世

尢皞民，名象麟，以字行。尢少泉长子。生于清光绪二十四年十二月二十七日（1899年2月7日），卒于1959年2月。因父去世时年方12岁，乃由祖父隔代亲授医术。次年祖父病逝后，又得叔辈指点，针术日进，不久即脱颖而出，诊务繁忙，门庭若市，16岁时就有“小先生”之称。在三位叔父相继离世后，加之尢氏针灸第三代传人仅有皞民一人，继承家业的重任落在其身上。皞民不辱祖训，狠下苦功，在继承家学基础上，勤奋钻研历代名家针灸之术，不断积累临床经验，医道技法渐臻高超。他擅长“子午流注针术”和各种针刺手法，形成了吴门针灸流派特色。施行针灸并重针与灸，手法是以左手中指重压穴位，右手指持针，以极小幅度捻转进针，指力柔中有刚，故进针时无痛感，捻转角度既小且慢，具有“少、浅、轻、慢”的特点。如遇有寒湿痹痛者，留针于穴，用红枣大小艾绒捻在针柄上点燃，作温针灸，一般一壮即起针。若是针头面部穴位或是遇精神病患者时，则不用温针法。凡遇风湿痹痛、流火等病，常用粗毫针点刺穴位，再加火罐吸拔，以活血祛邪，化瘀通

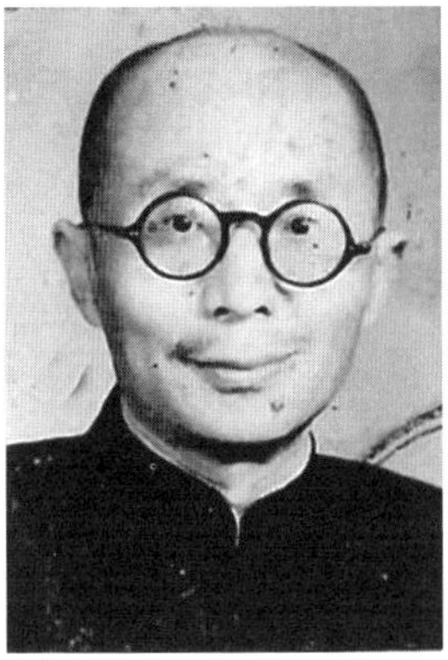

图7-42　尢皡民像
施晓平提供

经。他还注重针灸的开穴法，在循经选择穴位时，必先取主穴，然后取他穴，如心胸不舒的病人必先取内关穴，头面病必先取合谷穴，偏头痛必先取后溪穴等。认为如能把握好开穴法，则针灸治病的效果就会更好。皡民打破“传子不传婿”的戒规，除传授子女媳婿外，还培养了12名徒弟，以发扬光大中华针灸医术。他极重医德，对待病家无论贫贱富贵，一视同仁；诊疗收费很低，对穷苦病人常常免费治疗。他常警示后人道：“无医德有医术是市侩，有医德无医术是庸医，二者俱备方为良医，二者俱无实为小人。”他还告诫子女说：“以医敛财必败，甚至祸及子孙。”中华人民共和国成立后，皡民主动申请将自家诊所作为“苏州市卫生局第二十五特约免费门诊所”，为贫困百姓免费治病。后又积极响应党的号召，放弃金字招牌和丰厚收入，走集体化道路。1952年4月，与有“大日晖桥一把刀”之称的中医外科名医陈明善一起，发动胥江地区一批个体开业医生在胥门外皇亭街14号组建泰让桥联合诊所。这是苏州市区第一个联合诊所，尢皡民与其子、女、媳共6人一起参加诊所针灸科的医疗工作。由于“小日晖桥一支针”早已名扬四方，来联合诊所求医者甚众，甚至有不远千里慕名而来的患者。后因积劳成疾，尢皡民突发中风之症，但稍有好转就带病上班应诊。1959年2月某日，再次中风而不治身亡。尢皡民曾任过苏州市政协第一、二届委员，第二届常务委员。

尢月娥，尢圭泉长女。生于1928年，卒于2001年。向堂兄皡民学医，继承针灸祖业。后在青浦县乡镇卫生院针灸科工作。

尢裕娥，尢圭泉次女。生于1936年2月15日。初中毕业后，向堂兄皡民学医，学成后在泰让桥联合诊所（后经多次并入、复建与并入，最后成为苏州市沧浪区人民医院的组成部分）针灸科工作。其丈夫王子义（1937—？），1960年从第一届中医学徒班（四年制）毕业后，被分配至金阊区人民医院针灸科工作。1969年夫妇俩下放至盐城专区东台县乡镇卫生院工作。1979年回苏后，尢裕娥回沧浪区人民医院工作，王子义回金阊区人民医院工作。

第四世

尢氏针灸第四代传人，除皞民三子怀瑚考上浙江医科大学（今浙江大学医学院）后业西医外，怀珍、怀玉、怀琛、怀冰（玢）、怀琦及大多数媳、婿都继承家业，从事临床针灸，是尢氏针灸最兴盛的一代。

尢怀珍，尢皞民长女，生于1918年，卒于1972年。从父学针灸。1952年后，为泰让桥联合诊所、沧浪区人民医院针灸科医生。其丈夫钱春阳（1921—1992），第一届中医学徒班毕业后被分配至沧浪区联合医院（沧浪区人民医院）针灸科工作。

尢怀玉，字健鹤，尢皞民长子，生于1923年8月6日，卒于2010年8月23日。14岁随父学针灸，18岁开业行医。1952年4月，苏州市泰让桥联合诊所成立后，任针灸科医生。次年被选调至新成立的苏州市中医诊所，任针灸科医生。1956年11月，又调入新创建的苏州市中医医院，作为首任针灸科主任挑起了大梁。1958年加入中国共产党。曾受有关部门指派，至苏州针灸名家殷铁珊处学习针法，打破门户之见，谦虚好学，兼收并蓄，融会贯通，丰富了吴门针灸学术流派的内涵。1964年，受国家委派赴蒙古人民共和国（今蒙古国）任针灸专家1年半。1969年下放至太仓县牌楼公社卫生院针灸科工作。1975年12月，奉调至苏州地区人民医院（苏州市第四人民医院前身）针灸科。次年，任南京中医学院（今南京中医药大学）国际针灸班讲师。1年多后返苏，继续任苏州地区人民医院（后苏州市第四人民医院）针灸科主任中医师。1994年10月12日，被江苏省卫生厅、省中医药管理局命名为“江苏省名中医”（第二批）。尢怀玉幼即继承家学，精于轻、缓、浅的尢氏刺法，后复受教于殷氏，对殷氏所擅长的精确辨证、细致用穴、少穴深刺等法则学有心得。他认为针灸施治中有两个关键：一要辨证正确，取穴得当；二须讲究针刺手法，即针刺的刺激量。因身兼二家之长，其临床治疗各类急慢性病症，均获良好疗效。历任苏州市人大代表、苏州市政协委员，中国针灸学会委员、江苏省中医学会针灸专业委员会副主任委员、江苏省针灸学会副理事长、苏州市针灸学会理事长等职。主编出版《针灸急救手册》（江苏苏州人民出版社，1960），在历次江苏省针灸学术年会上宣读论文，多次获优秀论文奖。其毕生学术经验总结成《针灸医学经验集》一书（收入《吴中当代名医医案丛书》），2010年3月由江苏科学技术出版社出版。其妻唐爱梅（1924年1月31日—1994年），为针灸科主治医师，先后在苏州市泰让桥联合诊所、苏州市中医医院、太仓县牌楼公社卫生院、苏州市第二人民医院针灸科工作。

尢怀琛，字健羽，尢皞民次子，生于1928年12月28日，卒于2008年1月13日。16岁随父习针灸，21岁起与父、兄一起应诊。1952年4月，苏州市泰让桥联合诊所成立后，任针灸科医生，后任诊所主任。20世纪50年代在江苏省中医进修学校（南京中医药大学前身）中医进修班学习，重温中医课程，并系统学习了西医基础与临床知识。在医疗工作中力求西为中用，古为今用，极少使用药物，尽量发挥和提高针灸疗法的效果。1958年，泰让桥、葑门、小日晖桥3个联合诊所合并组建沧浪区联合医院后，出任第一副院长兼泰让桥门诊部主任。1963年7月1日，沧浪区联合医院撤销，重建联合诊所，任泰让桥联合诊所主任。1969年末，下放至盐城专区响水县南河公社卫生院，任针灸科医生。1976年响水县中医院建立后，出任副院长。1979年3月，回到苏州，担任南京中医学院苏州专科班针灸课专职教师。1981年3月，任沧浪区人民医院（1974年3月撤并由原联合诊所改建的5个街道卫生所而重建）副院长、针灸科主治中医师、副主任中医师。1990年退休。历任苏州市中医学会常务理事兼针灸学组组长、苏州市针灸学会常务理事兼临床研究组组长，苏州市政协委员兼医卫组副组长，农工民主党苏州市委委员兼卫生工作委员会委员、中医工作组组长等学术团体和社会职务。十分重视教学工作，历任苏州地区中医进修班、苏州中医专科学校、苏州卫生学校、苏州市儿童医院、南京大学生物系药用植物专业、农工民主党苏州中医针灸进修班等数十个班级的针灸课教学任务，带教过进修的中西医师、护士，实习的中西医学院校学生数百人，他们中大多数后来成为苏州市中医队伍中的骨干力量。在繁忙的工作之余笔耕不止，结合临床实践和案例数据，撰写论文数十篇，发表多篇，惜大部分文稿被毁或散失，其中包括已基本定稿的《实用针灸学》《针灸临床实验录》。其妻童雪操（1933年6月3日—2017年），为针灸科主治医师，先后在泰让桥联合诊所、沧浪区联合医院、盐城专区响水县南河公社卫生院、响水县中医院、沧浪区人民医院针灸科工作。

尢怀玢，后更名为怀冰，尢皞民次女，生于1930年，卒于2011年。随父学针灸，相继在泰让桥联合诊所、苏州市中医医院、苏州市第三人民医院针灸科工作，为主治中医师。其丈夫刘家华（1928—1993），向尢皞民、尢怀玉学习针灸，先后在泰让桥联合诊所、苏州市中医医院、苏州市第三人民医院针灸科工作，为主治中医师。

尢怀琦，字健宇，尢皞民幼子，生于1939年6月24日。随父与兄长学针灸，1956年又在第一届中医学徒班学习，相继在泰让桥联合诊所、苏州市沧浪区人民医院针灸科工作，为主治中医师。

第五世

尢小姝，尢怀玉女，生于1947年8月29日。高中毕业于苏州市第三中学，1968年至昆山县大市公社插队，后调至太仓县牌楼公社插队务农。1976年随父学针灸，先后在太仓县牌楼公社卫生院、吴县枫桥公社卫生院、苏州市第四人民医院针灸科工作，为中医师。

尢小鹤，尢怀玉子，生于1949年10月5日。初中毕业后，1968年至太仓县牌楼公社插队务农。1971年随父学针灸，1977年至苏州市平江区人民医院针灸科工作，后晋升为主治中医师。2003年因医院改制提前退休并返聘，2010年至娄江社区卫生服务中心工作。2010年6月23日，被苏州市文化广电新闻出版局（现苏州市文化广电和旅游局）认定为第二批苏州市非物质文化遗产项目代表性传承人。

尢小龙，尢怀琛子，生于1952年3月26日。1968年至昆山县大市公社插队务农。随父学针灸，知青返城后相继在苏州粮油机械厂医务所、苏州市沧浪区人民医院针灸科任中医师。2004年3月22日，在葑门杨枝新村创办针灸诊所。

第六世

尢君怡，尢小龙子，生于1981年5月14日。2004年7月，毕业于南京中医药大学中医学专业。同年9月，入职苏州市中医医院，任骨伤科医生。2017年6月，毕业于广西中医药大学骨伤科专业，获硕士学位。现为苏州市中医医院主任中医师，医务处处长。

尢氏针灸，于2009年5月20日经苏州市人民政府批准，被列入《第四批苏州市非物质文化遗产代表作名录》。

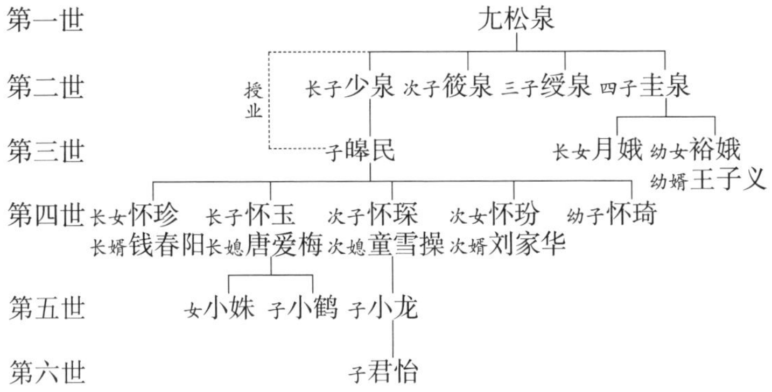

图7-43　苏州小日晖桥尢氏针灸科世系图

十九、吴江日晖坝沈氏痔科四世医

日晖坝，是吴江的一个地名。其地明清时期属吴江县（雍正二年至宣统三年为震泽县）澄源下乡，民国时期属严墓区，中华人民共和国成立后属桃源乡（人民公社、乡、镇）。日晖坝沈氏痔科，始于清代同治年间，蜚声江浙。

第一世

沈觉香，号世如。生于清咸丰二年（1852），卒于1935年。日晖坝人。17

岁拜师学医，精研《内经》《伤寒》等医学经典，娴熟《本草》，对痔病医治较有心得。3年学成后，回日晖坝悬壶开业。因其悉心治病，为人谦和，医术与日俱增，遂称誉乡里，慕名就诊者，接踵而至，誉满苏州、湖州、嘉兴一带。因觉香在兄弟中排行第四，病家又称他为“四先生”。沈觉香行医60年，擅治痔病，运用整体辨证论治，对理、法、方、药、术融会贯通，故常获良效。其治疗方法有缚、敷、熏、洗诸术，其中缚，主要为悬铜纽子的挂线疗法；敷药“枯痔散”“立鹤生肌散”独具功效。著有《内外伤辨感论》。子沈九如，继父业。

第二世

沈九如，沈觉香子。清末民国人。继承父业，在日晖坝业痔科。子沈宁澜，继祖业。

第三世

沈宁澜，沈九如子。继承祖业，在日晖坝业痔科。1952年2月，加入严墓联合诊所工作，任痔科医生。1958年1月，与联合诊所主任贝荣能、子沈濂昌一起编写了《中医痔瘘疗法》，介绍了常见肛肠疾患的治疗方法。

第四世

沈濂昌，沈宁澜子。生于1926年11月，卒于2015年4月。继承祖业，在严墓镇业痔瘘科。1952年2月8日，加入严墓联合诊所（1959年4月20日更名为铜罗公社医院，1974年12月29日更名为铜罗公社卫生院，1983年9月更名为铜罗乡卫生院，1985年11月增挂铜罗痔瘘医院牌子，1988年7月更名为铜罗镇卫生院，2004年4月28日更名为桃源镇铜罗卫生院）工作，打破医术秘不外传的旧观念，创建痔瘘科，此为苏州地区最早独立设置的中医特色专科。诊所后又开设了痔瘘科病房。治疗痔疮方法主要为结扎、挂线及枯痔疗法。1977年，沈濂昌在结扎疗法的基础上，创造了治疗内痔的胶圈套扎疗法，该项目于1978年获苏州地区科学大会科技成果奖。因疗效显著，闻名全国，患者遍及周边江、浙、沪地区，甚至远及赣、黔、桂、川、陕等省。1979年10月，苏州地区卫生局在铜罗乡卫生院举办痔瘘病防治学习班，由沈濂昌主讲，为苏州卫生系统培养了一批痔瘘科专业人才。其门人有汪惠珍（铜罗卫生院退休医师）等。

第一世	沈觉香
第二世	子九如
第三世	子宁澜
第四世	子濂昌

图7-44　吴江日晖坝沈氏痔科世系图

二十、吴门马氏喉科三世医

清末民初吴中地区的喉科名医，首推马啸岩。他医术精湛，疗效神验，极享盛誉，开创了马氏喉科的鼎盛医业。

第一世

马士元，字啸岩（一作筱岩）。生年未详，卒于1915年。清末民初常熟县人。受业于本县积善乡墩头坵（今常熟市辛庄镇合泰村陈家宕）舅父陈憩亭。吴中名医除云集府城、县城悬壶济世外，也有不少起家于乡村一隅的，陈憩亭便是其中一位。陈憩亭，一名杞堂，系清道光、咸丰、同治年间人。师从昆山名医某（佚姓名），学成后返乡悬壶，精中医内外科，善治游火、丹毒、口疳等症，医名颇隆。清两代帝师常熟翁同龢家人曾多次求医于憩亭，同治十三年三月十九日（1874年5月4日），翁同龢也慕名挈斌孙乘舟前往墩头坵请其为孙子复诊。

马啸岩学成出师后，移居昆山县城开业行医，其医寓在风车浜（今中山路）中段。马啸岩是在昆山医名鹊起的，其子辈又曾在昆山求学行医，故常被误认为是昆山人。他精疡科，又工内科，更擅制作喉科吹药，疗效神奇，极负盛名。为了更好地光大医业，于清光绪年间迁往苏州发展，寓金太史场（今金太史巷）应诊，业务鼎盛，名满江南。《翁同龢日记》记载，光绪二十六年五月初二日（1900年5月29日），翁同龢请马啸岩去常熟为其景侄治病，诊脉后拟定抑肝阳、养肝阴之方，平正清淡，翁氏称其“开方神宇闲定，有名医举动”。初四日，马氏回苏州时，除获赠诊金一百二十元、随行门人十二元及舟资外，翁氏别赠鼻烟一瓶、藏香八枝。从中可以窥见马啸岩当时在社会上的声望和地位。除清末长洲名医王霖所编《吴医汇案》稿本中辑有数则马氏医案外，马氏著作仅存孤本《苏城马啸岩先生医案》及方笺数十张，目前昆山市中医医院联合南京中医药大学中医药文献研究院正在进行点校工作，编成《吴门名医马啸岩医案选释》一书，将由上海科学技术出版社出版。

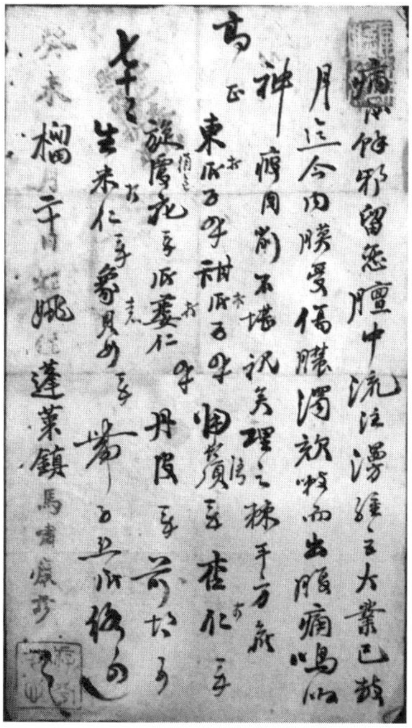

图7-45　马啸岩处方笺

马啸岩生三子，次子马觐侯善承父业。马啸岩门生目前已知的有昆山朱蔚之、新阳王清嘉与戴敦吉等人，亦均成为当地名医。

第二世

马觐侯，马啸岩次子，生于清光绪十八年（1892），卒于1944年。自幼从父学医，并随父由昆山迁居苏州。继承医道，业中医内外科，尤擅喉科，医术精湛，为吴门名医。1927年，设诊所在苏州调丰巷。平素热心社会公益事，积极参与中医社团活动。1930年8月29日，吴县国医会召开第一届执监委员会选举会议，马觐侯当选为执监委员。1935年6月，与顾福如、侯锡

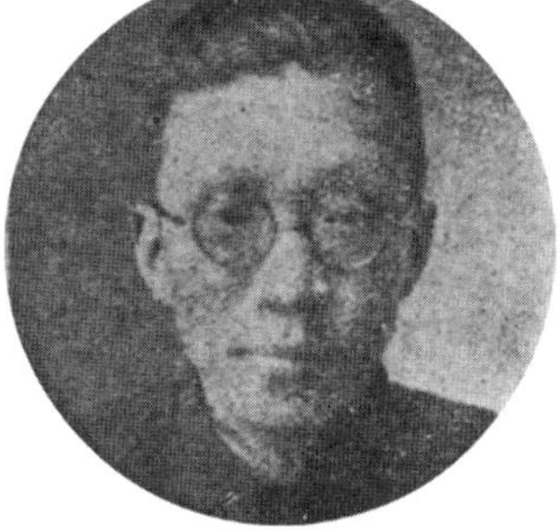

图7-46　马觐侯像　杜祯彬提供

蕃、李畴人、王慎轩、钱伯煊、郑连山、严葆丞、颜星斋等26位名医发起创办苏州国医联合诊所，所址在景德路27号，设有内、外、妇、儿等科室。每日上午7—9时，各科医师轮流值班，遇到疑难险症，共同会诊。诊费4角，号金100文，比一般名医收费低，以优惠平民，故就诊者踊跃。在各名医的支持下，诊所维持了3年，后因1937年“七七事变”爆发而关闭。

马觐侯生有三子二女，长子马诒刚、长女马诒芹、次女马诒慧、次子马诒纶、幼子马诒绅，唯长子马诒刚继承祖传医业。次女马诒慧，1934年嫁给吴中伤科名世医闵采臣四子闵幼逵后，1944年起从丈夫学伤科医术，遂终生业伤科，后在昆山县玉山镇卫生院退休。

第三世

马友常，名诒刚，以字行。马觐侯长子。生于清宣统二年（1910），卒于1966年。幼承庭训，专攻喉科，又拜吴门名医顾福如为师，学习中医内科5年，兼擅两科，19岁时，尚未出师就曾坐轿代师出诊。青年时，与沙星垣（名医经绶章高徒）、黄一峰（名医程文卿高足）为莫逆交，结为兄弟，朝夕切磋，医术提高很快。3人相交相知逾30载，都取得了极深的医学造诣，均成为一代名医。

1935年，马友常自设诊所于富仁坊巷，业喉科和伤寒内科。有评弹艺人日间嗓子失润瘖哑，经其治疗，药到即愈，晚间仍能登台演出。因疗效显著而享誉遐迩。1939年，被苏州国医医院聘为特约医师。1946年，被吴县中医师公会主办的中医师讲习所聘为讲师。1948年5月，吴县中医师公会开办吴县中医医院，马友常被推举为常务董事兼医务主任，也是特约内科医师。

中华人民共和国成立后，马友常参加苏州市公费医疗第一门诊所工作，发挥专长，医技出众，为患者所推崇。1956年，转入苏州市中医诊所，任副所长。诊所并入苏州市中医医院（1956年11月29日成立）后，在内科工作。其学识、经验俱丰，临证辨症精微，处方既果敢又审慎，用药灵活善变，屡用峻剂以起沉疴，很得病家和同道赞许，名闻遐迩。1956年，马友常加入中国农工民主党，并被选为该党苏州市委员会常务委员。同年7月，在苏州市政协

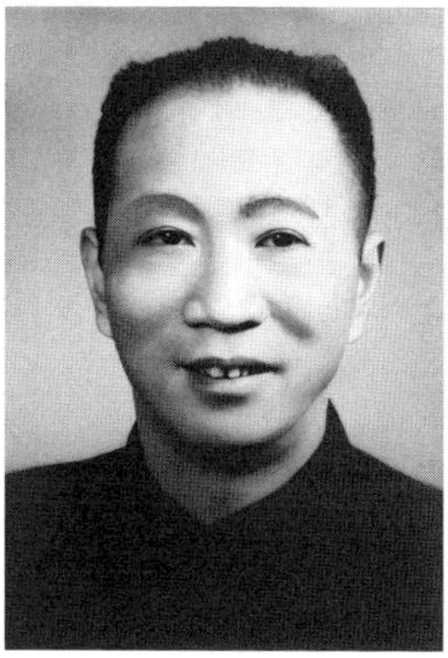

图7-47 马友常像
龚正丰提供

第一届委员会第二次会议上被增补为苏州市政协委员，此后至1966年，连续担任第一至五届苏州市政协委员。马友常在江苏中医界名望较高，1957年7月10日，中国科学院学部委员、江苏省中医学校校长、著名针灸学家承澹盦先生病逝后，次日即成立由盛立、叶橘泉、黄一峰、陈明善、邱茂良等13位省市卫生部门领导与名医组成的治丧委员会，马友常也是成员之一。1959年，调至苏州专区人民医院中医内科工作，1963年，在该院开设中医喉科，每周4天在内科诊病，2天在喉科诊病。“文化大革命”期间，1966年10月5日不幸去世，年仅56岁。生前曾结合临床实践，写成专著《喉科手册》和《口腔疾患手册》，惜均未出版。经过其高足龚正丰主任中医师的不懈努力，在张家港市中医医院耳鼻喉科的支持下，将其遗著整理成《吴门马氏喉科荟萃》一书，于2013年6月由江苏科学技术出版社出版，既嘉惠医林，又告慰恩师。

中华人民共和国成立后，马友常先后带徒2人，积极提携后学，传授医技循循善诱，不遗余力，毫无保留，师生关系很好，情同父子。一位是徐文华，他于1956—1961年随马师学习5年，后为苏州市第二人民医院中医科主任、副主任中医师，长期从事中医内科临床医疗工作。20世纪90年代曾任苏州市卫生局副局长，分管中医中药工作，又任苏州市中医学会第八届理事长。1994年10月，被江苏省卫生厅命名为“江苏省名中医”。另一位是龚正丰，于1961—1963年随马师学习中医内科，1963—1966年随马师学习中医喉科，1966年调至苏州市中医医院后，在伤科工作。曾任苏州市中医医院骨伤科主任，2002年10月，被江苏省卫生厅、江苏省中医药管理局命名为“江苏省名中医”。现为苏州市中医医院骨伤科主任中医师，南京中医药大学教授、博士研究生导师，苏州市中医医院全国中医重点骨伤科学科带头人，全国老中医药专家学术经验继承工作指导教师（第三、四、五、六、七批），龚正丰全国名老中医药专家传承工作室建设项目专家。历任中华中医药学会骨伤科分会委员、江苏省中医药学会骨伤科专业委员会副主任委员、江苏省中西医结合学会骨伤科专业委员会副主任委员、苏州市中西医结合学会副理事长兼骨伤科专业委员会主任委员、苏州市中医学会骨伤科专业委员会主任委员。出版医学专著4部、发表医学论文20多篇、获江苏省和苏州市科学技术进步奖5项。指导继承全国老中医药专家学术经验出师5批10人，带教毕业骨伤科博士、硕士研究生各3人。2020—2023年带教郭瑞永（苏州市中医医院耳鼻咽喉科主任、主任医师）、王璟（苏州市中医医院耳鼻咽喉科副主任中医师），两人传承马氏喉科中医医术，已结业，为吴门马氏喉科第五代传人。2024年又带教李军杰（苏州市中医医院口腔科副主任、副主任医师），传承马氏喉科（口腔黏膜病方向）中医医术。

吴门马氏喉科，于2024年6月15日经苏州市人民政府批准，被列入《第八批苏州市非物质文化遗产代表性项目名录》。

第一世	马士元
第二世	次子覲侯
第三世	长子友常

图7-48　吴门马氏喉科世系图

第八章　苏州近代名医选粹

因地处沿海，1840年鸦片战争以后，特别是进入民国时期，西方医学在苏州地区得以快速传播和发展，传统中医学受到挑战，但终因其有着上千年的悠久历史和广大民众的信任，得以强大的生命力继续存在和发展。苏州地区的近代名医仍以中医为主，下面介绍18位著名者。

一、杏林耆英方耕霞

方耕霞，名仁渊，号思梅，以字行。清末民国江阴县（今无锡江阴市）顾山镇人。生于清道光二十四年（1844），卒于1926年。咸丰六年（1856），随家迁居常熟。少习举业，嗜好经史诗文，数年后因遭太平天国战乱失学。战乱平息后，去苏州国药店当学徒。抽暇常孜孜攻读医典，更得到吴门医家循循教益。壮岁复受业于元和名医邵炳扬（字杏泉，薛雪高足邵登瀛曾孙），越数年医道有成。初开业于顾山镇附近的无锡县蠡溷小镇（今属无锡市锡山区东港镇），光绪初年返里，悬壶于常熟城内草荡街。治时病，宗“天人合一”之旨，每据岁运，辨证施治，进退有度。光绪六年（1880），岁值太阳寒水司天，太阴湿土在泉，民病多寒湿，以温燥辛开之剂，无不应手。医名鹊起，求治者踵接。与吴幼如、陆敬臣、杨百城并称常熟医界城区“四庭柱”。方氏勤奋好学，待人谦恭，遇疑难大症，必苦思冥索，尽力救治，屡起沉疴。勤于著述，光绪二十四年参订编刊《王旭高临证医案》4卷，三十四年又编刊《新编

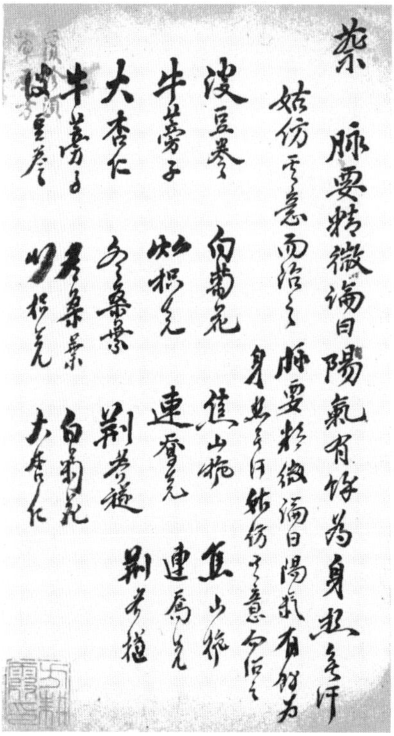

图8-1　方耕霞处方笺　常熟中医药博物馆提供

医方汤头歌诀》1卷，时海内医者，无不置备之。另有《倚云轩医案》《倚云轩医话》各2卷，虽未刊行，然医林传抄者甚众；1991年，江一平、张耀宗将其辑校成《倚云轩医话医案集》一书，由人民卫生出版社刊行。

方氏爱诗文，好吟咏，善书法、易筋经。暇时常与常熟邵松年、常熟俞金门、无锡刘石香、常州赵烈文等名流诗文酬唱。有《倚云轩吟草》1卷、《今雨旧雨楼诗集》2卷。1922年，北京政府内务部颁布歧视中医之《管理医士暂行规则》，时方氏已79岁高龄，被推举为常熟医学会会长，精神矍铄，团结同道，共起抗争，终于迫使当局暂缓执行该规则。所创办的《常熟医学会月刊》，开常熟医学刊物之先河，对切磋学问、传承发扬常熟中医学术，做出一定贡献。子方玉祥，世其业，然不幸与父亲同年卒。

二、宿儒良医王德森

王德森，字宝书，号玉堂，又号严士，一号鞠坪，别号漱六，晚号岁寒老人。清末民国昆山县城人。生于清咸丰六年十二月十三日（1857年1月8日），卒于1943年3月21日。先世本河南安阳人，迁昆始祖王安贞于元延祐元年（1314）冬就任昆山州知州，其子孙遂世代定居并占籍于昆山。

德森幼承庭训，攻读儒书，光绪元年（1875）20岁时以第一名考入昆山县学，29岁补廪膳生员，32岁成为例贡生。因目睹科场弊端，加上家境贫寒，乃弃举业，肆志钻研诗文经史，先后在昆山、高淳、苏州、正仪等地作书院、学堂教师和塾师，光绪三十四年，应聘赴苏州，任江苏省立优级师范学堂教习至辛亥革命爆发。

德森因父兄师友皆知医，故自幼涉猎医书，略识门径，后连殇三子，乃肆力攻医，深探《素问》《灵枢》之奥义，医术大进。初家人有恙，由其自治，亲友招诊，赖以痊愈，乃医名鹊起。在各地教书之余，亦为人治疾，每多良效，医疗经验逐渐丰富。民国后定居苏州大新桥巷，专以医为业，名其寓所为“市隐庐”。精内、外、妇、儿各科，为吴门名儒医。王氏不仅临诊济世救人，而且撰著医书两种，以广仁术。一为《保赤要言》5卷，刊行于清宣统二年（1910）。该书系采辑清代儿科名医夏鼎的《幼科铁镜》、庄一夔的《福幼编》《遂生编》、廖积性的《广生编》等医著精华而成。1926年，马炳森念其书初刊数量不多，原板漫漶难辨，想要予以重刊，于是请王德森重新厘定书中药方剂量，并续补3卷，书名改为《保婴要言》，共8卷，刊行于世。另一医著是《市隐庐医学杂著》1卷，乃其总结20多年临证心得而成，内容涉及湿温、伤寒、血症、杂症、儿科、妇科等，初刊于宣统三年，后被收入曹炳章的《中国医学大成》和裘吉生的《医药丛书》。1922年，嘉定光明印刷社将《保赤要言》和《市隐庐医学杂著》两书合刊为《病镜》。

王氏为昆邑宿儒，精于诗文，著有《岁寒文稿》16卷（其中8卷于1928年刊行）、《岁寒诗稿》12卷、《养正庸言释义》2卷、《劝孝词》1卷、《吴门新竹枝词》1卷等。又继承了自古学者的好传统，十分注意乡邦文献的搜集和保存。乡先贤潘道根的《隐求堂日记》和《晚香书札》正赖其抄录，并与同邑赵诒琛（字学南）一起整理刊刻，才得以保存至今。1917—1919年，昆山纂修《昆新两县续补合志》，被公推为分纂，承纂《人物志》，殚精竭虑，为该志的

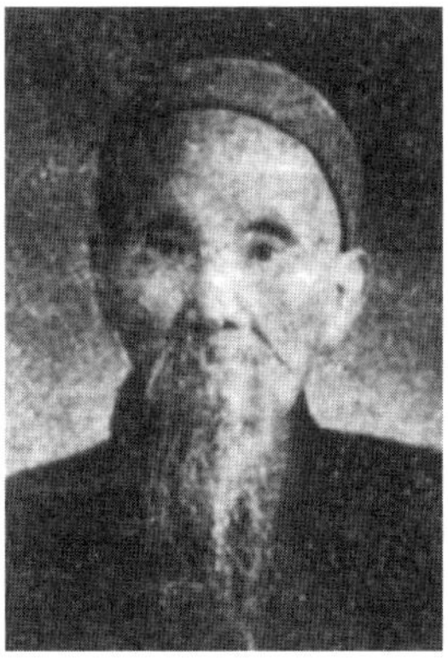

图8-2　王德森像
俞志高提供

完成起了很大作用。王氏还酷嗜藏书，至老不倦，家中积书至万卷。王德森是昆山清末民初对桑梓文化事业做出较大贡献的一位翘楚。

三、博习医院创始人、首任院长柏乐文

柏乐文（William Hector Park），1858年10月27日（清咸丰八年九月二十一日）出生于美国佐治亚州加图萨县一个农庄，1927年12月4日病逝于美国佛罗里达州。柏乐文出身贫寒，1877年在艾默里大学教授马修的帮助下，进入位于佐治亚州亚特兰大市的该校学习。1879年被基督教监理会（Methodist Episcopal Church, South）确定为派往中国苏州的医学传教士人选，他先后转学到田纳西州纳什维尔市的范德比尔特大学（Vanderbilt University）医学系和纽约的贝尔维尤医院医学院（Bellevue Hospital Medical College）学习，1882年提前通过毕业考试，同年5月20日，受美国基督教监理会派遣前往中国。柏乐文和刚获医学博士学位后重返中国的医学传教士蓝华德（Walter Russell Lambuth，监理会派驻东亚的著名传教士蓝柏长子，后为柏乐文妻兄）从纽约乘船出发，在英国爱丁堡大学和伦敦医院眼科完成专科培训后，9月13日从伦敦搭乘“尼扎姆”号海轮穿过苏伊士运河，至科伦坡转乘“伦巴第”海轮穿越马六甲海峡，历尽50天的海上颠簸艰辛，于11月2日抵达上海，稍作逗留后于11月17日到达苏州，即着手筹建博习医院。1883年初，柏乐文和蓝华德获得教会拨款6 000美元和苏州地方人士捐款1 600美元，即以其中1 000美金在天赐庄购地7亩，同年3月15日，动工建院，历时半年多，医院竣工。1883年11月8日（清光绪九年十月初九日），博习医院正式开业，由柏乐文和蓝华德主持院务。1884年12月，柏乐文返

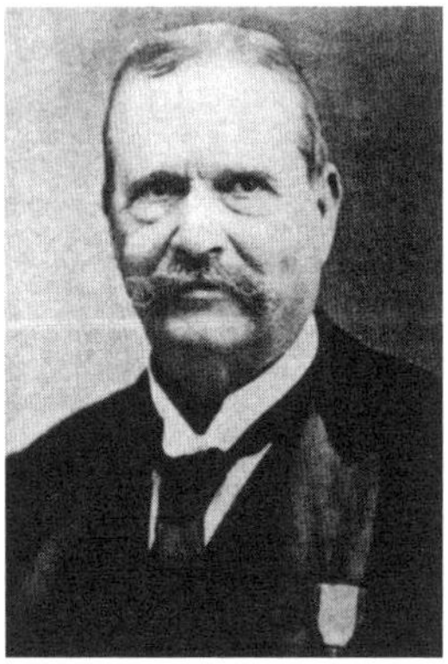

图8-3　柏乐文像
王馨荣提供

回美国纽约继续深造，获得医学博士学位后，于1886年1月重返苏州，担任博习医院第一任院长。同年10月6日在日本神户教堂，柏乐文与蓝柏（James William Lambuth）之女诺拉·凯特（Nora Kate Park，1863—1949，中文名为柏兰芳）举行婚礼。婚后，柏乐文携妻返回苏州继续工作。

1900年，柏乐文协助孙乐文（David Laurence Anderson）等创办东吴大学堂，为东吴大学堂首届校董，1903年，又兼任该校教务长、医学院院长。1917年，因年老辞去博习医院院长职务。1919年，在教会与社会各界人士的支持和努力下，柏乐文与时任博习医院院长苏迈尔（John A.Snell）筹得兴建博习医院新院款项20余万银圆。次年拆掉医院旧平房开始动工扩建，1922年7月，博习医院新院全部竣工。新医院占地7.6亩，建成三层半住院大楼与二层门诊大楼各1幢，床位从30张增加至100张，室内装有冷热水管、电灯、电话等装置，为当时中国最先进的西医院之一。当时一美国外科专家评价道："如此医院全中国仅三四处而已。"1927年春，受时局和战争的影响，年老体弱力衰的柏乐文，于5月初奉美国驻上海领事馆之命，带领全家离开博习医院回到美国。同年12月4日下午，在佛罗里达州病逝，享年70岁。为纪念他对苏州的卓越贡献，地方人士特于次年1月8日在宫巷乐群社召开追悼大会，有数百人参加。博习医院设立"柏乐文贫病救济基金"，定额2万元，以其利息减免贫病者的医疗费用，并在乐群社设立柏氏贫病送诊处，每周一、三、五下午2—3时，由该院派出专科主任医师前往应诊，完全免费。

柏乐文任职博习医院期间，将西方最新技术，例如消毒法、麻醉术、X光机、显微镜、外科手术等介绍到中国，使苏州博习医院成为中国最早使用X光机的医院；管理有方，将博习医院建设成京沪线上最先进的西医院，堪为教会医院之标杆；博学多才，内科、外科、眼耳口鼻科无所不精；博施济众，百姓看病只象征性收取诊金，穷苦者分文不取还赠医送药；育才兴学，先后创办博习医学堂、博习高等医学堂、博习药学院、东吴大学医学院，培养西医人才，对西医在苏州、苏南地区甚至东南沿海地区发展产生了深远影响；慈悲

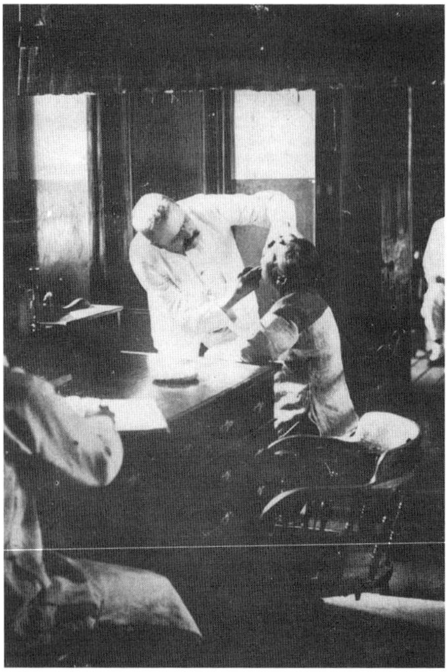

图8-4　1914年柏乐文院长在门诊为病人进行检查　王馨荣提供

为怀，在苏州发起天足运动，指导妇女放足，宣传消灭蚊蝇，大力提倡公共卫生及传染病预防；刚正不阿，目睹鸦片对中国人民的毒害，坚决主张禁烟，不仅自筹经费专设戒烟医局，而且撰文出书揭露鸦片在中国产生危害的真实情况，抨击英国皇家委员会的荒谬报告；淡于名利，鞠躬尽瘁，用50岁生日收到的礼金捐建了东吴大学堂水塔，60岁生日礼金为博习医院扩建筹款，70岁生日时发起成立惠寒基金，用以帮助源源不断来求医的困苦贫民。柏乐文医术精湛，医德高尚，在苏州服务45个春秋，赢得了上至国家元首、中至社会贤达、下至黎民百姓的各方赞誉。民国大总统袁世凯给他授勋（金心勋章和五等嘉禾勋章），亲书条幅“仁心仁术”相赠；监狱犯人们对他感恩，集资送匾“仁心济世”；苏城百姓称颂他为“柏好人”。

遵照柏乐文遗嘱，1928年11月10日，其夫人诺拉·凯特与独生女儿丽德、女婿许安之（Dwight Lamar Sherertz,1883—1970）将装有其骨灰的铜瓶带回苏州，由博习医院全体人员列队恭送至葑门外安乐园教会公墓安葬，墓碑上镌刻“苏州的Park博士”。1966年苏州安乐园教会公墓被毁，装有柏乐文夫妇骨灰的铜瓶后由苏州医学院附属第一医院（今苏州大学附属第一医院）保管。1987年4月12日，柏乐文最小外孙女玛格丽塔（Sherry Sherertz Messersmith,1930—2012）和丈夫堂·麦瑟史密斯（Don Messersmith）由美国来苏州，与苏州医学院附属第一医院教授诸荣恩、苏州大学教授张梦白等人，共同在吴县胥口香山公墓教会四区19排3号，为柏乐文夫妇骨灰重新落葬。

2013年11月8日，经柏乐文外孙女夫妇同意，苏州大学附属第一医院在建院130周年之际，重新修缮柏乐文夫妇墓地，以铭记医院奠基人之功德。其墓地现已成为该院的历史文化教育基地。2018年，在柏乐文医生诞辰160周年之际，苏州大学附属第一医院在医院新址为柏乐文医生塑像，永久纪念这位为医院、为百姓、为苏州社会进步奉献了毕生精力的苏州“白求恩”。

四、内科巨擘金兰升

金兰升，名清桂，号石如，晚年又号冬青老人，以字行。清末民国常熟县金村集镇（今属张家港市塘桥镇）人。生于清同治四年（1865），卒于1938年8月。金村在明代称作慈乌村，清雍正年间因居民多金姓始称金村，该地崇尚诗书礼义，多为耕读世家，有“二十余井，井井流甘；一百余家，家家识字”之誉。金家系名门望族，祖父金覲辰，为清嘉庆年间太学生。父金国霖，为道光年间候选训导。金兰升自幼受家风熏染，初习举子业，攻读四书五经，精书法，善绘画，擅金石，其才不为八股时文所囿，所作诗文颇有奇气。虽才艺出众，然屡试不第。23岁时，弃儒习医，欲投名医江阴柳宝诒之门，柳氏以年老辞。因此，某日等候柳氏于江阴城外茶肆，径投诗一首置柳案头，效前人赋诗见志以求提掖故事。诗曰：“郭外闲游眺，春风乐送迎。得时花作态，在野草无名。旧事空惆怅，新诗写性情。欲消尘俗虑，柳下独听莺。”柳阅诗后击节赞曰：“奇才也！”乃收其于门下，“投诗拜师”一时传为佳话。从此，金兰升更加刻苦学习经典医著，跟师临证不断积累医疗经验。4年学成，返回家乡金村悬壶，因疗效显著，门诊逐渐兴盛，名噪远近。擅治伤寒温病、风痨臌膈、内科杂病等，且胆识过人，认为“温病下不厌早”，每用“承气汤”攻邪，治

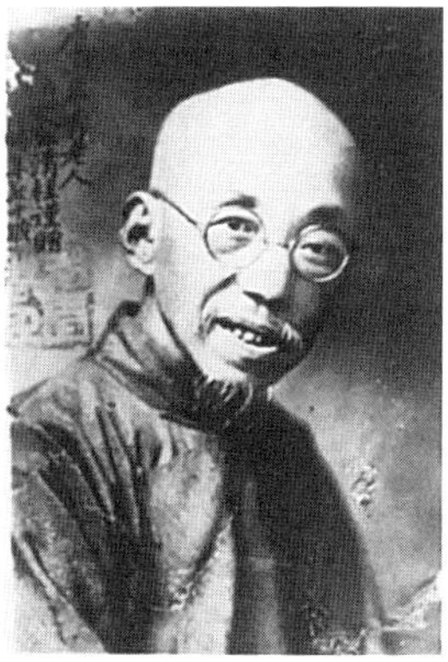

图8-5　金兰升像
常熟市中医医院提供

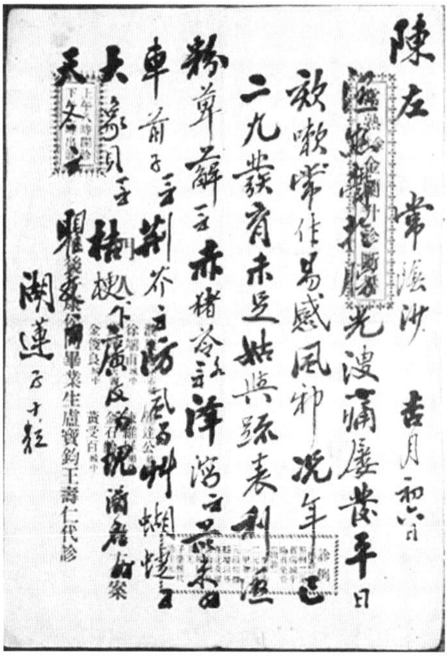

图8-6　金兰升处方笺　顾珂溢提供

愈很多危重病人。与同邑名医王士希、章成器齐名，人称常熟医界乡区“三鼎甲”。

两代帝师翁同龢削职回籍后，家中遇有疾患，便请柳宝诒及金兰升师生前往诊视。后柳年迈，来虞不便，故由金兰升独自诊治。金氏不负厚望，治病往往有“覆杯即愈”之效，深受翁同龢赏识。两人相交5年多，翁称许其“金君多才艺，业医颇聪敏”。多次留金氏住宿，与之同饭，长谈至深夜。柳宝诒去世3年后，金兰升等三弟子集资刊印《柳选四家（尤在泾、曹仁伯、王旭高、张仲华）医案》，金氏请翁同龢撰写了叙、跋、记三篇（叙未刊出）。1936年4月，张治中将军和驻常熟八十七师师长王敬久等人登门请金兰升疗疾，卓有成效。金氏在继承其师柳宝诒所传经验方的基础上，结合历代经典古方及自身实践经验，创制了治黄疸之铁霜丸、治臌胀之运脾丸、治痞症之消痞丸、治胃病之如意丸、治血虚之补血丸等多种成药，临证施用，效如桴鼓。

金氏于医学之外，擅诗文，工书法篆刻，尤善丹青，山水、花鸟、走兽、人物无不隽妙。晚年，迁常熟城内中巷租房行医，病者拥至，门庭若市。金氏治病时全神贯注，心无旁骛，挥毫处方，运笔如飞，舌常频舔口唇，蠕蠕颤动，人因谓之“蛇仙转世”。其宅心仁慈，遇赤贫者送诊给药，遇路远者则留饭并给路费。邻近农家邀请，先生常徒步前往。晚年有次夜诊，突然昏晕仆地，苏醒后即起而应诊，人咸劝其稍事休息。他说：“无妨。病者在，不可使久待。”左右皆为之感动，其忘我精神，实足以示范后学。尤其难能可贵者，秉承“人命千金”之医德遗风，破除“秘方不外传”之封建习俗，将其所制丸散诸方公开，听任药肆配制出售，以便利病家。金氏著有《补缺山房医案》数十卷、《补缺山房丸散膏丹集》（一作《金氏丸散验方》）1册、《医学初步》2册、《医学刍言》2卷、《历代医学名人表》1卷、《石龛医学丛俎》2卷、《温病歌括》与《瘟疫明辨歌括》各1卷、《茧室一得录》等，已散佚不全。2019年秋，常熟虞麓山房采用宣纸、古籍油烟墨古法模印了后人编订的《冬青医案》（上下卷）2册若干部；2020年，又模印了《金兰升医桉》1册若干部。门人有濮康安、孙敬思、张云迢、王寿仁、蒋志伊、陈家栋等。

五、幼科圣手戴轶凡

戴轶凡，名人龙，晚号学圃老人，以字行。清末民国新阳县城（今苏州昆山）人。生于清同治十一年正月初十日（1872年2月18日），卒于1942年10月7日。新阳名儒医戴其绳长子，出身于享有盛誉的昆山戴氏妇幼科世医家族。戴氏先世自安徽休宁迁疁城（今上海嘉定），明初卜居昆山，遂入昆山籍。

曾祖戴传震，清道光三十年（1850）昆山县岁贡生。精妇科，蜚声遐迩，治病不计酬报，病家虽远必往诊。见当时医生处方用药喜写别名，每每误人，乃撰《本草分韵便览》5卷传世。祖戴之翰，昆山县学生员，绍继父业，亦善医术，屡起沉疴，名著于时。父戴其绳，新阳县学生员，又擅武艺，早年曾蒙高僧传授医病秘技，故除家传妇科外，又善幼科，自成一家。在新阳县城集街道堂弄建房数十间，前作医寓，后为住宅，由于医术高超，治多良效，因此医业大昌，盛名载道。戴其绳执岐黄业后，仍不废诗文，民国《昆新两县续补合志》卷十九《艺文目》中收其著述《听鹂馆随笔》2卷。还参与编纂光绪《昆新两县续修合

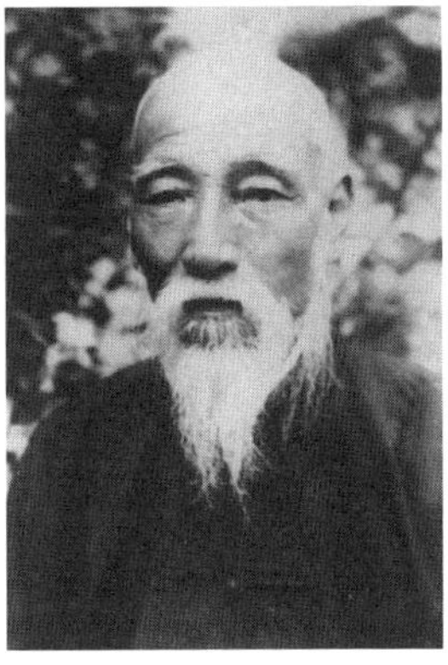
图8-7 戴轶凡像

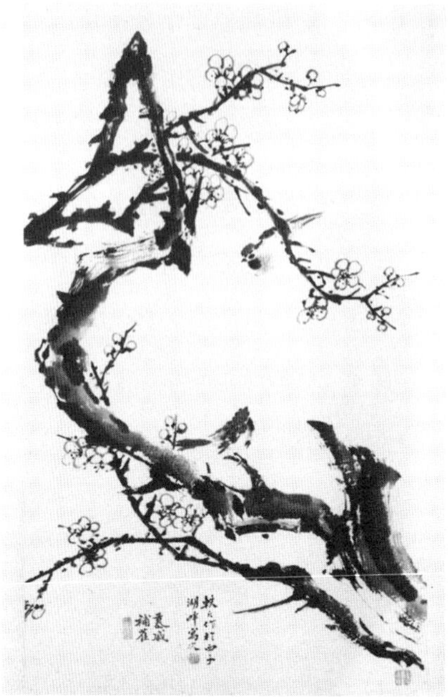

图8-8 戴轶凡绘雀梅图

志》，任收掌校刊。生子五，仅授医术于长子人龙一人，后于其第三子成婚之日，不幸中风去世。

戴轶凡于光绪二十四年(1898)考入新阳县学为生员。系昆山戴氏妇幼科第四代传人。少时由父亲教以医术，尽得其传，学成后继祖业在集街道堂弄老宅悬壶行医。清末时曾因长子戴聿乾的官职，被清廷封为陆军副军校，委任浙江布政使候选理问。由于医技精湛，善治幼科诸疾，尤擅祖传擒拿绝技，幼儿痉厥急病无不著手成春，因而名噪杏林，为同道所推崇，被誉为“幼科圣手”，慕名求治者户限为穿。因其德高望重，被同道推举长期担任昆山中医药团体的负责人：1929—1932年任全国医药总联合会昆山县支会第一、二届执委会主席，1934—1937年又任昆山中医公会第一、二、三届执委会主席。在中医药倍受迫害的民国时期，为保存和继承祖国传统医学、联合团结全县中医药人员争取合法权益、救济贫苦患者等方面做出了一定贡献。平素热心地方公益事，又乐善好施，1937年前，每年夏秋疫病流行季节，昆山中医公会在县城果老弄课桑园会址设立义务诊疗所，由他总董其事，邀集公会骨干各科名医每日下午义务应诊。凡就诊者只需付号金百文，即可凭诊所处方至春阳堂国药店免费取药，嘉惠贫病。1937年抗日战争全面爆发后，携家辗转避难于吴县甪直、光福等地，行医为生。1941年6月返回故里，次年秋病故于昆山。

铁凡兼工书画，擅绘梅花，时有“戴梅”之誉。又喜收藏书画古董，惜历年所藏名画法书、古董书籍及家传医著和房屋均毁于1937年11月日军侵占昆山的兵燹中。生子五，长子戴聿乾，早岁毕业于保定陆军速成学堂(保定陆军军官学校的前身），与辛亥志士、先锋团团长朱葆诚（邑人）烈士为同学，宣统元年（1909），清廷补授其陆军马科副军校衔，毕生供职于军界。次子戴聿颐（字敉吉，1892—1960）、三子戴聿谦（字让民，1903—1972）、幼子戴聿咸（字剑亚，1905—1950）和长孙戴寿康（1922—1995）、孙戴徵明（1923—2004），均克绍箕裘。

六、温病宗师经绶章

经绶章，号玉金。清末民国吴县人。生于清光绪元年（1875），卒于1939年。禀性聪颖，耿直刚强。早年从名医沈跃南学医，勤奋好学，刻苦钻研。后在苏州山塘街悬壶，擅长内外科，后以内科著名。50岁后，专攻温热病，对温热病尤有独到的诊治经验，深得叶天士、吴鞠通、王孟英诸家学说的精髓。根据叶氏卫、气、营、血的辨证施治，在长期临床实践中总结出一套独特的行之有效的治疗方法。在疾病初起时，常以轻宣透表为治；病邪入里，外透白瘖，亦以清泄里热，兼以透发，冀其邪从气分而解；如气分证未罢，又见入营，内陷心包证时，治当清泄营分之热，兼透气分之邪；凡有湿邪，决不早

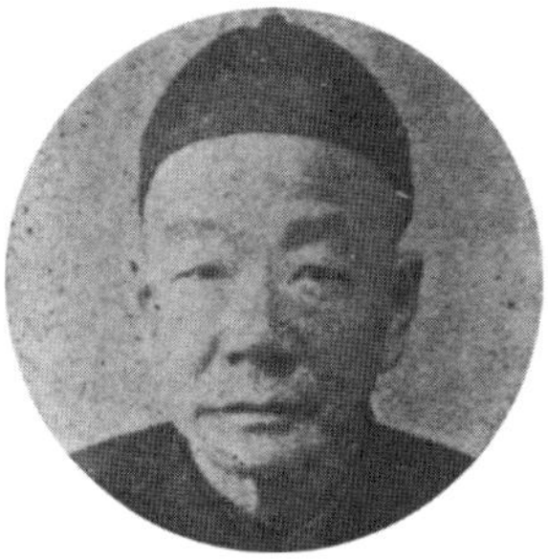

图8-9 经绶章像 杜祯彬提供

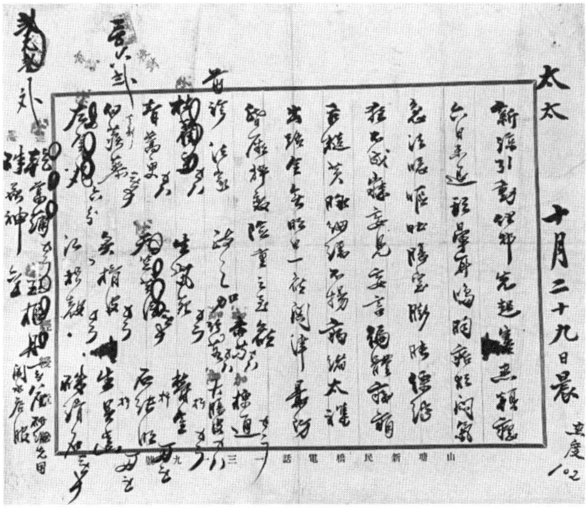

图8-10 经绶章处方笺 顾珂溢提供

用滋阴柔腻之药，也不滥施刚燥之品，强调“顾护阴液”的重要性，反对滥用攻伐；在温热病恢复期，注重调节脾胃功能等。当时被治愈的病人为数甚多，故名噪江浙，成为苏城治疗温病、伤寒之名家。

唯因诊务繁忙，无暇著述，以至于无遗作留传。经氏桃李盈门，门人中著名者有沙星垣、沈养吾、吴怀棠、邓元龙、吕一平、奚凤霖、朱襄君等。

七、儿科翘楚程文卿

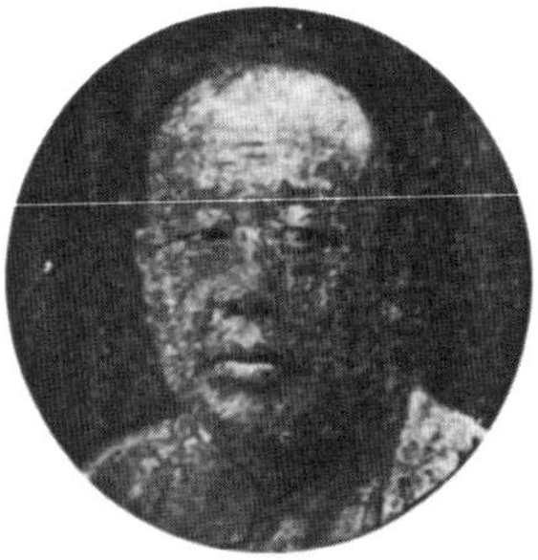

图8-11　程文卿像　顾珂溢提供

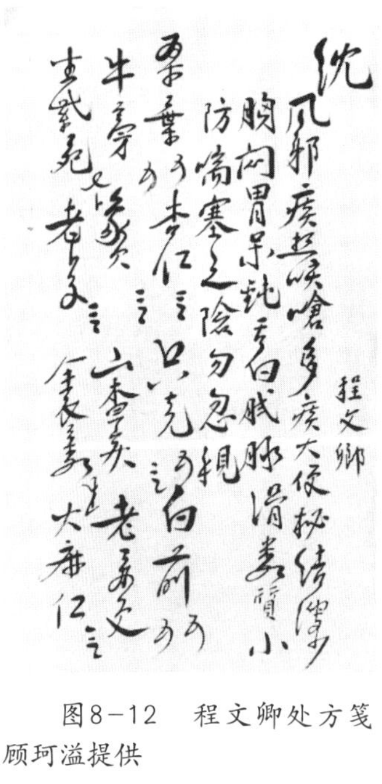

图8-12　程文卿处方笺　顾珂溢提供

程文卿，清末民国吴县（今苏州市）人。生于清光绪二年（1876），卒于抗日战争时期。早年从清光绪中叶苏州名医童干卿习医，由于禀性聪慧，刻苦钻研，故尽得其师衣钵。学成后悬壶于阊门外尹家浜，因疗效显著，以小儿科闻名苏州城，有“城外程文卿，城内金昭文”的盛誉。程氏以仁术行世，济世救人，诊金为苏州全城最低，诊务繁忙，一天门诊有七八十号。不仅为孤儿院义务送诊，还负责游民习艺所的义务诊务。除潜心医务工作外，复热心社会公共事业。在1924年江浙战争时期，程氏各方奔走，为维持苏州城的社会秩序出力。北伐军兴，程氏尽力宣传，赞助革命。1932年“一·二八”淞沪抗战爆发后，他担任苏州地方救护组成员，救护伤员。曾先后为中国红十字会吴县分会会员、神州医药会吴县分会会员、苏州商团一部医官长、苏州警察厅名誉医务顾问等。

程文卿桃李盈门，近至江浙，远至齐鲁，有门人近百人，苏州名中医黄一峰，也是其门生。

八、医名噪沪上的傅雍言

傅雍言，名然，以字行。清末民国太仓县浏河镇人。生于光绪三年（1877），卒于1947年。名世医傅松元长子。傅氏世居太仓鹿河镇（今太仓市璜泾镇鹿河社区），自六世祖傅五叙从常熟董浜寺僧学医后开始行医以来，代以医名。高祖傅在田迁居浏河镇业医，曾祖傅用蕃与兄傅应笙、弟傅振声俱继承祖业，盛名于嘉庆、道光年间。祖傅济德、堂叔祖傅济仁皆业医。父傅松元（1846—1913），字耐寒，又字崧园，少时颖悟异常，淳厚好学，在乡先辈张海溪门下受业启蒙，又从表兄毛寿贻学诗文，后秉承家学，且拜当地内妇科名医郁氏（郁佩瑛父）为师，潜心学医。出师后在浏河悬壶，善用古方，尤擅治瘟疫、伤寒，凡病家请医施药，无不愈归。凡危疾求治，即大刀阔斧诊断施治，往往一剂见效，故有“傅大刀”“傅一帖”之赞誉。著有《医经玉屑》2卷、《医案摘奇》4卷、《舌苔统志》1卷。

傅雍言初承祖业，继入上海博习医学堂攻读西医内、外科，师从沪上名医蒋伯期，学成后回浏河随父侍诊。虽学贯中西，而治病仍以中医为主，善用大青叶治疗温热病初起、高热不退，每获速效。民国初年，当选为太仓县议员。1913年，傅氏为浏河医药学会主讲。1922年7月14日，出席江苏省中医联合会成立大会，当选为评议员。1924年，因避战乱迁居上海，寓肇嘉路391号悬壶应诊，名噪一时。与上海众多名医交往，尤以与秦伯未最为莫逆。1929年任上海中国医学院总务主任（次年转任教务主任）兼实习教授、附属中国医院内科医师，当选为上海中医学会执行委员。同年3月17—19日，与中医陈得天代表浏河医药学会出席在上海召开的“全国医药团体代表大会”，抗议中央卫生委员会通过《废止旧医以扫除医事卫生之障碍案》，当选为大会执

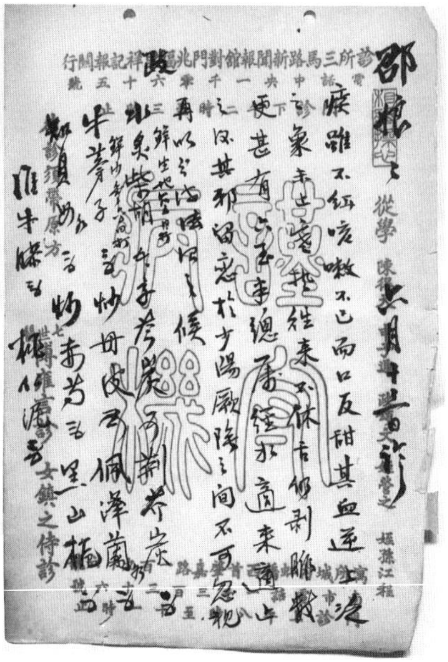

图8-13　傅雍言处方笺

行委员和会上成立的全国医药团体总联合会执行委员，为弘扬中医事业殚精竭虑，不遗余力。1930年，与弟傅烈（字丞承，1881—1938，擅外科）一起精校父亲遗著《医经玉屑》《医案摘奇》《舌苔统志》，并遍请名家题词作序，取名《太仓傅氏医学三书》，由上海中医书局出版，以成先人遗志。1931年当选为上海市国医公会监察委员会主席。1936年任中国医学院院董。1947年卒于沪。

子傅恒之、傅常之，均承祖业，惜皆弱冠而卒；次女傅镇之（1902—1953），1930年应诊，随侍于父左右，在沪行医，终身未婚。侄傅营之（傅烈子，1902—1949），从傅雍言学医，精内科，1930年回浏河悬壶，1937年后赴沪行医。

九、京城四大名医之一的汪逢春

汪逢春，名朝甲，字凤椿，悬壶时用名逢春。清末民国吴县人。生于清光绪十年四月初八日（1884年5月2日）[①]，卒于1949年9月19日[②]。先世以儒为业，居谢衙前。逢春排行为六，自幼随诸兄习举子业。习儒之余，12岁时

①汪逢春生年有1882、1884、1887年三说，此据王体的《民国北京四大名医之一汪逢春生平的几个问题》（载2010年《“医家传记研究的继承与创新”学术研讨会论文集》），引北京市档案馆藏民国警方《户口调查表》及汪氏自呈两个文件所述年龄。

②汪逢春卒年也有1948、1949年二说，此据王体的《民国北京四大名医之一汪逢春生平的几个问题》（载2010年《“医家传记研究的继承与创新”学术研讨会论文集》），引汪氏女儿汪德贞1950年所写回忆材料与义子张绍重《汪逢春·医家小传》所述内容。

从吴门名医艾步蟾先生（1854—1933）学医。因其聪颖异常，焚膏继晷，力学不倦十多年，得师真传，打下深厚医学根底。光绪三十四年，陪七弟汪凤岗进京就读北京实业学堂，适逢由刑部改革而成的法部招考人才，汪逢春应试被录用，任审判厅检察官兼医官。时曾任商部主事的福建名儒医力钧（1856—1925，字轩举，举人）医名满京城，屡为王公大臣诊病，曾奉旨与工部尚书陆润庠同入宫为慈禧太后与光绪皇帝诊病，疗效颇佳。汪氏入京后拜力钧为师，常侍诊左右，临证经验益丰，为同僚诊病应手辄效。宣统二年（1910），因官场多变，汪氏无意于仕途，乃辞职，在住处前门外大耳胡同挂牌行医。后因房屋狭小，约在1919年迁至前门外西河沿五斗斋胡同6号，赁屋三楹，设诊所行医。由于疗效卓著，求诊者几于户限为穿，甚至有人午夜来等候挂号。因原诊所不敷使用，遂于1927年商借江苏会馆位于西河沿正乙祠旁的一处闲置院落（门牌号191号），将其修缮成新医寓应诊。言其寓所为“泊庐”，有淡泊明志、不求闻达利禄之意。1929年起，长期任北平市中医考试委员会委员，为选拔中医人才付出了心力。1938年7月，北京国医职业分会成立，汪逢春被推举为会长。1939年1月，自筹经费，发起创办《北京医药月刊》，后该刊虽因经费不足，至1940年仅出10期被迫停刊，但其刊发文章质量较高，在北京中医药界影响较大，促进了中医药学术研究的发展。1939年10月，以北京国医职业分会名义创办医学讲习会，任会长。讲习会每期学习时间为1年，聘请中西名医为主讲教师，毕业证明书由市卫生局加盖钢印。至1945年，共培训8期在职中医700余名，基本将当时能通知到的北京中医轮训了一遍，提高了他们的医学水平。尤让人感佩的是，汪氏个人出资垫付一切开办经费和运行缺口资金，从而保证了讲习会的顺利进行。汪逢春还在天安门内西朝房内组织过中医临床讨论会，为培育中医后学多有贡献。1935年8月21日，北平市国

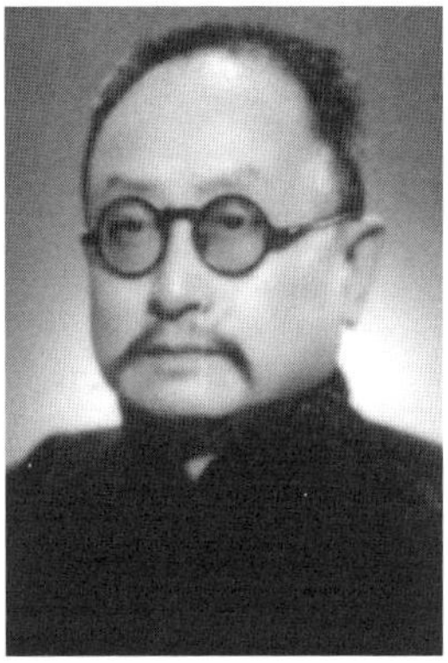

图8-14　汪逢春像

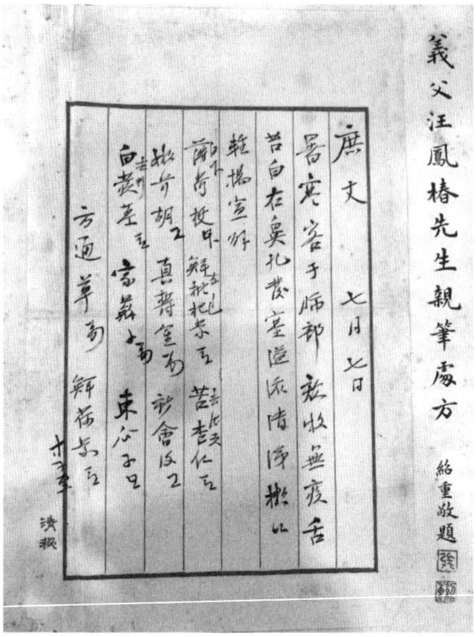

图8-15　汪逢春处方笺　浙江新昌天姥中医博物馆提供

药业同业公会中药讲习所成立，学制一年半，学员考试合格后由市卫生局发给药剂生开业执照，汪逢春于1941年初被聘，接任所长。至1947年7月，该讲习所有4期学生共200人次以上受训，毕业者达100余人，为北京中药业界培养了一批后备人才。

汪氏入门弟子众多，其中大多成中医界栋梁之材，如赵绍琴为当代名医，谢子衡、吴子桢、李建昌、秦厚生、刘明言、李君楚、李鼎铭、刘少章、王植楷、王华昌等亦均为知名医家。

汪氏学有渊源，师古不泥，临证注重整体观念，强调辨证论治。其治内伤杂症，重在调理脾胃。善治时令病与胃肠病，融健脾、消食、理气、利湿于一体，收效甚佳。治外感疾患，则重由表宣达。治湿温病，强调宣畅三焦气机，在化湿清热时，注重宣透、疏郁、淡渗、缓泻等法缓解病势，尤善以辛香宣透、芳香清解之法取效。其遣方用药独具匠心：一、对药物的炮制、产地、相须、相使、相关、相畏和服法等十分讲究；二、善用曲类药物，以振奋胃气、增加食欲、生化气血；三、善用药物鲜品，轻宜疏解药物之鲜品芳香气浓，化浊力强；四、将成药入煎剂或丸剂，既起协同或佐使作用，又可弥补单纯汤剂或丸剂的某些不足；五、将药物粉剂装胶囊使用，意在减少浪费、方便患者。学术上主张博采众家，赞同中西医汇通，互相取长补短。平时应诊遇疑难杂症，亦邀著名西医刘士豪（内科）、林巧稚（妇产科）等会诊。因常能顿起他医束手之病，临床效验甚佳，故而名震京城，妇孺皆知，20世纪20年代起，就与施今墨、萧龙友、孔伯华并称“京城四大名医”。

汪氏淡泊名利，不尚虚荣，对当时医生以患者赠匾数多为荣之习气颇反感，凡有赠送匾额者皆婉言谢绝，不容推却者亦从不悬挂。在京行医垂40年，西河沿191号（现为216号）院门前虽病人车马盈门，而门旁仅钉三寸宽、尺许长之“汪逢春医寓”木牌一块。然毕生热心公益事业，为使无钱就医者能得到治疗，每日门诊前5名病人不收诊金，特贫者还赠予药费，倍受传颂。1939年起在天安门内西朝房开办施诊所，赠送汤药以济贫寒。他每日黎明即起，书写前一天日记和所诊疑难病例，数十年如一日，继入佛堂坐禅诵经（其为虔诚佛教徒），7时即至诊室应诊。自奉俭约，青鞋布袜，夏乃竹布长衫，冬则棉袍一袭而已，每餐亦仅蔬菜数盂。

1949年9月19日上午8时许，汪逢春坐禅时因心脏病突发逝于佛堂[①]，9月27日卜葬于北京西郊福缘门内东北义园（今西静园公墓）。汪氏一生操劳于诊务与教学，无暇著述。仅遗有《泊庐医案》（1941，华北国医学院铅印本，为谢子衡等医学讲习会第一期学员毕业之际所辑录）、《中医病理学》（1942，北京医学讲习所铅印本）和零星几篇论文，代表了汪逢春的学术思想和医疗经验。

夫人顾坤仪（1885—1960），亦吴县县城人。子二，汪绍楹、汪绍奎；女一，汪德贞；均未继医业。

十、曾任中华医学会会长的俞凤宾

俞凤宾，名庆恩，字湛如，号凤宾，以号行。清末民国太仓县城人。生于清光绪十一年六月二十八日（1885年8月8日），卒于1930年12月4日。出身书香门第，曾祖俞廷鹭为清道光举人，工诗词书法。俞凤宾为上海电报局首任总办俞书祥（字隶云）长子，国学泰斗唐文治表外甥，著名新闻家俞颂华（名庆尧）、著名教育家俞庆棠之长兄。

①张绍重：《汪逢春·医家小传》，见张绍重、刘晖桢编著：《汪逢春》（中国百年百名中医临床家丛书），中国中医药出版社2002年版，第5页。

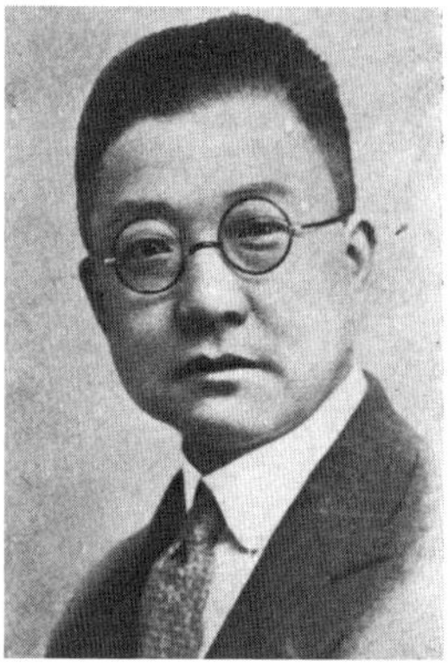

图8-16 俞凤宾像

俞凤宾10岁时，侍父旅居苏州，就学于五亩园，接受传统教育。光绪二十四年（1898），14岁入圣约翰学校（1905年始称圣约翰大学）文理科学习，后转医科。光绪三十一年，21岁毕业于圣约翰大学医学部，入同仁医院实习。读书期间，俞凤宾被英文教师颜惠庆选中，参与了由其主编的国内第一部英汉辞典《英华大辞典》的编纂工作，此辞典后由商务印书馆出版。光绪三十四年六月，俞氏任邮传部上海高等实业学堂（上海、西安交通大学前身）英文暨生理教习，不久后兼任该校校医。同年获圣约翰大学医学博士学位，入同仁医院工作，先后担任内、外科住院医师。宣统元年（1909），辞去同仁医院职务，在上海西门外陆家花园寓所开业行医。1911年11月3日，上海光复起义爆发，作为红十字会成员，组织了一支24人的救护队，于11月28日率救护队赴南京浦口等地救护伤员。1912年8月，由上海启程乘船赴美国自费留学，入宾夕法尼亚大学，主修公共卫生学、热带病学与内科诊断学。次年，获公共卫生博士学位及热带医学特优文凭，成为当时罕见的双博士名医。1914年5月回国，在上海西门外自己寓所和南京路分设诊所开业行医。同年兼任交通部上海工业专门学校（上海、西安交通大学前身）校医（任至1922年8月）。与颜福庆、伍连德等发起人着手组建中国人自己创办的全国性西医学术团体——中华医学会。次年2月5日，来自全国各地的21位医生在上海举行中华医学会成立大会，俞凤宾当选学会庶务（总务），学会事务所即设立于南京路34号其分诊所（在此后10年时间里一直是中华医学会办公会所）；11月，《中华医学杂志》创刊，任杂志庶务。1916年2月，参加中华医学会第一次大会，当选学会副会长及编辑部、名词部部员。1917年1月，在中华医学会第二次大会上当选学会副会长、《中华医学杂志》总编辑（至1925年），以及会员部、名词部部员。1920年2月，在中华医学会召开的第三次大会上当选第三任会长（至1922年2月第四次大会卸任）、《中华医学杂志》总编辑，以及卫生教育部、医学名词部委办。俞氏为推动中华医学会顺利进行开展了大量活动，其中最突出的三项：一是创办会刊《中华医学杂志》。他不仅担任总编辑，承担了该刊的主要编辑工作，而且为人十分慷慨大方，经常将自己的诊疗收入用于支付杂志的编辑出版开销，《中华医学杂志》至今仍在出版，是我国少有的连续出版超过百年的老牌权威学术期刊。二是主持医学名词审查。西方医学传入后，医学名词的翻译相当混乱，1916年俞凤宾代表中华医学会参加“医学名词审查委员会”会议，并成为医学名词审查工作的实际主持人。在此后的10多年里，他不计报酬和个人得失，为我国统一医学译名投入了大量的时间和精力，对现代医学和自然科学在中国的传播和发展做出巨大贡献。1927年俞凤宾作序的《解剖学名词汇编》出版、1931年《医学名词汇编》（有中文、拉丁文、英文、德文、日文5种文字对照）出版，都是这项工作的成果。三是不遗余力地倡导中西医结合，反对全盘否定和废止中医。又竭力推进医学伦理道德体系建设，翻译发表的《医家伦理之纲要》是我国首次引进的医学伦理学著作，具有开创性。

1923年兼任圣约翰大学医科教授。1925年11月1日，上海医师公会成立，任副会长。1928年12月27日，任卫生部中央卫生委员会委员，同年还任大学院译名统一委员会委员、大学院医学卫生教科图书审查委员。又兼任国立中央大学医学院（复旦大学上海医学院前身）教授、中国红十字会总医院（上海华山医院前身）特约医师、上海时疫医院特约医师。俞凤宾医术精湛，在结核病、霍乱等传染病的诊治上都有一套独到的方法。他是我国率先引进并使用X光诊断和使用镭锭进行放射治疗的先驱。其十分重视公共卫生事业，每逢夏季时疫流行，总是亲赴疫区一线进行疫病防治，并进行防疫知识的普及和宣传。

诊余时间勤奋笔耕，著述颇丰，出版《学校卫生讲义》、《学校卫生要旨》、《个人卫生篇》、《性欲卫生篇》（又名《性欲卫生论丛》）、《卫生丛话》（第一至四集）、《卫生要义》等医著，译作有《肺痨康复法》《婴儿保育

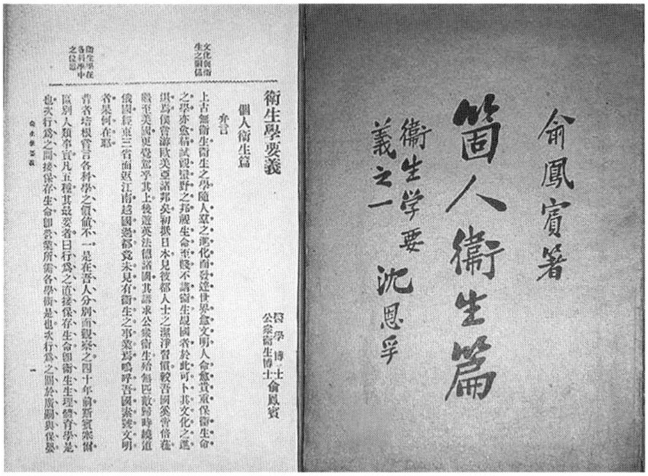

图8-17　俞凤宾医著书影

法》等，在各种学术期刊发表医学论文60多篇，在《申报》副刊、《生活周刊》等报刊发表卫生科普文章200多篇，对传播医学科学知识起到了普及和推动的作用。常常应各社会团体和学校之邀作卫生知识演讲，乐此不疲，演讲次数之多，内容之广泛，气氛之热烈，在当时罕有其匹。俞氏自小接受中国传统文化教育，具有深厚的古诗文功底，喜欢写诗作词，1911年9月4日，由朱少屏介绍加入文学革命团体——南社（入社号170）。其书斋里，珍藏着许多古籍善本、珍本，可惜毁于1937年“八一三事变”。他还花费很大的精力和不菲的资金编辑并刊印乡邦文献《太昆先哲格言》《太昆先哲遗书》，使太仓、昆山先贤的著作得以传承于世。

由于长期的超负荷工作，积劳成疾，俞凤宾于1930年12月4日因慢性肾炎恶化而去世，年仅46岁，令人感到十分痛惜。次年3月15日，上海市医师公会、全国医师联合会、中华医学会、中华医学会上海支会、中华民国医药学会上海分会、上海市新药业同业公会及中央大学医学院中国医界七团体机构在上海西藏路时济医院礼堂，为其举行隆重的追悼大会。中华医学会送的巨幅挽联悬挂在遗像两侧，对其短暂而辉煌的一生作了恰当公允的评价：

任讲师，勤著述，后进久倾心，不料噩耗忽传，顿使典型空想象；

组学会，定名词，群流推独步，方期长才永赖，何堪中道失瞻依。

夫人徐凤倩（？—1958），为同里徐抱仙第三女。子五，俞鼎文、俞焕文、俞松文、俞沛文、俞佾文，女三，俞锦文、俞秀文、俞钏文。8人个个大学毕业，成为各行各业的优秀人才。次子俞焕文继承父亲衣钵，1934年毕业于北京协和医学院，获医学博士学位，复留学美国，获约翰·霍布金斯大学公共卫生硕士学位，为我国著名的流行病学专家；三子俞松文是著名内科学教授；四子俞沛文是我国著名外交家，曾任外交部礼宾司司长和驻外大使。其孙俞顺章为复旦大学上海医学院流行病学教授，也是我国著名流行病学家。

十一、杂病大家顾允若

顾允若，名恩湛，以字行。清末民国吴县七子山（今属苏州市吴中区）人。生于清光绪十二年（1886），卒于1937年7月13日。出身远近闻名的苏州西南郊“七子山顾”世医之家。顾允若自幼习举子业，与此同时亦跟随其父世医顾祖同学医，后因赴童子试不中，加之清廷于光绪三十一年废除科举制度，于是专心随父学医。次年父病，顾允若代父应诊。因“自弃科举，常有入学堂之意”，遂于同年7月就读于设在苏州城区谢衙前的江苏巡警学堂。光绪三十三年毕业后，谋得吴县禁烟梭巡差一职。同年6月，吴县瘟疫蔓延，经好友建议，回乡正式开始行医。从医业后因医道精湛，擅长内科，专治风痨臌膈疑难杂症，辨证明晰，处方精辟，名噪江、浙、皖等地，成为吴门一代名医。其处方用药不似吴门医派之轻灵，多以大剂猛投而取效，在治疗单腹臌胀时，多用温运脾阳而泄浊阴之法，是吴门医派杂病派的代表性医家。1921年，顾氏将诊所迁至苏州胥门内富郎中巷西口43号，以“七子山顾”悬牌。1924年，当选为吴县医学会副会长（1926年当选为会长）。1925年，顾允若担任江苏省警察厅医务顾问，同时兼任上海税务所医官。同年4月，将在沪诊所地址确定于白克路（今凤阳路）老修德里。此后，顾氏主要在上海行

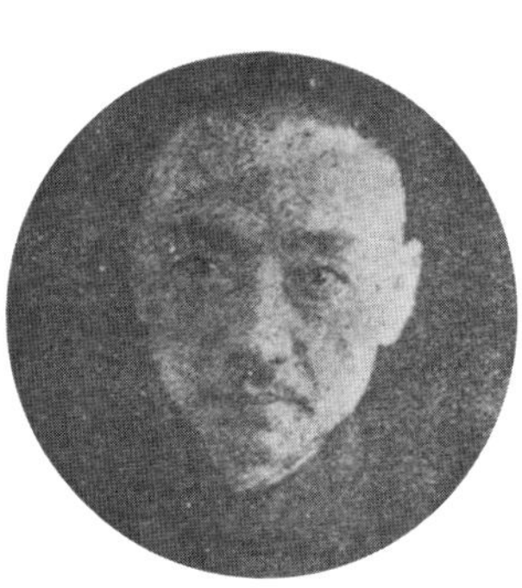

图8-18　顾允若像　杜祯彬提供

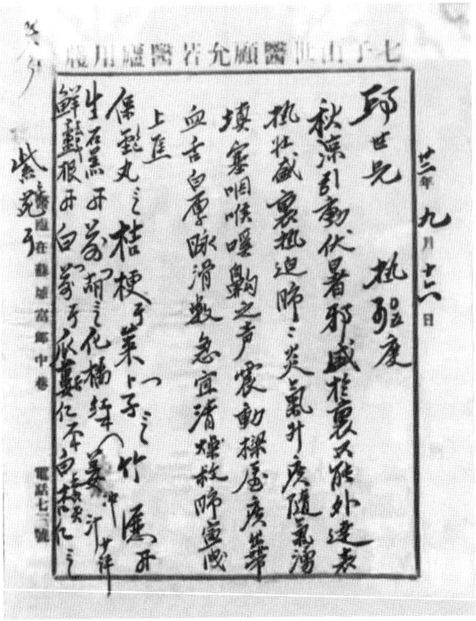

图8-19　顾允若处方笺　苏州中医药博物馆提供

医，但旧历每月逢一、逢十至苏城富郎中巷设期应诊。1927年，当选为吴县医学协会执行委员，次年当选为吴县中医公会监察委员。1930年，当选为吴县国医会监察委员，兼任中央国医馆医务顾问等职。1937年顾允若辞世，年仅52岁。

《游艺室医案》，为顾氏早年行医医案，后经其本人亲自评注。整理其曾祖顾德昌（字庭纲）的《顾庭纲医案》，定稿本8卷。又有《顾氏医经读本》3卷，为其高足宋爱人荟萃古今名医学说，结合顾允若的经验、心得，编辑整理而成，供课徒门人学习之用。此外尚有宋爱人抄录的《顾允若先生医案》4卷及若干门诊医案存世，松江县人民委员会卫生科编写的《现代医案选集》中亦收录有顾允若医案。

子顾乃绩继祖业，子顾乃德、女顾乃大，业西医。弟子甚众，程思白、宋爱人、周君玉、陈霖生、陆聘如、陈公一、朱启汉、张士元等均有医名。

十二、中西汇通先锋顾福如

顾福如，名培吴，字福如，别号聋簃老人，以字行。清末民国元和县人。生于清光绪十六年（1890），卒于1939年。父顾伯平为光绪、宣统间吴门名医，精医理，擅治伤寒。顾福如天资聪颖，15岁考中光绪三十一年苏州府元和县第一名秀才。旋因清廷废科举而随父习医，家学渊源，深得精髓。是时西医东传，受新思潮影响，又兼学英语。光绪三十三年，入博习高等医学堂学西医，师从美籍医师柏乐文及西医师国人成颂文学习。清宣统三年（1911）

完成学业，获得毕业文凭。柏乐文赠予听诊器1个；成颂文授予招牌一方，上写“柏乐文、成颂文门人伯平子顾福如中西内外大小方脉”，遂悬壶于城区甫桥西街。顾氏深感中西医学各有所长，应取长补短，故在临床实践中常以中西两法治病，以中医中药为主，吸取西医西药知识，并运用化验等先进察病手段，为苏州较早掌握中、西式两种医疗方法的医生。因其诊断明确，疗效显著，声名日隆，求诊者遍及苏州城，外地慕名而来者也甚众。辛亥革命后，租居多贵桥开业行医，以擅治伤寒、温病著称，为吴门医派内中西汇通学术流派的代表医家。他乘轿出诊，另雇一人肩挑西药箱随轿而行，箱内备有西药及注射器等以备随时使用。在当时，挑药箱实为中医界所罕见，而苏人见轿后有挑药箱者即知轿内是医家顾福如。

顾氏深受其父顾伯平擅治温病的影响，对吴又可、叶天士、吴鞠通、王孟英诸先哲的温病辨证论治体系有较深的体会，但他也精于张仲景《伤寒论》的研究，认为二者并不相悖，温病学说是《伤寒论》的补充。他并不计较伤寒、温病的正名之争，亦不拘于经方、时方之别，而是对症下药，唯求药到病除，讲究实效。他对杂病治疗也颇有研究，私淑朱丹溪，又宗李东垣，惯用滋阴降火，亦擅升阳益气，辨证施治，学有心得。

顾氏医术精湛，医德高尚，参加施药局，为贫民义务诊治，济人无数。

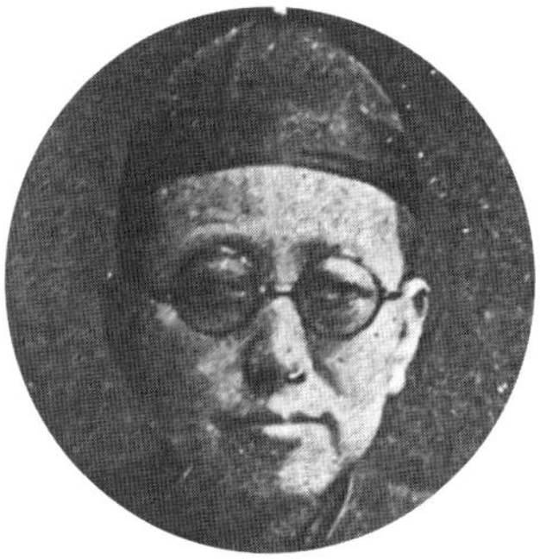

图8-20　顾福如像　顾珂溢提供

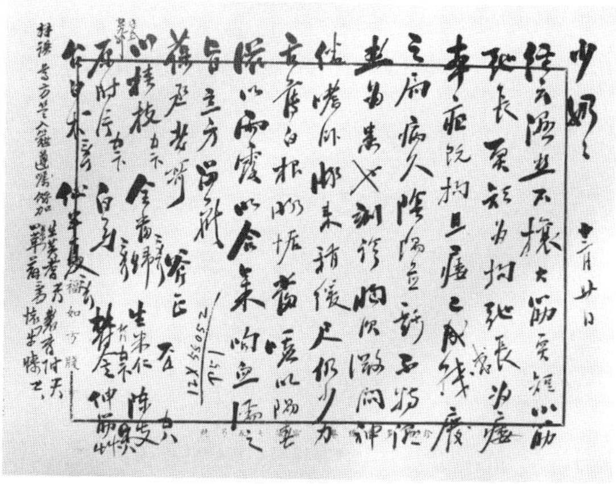

图8-21　顾福如处方笺（《苏州卫生志》）

1932年淞沪抗战爆发后，积极投身苏州红十字会工作，救护抗日伤员。1933年后，任中央国医馆吴县支馆馆长、中央国医馆医药改进会吴县支会会长。1935年，被吴县县政府指定为整理吴县中医公会召集人，后被推为中医公会执委会主席。1935年6月29日，与侯锡蕃、马觐侯、严葆丞、颜星斋、李畴人、钱伯煊、王慎轩、王闻喜、郑连山等26位名医发起创办苏州国医联合诊所。1937年，苏州沦陷后，避居上海行医济人。国难期间，忧虑重重，1939年，因患脑出血，病故于上海，年仅50岁。

顾福如一生忙于诊务，无暇将其30年丰富的中西两法医疗经验加以整理，以至于无著作传世，仅有几位门人将随师门诊时所积医案悉心保存，并整理成册，以抄本流传于民间。2021年6月，由顾珂溢医师整理的《顾福如先生方案》一册，被纳入《吴门医派古今名家珍本丛书》（第一辑）内部印行。其子顾介申，继医业；学生有马友常、袁自复、虞立安、侯毓才等20余人。

十三、宿学名师宋爱人

宋爱人，原名鼎基，一名翼，别署翼庐。吴江县同里镇人。生于清光绪二十三年九月初二日（1897年9月27日），卒于1963年1月18日。出身世医之家，至其已历五世。幼承庭训，初中毕业后，18岁时随父宋寅伯学医。1920年，复师从苏州城内名医顾允若学习中医内科，专攻伤寒、杂病，刻苦认真，博览深思，颇得家学与师授之薪传。1925年学成，回同里开业行医，始有医名。1928年应顾师之召，到苏州顾允若诊所（顾师1925年赴沪开业，留苏州诊所逢期应诊）担任小号，佐理诊务，并协助顾师对其他弟子的教学工作。诊务之余，常为《光华医药杂志》《医界春秋》和《国医公报》等医学期刊撰写医稿。1930年参与组织医钟社，抗议国民政府的废止中医政策。1935年7月，参加南京召开的中央国医馆第二届代表大会，被选为中央国医馆理事会理事。同年任苏州国医专科学校讲师、学校附设国医研究院治疗主任。

1936年春，告别恩师，在苏州干将坊自建诊所行医。翌年8月，因诊所遭侵华日军轰炸，家具书籍无一幸存，宋氏只好返乡避难。1年后，他重赴苏州，于观前街恒山堂药店坐堂应诊，直至1950年夏才将诊所迁入颜家巷12号宅内。1954年在苏州市中医进修班讲授《伤寒论》课程，同年6月参加江苏省中医座谈会，提出创办中医实验医院及中医进修学校的建议。1955年，受聘于江苏省中医进修学校（南京中医药大学前身），担任《伤寒论》课程的教学工作，编写《伤寒论讲义》。1957年，任江苏省政治协商会议第一届委员会委员，同年8月加入中国共产党。1958年，创建南京中医学院（今南京中医药大学）伤寒温病教研组，任组长，主持编写和审定第一版《伤寒论》和温病学的本科教材——《伤寒论释义》《温病学新编》。教学之余兼在江苏省中医院从事临床工作，以擅治伤寒、杂病著称。1963年，宋爱人因罹患胃癌与世长辞，享年66岁。

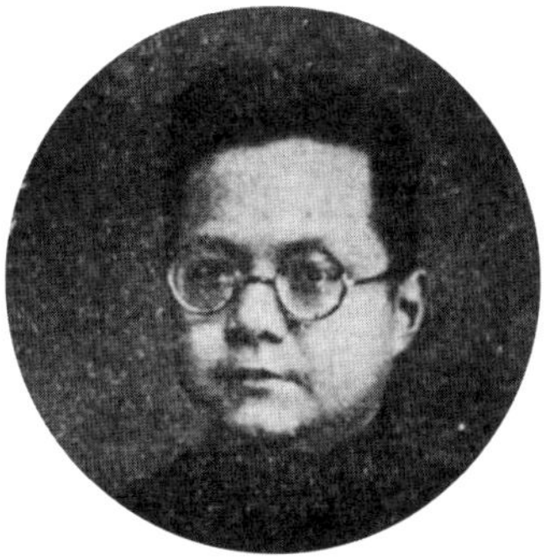
图8-22　宋爱人像　杜祯彬提供

宋氏著述颇丰，最早成书者为《医经读本》，记录了其师顾允若先生的授课经验，亦名《顾氏医经读本》。而后有《马元仪临床学诠证》，系其根据马氏医案注释整理而成，抗日战争期间散佚，其中部分内容刊登在《医界春秋》杂志上。稍后又有《春温伏暑合刊》《湿温演绎》等书问世。此外，尚未付印的有《伤寒论脉学串解》《伤寒论注释》《历代名医伤寒医案选》《翼庐医案》等，另有经其编辑加按语的老师顾允若曾祖之《顾庭纲医案》8卷。

宋氏及门弟子众多，有沈奎贤、陈树人、张浚国、顾德源、张景农、顾斌等18人，皆为一方名医。子宋立人（1927—2023）继其业，为著名中医学家、中医药文献学家和本草学专家，南京中医药大学研究员、博士生导师，南京中医药大学中医药文献研究所首任所长，主编出版了著名的《中药大辞典》（第一版）和《中华本草》。

十四、外科高手许半龙

许半龙，名观曾，字盥孚，以号行。清末民国吴江县芦墟镇（今苏州市吴江区黎里镇芦墟社区）人。生于光绪二十五年（1899），卒于1939年。芦墟名士许嵩安（雄生）三子，住芦墟镇司浜西岸。许半龙出生12个月即遭丧父，少与其兄豫曾、泰曾，受教于母亲陈文英（1866—1933），陈氏是清代嘉庆、道光年间著名诗人、医学家陈梦琴曾孙女，晚清本镇名世医陈仲威之长女。半龙早岁受学于本县大儒、同里金天翮（字松岑）先生。1918年4月20日，20岁时遵母命拜舅父、七代世医陈秋槎为师学医。4年后，学有所成的许半龙在亲友介绍下，于1922年8月27日赴沪入上海中医专门学校深造，拜著名医学家丁甘仁为师，研习外科。1924年毕业后，回芦墟镇司浜“师让小筑”悬壶开诊，服务桑梓。他医术精湛，为人谦和，宅心仁慈，惜贫怜苦，施诊给药，深受当地居民的欢迎和赞赏。与长兄许太平（豫曾）组建芦墟红十字会，开展公益事业。1925年农历正月，应老师丁甘仁之召，重返上海，被聘任为母校上海中医专门学校外科教员（1927年升教授），兼任广益中医院（院址在南市方斜路）外科主任，并当选上海中医学会书记。他擅治痈疽外症，业务鼎盛，名噪一时。除日常教务、诊务外，倾心治学，勤于著述，写成《中国外科学大纲》《鸟瞰的中医》《中西医之比观》《中国内科普通疗法》等著作。还有1本留存至今的医案处方集《天功集》（又称《内外科验案》，70页），系许氏1925年8月至10月的医案处方。丁甘仁先生对其褒奖有加，许半龙与程门雪、秦伯未、黄文东，并称“丁门四才”。1927年，许半龙和王一仁、秦伯未、严苍山、章次公等人在南市黄家阙路创办上海中国医学院，为祖国培养中医骨干人才，他先后担任该院教授、院董、训育

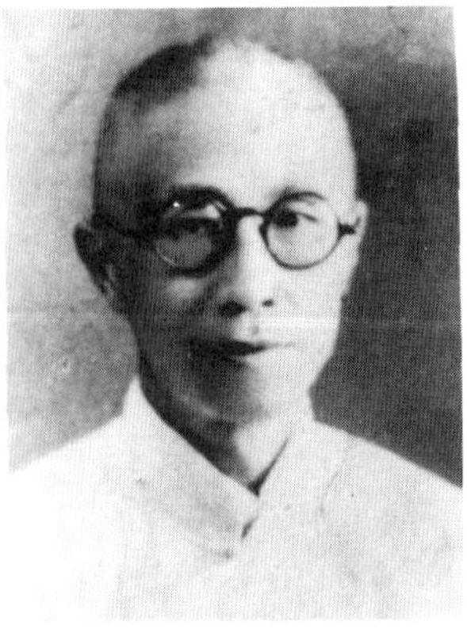

图8-23　许半龙像　苏州市吴江区档案馆提供

主任等职。同时还出任上海中医学会执行委员、上海市国医公会执行委员。在中国医学院执教期间，许半龙撰写了《内经研究之历程考略》《内科概要》《疡科学》《喉科学》《中国方剂学枢要》《实用方剂学》《杂病处方法》《疡科纲要》《药篏启秘》等著作。

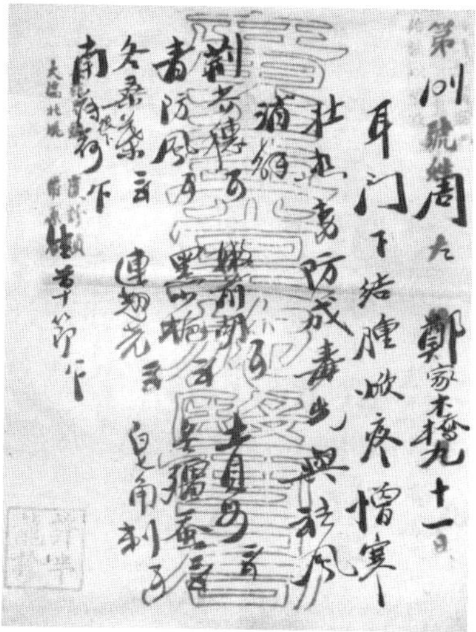

图8-24 许半龙处方笺 苏州市吴江区档案馆提供

许半龙善诗文，喜五言古体。民国初加入南社（入社号897），结交柳亚子后，常与他唱和诗词，相交甚欢，也多次参加南社雅集。1920年11月30日，许半龙与柳亚子、陈去病、凌景坚、范烟桥、余十眉、蔡文镛、郁世为8人效元代诗人杨维桢，游览吴江名胜分湖。事后，柳亚子将有关诗文辑录为《吴根越角集》。同年12月，柳亚子与陈去病、王大觉、凌昭懿、费公直、徐弘士、陈蕺人等南社社员在周庄贞丰桥畔德记小酒楼（即迷楼）先后4次聚会。大家纵酒吟诗，流连忘返，迭吟递唱50多首。事后，柳亚子再向其他南社诗友索和，共收得147首诗作，次年刻印出版唱和诗集《迷楼集》，诚为当时中国诗坛一大雅事。许太平、许半龙兄弟俩的和作也被收录其中。

吴江许观曾盥孚“杯天韵”和作

南湖香草暖金杯，人影当炉坐几回？
镜里眉峰汉苑月，闺中笔阵卫家才。
歌翻玉树绡衣乱，期失青鸾锦瑟猜。
红豆龟年人未老，江南花落倘重来。

剑气青萍遏远天，绮楼胜会拨云烟。
飞梭不折幼舆齿，猎酒争摊宗吉钱。

桃叶风光江上句，芙蓉旖旎镜中缘。

新词柳七家家诵，细写菖蒲韵自妍。

许半龙热衷研习旧学，曾求教于章太炎、吴昌硕、曹颖甫诸公，先后参加沧社、国学商兑会。又与冯有权、张梦痕、王个簃、盛心如等结诗酒会，称作"山人雅集"。许半龙诗作除有《静观轩诗抄》行世外，还有《话雨篷业缀》《两京纪游诗》两稿（未刊行）。

1939年6月，许半龙因母病返乡。至岁末，于家乡病殁，年仅41岁。他把自己的大半生都献给了医学教育，执教中国医学院11年，誉满杏林。去世后，学院师生及全市中医界同仁为其举行了隆重的追悼会。许半龙的生前好友、诗人张凤为其作传，铅印后送友，以作纪念。

十五、针灸泰斗承澹盦

承澹盦，谱名启桐，字秋悟，后作"承淡安"。江阴县华墅镇（今江阴市华士镇）人。生于清光绪二十五年八月初八日（1899年9月13日），卒于1957年7月10日。出身世医之家，祖承凤岗精中医幼科，二伯父承爵廷为针灸名医，父承梦琴（字乃盈）擅长中医外科、幼科与针灸。

承澹盦少受庭训。1917年，19岁时遵父命师从同镇名医翟简庄习中医内外科，3年苦学打下坚实基础。当时的中国处于新文化运动高潮时期，受西学东渐思想的影响，他和许多年轻人一样为新奇的西医学所深深吸引，转而学习西医。1920—1921年参加了上海中西医函授班学习，又到上海一些西医院校学习与西医院实习，掌握了一些西医诊疗技术，而对针灸等中医诊治方法不以为然。从上海学成后回到家乡随父行

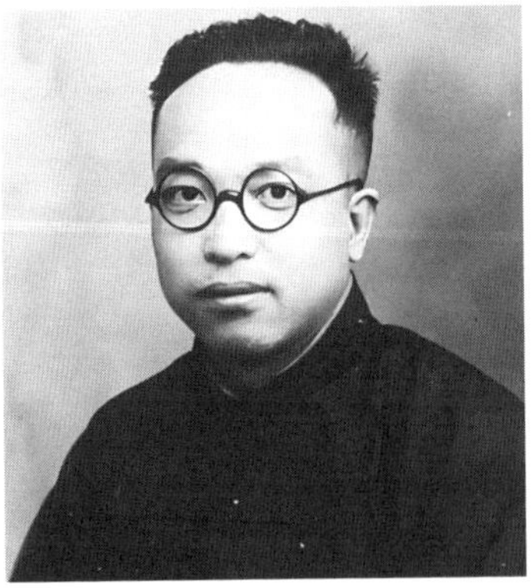

图8-25　承澹盦像

医，在诊疗中，他发现许多疑难病症用西医方法医治无效，却被他父亲用针灸治愈。尤其是1923年他自己患了严重的腰痛病和失眠症，缠绵病榻数月，遍服中西药物均不见效，而最终被父亲的一根银针治愈，这对承澹盦触动极大。从此，他学习与推广针灸学之心愈坚，遂刻苦钻研《灵枢》《针灸资生经》《针灸大成》等针灸医著，又得父亲悉心传授针灸治法，积极探索将现代解剖学知识与传统针灸理论融会贯通，医术大进。

1925年春，在江阴北国市集设诊所独立行医，临证多以针灸治之，慢慢得心应手。1926年冬，携妻姜怀琳至苏州城北小学任校医，3个月后在皮市街设诊开业。1927年由伤科医生季爱人介绍加入吴县中医公会。次年夏，与季爱人、祝曜卿等同仁于王枢密巷创办苏州中医针灸学社（不满1年经费困难停办），承担生理、针灸两门课讲义的编写与授课工作。1929年冬，举家迁居吴县望亭镇，设诊行医并带学徒，业务甚好。鉴于针灸学屡遭清廷与民国政府摧残，濒于灭绝，为挽救与复兴针灸医学，坚信针灸“简便验廉”的承氏，于1931年6月编撰出版《中国针灸治疗学》，并为购书者免费解答疑问，影响很大，从学者日众。同月，联合望亭8位同道创立中国针灸学研究社，以发扬光大针灸薪火，被公推为社长。该社为中国现代成立最早、影响最大的针灸学术研究与教育组织。1932年10月，社址迁往无锡南门。承氏先后编写出版《针灸学讲义》《经穴挂图》《经穴图解》《针灸歌赋》等教材。1933年8月，研究社增设通函科，发展通函研究会员，在全国最早开办函授教育。同年10月，创办中国最早的针灸学专业刊物《针灸杂志》，为双月刊（1935年10月起改为月刊），每期印刷近4 000册，发行至国内外。1934年9月，承氏赴日本，学习考察针灸医学与学校教育，切磋交流学术，并以针术屡起沉疴，引发轰动；还搜集针灸教学图谱与器具，访得《铜人经穴图考》和国内早已散佚之元代滑寿名著《十四经发挥》孤本。1935年5月，回国后积极筹建，于9月1日创办中国针灸讲习所，为研究社附设机构，学制有三个月、六个月和两年制，是中国最早的针灸学校。1936年春末，讲习所更名为中国针

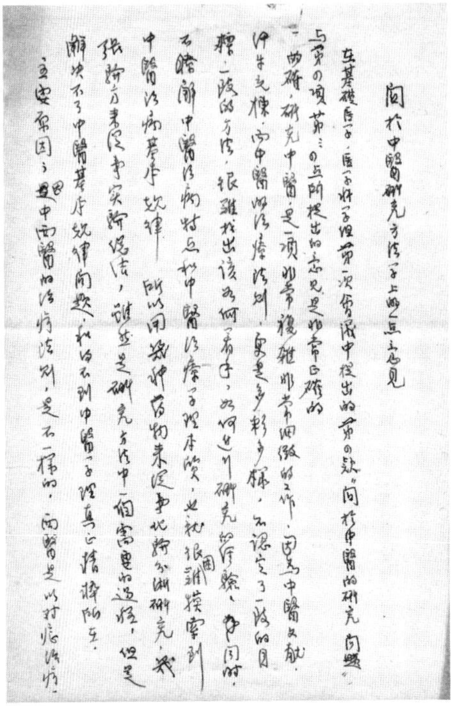
關於中醫研究方法上的一点之意見

在某種座談會上，医師們對于第一次会議中提出的第四款"關於中醫的研究問題"

與第四項第三的点所提出的意見，是非常正確的

一切都研究中醫，是一項非常複雜而非常細微的工作，因為中醫文獻

汗牛充棟，而中醫的治療法則，更是多彩多樣，不認定了一致的目

標，一致的方法，很難找出應該如何着手，如何进行研究的途徑，同時，

不瞭解中醫治病特点和中醫治療原理本質，也就很(困)難摸索到

中醫治病基本規律——所以用幾種藥物來從事化驗分析研究，我

認為這方法是從事實驗綜合，雖然是研究方法中一個需要的過程，但是

解決不了中醫基本規律問題，和治不到中醫原理真正精粹所在。

主要原因，是中西醫的治療法則，是不一樣的。西醫是以對症治療

图8-26　承澹盦手迹

灸医学专门学校。1937年抗日战争全面爆发，无锡惨遭日机轰炸，校舍被夷为平地，学校和研究社被迫停办。同年冬，承氏避难西迁，于次年6月入川，坚持行医和开设针灸讲习班，传播针灸薪火，9年间共培养学员400名。1947年冬，南返至苏州，设诊所行医。

1951年，承氏在苏州司前街恢复中国针灸学研究社和《针灸杂志》。1954年8月，承氏当选江苏省第一届人民代表大会代表。同年，受江苏省人民政府聘请，参加江苏省中医院和中医进修学校的筹建工作，9月到省中医院工作，10月30日被任命为江苏省中医进修学校（南京中医药大学前身）校长，筚路蓝缕，在学校师资、教材、教学大纲等方面建树良多，为新中国中医高等教育体系建设奠定了基础。同年12月，当选第二届全国政协委员。1955年晋升为技术一级。同年6月当选中国科学院生物学地学部首批学部委员。次年7月，在中华医学会第18届代表大会上当选为副会长。

承澹盦生平治病以针灸为主，立法严谨，取穴精简，手法娴熟，所治常奏奇效。针所不及者，则施用中药，或针药并用。善用经方，药少力专，疗疾多验。长期进行针灸理论和临床研究，治学严谨，博采众长，精心总结从医经验，著书立说甚丰。撰写发表论文数十篇，出版医著12种、译作4种，共200多万字，大大促进了我国近现代针灸医学的发展。其主要学术观点与贡献：大力推介针灸的科学与临床实用价值；主张衷中参西，引入现代解剖学

知识阐述腧穴内涵，拓展了腧穴理论；从临床实践感悟肯定经络的客观存在，阐述经络理论的重要作用和诊断治疗价值；强调针刺手法的重要性，提出区分各种不同刺激量以适应各种不同病症，改进针刺操作方法和发明无痛押手进针法；阐明艾灸治疗现代机理，量化灸治操作规范；改进和研制针灸器具，制定针灸器具标准质量与规格。

数十年中，面授学生数千人，函授学员逾万人，弟子学生遍及海内外，培养了大批优秀针灸人才。弟子邱茂良、程莘农、杨甲三、赵尔康、曾天治、陆善仲、邵经明、郑卓人、杨长森、萧少卿、杨兆民、高镇五、陈应龙、留章杰、谢永光、管正斋、谢锡亮、孔昭遐等均为针灸医学界著名教授和医生，形成了近现代针灸史上著名的“澄江针灸学派”。独生女承为奋和婿梅焕慈继针灸医业。承氏在针灸理论、临床、教学、科研和人才培养上贡献卓越，取得巨大功绩，诚为中国近现代针灸学复兴之功臣。

1957年7月10日，承氏因严重心脏病逝于苏州大石头巷寓所。次日由盛立、叶橘泉、凡一等省市领导与名医组成治丧委员会，为其举行隆重的追悼会。8月4日安葬于灵岩山五龙公墓。大石头巷牛车弄6号（原2号）承淡安故居已被列为苏州市控制保护建筑，2018年被列入苏州市第一批历史建筑。2017年10月22日，在苏州市相城区中医医院院内设立的承淡安纪念馆开馆。2019年10月，为纪念承淡安诞辰120周年，南京中医药大学在仙林校区淡安广场举行了承淡安铜像揭幕仪式。2021年9月，在苏州市相城区望亭镇运河公园历史文化街区内新建的承淡安纪念馆开馆。

十六、伤科巨匠葛云彬

葛云彬，江阴县人。出生于清光绪二十五年（1899），卒于1959年12月29日。幼年丧父，家贫，仅读私塾2年。14岁从师常熟县骨伤科五世祖传名医章鸿海先生学医。章氏伤科为清末民初苏南地区有名的伤科，不仅擅长整骨技

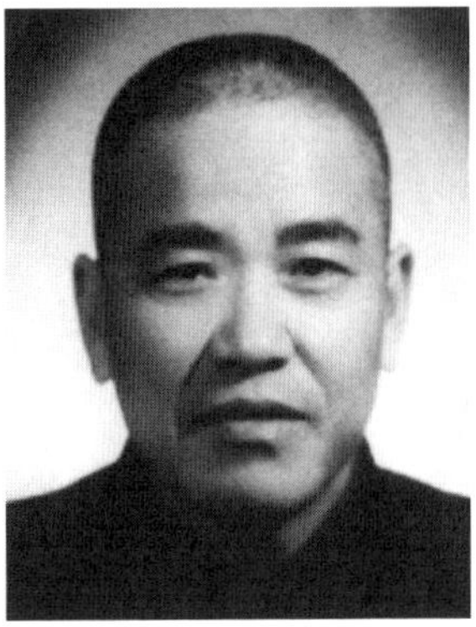
图8-27　葛云彬像

术，并精通武艺。葛云彬从师学医5年，因勤奋好学，深受其师青睐，故获其倾囊相授。满师后，即独立开业，先后在江阴、金坛、武进、上海、苏州等地应诊，1930年起定居苏州，在乔司空巷设诊所行医。由于葛云彬医术精湛，治疗骨伤疾患常手到病除，故深受群众信任。且性情豪爽，为人慷慨，对困难同道及贫苦患者，常解囊相助。因对医术精益求精，不仅成为苏州伤科名医，更在江、浙、沪一带声名大噪。葛氏见当时中医行业不景气，于是联合苏州名中医10人，结成同舟社，振兴中医事业。同舟社成员后均成为江苏及北京现代中医各科的领军名医。

中华人民共和国成立后，葛云彬响应党和人民政府号召，于1950年参与筹建苏州市中医诊所，并担任该所伤科负责人。1955年10月因工作需要，与儿科名医金昭文、妇科名医钱伯煊一起奉调至北京，在次月19日新成立的中医研究院工作，任附属医院（后更名为西苑医院）骨科主任、外科副主任等职。1959年因工作成绩卓著，出席全国群英会。葛云彬在伤骨科学术方面，主要从事骨折和关节脱位的研究，他认为如能将现代先进的医疗设备与技术和中国传统医术特长相结合，取长补短，将大大提高中医骨伤科诊疗技术水平。他在20世纪40年代初期即购置了X光机，对骨折患者进行X光拍片，开创中医伤科使用X光机诊断骨折之先河。并与西医合作，相互研究，通过大量临床实践，逐渐创造出了一整套治疗关节内骨折的独特手法和外固定器材，在治疗陈旧性关节脱位方面也具独创性。葛云彬的学术经验和治疗方法，曾多次获得全国性科技成果奖。他不仅在手法上有所成就，在中药治疗方面也有很深的研究，特别重视中药的炮制和剂型改革，常通过动物实验，积累经验。数十年间，共拟定40余种治疗骨伤科的经验方，其中著名的“一支蒿丸”“大七厘散”“正骨紫金丹”等，均为临床有效良方。

1959年12月29日，葛云彬因患癌症，不幸病逝于北京。《人民日报》发了讣告，周恩来总理指示把其骨灰安葬于八宝山革命烈士公墓。葛云彬夫人周玲英、女儿葛淑芬、女婿顾尧森和学生过策先均在乔司空巷诊所内从事伤科工作，1956年7月发起成立苏州市人民路联合诊所。1958年，诊所并入平江区联合医院（1979年改为平江区人民医院）后，担任中医伤科医生。

十七、“小郎中”李畴人

李畴人，清末民国吴县（今苏州市）人。生于清光绪二十六年（1900），卒于1951年8月。早岁从吴门名医侯荣（字子然）学医，与侯锡藩、祝怀冰为同门。平时勤奋好学，刻苦钻研，年未弱冠，即能代师为人治病，疗效显著，深得病家信任，有“小郎中”之美誉。又与名医叶橘泉、钱伯煊结拜为兄弟，相互切磋医道。嗣后二三十年，声誉日隆。以擅治温病著称，其学宗叶天士、薛生白，对王孟英尤为推重，故以《温热经纬》《王氏医案》为授徒课本。认为治温病必适当表散透达，及时清凉通利，随症养阴生津，坚持“祛邪”“存阴”两法。对治疗刺胁伤寒、湿温伤寒、夹阴伤寒等疑难病症，也有独到的诊治经验。李氏善于思考，经常把临证所见加以总结分析。认真对待每一个病例，丝毫不敢懈怠，对疑难病症，更是谨慎再三。伤寒病最难对付的是肠穿孔与便血的变症、坏症，医界都视之为险症，治之多感棘手。李氏根据病情变化，用药制方随之变动，对付重症，一般上午与下午的药剂也会变动。他认为所谓的“一帖药”只是对轻症而言，如果是重症，昼夜之间，根据病情需要用到二三帖才能取效。同时借鉴西医检验中的“肥达氏试验”，逐步形成了较为成熟的伤寒病治疗方案，提高了本病的治愈率。在治疗好一些危重伤寒病人后，他会很兴奋，甚至夜不能眠，反复地思考和总结经验，使自己的医术水平不断提高，达到极致，堪称吴门医派内温病学派的代表人物。

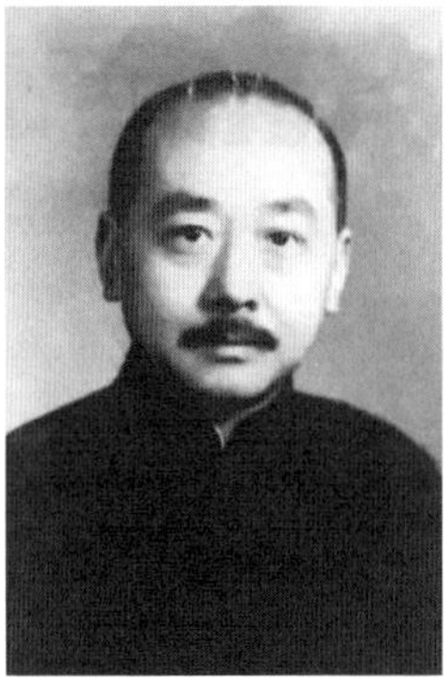
图8-28　李畴人像

李畴人平日诊务繁忙，每天上午7点至9点在蒲林巷诊所门诊，平均一天要看五六十号。据其学生回忆，上午门诊时间较短，而求诊者甚众，故先生在门诊时，让两位患者坐于医桌前左右，把脉都是两手左右开弓，学生则坐于医桌左右的两张抄写桌，先生在叙述一边患者的处方时，另一边患者的处方已是了然于胸。他要求学生书写脉案及抄写方子的速度快且效率高，否则根本难以应付众多患者。上午9点门诊结束后，李氏会备两三辆黄包车出诊，一辆自己坐，学生则坐在其他车上，有时也会专门准备一辆黄包车放相关的医疗用品，出诊范围近则城郊乡镇，远则邻近县市，往往到晚上9点后方能回到住处。出诊最多时一天要达50多号，一年365天，没有一天可以自由自在地休息。李氏教导学生道："生病是没有时间的，病情是不允许耽误的，医生必须是一喊即到的。"需要出诊的患者往往都是急症、重症，若稍有耽搁，有时会造成严重的后果，为医者须谨记。

面对当时国民党政府摧残中医的局面，李畴人团结同仁，奋起抗争。1930年发起组织义致社，1934年将其易名为医醒社，含唤醒医界同仁，为振兴中医事业奋斗之意。1935年2月17日出版《医醒》杂志创刊号。1947年，与本城名医葛云彬、马友常、朱葆良、金昭文、钱伯煊、祝怀冰、侯锡藩、钟平石、程之万、黄一峰等十余人结成同舟社，与中医同仁同舟共济，克服困难，共谋中医的生存与发展，历时三年多。1948年5月，联合朱葆良等同仁创办吴县中医医院，出任董事长。还先后兼任吴县国医公会理事长、中央国医馆江苏吴县支馆馆长等职。他为人慷慨，热心公益，对中医公会等机构组织的中医学术活动经常给予最大的经费支持。1948年12月24日，《苏报》副刊《吴中医药》创刊，李畴人为主编，联系各地中医名家撰稿，陆渊雷、章次公、叶橘泉、褚润庭等医界翘楚为该刊撰写了不少脍炙人口的医案医话，深受读者尤其是医药界的好评。

李氏又非常重视中医古籍的保存与传播，1930年出资刊印当时罕见医书陈耕道的《疫痧草》和薛古愚的《万金方》，两人皆是历史上的吴中名医。还将自己珍藏的苏州史家巷儿科名家陈标的《痧痘金针》稿本陆续发表在《医醒》杂志上，以广流传。又与叶橘泉先生共同刊印了《伤寒论》日本康平本，后成为年轻中医学医的较好版本。

李畴人对培养中医后辈十分热忱，诊余课徒，不遗余力。1935年10月，主编了《医方概要》一书，该书以汪讱庵、方仁渊两家所著《汤头歌诀》为蓝本，旁搜古籍，汇集良方共约600张，又附录了方仁渊的《舌苔歌诀》、李士材的《四言脉诀》和汪讱庵的《经络歌诀》，成为学习医方之宝典。其临床经验由门人精选汇集为《诊余集》，门人人手一册，作为临证指南。李氏门墙桃李，多至100余人，为苏邑之冠。著称者有胡鉴如、耿炳麟、汪良如、陶惠人、李博良、邵效康、华天鑫、张咏柏、张晓霞、柏良鹤、李桐君、叶洪钧、张汝影、吴公望、李云鹏、汪大充、查卫弱、陆铭祖、徐孝序、王卓纯、袁吉人、杨寿元、陆颂文、毛惠人、李澍人、龚正等，后都成为各地出类拔萃的名医。

由于经常接诊一些传染性发热病，李畴人不幸也染上了恶性疟疾，连续几天发热不退，繁忙的诊务使他无暇顾及自己。临终那天，出诊回家已是深夜，躺下后再也未能醒来，终致以身殉职，年仅52岁，令人痛惜。

20世纪50年代，其门人太仓杨寿元、陆颂文和吴县毛惠人、李澍

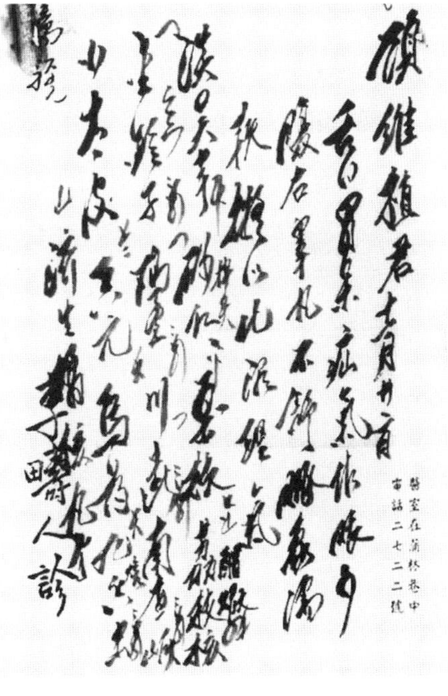

图8-29 李畴人处方笺 顾珂溢提供

人、龚正整理并蜡刻油印了《李畴人温病医案选（初稿）》。2000年，李畴人家族后裔与健在的门人聚会苏州，隆重纪念先生诞辰100周年。2021年6月，《平江李畴人夫子出诊医案（附膏滋丸散方案）》《平江李畴人方案（诊余集）》由龚正、顾珂溢医师整理，分别纳入《吴门医派古今名家珍本丛书》的第一辑和第二辑内部印行。

十八、“针灸大王”陆瘦燕

陆瘦燕，本李姓，名昌，从继母陆氏改姓陆，名瘦燕。原籍江苏嘉定县严庙乡杨家宅（今属上海市嘉定区朱家桥乡人民村），迁居昆山县城。生于清宣统元年十一月初二日（1909年12月14日），卒于1969年4月27日。嘉定针灸名医李培卿（1865—1947）幼子。

15岁中学毕业后，随父学医。在严父的悉心教导下，精研《内经》《难经》《针灸甲乙经》《针灸大成》等经典医著，每日早起晚睡，发愤攻读，遇有疑难处，非弄透彻方休。悉心侍诊，常在自己身上扎针练习，以体会针感及熟练取准穴位。又因父嘱其勤练书法，乃无论严寒酷暑，朝夕临池挥毫不辍，得力于六朝和郑板桥书法甚深，故翰墨苍劲有力，自成一格。由于勤奋好学和刻苦钻研，打下坚实的针灸学功底。1927年赴沪考试合格，取得开业执照，并加入神州医药总会，在昆山南街与上海南市两处开业行医。1935年，迁至上海八仙桥福德里5号（今金陵中路112弄5号）一处应诊。因辨证正确，取穴精当，手法高超，疗效显著，蜚声海上，求医者络绎不绝，日诊高达百数十号。1952年，加入上海市公费医疗第五门诊部特约门诊工作。1955年，被聘为第二军医大学及上海市干部疗养院中医顾问，同年加入中国农

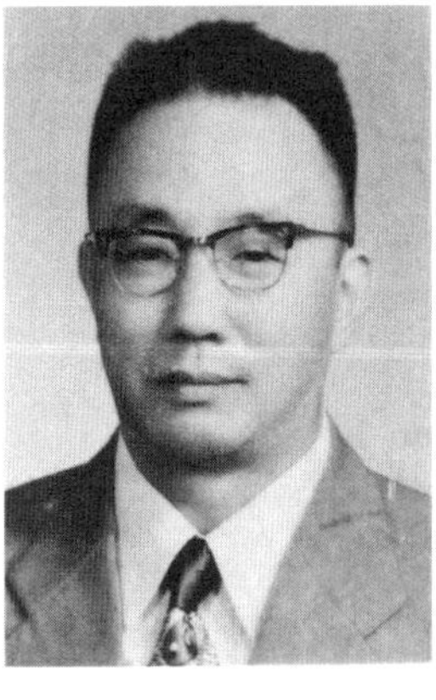

图8-30　陆瘦燕像
陆焱垚提供

工民主党。其时，陆氏人至中年，学术上融会贯通，针刺手法上更臻精湛，业务盛极一时，以至夏季不得不每日限额挂号，病家通宵排队候诊，被香港《大公报》誉为“针灸大王”而驰名中外。1958年，上海中医学院建立，毅然停办收入丰厚之诊所，受聘加入上海中医学院，历任针灸教研组首任主任、针灸系首任主任、附属龙华医院针灸科首任主任、上海市针灸研究所首任所长。兼任国家科委中医专业委员会委员，第三届全国政协特邀代表，上海市第一、二、三届政协委员，上海市中医学会副主任委员兼针灸科学会主任委员等职。

为振兴中医与针灸学，1948年，与夫人朱汝功医师创办新中国针灸学研究社，改革针具（自制“瘦燕式”真毫针），设计制造针灸经络穴位模型，又附设针灸函授班，编写讲义，传授针灸术，学员遍及海内外。1952年、1955年，又和朱汝功连办两期针灸学习班（学制三年），培养了一批针灸专业人才。1958年后，在繁忙的教学和诊务之余，潜心于针灸学理论与临床科学研究，取得了精深造诣与较大成绩：将针刺手法归纳成5种基本、16种辅助、3类18种复式手法和催（候）气、行（导）气、补泻3类手法作用，一举理清了元明以来各种繁杂的针刺手法；应用双手爪切进针，善施行气、补泻手法；对“烧山火”“透天凉”及“导气”针刺手法进行临床研究，获得极有价值的实验资料，居当时国内外领先地位；重视经络学说指导临床实践，创“经脉元气说”，对众说纷纭的“经气”、经脉等提出自己独特见解；善用切诊，注重肾气、胃气对人体的影响；对腧穴进行精密考证，临诊根据脏腑虚实及五行生克配穴处方；大力推广温针、伏针、伏灸等治法，取得显著疗效；改自古相袭的隔衣进针为暴露体表进针，皮肤、针具消毒等扎针新法，为现代针灸操作规范奠定了基础；与教学模型厂合作，研制成中国第一座大型光电显示经络腧穴电动玻璃人模型与第一套脉象模型，提高了教学效果；还开展了针灸治疗聋哑和针刺麻醉的科研工作。1959年作为中华人民共和国第一个医学代表团成员，赴苏联讲学、会诊，为祖国传统医学争得很高声誉。

陆氏治学勤奋，极重视著书立说。1949年前出版的《针灸正宗》第一集（《中风预防法》《金针实验录》）和第二集（《金针心传》《穴位释义》），影响很大。到上海中医学院工作后，即组织编写出版高等中医院校针灸系、医疗系和中专三套不同层次的针灸学教材，为我国现代针灸教育立下殊勋。主持编写《针灸学习丛书》，系统整合总结经络、腧穴、刺灸、治疗等方面理论和经验，已出版《经络学图说》《腧穴学概论》《刺灸法汇论》《针灸腧穴图谱》等专著，其中《针灸腧穴图谱》一书几经再版，还被译成日文，远销海外。而《针灸穴名解》《针灸歌赋选释》《针灸治疗学总论》等文稿惜毁于“文化大革命”时期。陆氏还撰写、发表了20余篇医学论文。这些医著、论文大大丰富了针灸学理论，对继承、研究、传播和发展针灸医学做出了较大贡献。

“文化大革命”时期，1969年4月27日不幸去世。1984年，人民卫生出

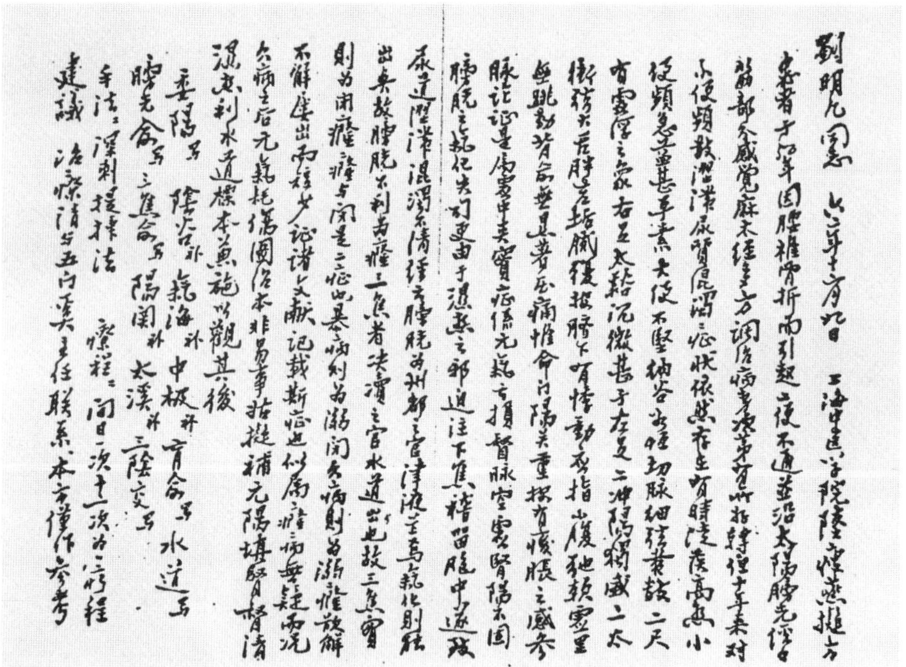
劉明凡同志　六二年十一月廿日　上海中医学院陆瘦燕擬方
患者于一九六〇年因腰椎骨折而引起二便不通，並沿太陽膀胱[illegible]
[illegible]部分感覺麻木，經多方調治，[illegible]十年來對
小便頻數淋漓，尿質混濁之症狀依然存在，有時[illegible]小
便頻急，[illegible]大便不堅，納谷如常，切脉細弦，[illegible]二尺
[illegible]沉微，甚于左足，二冲陽[illegible]，二太
谿[illegible]
[illegible]
脉証，證屬虚中夹實症，係元氣之損，督脉空虚，腎陽不固，
膀胱之氣化失司，更由于濕熱之邪，逆注下焦，稽留膀中，遂致
[illegible]混濁不清。經云：膀胱者州都之官，津液藏焉，氣化則能
出矣。故膀胱不利為癃，[illegible]。三焦者決瀆之官，水道出焉。故三焦實
則為閉癃，[illegible]
[illegible]
[illegible]
濕熱，利水道，標本兼施，以觀其後。
[illegible]
膀胱俞　三焦俞　陽關　太溪　三陰交
手法：深刺提插法
[illegible]

图8-31　陆瘦燕医案

版社出版了由其夫人及门人整理汇编的《陆瘦燕针灸论著医案选》。1989年11月，上海成立陆瘦燕针灸学术研究会，并召开“陆瘦燕针灸学术经验交流会”。2011年，“陆氏针灸疗法”被列入国家级非物质文化遗产名录（扩展项目）。

陆瘦燕作为著名针灸学家被收入了《中国医学百科全书》。其夫人朱汝功为上海中医药大学附属龙华医院针灸科原主任医师，子女中有长子陆筱燕、次子李还、次女陆莉芳、四女陆焱垚、五子陆敏、六子陆伦6人继承医业。

第九章　吴中名医著掠影

儒家“不为良相，则为良医”的仁义济世思想，影响和激励着一代代儒士投身医道，运用医术济世利人。吴中医家中儒医、太医比例较高，文化程度也相应较高，故能注意医疗经验的总结，并从理论上加以研究与阐述，他们致力于著书立说，促进了医学学术经验的保存、交流和传播。历代吴中医著有1 300多部，现存近1 000部，涵盖了医经、伤寒、金匮、温病、诊法、本草、方剂、内科、外科、骨伤科、妇产科、儿科、五官科、针灸推拿、养生气功、医案、医话、医论、医史、丛书、杂著等中医学著作的各个分类，其中对中医学发展产生过重大影响的医著达30多部。

一、宋代吴中名医著

据现存文献资料不完全统计，宋代吴中有医著15部，现存仅8部，且大都是后代抄本。较著者如下：

1.《走马急疳真方》1卷

又名《走马疳真方》《走马疳治疗奇方》《走马疳急方》，南宋末吴中名医滕伯祥撰，为吴中医著中现存时间最早的一本著作，成书于德祐元年（1275）。滕伯祥，约生于南宋庆元四年（1198），卒于德祐元年后，吴县人。走马疳，现代医学认为是坏疽性口炎（又称口颊坏疽），是一种细菌性急性传染病，常见致病微生物为梭状杆菌和奋森氏螺旋体，多发于幼儿。因起病急，病程短，发展快，死亡率极高，急如走马，故名。该书有治法、药方、药品异名括三部分内容，载治痧药方17张，编排有序，条理清楚，简洁实用。是书多见抄本，民国始有铅印本，现存上海中医书局1930年初版、1939年再版铅印本。

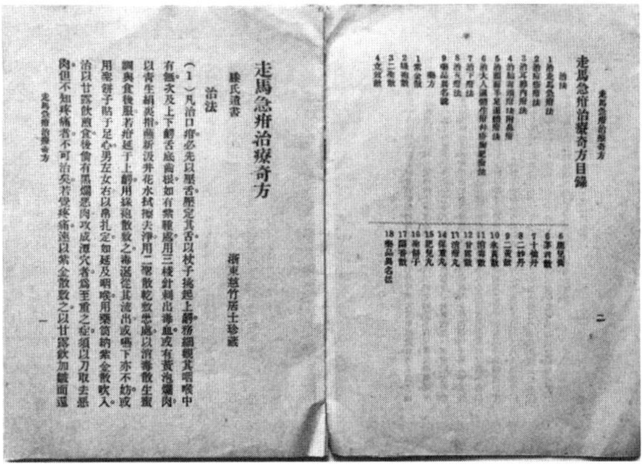
走馬急痧治療奇方

图9-1 《走马急痧治疗奇方》(上海中医书局1930年初版)书影

2.《女科万金方》1卷

南宋末吴中名医薛将仕(昆山郑氏女科世医始祖)所传女科医疗经验著作，成书确切年代无考。薛将仕，南宋末昆山县城人。精于医术，尤其擅长女科，治病多良效，故名闻遐迩，人称薛医产家。因无子嗣，传授医术予女婿钱氏。钱氏又将医术传给女婿郑公显，郑氏遂世业女科，至今历二十九世，无有间断。《女科万金方》，是薛将仕的代表性医著，被郑氏家族视为至宝，奉为圭臬，代代秘传，为诊治各种妇产科疾病的重要医典，指导了郑氏世医29代近800年。该书分为两大部分，一部分是用医论、问答、歌诀形式论述妇女经、带、胎、产的正常生理、病因病机和诊治方法，另一

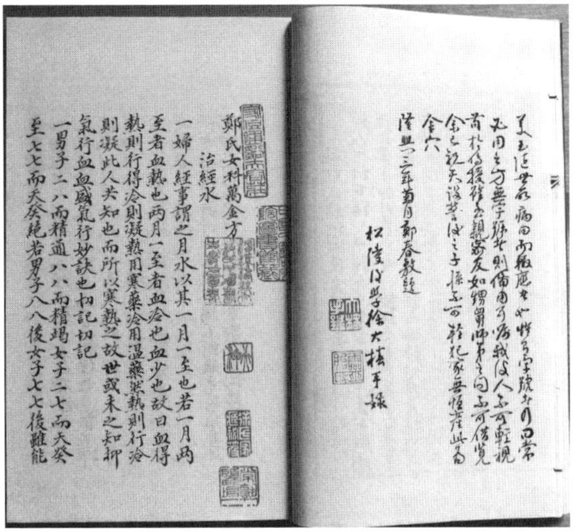
郑氏女科萬金方

治經水

图9-2 《女科济阴要语万金方》(中医古籍出版社2009年影印线装版)书影

部分则分门别类地记载了历验有效的家传女科良方200多张。今存各种抄本，中国国家图书馆等图书馆均有收藏。最早者为明崇祯二年（1629）己巳闰四月兰生抄本，1992年9月由江苏科学技术出版社点校出版（收录在《吴中医集·临证类》中）；2009年9月，中医古籍出版社以影印线装形式出版了收藏于中国中医科学院图书馆的清代名医徐大椿乾隆年间抄本《女科济阴要语万金方》，并将其收入《中医古籍孤本大全》书系；2012年12月，上海辞书出版社将《女科万金方》《女科济阴要语万金方》收入《郑氏女科六书校注》，并校注出版；2015年12月，中国中医药出版社将《女科万金方》纳入《中国古医籍整理丛书》，作为女科第10种校注出版。

二、元代吴中名医著

据文献资料不完全统计，元代吴中有医著14部，现存仅7部。较著者如下：

1.《泰定养生主论》16卷

元常熟名医王珪著，是一部养生学和中医痰证学经典专著，成书于元泰定四年（1327）。王珪，字均章，一作君璋，号中阳（亦作中阳老人），道号洞虚子。约生于南宋景定五年（1264），约卒于元至正十四年（1354），享年90余岁。因自幼多病，故喜好岐黄，约15岁起外出访友、求医、问学，游常州、扬州、武昌、岳阳、洛阳等地，搜集医方。元初约23岁时，以奇才被征召为湖广行省辰州路（今湖南省沅陵县一带）同知。为官期间，以“驱疟汤”治疗同僚疟疾获良效，又随身携带麒麟竭膏等常用药，经常免费为人治病，甚至路遇病人即予治疗。38岁左右即弃官归隐常熟虞山养亲，屏绝尘累，一心修道事医，创百病皆痰、痰多怪症理论。研制成滚痰丸、豁痰汤等方药，治痰证获显效，求治者日增，后人尊称其为王隐君。滚痰丸为沿用至今的良方，具神效，为后世历代医家所推崇。约45岁时，筑室虞山东南麓，名中阳丹房，澄怀观道，研究丹术，在养生学上取得极高造诣。王氏开创了我国养生保健新体系，又在痰病理论方面做出创新性贡献，为我国痰病学说之鼻祖。泰定元年61岁时，开始撰写医学与养生著作，把自己多年来的疗病心得与养生体会记载下来，以利众生。因始于泰定改元，故将书定名为《泰定养生主论》。历时四载，泰定四年六月书成，后至元四年（1338）王氏75岁时，《泰定养生主论》16卷刊行。该书融三教一典（佛、道、儒教与《黄帝内经》）于一体。第一部分阐述婚合、孕育、婴幼、童壮、衰老等人生阶段养生要点和节宣宜忌，强调养生必须天人相应，调摄有序，提倡养生贵早，预防为先，首次提出养生贵在养心；第二部分论述运气、标本、阴阳、虚实、脉、病、证、治等养生祛病之法；第三部分备述婚合、孕育、婴幼、童壮、衰老、伤寒、五运六气时行民病证治等方面的对症方药与用法；第四部分系统详述痰病之病因、病机、症状、诊断、治疗和预后，以及杂治活法等临床心得并辑录历用得效方药。惜原版今已佚，现存明正德六年（1511）重刻本。另有2003年学苑出版社出版的褚玄仁校注本，2012年中国医药科技出版社出版的程志立等校注本。

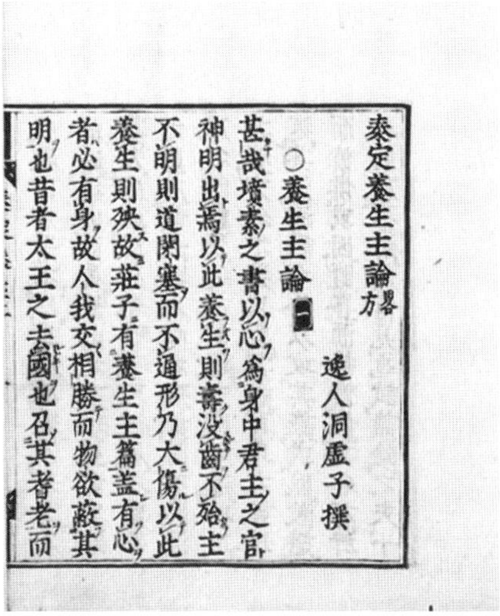
泰定養生主論

逸人洞虛子撰

○養生主論 一

甚哉墳素之書以心爲身中君主之官神明出焉以此養生則壽沒齒不殆主不明則道閉塞而不通形乃大傷以此養生則殃故莊子有養生主篇蓋有心者必有身故人我交相勝而物欲蔽其明也昔者太王之去國也召其耆老而

图9-3 《泰定养生主论》（日本大正年间影印明治刊本）书影

2.《十药神书》1卷

元长洲名医葛乾孙（1305—1353）撰，是我国现存第一部系统论述治疗肺痨病的专著，成书于元至正八年（1348）。《十药神书》载有10首方剂，至今仍为行之有效的良方。该书以抄本形式流传，清初始有刻本，厥后有10多种刻本行世，流传日广。

3.《原机启微》2卷

元吴县名医倪维德（1303—1377）撰，为我国现存仅迟于《秘传眼科龙木论》的最早两部眼科专著之一，成书年份不详。《原机启微》2卷、附录1卷（为明薛己校订时增补），上卷论眼病病因与治则，首创病因分类法，把眼病分为淫热反克、风热之制、七情五贼、血凝、气散、血气不分、热积等18类；下卷论制方要义，并附疗目方剂46首；附录眼病11论及附方39首。倪维德以病因、病机分类眼病，审因论治，立法处方，并把眼病与人体功能及外部环境联系起来，开创眼科病症综合辨证治疗之先河，对后世眼科学的发展起到极大推进作用。该书初刊于明洪武三年（1370），原版本久已失传，目前所见最早版本为明薛己校补的嘉靖二十一年（1542）刻本，另有明清刻本。

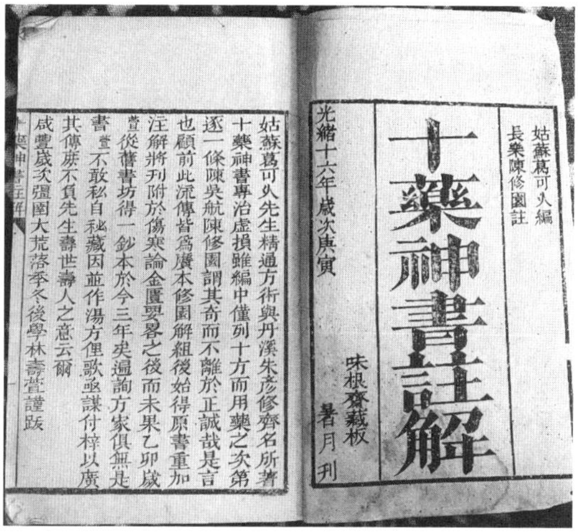
姑蘇葛可久編
長樂陳修園註
十藥神書註解
光緒十六年歲次庚寅
味根齋藏板
署月刊

姑蘇葛可久先生精通方術與丹溪朱彥修齊名所著十藥神書專治虛損雖編中僅列十方而用藥之次第逐一條陳吳航陳修園謂其奇而不離於正誠哉是言也顧前此流傳皆爲廣本修園解組後始得原書重加注解將刊附於傷寒論金匱要畧之後而未果乙卯歲萱從舊書坊得一鈔本於今三年矣遍詢方家俱無是書萱不敢私自秘藏因並作湯方俚歌亟謀付梓以廣其傳庶不負先生壽世壽人之意云爾
咸豐歲次彊圉大荒落季冬後學林壽萱謹跋

图9-4 《十药神书注解》（清光绪十六年味根斋刻本）书影

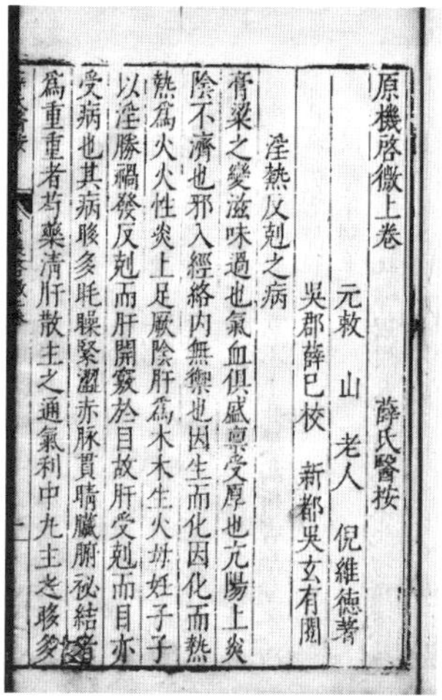
原機啓微上卷　薛氏醫按
元敕山老人倪維德著
吳郡薛己校　新都吳玄有閲
淫熱反尅之病
膏粱之變滋味過也氣血俱盛稟受厚也亢陽上炎陰不濟也邪入經絡内無禦也因生而化因化而熱熱爲火火性炎上足厥陰肝爲木木生火母妊子子以淫勝禍發反尅而肝開竅於目故肝受尅而目亦受病也其病眵多眊矂緊澀赤脉貫睛臓腑秘結爲重重者芍藥清肝散主之通氣利中丸主之眵多

图9-5 《原机启微》（明刻本）书影

三、明代吴中名医著

据文献资料不完全统计，明代吴中有医著196部，现存98部。较著者如下：

1.《医经溯洄集》1卷

元末明初昆山名医王履（1332—约1391）撰，为医论类医著，成书于明洪武元年（1368）。王履创“真中风”“类中风”学说，是丹溪学派的健将；又明确提出区分伤寒与温病并异治的观点，为温病学说的奠基人。医著甚富，然大多散佚，流传至今者唯《医经溯洄集》和《小易方》。全书有医论21篇，对中医理论多有阐发，包括研究《内经》《伤寒论》《本草经》《难经》等经典医著的心得和对李东垣学说的探讨及对宋以后20余家名医的评述等。该书现存明初刻本，清、民国和现代均有刊行。

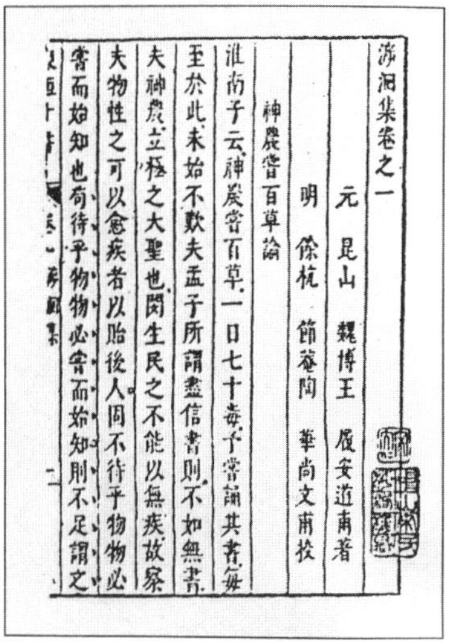

图9-6 《医经溯洄集》（明初刻本）书影

2.《脉药玄微》不分卷、《医经秘旨》2卷

明初长洲名太医盛寅（1375—1441）著。

《脉药玄微》，诊治类医著，成书于明永乐十六年（1418）。为盛氏以脉诊疾、论述治则的心得之作，分上下篇。上篇总论诊脉与治疾要点，强调诊脉必须以举、按、寻等法诊候脉之浮、沉、迟、数、滑、涩、虚、实，根据病人形证与脉象是否相符、病情之顺逆、病程之长短及表里虚实决定治疗方法；下篇列述31种脉象，根据脉象列出不同的方药，以四言韵语加以总述。现存稿本。

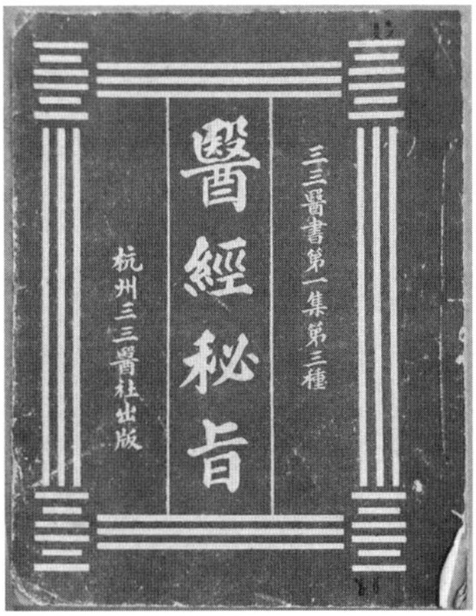

图9-7 《医经秘旨》（民国三三医社版）书影

《医经秘旨》，医经类医著，成书于明永乐十六年（1418）。为记录盛氏临证心得之作，分上下篇。上篇为医论，包括治则3篇，通过对标本理论的阐发，揭示治病求本的重要性，同时对阴阳、脏腑学说，气血神的关系等均有精辟论述；下篇内容广泛，

涉及病因、病机、病症的辨治，临床验案及杂论等，共19篇，援引经文，结合自己的临证实践，发微阐幽，辨明疑似，启发后学。现存清抄本和《三三医书》排印本。

3.《内科摘要》2卷、《外科枢要》4卷、《保婴撮要》20卷、《正体类要》2卷、《口齿类要》1卷、《疠疡机要》3卷

明长洲名太医薛己（1487—1559）著。薛己，举凡内、外、妇、幼、伤、眼、口齿各科与本草学，无不精通，堪称“医中元帅”；创立了肾命温补学说，为温补学派的先驱者和开山祖。其著作宏富，达10多种，涉及中医学的各个分支学科，还校注、增补多部前贤医书，后人汇刊《薛氏医案》多种。1999年，中国中医药出版社出版了《薛立斋医学全书》。

《内科摘要》，内科医著，初刻于明嘉靖八年（1529）。该书是我国最早以“内科”为名的医著，为薛氏内科杂病医案，上卷为11种病症，下卷为10种病症。全书共收录210个医案，每案均论述病因、病机、治法、方药及预后或误治等，为其调治杂病（特别是虚劳病）精湛临床经验的总结，对后世影响很大。现存明万历十九年（1591）、清嘉庆十四年（1809）等多种明清刻本，还被收入了多种明清丛书刻本行世。

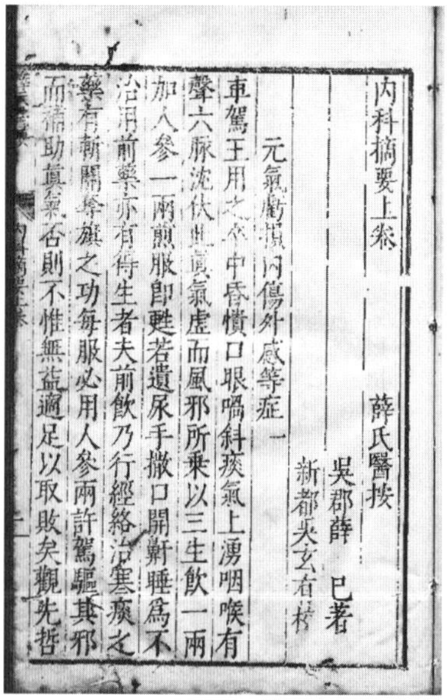
内科摘要上卷
薛氏醫按
吴郡薛 己著
新都吴玄有校
元氣虧損內傷外感等症 一
車駕王用之卒中昏憒口眼喎斜痰氣上湧咽喉有聲六脉沉伏此真氣虚而風邪所乘以三生飲一兩加人參一兩煎服即甦若遺尿手撒口開鼾睡爲不治用前藥亦有得生者夫前飲乃行經絡治寒痰之藥有斬關奪旗之功每服必用人參兩許駕驅其邪而補助真氣否則不惟無益適足以取敗矣觀先哲

图9-8 《内科摘要》（明刻本）书影

《外科枢要》，为外科薛己派代表性专著，约成书于嘉靖八年（1529）。前3卷以医论、病症为主，卷一记疮疡的脉症、治法、方药及针法，共21论；卷二、卷三以病症为纲，分论全身各部32种疮疡病症的证治，并附验案；卷四总列疮疡各症治疗方剂和加减用药。该书刊行较晚，现存最早者为明隆庆五年（1571）刻本，也有多种明清刻本及丛书刻本

行世。

《保婴撮要》，一作《保婴粹要》，是薛己增补其父名医薛铠医著而成的一部儿科名著，约初成书于嘉靖八年（1529），后由薛己整理并增补刊行于明嘉靖三十五年。前10卷正文部分为薛铠原作，主要论述初生儿护养法、儿科疾病的诊断方法、五脏主病及小儿内科杂病证治，临床医案部分为薛己补著；后10卷论述小儿外科、伤科、皮肤科及痘疹等病症的治则和医案，系薛己本人所作。全书共列病症221种，载方780余首。此书收录小儿病种比较全，且附有大量的临床医案。采撷了上自《内经》，中至唐宋金元各家，下延明初医家的重要论述，反映了中医儿科理论历史的延续与各代的发展，是一部理论与实践相结合的重要医著，具有较高的学术价值。现存明嘉靖三十五年自刻本，也有多种明清刻本及丛书刻本行世。

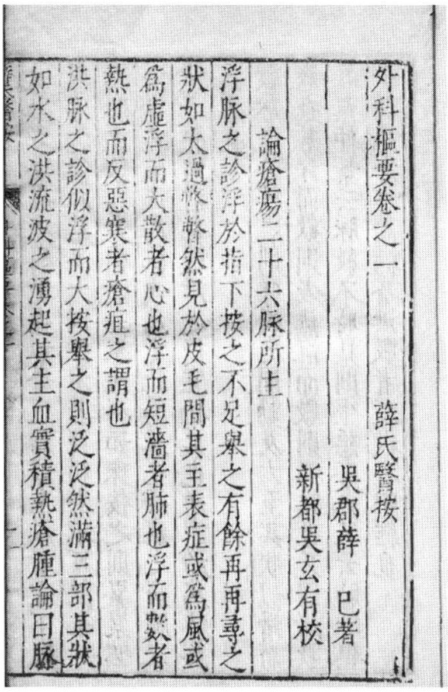
外科樞要卷之一　薛氏醫按
吳郡薛　己著
新都吳玄有校
論瘡瘍二十六脈所主
浮脈之診浮於指下按之不足舉之有餘再再尋之狀如太過瞥瞥然見於皮毛間其主表症或爲風或爲虛浮而大散者心也浮而短澀者肺也浮而數者熱也而反惡寒者瘡疽之謂也
洪脈之診似浮而大按舉之則泛泛然滿三部其狀如水之洪流波之湧起其主血實積熱瘡腫論曰脈

图9-9 《外科枢要》（明刻本）书影

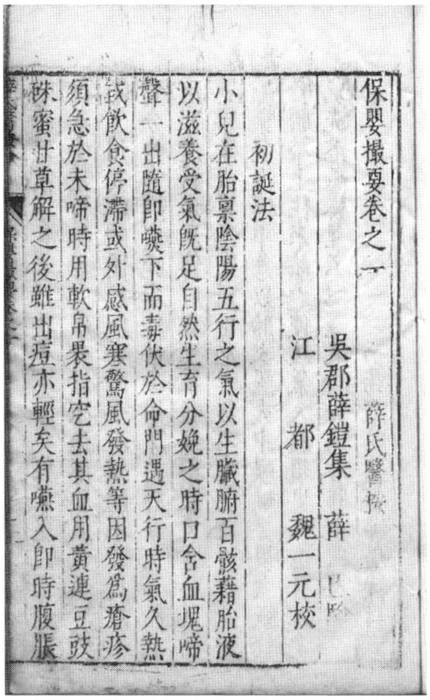
保嬰撮要卷之一　薛氏醫按
吳郡薛鎧集　薛　己
江　都　魏一元校
初誕法
小兒在胎稟陰陽五行之氣以生臟腑百骸藉胎液以滋養受氣既足自然生育分娩之時口含血塊啼聲一出隨即嚥下而毒伏於命門遇天行時氣久熱或飲食停滯或外感風寒驚風發熱等因發爲瘡疹須急於未啼時用軟帛裹指挖去其血用黃連豆豉硃蜜甘草解之後雖出痘亦輕矣有嚥入即時腹脹

图9-10 《保婴撮要》（明刻本）书影

《正体类要》，为我国第一部正骨科学内伤专著，成书于明嘉靖八年（1529）。该书上卷为正体主治大法、仆伤治验、坠跌金疮伤治验和汤火伤治验4门，记载内伤证治19条大法和治验医案65则（85例）；下卷论诸伤方药，收载前代治伤验方71首。对伤科治疗，十分强调脏腑气血辨证论治，总的治则是以补气为主，佐以行气活血，对后世伤科内治法发展有较大影响。现存明清刻本和《家居医录》（八种）、《薛氏医案十六种》、《薛氏医案二十四种》等明清丛书刻本。

《口齿类要》，为我国现存最早且古代唯一口齿科专著，成书于嘉靖七年（1528）。该书以辨证论治原则叙述了口、齿、唇、舌、喉等12类口齿科疾病的病因、症状和治疗，并附验案20余例，卷末载验方70首。现存明清刻本和《家居医录》（八种）、《薛氏医案十六种》、《薛氏医案二十四种》等明清丛书刻本。

《疠疡机要》，为我国第一部麻风病专著，约成书于嘉靖八年（1529）。该书首论疠疡的病因、病机、病位和治则，次论疠疡各类证候治法，从辨证论治出发，将疠疡分为本症、变症、兼症与类症，予以全面阐论和辨析。另收载有验案和效方，收方112首，因其中麻风病治疗验案较多，成为后世研究麻风病的重要参考书。现存清刻本和《家居医录》（八种）、《薛氏医案十六种》、《薛氏医案二十四种》等明清丛书刻本。

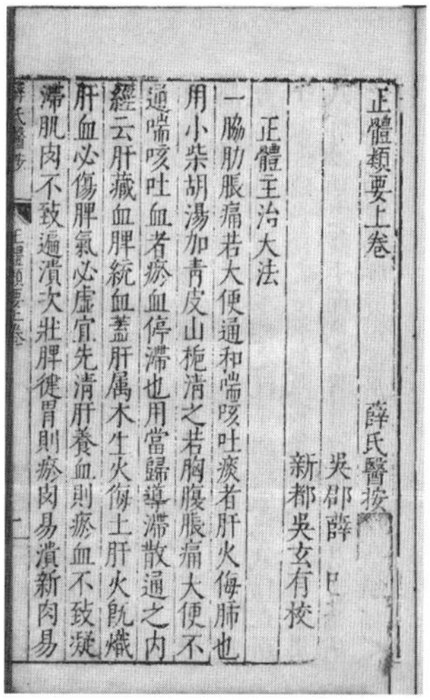

正體類要上卷
薛氏醫按
吳郡薛 巳
新都吳玄有校
正體主治大法
一脇肋脹痛若大便通和喘咳吐痰者肝火侮肺也
用小柴胡湯加青皮山梔清之若胸腹脹痛大便不
通喘咳吐血者瘀血停滯也用當歸導滯散通之內
經云肝藏血脾統血蓋肝屬木生火侮土肝火既熾
肝血必傷脾氣必虛宜先清肝養血則瘀血不致凝
滯肌肉不致遍潰次壯脾健胃則瘀肉易潰新肉易

图9-11 《正体类要》（明刻本）书影

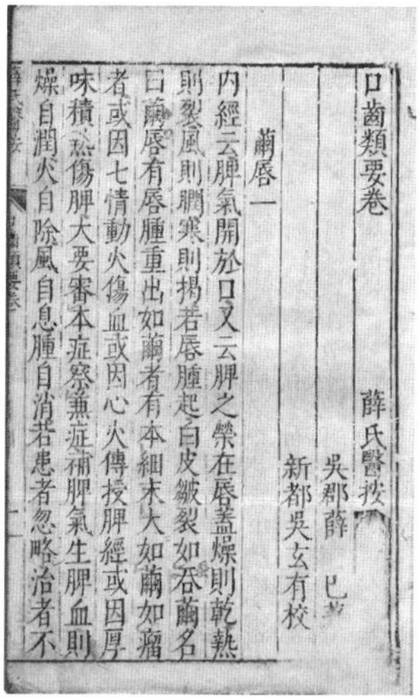

口齒類要卷
薛氏醫按
吳郡薛 巳
新都吳玄有校
繭唇一
內經云脾氣開於口又云脾之榮在唇蓋燥則乾熱
則裂風則瞤寒則揭若唇腫起白皮皺裂如蠶繭名
曰繭唇有唇腫重出如繭者有本細末大如繭如瘤
者或因七情動火傷血或因心火傳授脾經或因厚
味積熱傷脾大要審本症察兼症補脾氣生脾血則
燥自潤火自除風自息腫自消若患者忽略治者不

图9-12 《口齿类要》（明刻本）书影

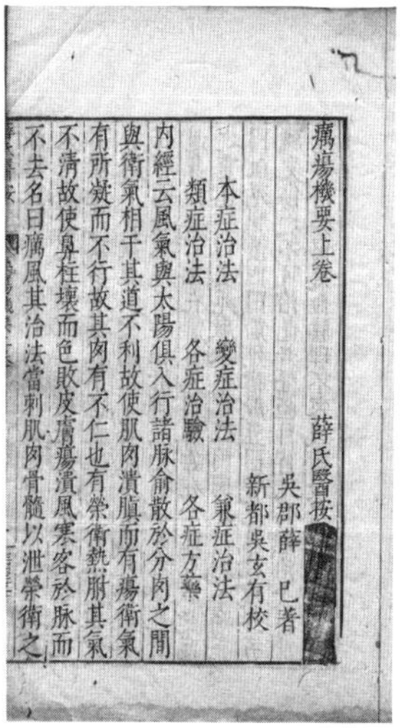

癘瘍機要上卷
薛氏醫按
吳郡薛 巳著
新都吳玄有校
本症治法　變症治法　兼症治法
類症治法　各症治驗　各症方藥
內經云風氣與太陽俱入行諸脈俞散於分肉之間
與衛氣相干其道不利故使肌肉憤䐜而有瘍衛氣
有所凝而不行故其肉有不仁也有榮衛熱胕其氣
不清故使鼻柱壞而色敗皮膚瘍潰風寒客於脈而
不去名曰癘風其治法當刺肌肉骨髓以泄榮衛之

图9-13 《疠疡机要》（明刻本）书影

4.《先醒斋医学广笔记》4卷、《神农本草经疏》30卷

明常熟名医缪希雍（约1553—1627，字仲淳）著。缪氏著述甚富，1999年中国中医药出版社出版了《缪希雍医学全书》，2000年学苑出版社出版了《缪仲淳医书全集》。

《先醒斋医学广笔记》，综合性医著，初名《先醒斋笔记》，乃其好友长兴丁元荐搜集缪氏30余年临床验案效方汇编而成，刊于万历四十一年（1613）。后缪氏亲自增广，将该书扩充成《先醒斋广笔记》4卷，在通家子金坛庄继光、绥光兄弟资助下，刊于天启二年（1622），堪称其一生医学经验之汇粹。该书前3卷汇集了缪氏对内、外、妇、儿等科各种常见病的治疗心得、所用效方与验案；末1卷为439种中药炮炙大法及用药凡例。后缪氏门人常熟李枝又加修订，以《先醒斋医学广笔记》之名，刊于崇祯十五年（1642）。现存初刊本等10多种明清刻本。

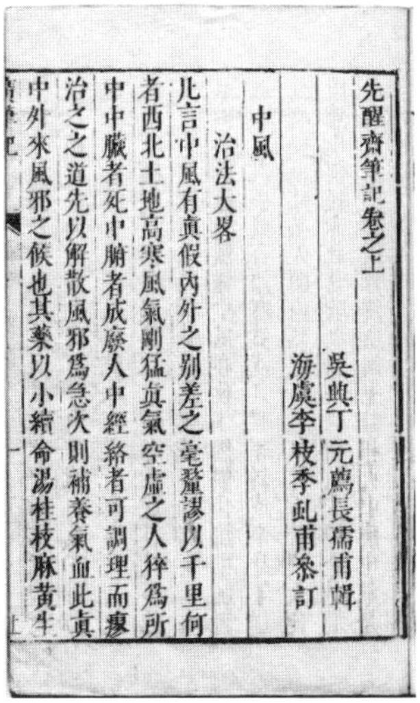
先醒齋筆記卷之上
吳興丁元薦長孺甫輯
海虞李枝季虬甫叅訂
中風
治法大畧
凡言中風有眞假内外之別差之毫釐謬以千里何
者西北土地高寒風氣剛猛眞氣空虛之人猝爲所
中中藏者死中腑者成廢人中經絡者可調理而瘳
治之之道先以解散風邪爲急次則補養氣血此眞
中外來風邪之候也其藥以小續命湯桂枝麻黄生

图9-14 《先醒斋医学广笔记》（明崇祯十五年刻本）书影

《神农本草经疏》，本草著作，约成书于万历四十年（1612）。乃缪希雍深研本草30多年，60岁时撰成。该书阐释493种（又附157种）中药药理，详列病忌药忌，列七方十剂，阐发五脏苦欲补泻用药法则。曾二刻而未竟，后在堂甥孙毛晋（著名藏书家、出版家）资助下，于天启五年由绿君亭刻印行世。与李时珍《本草纲目》为明代药物学双璧，影响甚广。现存初刊本等多种明清刻本和丛书刻本。

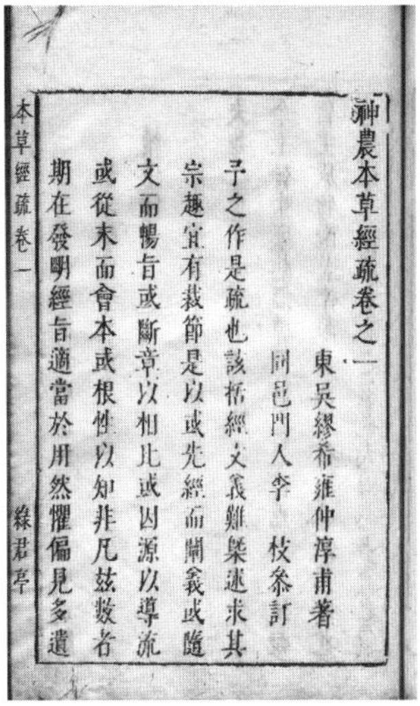
神農本草經疏卷之一
東吳繆希雍仲淳甫著
同邑門人李　枝叅訂
予之作是疏也該括經文義難槩述求其
宗趣宜有裁節是以或先經而闡義或隨
文而暢旨或斷章以相比或因源以導流
或從末而會本或根性以知非凡玆數者
期在發明經旨適當於用然懼偏見多遺
本草經疏卷一　綠君亭

图9-15 《神农本草经疏》（明天启五年绿君亭刻本）书影

5.《温疫论》2卷

又名《瘟疫论》，明末吴县名医吴有性（约1582—约1652）著，我国第一部温病学专著，成书于崇祯十五年（1642）。吴有性在全面总结大量医疗实践经验的基础上，提出了温疫起源于一种不能见、闻、触到之“戾气”（或作异气、疠气），有很强的传染性，并阐明戾气从口鼻而入的传染途径和在人体内居于半表半里之间膜原的病所，有9种传变方式，治疗宜表里分消、以“逐邪”“达原”为要义的学术观点。其理论对温病学说的形成和发展起了极大的促进作用，并开现代传染病学之先河，吴有性由此被称颂为温病学说先驱者。该书成书不到2年，就有刊本问世，嗣后各种版本络绎不绝刊行，海内外广泛流传，迄今多至百余种，补注本、评议本亦甚多，还被收入多种丛书中。较公认的佳本为清康熙四十八年（1709）刘敞积秀堂刻本，1989年被收入江苏科学技术出版社出版的《吴中医集·温病类》。

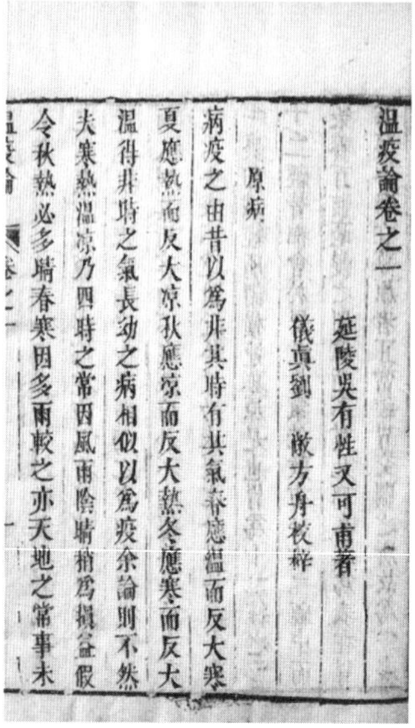
温疫論卷之一
延陵吳有性又可甫著
儀真劉　敞方舟校梓
原病
病疫之由昔以爲非其時有其氣春應溫而反大寒
夏應熱而反大涼秋應涼而反大熱冬應寒而反大
温得非時之氣長幼之病相似以爲疫余論則不然
夫寒熱溫涼乃四時之常因風雨陰晴稍爲損益假
令秋熱必多晴春寒因多雨較之亦天地之常事未
温疫論　卷之一

图9-16 《温疫论》（明刻本）书影

四、清代吴中名医著

据文献资料不完全统计，清代吴中有医著722部，现存530部。较著者如下：

1.《温热暑疫全书》4卷

清初吴门名医周扬俊著，温病学医著，成书于清康熙十八年（1679）。周扬俊另有医著《伤寒论三注》《金匮玉函经二注》等。

《温热暑疫全书》，选辑《伤寒论》《温疫论》等有关原文，加以注释发挥，并参阅温病学诸家之说，结合个人见解，将温病、热病、暑病、疫病依次分类论述，详细分析各种证候并确立其治法，又附前人医案以供临证借鉴。卷一温病方论和卷二热病方论，详细论述了温病、热病的病变机理、证候和治法；卷三暑病方论，受明代张凤逵（鹤腾）《伤暑全书》影响，认为暑病、热病同发于夏季，病因不同，但治法基本一致；卷四疫病方论，继承发扬吴有性《温疫论》学术观点，主张疫病治法以寒凉解毒为主。全书罗列了春温、风温、冬温、温疟、更热、湿温、静暑、伏暑、暑风、暑厥、霍乱、干霍乱、疮瘩瘟、绞肠瘟、软脚瘟等32种病症，并载治方119首，是全面系统论述温病的较早专著之一。现存清康熙十八年（1679）初刻本等清刻本数种，1957年、1959年上海卫生出版社和科技卫生出版社相继出版铅印本，1989年被收入江苏科学技术出版社出版的《吴中医集·温病类》。

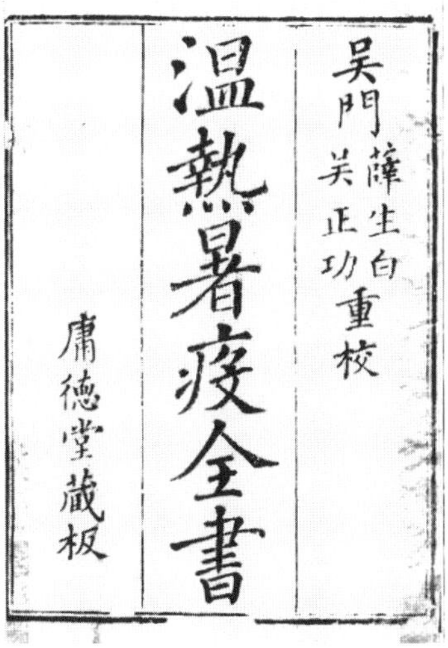

图9-17 《温热暑疫全书》（清庯德堂刻本）书影　倪浩文提供

2.《医学原始》9卷、《性原广嗣》不分卷

清初华亭名医王宏翰（1648—1697后）撰。王宏翰为我国历史上中西医汇通第一人，医术精湛，著作宏富，有《医学原始》《性原广嗣》《四诊脉鉴大全》《古今医史》《伤寒纂读》《刊补明医指掌》《病机洞垣》《女科机要》《幼科机要》《本草性能纲目》《方药统例》《怪症良方》《急救良方》《寿世良方》《古今医籍志》等10多种，其中《医学原始》和《性原广嗣》两书最为重要。

《医学原始》，成书于康熙二十七年（1688）正月，刊行于康熙三十一年，是集中反映王氏医学理论思想的代表作。该书对儒学、中西医学兼容并蓄，择善而从，内容涉及非常广泛，包括对元神元质、四元行论、四液、人体知觉器官、人身骨度、脏腑、经络、腧穴等内容的阐述，用中医理论加西医

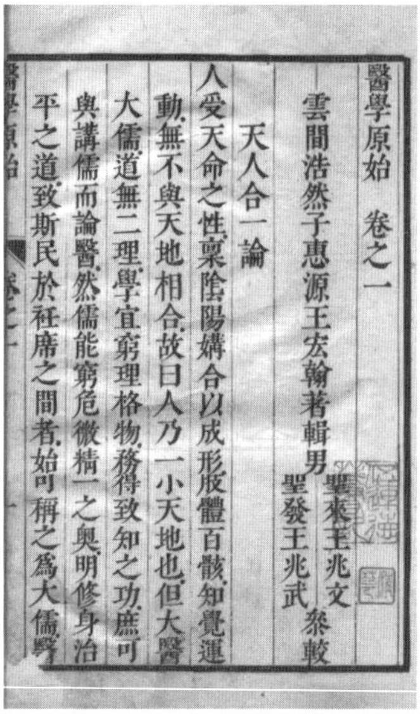

醫學原始　卷之一

雲間浩然子惠源王宏翰著輯　男　聖來王兆文　聖發王兆武　叅較

天人合一論

人受天命之性稟陰陽媾合以成形胲體百骸知覺運動無不與天地相合故曰人乃一小天地也但大醫大儒道無二理學宜窮理格物務得致知之功庶可與講儒而論醫然儒能窮危微精一之奥明修身治平之道致斯民於衽席之間者始可稱之為大儒醫

图9-18 《医学原始》(清康熙三十一年刻本)书影

学说，阐明人体生理、病源、病理及施诊方案，力图折中西方医学与传统中医的矛盾之处，努力探索中西方医学知识结合的合理契机，故是最早进行中西医汇通的医学著作。名宦韩菼、徐乾学、沈宗敬、缪彤先后为此书作序。

《性原广嗣》，成书于清康熙三十年(1691)四月，阐述了求子、怀孕、堕孕、保胎、安胎、胎教、保育、养性、易产、药食禁忌等内容。提出“人的生命之根，在于元湿元火之和”的理论，阐明男女房事与胎儿形成的原理，并汇通西医学中“元质”禀赋之说，指出妇女怀孕后及早进行胎教的重要性，又分析不孕不育机理，详述胎儿出生前后及妇女孕产期的保健和疾病诊疗，并附处方93张。该书除继承中医传统体系外，还接纳了西方医学的解剖学、生理学理论，是一部对指导临床实践很有价值的佳作。为中国传统典籍中第一部对胎教进行论述的医著。是书初刻于清康熙三十年，孤本现收藏于云南中医药大学图书馆，2014年2月被中医古籍出版社收入《中医古籍孤本大全》书系，影印线装出版。

3.《张氏医通》16卷

清初长洲名医张璐(1617—约1699)纂，综合性医著，刊于清康熙三十四年(1695)。张璐与喻昌、吴谦被尊为“清初医学三大家”，医著颇丰，有《伤寒缵论》《伤寒绪论》《诊宗三味》《张氏医通》《本经逢原》《千金方衍义》等。

《张氏医通》，乃张璐历时50年，参考了130种医著，引用98位医家医论，稿凡十易，在诸儿的协助下纂成，为其学术思想之代表作。全书约80万字，前12卷论病，共16门，每门又各分子目，每病先列《内经》《金匮要略》论述，次引诸家之说，后附治则；后4卷论方，共94门，不分子目。初刻于康熙三十四年（1695），刊行后流传极广，影响极大，为从医者案头必备医典，清康熙年间即已东传日本。现存康熙四十八年宝翰楼刻本等10余种清刻本及多种石印本、铅印本；另被收入《张氏医书七种》，也有多种刻本；1999年被收入了中国中医药出版社出版的《张璐医学全书》。

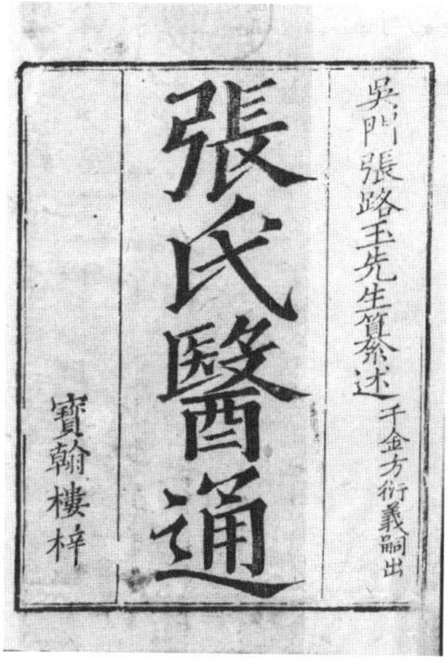

图9-19 《张氏医通》（清康熙四十八年宝翰楼刻本）书影

4.《伤寒贯珠集》8卷、《金匮要略心典》3卷

清长洲名医尤怡（？—1749，字在泾）著。尤怡著有《伤寒贯珠集》《金匮要略心典》《金匮翼》《静香楼医案》《医学读书记》。

《伤寒贯珠集》，伤寒类医著，成书于清雍正七年（1729）。尤氏对张仲景之学钻研甚深，该书将《伤寒论》原文按六经次序进行重新编排，每经首订条例大意，按法类证，随证出方，附系注释，透彻阐发。卷一、卷二论太阳证，分正治、权变、斡旋、救逆、类病法；卷三、卷四论阳明证，分正治、明辨、杂治法；卷五论少阳证，分正治、权变、刺法；卷六论太阴证，分脏病、经病、经脏俱病法；卷七论少阴证，分脉证、清法、下法、温法、生死法、病禁；卷八论厥阴证，分脉证、进退之机、生死微甚之辨、清法、温法、病禁、简误、瘥后诸病。该书论述有如线索穿珠，一气贯通，故名贯珠集。在《伤寒论》多种注本中实属上乘之

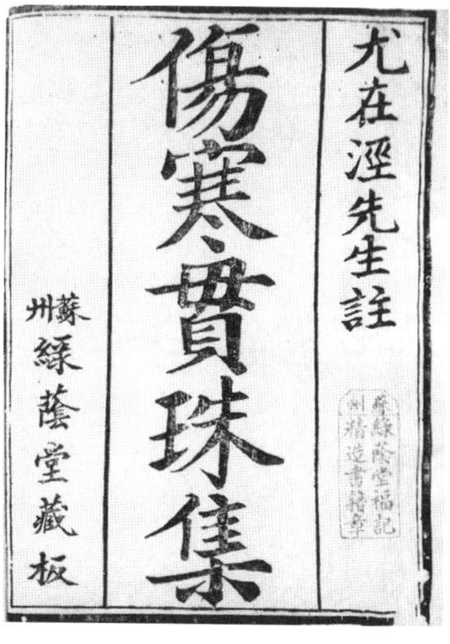

图9-20 《伤寒贯珠集》（清苏州绿荫堂刻本）书影

作，后世将其与柯琴《伤寒来苏集》并重。该书现存稿本（藏上海中医药大学图书馆），最早版本为清嘉庆十五年（1810）朱陶性活字本，另有清刻本、石印本、铅印本，1999年被收入了中国中医药出版社出版的《尤在泾医学全书》。

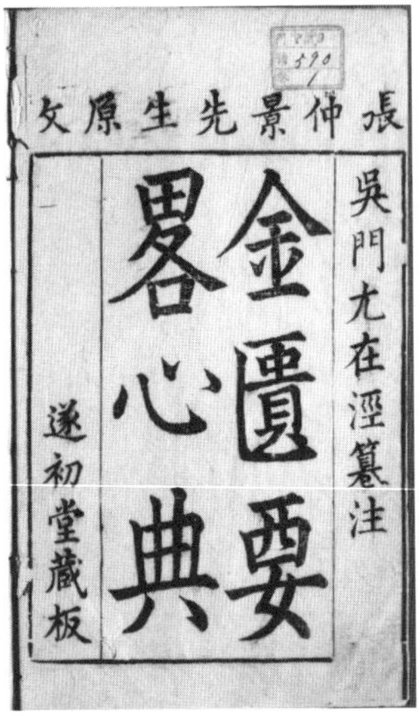

图9-21 《金匮要略心典》（清雍正十年遂初堂初刻本）书影

《金匮要略心典》，金匮类医著，成书于清雍正七年（1729）。该书将《金匮要略》第一至第七集，即脏腑经络先后病脉证，至肺痿肺痈咳嗽上气病脉证为卷上；将第八至第十四集，即奔豚气病脉证治，至水气病脉证并治为卷中；将第十五至第二十二集，即黄疸病证并治，至妇人杂病脉证并治为卷下；删去了原书的杂疗、食禁等3篇。该书是尤氏花10年之功精研《金匮要略》的心得之作，文笔简练，注释明晰，条理贯通，据理确凿，力求得其典要，抉其精义；对于少数费解原文，宁缺而不作强解，并校正了一些错讹字，删略了后人增益内容。被公认为《金匮要略》之最佳注本，后世学者阐发《金匮要略》多宗此书。现存清雍正十年遂初堂初刻本，还有其他清刻本、石印本、铅印本等20余种，1999年被收入了中国中医药出版社出版的《尤在泾医学全书》。

5.《绛雪园古方选注》3卷

又名《十三科古方选注》，清吴门名医王子接（1658—？）编著，方书类医著，成书于清雍正九年（1731）。

《绛雪园古方选注》，博采《伤寒论》和历代医家名方，结合《内经》《本草》，再加上王子接个人的见解，在曾受其指教过的叶桂、薛雪和门人吴蒙、王士琳、陆得楩、周德秀帮助校订下而成。成书时，王氏已74岁高龄。该书3卷（王氏自序中说3卷），上卷阐释张仲景《伤寒论》古方，以和、寒、温、汗、吐、下六剂为纲，将113方、397法，理顺条目，分类编次，分析透彻，切中肯綮；中卷精选历代内科经验效方剂166个；下卷精选历代女科、外科、痘疹科（附痧疹、幼科）、眼科（附耳鼻科）、咽喉科（附口齿）、折伤科、金镞科之经验效方剂共62个及祝由科、符禁科的论、说、符、咒18个，以经解方，阐明方义，广征博引，触类旁通。对每一方剂之命名缘由，均解释清楚；对方剂君臣佐使之配伍，用药量之轻重，药味加减之运用，均有独到见解，发前人所未发之理；更着力于类同方的辨别与比较。现存清雍正十年（1732）介景楼初刻本（不分卷）与多种清刻本、民国石印本、《四库全书》本（16卷）和1982年上海科学技术出版社点校本，流传较广，影响很大。

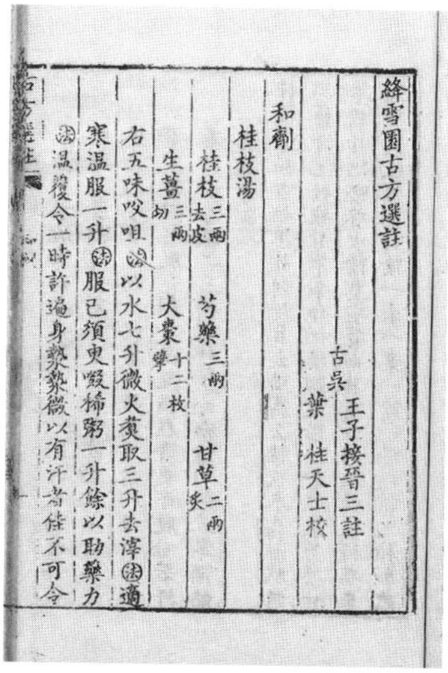
絳雪園古方選註
古吳 王子接晉三註
葉 桂天士校
和劑
桂枝湯
桂枝 三兩去皮 芍藥 三兩 甘草 二兩炙
生薑 三兩切 大棗 十二枚擘
右五味㕮咀（法）以水七升微火煑取三升去滓（法）適
寒溫服一升（法）服已須臾啜稀粥一升餘以助藥力
（法）溫覆令一時許遍身漐漐微似有汗者佳不可令

图9-22 《绛雪园古方选注》（清雍正刻本）书影

6.《温热论》1卷、《临证指南医案》10卷

清著名医学家长洲叶桂（1667—1746）著。叶桂是中国古代最杰出的医学家之一，为温病学派的创始人。毕生忙于诊务，无暇顾及著述，由门生、后人据其学术思想，整理编辑成医著多种。

《温热论》，温病学著作，是叶桂门人顾景文随师出诊洞庭山时，在舟中将叶氏口授多年诊治温病之经验著录而成。该书仅四千余字，首次提出“温邪上受，首先犯肺，逆传心包”的温病病因、感染途径与传变规律，创立了“卫、气、营、血”的辨证论治纲领与辛凉解表、甘寒养阴、清热解

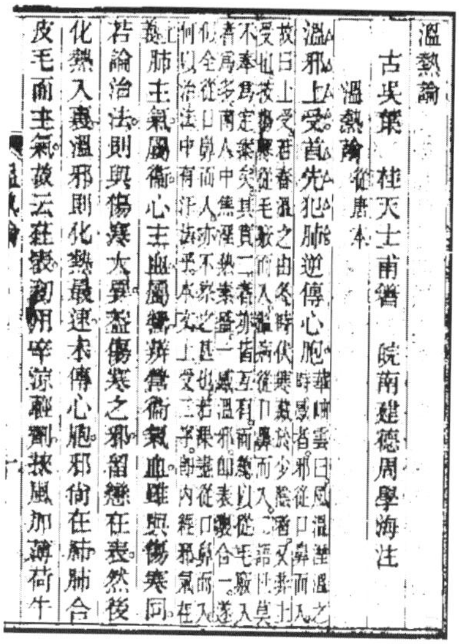
溫熱論
古吳葉 桂天士甫著 皖南建德周學海注
溫熱論 從唐本
溫邪上受首先犯肺逆傳心胞
蓋肺主氣屬衛心主血屬營辨營衛氣血雖與傷寒同
若論治法則與傷寒大異蓋傷寒之邪留戀在表然後
化熱入裏溫邪則化熱最速未傳心胞邪尚在肺肺合
皮毛而主氣故云在表初用辛涼輕劑挾風加薄荷牛

图9-23 《温热论》（清《周氏医学丛书》本）书影 倪浩文提供

毒、滋阴护津等治疗方法，阐明了温病的病因、病机、症状、诊断与治疗方法，从而确立了温病学说的理论体系，使其成为一门与伤寒并列的专门学说，为温病学重要代表作，对中医学的发展影响巨大。该书首刊于乾隆四十年（1775）华岫云、岳廷璋所编《续选临证指南》（辑入卷一）；又刊于乾隆五十七年唐大烈所编《吴医汇讲》中（辑入卷一），从而形成两个传本系统；后世刊刻版本甚多；1989年被收入江苏科学技术出版社出版的《吴中医集·温病类》；1999年被收入中国中医药出版社出版的《叶天士医学全书》。

《临证指南医案》，医案类医著，成书于清乾隆二十九年（1764）。卷一至卷八以内科杂病医案为主，兼收录外科及五官科医案，卷九和卷十分别为妇科医案与儿科医案，书后附有集方。编次以病为纲，分89门，述证86种。每门以病证为标目，序列其经治医案，言简意赅，切中肯綮，于前人学术多有所体悟，于后学启迪甚多。每门之末附有论述该门证治大要的附论1篇，系由叶氏门人撰写。是书乃叶桂去世后，华岫云等10余门人后学收录购求叶氏遗案编辑而成，充分反映了叶氏辨证精细、立法妥帖、处方中肯、用药灵活的学术特点，是叶氏诊治温病、杂病等临床各科疾病的心得经验结晶。刊行后因临床实用性强，流传甚广，风行海内。该书首刊于乾隆二十九年；后世版本甚多，现存30余种刻本，另有石印本、铅印本、影印本；1999年被收入中国中医药出版社出版的《叶天士医学全书》。

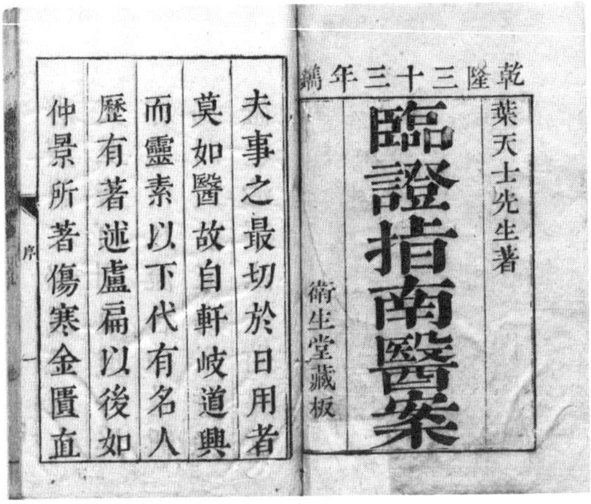
乾隆三十三年鐫
葉天士先生著
臨證指南醫案
衛生堂藏板

夫事之最切於日用者莫如醫故自軒岐道典而靈素以下代有名人歷有著述盧扁以後如仲景所著傷寒金匱直

序 一

图9-24 《临证指南医案》（清乾隆三十三年卫生堂刻本）书影

7.《湿热论》1卷、《医经原旨》6卷

清长洲名医薛雪（1681—1770）著。薛雪与同里叶天士齐名，皆为温病大家，学术上各有心得。

《湿热论》，又名《湿热条辨》，亦温病学重要著作，成书年份不详。该书虽不逾万字，但对湿热病（温病的一种难治证型）的病因、传变规律及辨证治疗尤多新见，指出湿热病变的中心是脾胃，治疗应当明白湿与热孰轻孰重，细察人体正气盛衰，决定立法用方，使复杂胶滞、难以着手的湿温病之诊治有了成法，与叶桂《温热论》堪称姊妹篇，丰富了温病学说。该书早期仅见于多种清代温病著作中，如徐行的《医学蒙求》与舒松摩重刻的《医师秘笈》，同治年间以前未见单行本。首刊于嘉庆十四年（1809）徐行的五柳居刻本《医学蒙求》中，1989年被收入江苏科学技术出版社出版的《吴中医集·温病类》。

《医经原旨》，医经类医著，成书于清乾隆十九年（1754）。该书共有14篇，分摄生、阴阳、脏象、脉色、经络、标本、气味、论治和疾病等类，广集诸家之说，并结合个人见解，对世传《内经》进行整理删辑，详加注释，使其内容更加精练，立论精辟，富具灼见，切于实用。现存清乾隆十九年薛氏扫叶庄初刻本等数种清刻本及石印本、影印本。

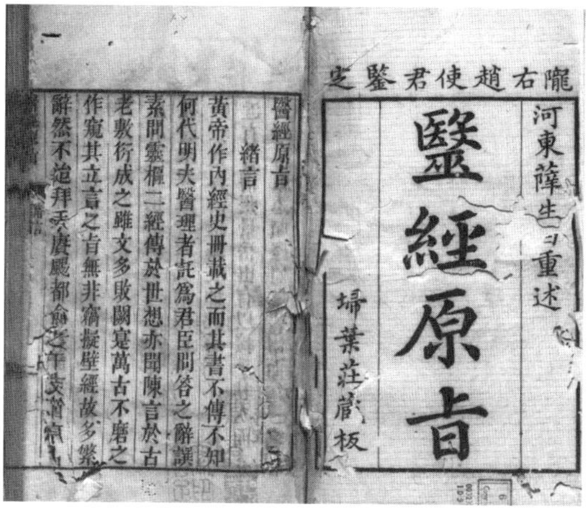

图9-25 《医经原旨》（清乾隆十九年扫叶庄刻本）书影

8.《外科证治全生集》4卷

又名《外科全生集》，清吴县名医王维德（1669—1749）著。王维德系明清中医外科三大学派之一“全生派”（也称“外症内治派”）的创始人，其学术思想对清代及近代外科学产生了深远影响，在中医外科学术史上占有重要地位。

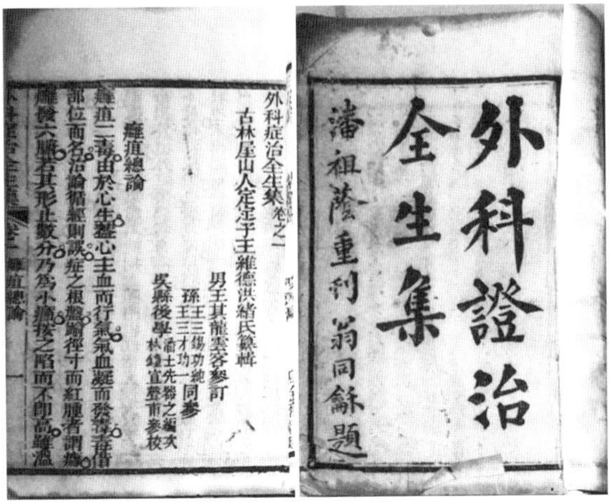

图9-25 《外科证治全生集》(清光绪八年刻本)书影

《外科证治全生集》，是王氏以自己一家四代的医疗实践为依据，经过40余年的努力而撰成。全书分为论证、治法、医方、杂证、制药和医案6个部分。于乾隆五年（1740）其72岁时刊行，迅播海内，成为中医外科的重要著作，对后世中医外科影响巨大，几被晚近外科医生奉为枕秘，按法使用均获良效。该书刊行以后至今280多年间，被相继翻刻，已有近100种不同版本。主要有三个版本系统。一、六卷本系统：两种，一为1740年乾隆初刻本，另一为马（培之）评六卷本，各有传刻本；二、四卷本系统：两种，一为潘氏（潘霨、潘器之）刻本，另一为马（培之）评陶（阶臣）批本；三、不分卷系统：该系统版本繁多。

9.《伤寒类方》1卷、《兰台轨范》8卷

清著名医学家吴江徐大椿（1693—1772）著。徐大椿平生笔耕勤奋，著述宏富，尤注重阐发经典医著，著成医著8种，后世刊有《徐灵胎医学全书》多种，流传较广，历久不衰。

《伤寒类方》，又名《伤寒论类方》，伤寒类医著，成书于清乾隆二十四年（1759）。徐氏深研张仲景《伤寒论》30余年，对该书进行笺释和重编，稿成七载，五易而竣，使其成为一部研究仲景学说极有影响的著作。其将《伤寒论》中113个方分为桂枝汤、麻黄汤、葛根汤、柴胡汤、栀子汤、承气汤、泻心汤、白虎汤、五苓散、四逆汤、理中汤及杂方共12类，每类先论主方条文，次以同类方条文附述于后，再次附注文并方药加减，末载六经脉证及别证变证，条理比较清楚，见识独到。现存各种徐氏医书丛书本，1999年被收入中国中医药出版社出版的《徐灵胎医学全书》。

《兰台轨范》，综合性医著，成书于乾隆二十九年（1764）。为徐氏数十年丰富医疗经验之精湛总结，卷一收选通治方；卷二至卷八分别论述内科杂病、时病、五官、妇、儿科病症诊治。共列疾病36门，于每病症之后，先叙病源，次辨病证，后立治法。强调“治必有定法，法必有主方，方必有主药”，指出治病不应专用汤药，对单方、验方、针灸、按摩等治疗方法，也应相应选用。全书取材严谨，对病名、病证、方药主治和配合等内容的论析简明扼要，颇有条理，实用性强。现存清乾隆二十九年洄溪草堂初刻本等10余种清刻本及石印本、铅印本，又有徐氏医书丛书本，1999年被收入中国中医药出版社出版的《徐灵胎医学全书》。

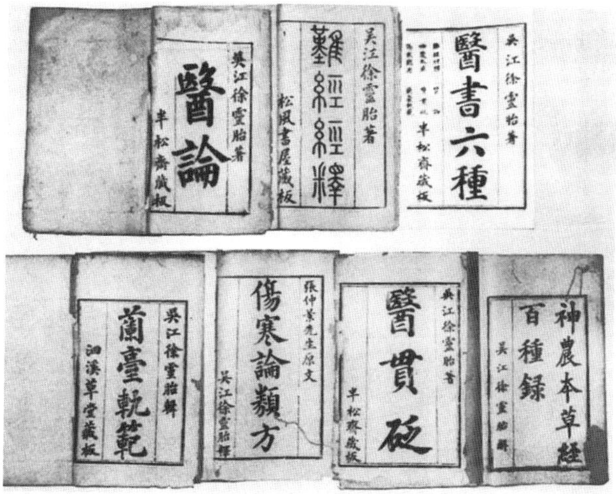

图9-27 《徐氏医书六种》（清雍正至乾隆年间刻本）书影

10.《温热朗照》8卷

清吴县名儒医缪遵义（1710—1793）编著，温病学医著，成书于乾隆五十一年（1786）。缪遵义临诊立方多创新意，投药每能奏效，其与叶桂、薛雪，时称“吴中三名医”。

缪氏有感于当时疫病流行，生灵涂炭，深感医者责任重大，应著书阐述，以广济世之术。遂博览群书，广征博引，取周扬俊、张路玉、喻嘉言等20余家前贤的论温热治法加以汇辑，成《温热朗照》。该书以会讲的形式展开讨论，起到很好的解惑明义效果，所加案语，皆为温热治法精辟宏论。所谓

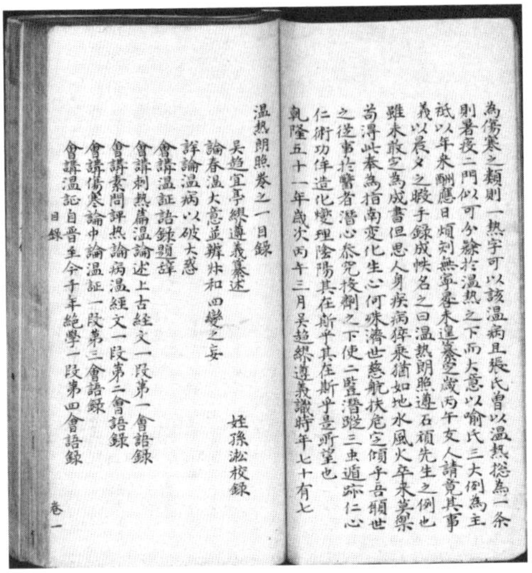
為傷寒之類則一熱字可以該溫病且張氏曾以溫熱總為一条
則暑疫二門似可分隸於溫熱之下而大意以喻氏三大例為主
祇以年來酬應日煩刻無寧晷未遑纂定歲丙午友人請竟其事
義以晨夕之暇手錄成帙名之曰溫熱朗照遵石頑先生之例也
雖未敢定為成書但思人身疾病猝乘猶如地水風火卒來莫禦
苟得此奉為指南變化生心何殊濟世慈航扶危定傾乎吾願世
之從事於醫者潛心參究按劑之下使二豎潛蹤三虫遁跡仁心
仁術功侔造化燮理陰陽其在斯乎其在斯乎是所望也
乾隆五十一年歲次丙午三月吳趨綵遵義識時年七十有七

溫熱朗照卷之一目錄
吳趨宜亭綵遵義纂述　姪孫淞校錄
論春溫大意並辨和四變之妄
評論溫病以破大惑
會講溫証語錄題辭
會講刺熱篇溫論述上古經文一段第一會語錄
會講素問評热論病溫經文一段第二會語錄
會講傷寒論中論溫証一段第三會語錄
會講溫証自晉至今千年絕學一段第四會語錄
目錄　卷一

图9-28 《温热朗照》（清乾隆稿本）书影　苏州图书馆提供

“朗照”，有明察明鉴之意，书名寓意深刻。该书所引用的医书种类之多、内容之广、摘录之精，实为难得，进一步完善了温病学说体系，素为后世医家所重视。可惜是书未能刊刻，秘为家传，没能发挥治病救人的积极作用。时世变迁，终为苏州图书馆收藏，直至20世纪80年代整理出版《吴中医集》，才得以收入江苏科学技术出版社出版的《吴中医集·温病类》刊行问世。2022年12月，被收入《苏州全书》（首批），由苏州大学出版社影印出版。

11.《吴医汇讲》11卷

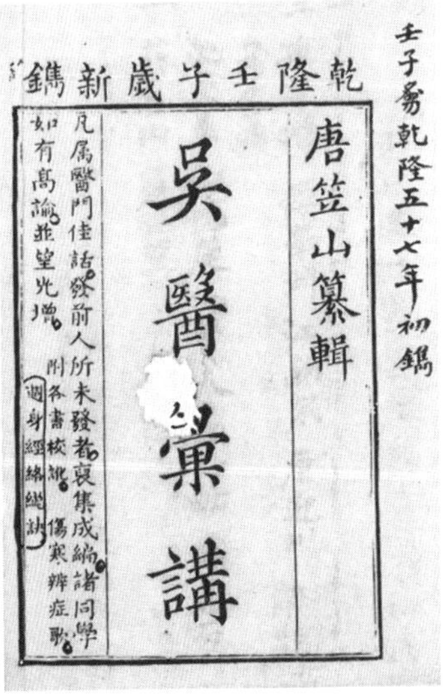
壬子夏乾隆五十七年初鐫
乾隆壬子歲新鐫
唐笠山纂輯
吳醫彙講
凡屬醫門佳話發前人所未發者裒集成編諸同學如有高論並望見增
附各書校訛　傷寒辨症歌　周身經絡總訣

图9-29 《吴医汇讲》（清乾隆五十七年吴门唐氏问心草堂刻本）书影

清长洲名医唐大烈（？—1801）编辑，医学论文集。唐大烈，字立三，号笠山。长洲生员，家居临顿路。曾任典狱官，并为狱中犯人诊病，乾隆年间任苏州府医学正科。

《吴医汇讲》究竟是我国最早年刊性质的中医期刊，还是常规中医图书，学术界对此有不同看法。然不管如何争议，丝毫不影响该书为清代著名医著的地位。全书收载了包括唐大烈本人在内的江浙地区41位医家的120余篇学术研究文章，作者中不乏叶天士、薛生白等名医。其内容包括医学论述、医经阐发、专题评论、验方交流、医学常识、学术争鸣、医话歌诀、考证、笔记等多种形式，相当丰富，为中医学术交流和进步做出了较大贡献。现存最早的版本为清乾隆五十七年（1792）吴门唐氏问心草堂刻本；又有嘉庆元年（1796）补刻本，嘉庆十九年校经山房刻本，清末民国有石印本、铅印本；近有人民卫生出版社、上海科学技术出版社、上海古籍出版社、中国中医药出版社多种版本。

五、民国吴中名医著

民国时期吴中医著较繁多，既有中医著作，又有西医著作，无法完全统计。仅简介较著名的中医著作如下（按作者属地为序）：

1.《游艺室医案》不分卷

清末民国吴县名医顾允若（1886—1937）著，成书于清光绪三十三年（1907）。

《游艺室医案》，载内、外、妇、幼各科医案。每则医案首载病人姓氏、性别、诊病时间或地点，次述症状、病机，后列治法、方药。如温邪犯肺，表现为咳呛、胸闷、表热、脉数、舌白诸证，认为属风温初起，治疗方案用前胡、滑石、杏仁、芦根、豆豉、橘核、防风、枳壳、象贝、川斛、桔梗、连翘、瓜蒌、竹茹。又如肝木不和，出现经水淋漓，小腹痞胀，有时气冲反胃，脉濡，用逍遥散加减，方药用吴茱萸、淡芩、高良姜、砂仁、小川连、当归、川芎、桂枝、柴胡、白芍、丹参、制香附。对于一些久病难治病患，顾氏在分析其病机的基础上，对预后亦给予客观评价。如柳案，症状为咳呛痰黏，舌白脉迟，常见咯血，认为乃肺中不肃，劳作之基，药难

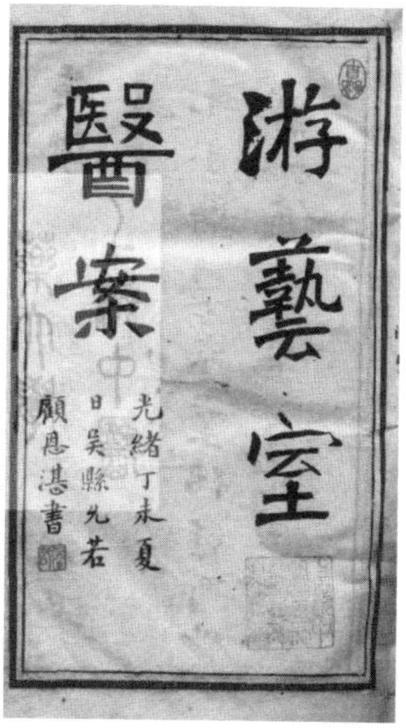

图9-30　《游艺室医案》（清宣统元年钞本）书影　顾珂溢提供

奏效。此外，书中还附部分医论。全书收罗医案数量广博，内容颇丰，言简意赅。治病态度严谨，实事求是，强调依据致病之由施用药物，有参考价值。书末载朱学铉序及作者自序。现存清宣统元年（1909）钞本，藏于上海中医药大学图书馆。

2.《医方概要》不分卷

清末民国吴县名医李畴人（1900—1951）编纂，成书于1935年。

《医方概要》不分卷，2册，是一本用歌诀形式描述方剂内容的医学入门书。主要以汪昂的《汤头歌诀》和方仁渊的《新编医方汤头歌诀》为蓝本，并在此基础上加以充实。李畴人在《自序》里谈到，当时有些中医是“医理未明，而信口雌黄，何病当温，何病当清，何病当补，何病当攻，而病之虚实寒热，先后错杂，不加审察，因之而殆误非浅”。也有些是“功则归己，过则诿人，甚至胆小者专用和平轻淡之品，撮合成方，不配君臣，毫无结构，谚所谓不去病，不伤命。矫其弊者，攻击同道，喜用猛剂，草菅人命，同为人所诟病”。李氏在当时中医备受打压的环境之中，屹然作中流砥柱，以保卫中医为己任。他说：“不思奋斗则已，欲图振作，非团结同志，互相研究不为功。”又说：“是书一出，可使不明医理者稍明，不敢用药与孟浪者皆有准绳。”以上这些话表达了李畴人编纂此书的目的。此书含各类方剂599首，分类仍按照方仁渊本，分为表散、攻里、和解、寒凉、温热、补益、固涩、因证8类。补充的方剂，虽各类都有，但增加了不少治疗痧秽的方剂，如卧龙丹、急救霹雳丹、痧药蟾酥丸、辟瘟丹、诸葛行军散等。另外补充了一部分疡科名方，如七厘散、八宝丹、六神丸、白降丹、立马回疔丹、如意金黄散、阳和解凝膏、黎峒丸、醒消丸等。此书在每类方

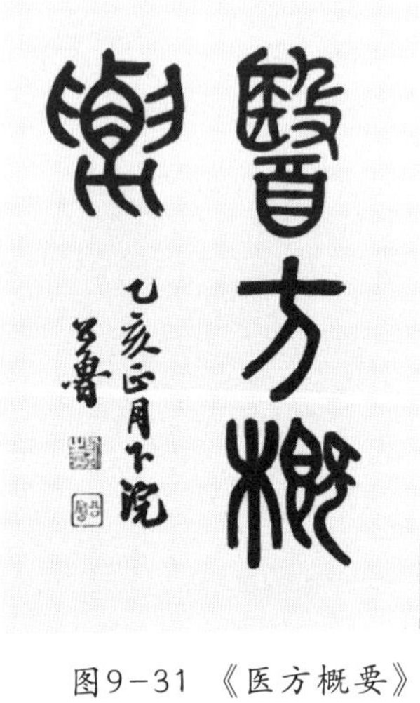

图9-31 《医方概要》（1935年苏州医醒社铅印本）书影 顾珂溢提供

剂后面，都附有一篇按语，阐述本类方剂所治病证的机理、方剂的性质、一般的和特殊的治则或治法，又详细说明了煎药的方法。李畴人在《自序》里强调："医学一道，苟非潜心研究，则难以升堂入室。"这是提醒后学不要忘记中医学的菁华在于辨证论治，而不是一方一病。只有潜心研究经典著作，才能更好地理解方意，从而掌握这个证治原则。该书现存1935年吴县医醒社铅印本。

3.《顾福如先生方案》不分卷

清末民国元和名医顾福如（1890—1939）著。顾福如为苏州较早掌握中、西式两种医疗方法的医生，因一生忙于诊务，无暇将其30年丰富的中西两法医疗经验加以整理，以致无著作传世，幸有几位门人将随师门诊时所积医案悉心保存，并整理成册，以抄本流传于民间。

《顾福如先生方案》全书由《顾师方案》《平江顾福如先生方案》两书组成，均不分卷，共5册，成书于20世纪40年代。《顾师方案》由顾氏门人吴江袁自复辑录而成，分为"外感时病""内伤杂病""外科疮疡"三大门类，又细分为"伤寒""春温""黄疸""痰核"等37门；《平江顾福如先生方案》由吴县湘城名医龚正转抄自顾氏门人侯毓才处，分为"春温""类中""痿痹"等21门。该书大部分医案均有数诊，甚至数十诊，除部分医案药物有剂量外，大部分处方药物均无剂量；少量医案中有袁自复的按语，内容有对病家服药后的情况说明，也有对疾病发展的整个过程的论述。如治疗徐某伤寒病案后，按语："病者初诊时病状严重，

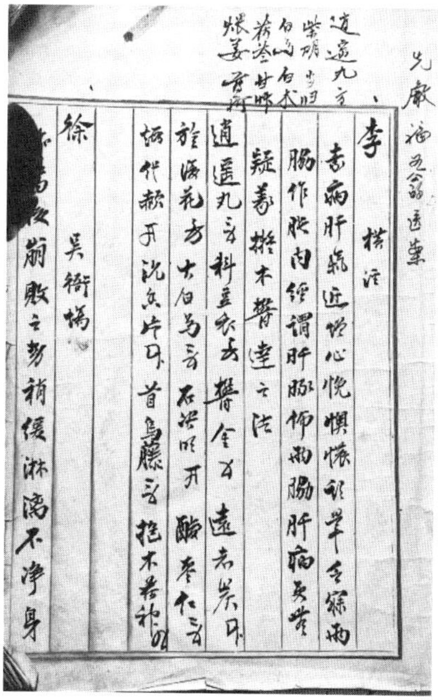

图9-32 《顾福如医案》(其子顾介申抄录)书影　顾珂溢提供

经师以麻黄汤二剂始得汗，而病势竟得退净，诚意料所不及。经方之灵验时较时方过之，无怪《伤寒论》千古无与伦比，良有以也。”在治疗庄某暑温挟湿症病案后，按语：“此症一剂肉桂热退，复升亦不高，二剂不及格。用温药退热，仁临诊以来第一次见，可见治病不可拘泥诊时惟参脉详舌，见证为是脉沉濡迟为温药铁证，故一剂已，二剂愈，良有以也。”顾福如学贯中西，因而在其医案中可以见到患者体温的记录及使用相关西药注射剂的记载，通过对本书的研读，可以了解民国时期中西医汇通思想的实际运用。

《顾福如先生方案》，由顾珂溢医师整理，于2021年6月被纳入《吴门医派古今名家珍本丛书》（第一辑），装订成1册内部印行。

4.《杂病处方法》不分卷

清末民国吴江名医许半龙著，张康伯重编。许半龙（1899—1939），擅治痈疽外症，业务鼎盛，名噪一时。1927年参与创办上海中国医学院，先后担任该院教授、院董、训育主任等职。除教学与临证外，勤于著述，著有《内经研究之历程考略》《中国外科学大纲》《疡科学》《喉科学》《内科概要》《中国方剂学枢要》《内科处方法》《杂病处方法》《药籢启秘》等。

《杂病处方法》全书条目分为中风、泄泻、痢、疟疾、霍乱、咳嗽、肝气肝阳、理气祛痰法、崩漏、带下、胎前、痧疹、痘、惊风、臌病、黄疸、虚劳、噎膈、吐血、哮喘、遗精、淋浊、疝、癫狂、脚气，计25门。每门指病陈术而为典要，不以举凡体论而饰文词。所辑各门之下，详列症状、病因、疗法和适应证等。加按详述方药组成及特征，附以药性、药味、功能、主治及临床运用等项。病案以表格形式，确立证的分类与方的分类，随案附注，突出重点，使阅者了解确切辨证与遵循法则。全书内容考辨精审，条理清晰，收罗颇全，简要实用。该书此前从未出版过，2021年常熟虞麓山房用古法樵印线装若干部梓行。

5.《冬青医案》2卷

清末民国常熟名医金兰升（1865—1938）著，约成书于1930—1940年间。金兰升，擅治伤寒温病、风痨臌膈、内科杂病等，与同邑名医王士希、章成器齐名，人称常熟医界乡区“三鼎甲”。

《冬青医案》，分上下两卷，有虚损门、痰饮门、关格门等33门。收录内、外、妇、儿各科医案，每则医案理法方药完备，案中药物均有剂量，部分医案在汤药的基础上，配以金氏自制丸散膏丹。在治疗“痞病”时，注重“痞散为臌”这一疾病转归，认为初见“痞满”，若不积极治疗则疾病迁延而成痞块，最终转化为臌病。同时，认为“痞满”症状的消失，并不一定预示病情好转，有时可能是病情恶化的征兆，一开始会出现“痞满”感减轻或消失，但随之腹部逐渐膨起而成“臌胀”，且愈发严重，因此对此类疾病症状的治疗只是治标之举，对病根的“拔除”才是治本之策。此外，金氏亦特别重视此类病患平时的调摄，其在临证中发现许多病患病情的反复往往与未坚持服药或饮食、劳逸失于调摄有关，故金氏对病人时时有“谨慎调理”“多服药”的告诫，可见其良苦用心。金氏用药特色鲜明，在治疗“痞胀”和“臌病”时，常以小温中丸、毕澄茄、官桂、砂仁四药配伍入方。治疗“黄疸”症，常以化疸汤化裁，化疸汤本用于治疗湿热黄疸，金氏根据本地寒湿证多见的情况，舍去方中寒凉之品，加入干姜、砂仁等温燥之物，可谓别出心裁。全书内容丰富，辨证处方丝丝入扣，值得医者学习。该书以抄本形式存世，目前有南京中医药大学图书馆藏本、江一平家藏本（文济邦抄录）及私人藏本（钱九能抄录）。2019年秋，常熟虞麓山房采用宣纸、古籍油烟墨古法樵印了《冬青医案》（上下卷）若干部。

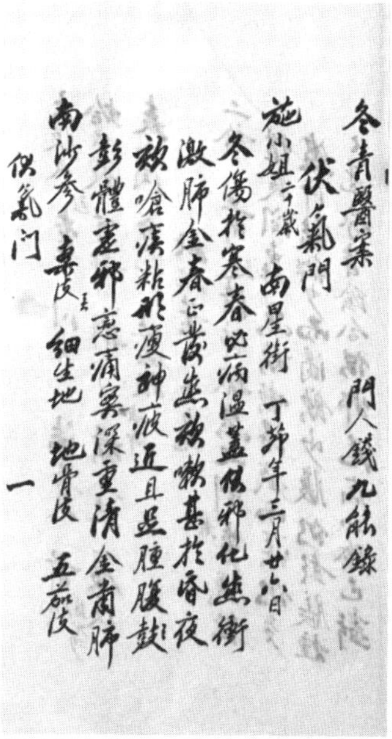
冬青醫案　門人錢九能錄
伏氣門　丁卯年三月廿六日
施小姐二十歲　南星街
冬傷於寒春必病溫蓋伏邪化熱衝
激肺金春正發熱欬嗽甚於昏夜
欬嗆痰粘形瘦神疲近且足腫腹鼓
彭體虛邪意痛案深重清金肅肺
南沙參　桑皮　細生地　地骨皮　五茄皮
伏氣門　一

图9－33 《冬青医案》书影　顾珂溢提供

6.《章成器内外科医案》不分卷

清末民国常熟名医章成器（1869—1944）著。章成器，又名琛仙，字其琢。常熟县西旸镇（今张家港市塘桥镇西旸村）人。先世务农。章氏7岁上学，颖悟非凡，因家境贫寒而辍学。15岁从母舅顾灿卿（无锡名医王旭高门人）习医，孜孜好学，尽得其传。出而问世，不数年即名播远近。于内外诸科，均有所擅长，诊病处方，认真负责，且不计诊金，故深得病家信赖，求诊者户限为穿。为方便病家配方取药，家设药铺。每年夏秋间，常漏夜出诊，倦极即假寐于肩舆中，通宵达旦，为病员服务。章氏居长江之滨，其医业隆、驰誉远，为盗匪所瞩目。1929年冬，被绑架至江北某地，勒索巨款取赎，适遇匪首暴病垂危，不得已，责章氏为其诊治，投剂即痊，匪首念其恩，侥幸获释归。章氏自受此惊后，常惶恐不安，遂迁至港口镇（今张家港市凤凰镇港口街道）、恬庄镇与杏市（今属张家港市凤凰镇）居住行医。章氏擅治伤寒、温病危症，每以一二剂药转危为安。对一切内外科疑难杂症，他医弃而不治者，一经其悉心诊治，皆能妙手回春。常以经方大剂青龙、白虎等方治疗人之重病。福山谢姓绅士治暑热危症，热入营血，神昏、汗出、肢冷，痉厥并作，内闭外脱，众医谓之必死无疑。章投大剂参附和清营汤，起死回生。后章、谢两家结为姻亲，谢氏子从其门下。1934年冬，常熟城内寺前街吉祥烛店老板时少章伤寒病危，城中诸医均告束手，后延章氏赴诊，精心诊治后化险为夷，渐获痊愈。时氏为感谢救命之恩，敬赠匾额一方，以志纪念。章氏声誉日隆，与王士希、金兰升并称常熟医界乡区“三鼎甲”。凡虞城民众患危症者，必来乡邀诊，屡起沉疴。于是，虞城民众士绅皆要求其在城内设期应诊，以便病家就医，先生慨然应诺，乃定于农历每月之六、七、八日，至城里应诊。章氏体丰硕，貌和蔼，性忠厚，少言语，重医德，每谓其门下士曰：“医者对病人当真诚负责，如是则学业自能日进，即使医术稍逊，亦不失为敦厚之士。”章氏乐于授业，投其门下者有80余人。晚年双目失明，得其幼女章淑琴襄助写处方，仍从事诊务，足见其医道经验、声望之隆，虽瞽而不衰。女三，幼女章淑琴继其业。

《章成器内外科医案》以外科医案为主，兼有外感时病、内科杂病及妇科疾患之医案。在治疗风温夹湿互阻三焦，又兼食滞交阻、恶寒发热无汗、咳嗽头昏、胸闷嗳气而恶、腹不痛而大便泄泻时，章氏认为此由邪伏于里而不达，热逼于中，下注大肠而为泄也。药用牛蒡、杏仁、象贝、陈皮、郁金、山栀、连翘、半夏、淡芩、川连、木香同炒、川朴、叶苏梗、神曲、枳壳、枳实、鲜芦根。在此案后，章氏有“大效”注释，可见其辨证明确，故药到病除。在治疗妇人经停五月、肝木失调、湿热互阻、脘腹胀满而嗳时，章氏以清化湿热、泄木和胃之法。在治疗牙痈脓经溃泄、红肿疼痛、胀及颧骨、寒热头疼时，章氏认为此风温挟胃火上逆也，拟以清散法。药用牛蒡、天虫、花粉、薄荷、知母、荆芥穗、丹参、山栀、大贝、玄参、玉泉散等清轻散透。此医案由常熟老药工陶启涵抄录的《章成器内科医案》与《章成器外科医案》汇集而成，两书均为一册，不分卷，分别藏于常熟名医褚玄仁、江一平处。据陶氏回忆，此两种章氏医案底本，均由已故江苏省名中医顾殿良提供。

7.《拥书庐临证医案》1卷

民国常熟名医杨百城著，门人张蕴石辑录。杨百城（1874—1938），名师程，一字伯城、百城，以字行。祖籍句容，明末迁常熟，居城内和平街。其幼时多病几殆，得医之助获再生。遂有活人之志，乃弃儒习医，问业于邑名医黄仲瑜，钻研五六载，23岁悬壶济世。黄氏用药偏喜温补，“往往重东垣而轻丹溪”。杨氏随师临证之后，每将病案与古方书对勘，逐渐发现专师一家之说，难以应万变之病，又深悟温热为病，易伤津劫液，动风惊厥，宜滋阴透邪，丹溪之法不可废。出而应诊，治杂病则宗师训，以调理脾胃为主；治时病好自为家法，以滋阴见长，好用黑膏滋阴泄热，治疗温热重症。后遇老医蒋君维，蒋谓其学未纯，百城复师事之，医道益精，活人甚众。蒋临终，嘱子蒋星华师事之。杨氏临证审慎周详，虽小恙，也从不懈忽。尝曰：“医者须怀割股心，胆欲大，心欲细，然后为病人施治，庶可矣！”与同道相处以诚相待，遇有会诊，恒虚心研讨，一切从减轻病人之痛苦角度出发。曾应邀会诊上海名医张骧云之病。杨氏敦朴悬挚，好善乐施。为人治疾无分晨暮，至老不倦，

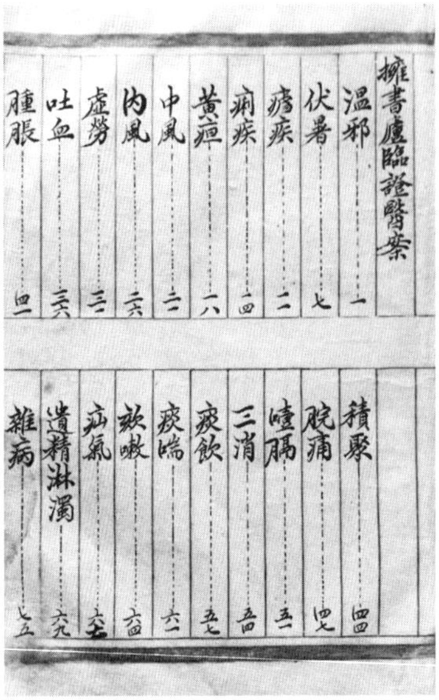
擁書廬臨證醫案
温邪 一
伏暑 七
瘧疾 一二
痢疾 一四
黄疸 一八
中風 二一
内風 二六
虚勞 三二
吐血 三六
腫脹 四一
積聚 四四
脘痛 四七
噎膈 五一
三消 五四
痰飲 五七
痰喘 六一
欬嗽 六四
疝氣 六七
遺精淋濁 六九
雜病 七五

图9-34 《拥书庐临证医案》书影 顾珂溢提供

以仁心仁术著称。与方耕霞、吴幼如、陆敬臣并称常熟医界城区“四庭柱”。1927年当选常熟县中西医界协会首届执行委员，1929年又当选常熟县医学会（1933年改名常熟中医公会）首届执行委员。无子，女杨钟虞、婿杨寄渔，同传其业。门生有张蕴石、许志英、陈绥之等40余人，课徒则循循善诱，分析讲述，午夜不倦。撰有《拥书庐临证医案》10余卷，大半毁于抗日战争，后又在“文化大革命”期间散失。此外，尚著有《温病条辨歌诀》等书，亦毁于战乱。

《拥书庐临证医案》全书分温邪、伏暑、疟疾、痢疾、黄疸、中风、内风、虚劳、吐血、肿胀等24门，收录医案260多例，囊括内、外、妇、儿各科。本书自成书以来从未刊刻，仅有抄本存世。1947年，杨氏门人张炳昌选了其中部分验案，分期刊登于《新常熟报》“医药座谈”栏。《中国中医古籍总目》（上海辞书出版社，2007）记载，苏州大学图书馆藏有此书抄本（以下简称“苏大本”）。此外，常熟名医戴祖铭藏有杨百城受业门人张蕴石抄本（以下简称“张氏本”）。通过对比，发现苏大本与张氏本在内容上基本一致，可相互参校。《骧云病案》，乃杨百城等名医诊治上海名医张骧云的病案，由张骧云立订成册，因其中杨百城诊次较多，对研究杨氏临证思想等有参考价值，故一并附于《拥书庐临证医案》后。

8.《医学启蒙》不分卷

清末民国昆山儒医余鸿钧（？—1930）所著，不分卷，光绪二十五年（1899）撰，基础性医著。余鸿钧，字申甫，一字升孚，号心禅。昆山县城人。出身儒医世家，少攻儒业，清光绪七年补昆山县学生员。又从父读《素问》《灵枢》《金匮要略》诸医经，嗣后负笈于常熟墩头丘（今辛庄镇新苏村陈家宕）姑夫陈憩亭门下学医。陈氏乃江南名医，先以外科名扬四方，继通内科，每日门庭若市。鸿钧侍诊师旁，努力学习，深刻领会，遂悟岐黄奥旨，打下扎实基础。学成后返回昆山故庐，悬壶行医。仍常与表兄陈如山（憩亭子）讨论医理，切磋医术，因此医技益进。还注意总结医疗经验，有医著传世。鸿钧妻徐氏，系清吏部侍郎徐秉义五世孙女、同治岁贡生徐家畴女。余鸿钧于宣统元年（1909）被荐举为孝廉方正，未应试。业医之余，还任塾师，教读族中子弟。1917—1919年，昆山县纂修《昆新两县续补合志》，任市区采访。精于诗学，有诗集《玉山编》，未刊。平生与名儒医王德森（邑人）最为友善。王德森有《怀余申甫》诗一首："联珠一集《玉山编》，诗学名家已数传。术擅岐黄能济世，晚年习静号心禅。"余氏逝世时，王德森作《挽余升孚联》："志节有谁如，任他桑海变迁，还恪守先民正则；老成难再得，睹此衣冠庄重，犹长存故国遗容。"

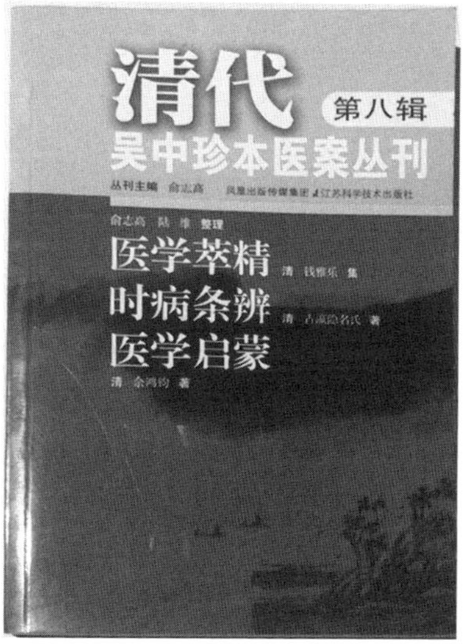

图9-35 《医学启蒙》（《清代吴中珍本医案丛刊》第八辑，江苏科学技术出版社2010年版）书影

《医学启蒙》，内容为中医基础知识与临证经验，从医学审辨、医宜静镇、医者宜忌，到论脉、论舌、论色、论症，再到临床各种病症，均一一详述各病的病因病机、主方用药。本书最大的特点是四言韵体，便于诵读，亦便于记忆。每张处方都源于医经，但都有加减，皆是应验之方，且注明用量，非常切于临床实用。本书内容看似平淡，然细加琢磨，从中可以窥见余氏的医术水平和特点。该书问世后一直以手稿本形式保存在私人手里，世无刊本，迄至2010年，才被收入俞志高主编的《清代吴中珍本医案丛刊》第八辑，由江苏科学技术出版社出版。

9.《市隐庐医学杂著》1卷

清末民国昆山名儒医王德森（1857—1943）所著，综合性医论著作。王德森精内、外、妇、儿各科，为吴门名儒医。

《市隐庐医学杂著》1卷，乃王德森总结20多年临证心得而成，内容涉及湿温、伤寒、血症、杂症、儿科、妇科等。全书载苦口婆心语、论湿温证用药之误、麻证喉痛以喉证治之必死说（附录天保采薇汤方）、急慢惊风辨、产前以攻病为安胎说、产后以甘温退虚热说、为虚弱人及幼孩治实证遇当用克伐之药者宜早宜重说、小儿难治之症有四说、夹阴证邪说害人论、阴证忌用寒凉说、血证不尽属火论、喉证亦有阴寒论、暑病有宜用参者论、伤寒正名论14篇，多从病证误治案例分析，辨论明确，颇能举一反三。对不究病因、不问病状，概以平稳方药治疗的态度尤为反对。该书初刊（自刻本）于清宣统三年（1911），后被收入曹炳章的《中国医学大成》和裘吉生的《医药丛书》。1922年，嘉定光明印刷社又将其与王德森另一医著《保赤要言》5卷合刊为《病镜》。

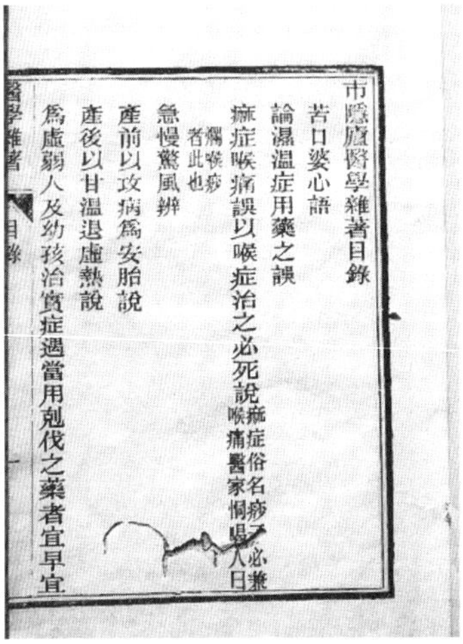
市隱廬醫學雜著目錄
苦口婆心語
論濕溫症用藥之誤
痲症喉痛誤以喉症治之必死說 痲症俗名痧子必兼喉痛醫家惘……入日
獨喉痧者此也
急慢驚風辨
產前以攻病爲安胎說
產後以甘溫退虛熱說
爲虛弱人及幼孩治實症遇當用剋伐之藥者宜早宜
醫學雜著 目錄

图9-36 《市隐庐医学杂著》书影

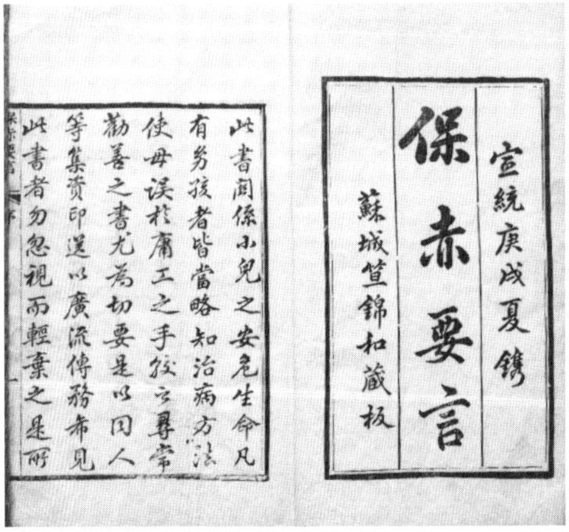
宣統庚戌夏鐫
保赤要言
蘇城笪錦和藏板

此書專係小兒之安危生命凡有男孩者皆當略知治病方法使毋誤於庸工之手妝亦尋常勸善之書尤爲切要是以同人等集資印送以廣流傳務希見此書者勿忽視而輕棄之是所

图9-37 《保赤要言》书影

10.《太仓傅氏医学三书》3种7卷附录1卷

清太仓浏河名医傅松元（1846—1913）撰，民国松元长子名医傅雍言辑。傅松元有“傅大刀”“傅一帖”之赞誉，著有《舌苔统志》《医经玉屑》《医案摘奇》。松元长子傅雍言（名然），民国名中医。1930年，与弟傅烈（字丞承）一起精校父亲的3部遗著，并遍请名家名医题词作序，取名《太仓傅氏医学三书》，由上海中医书局铅印出版。

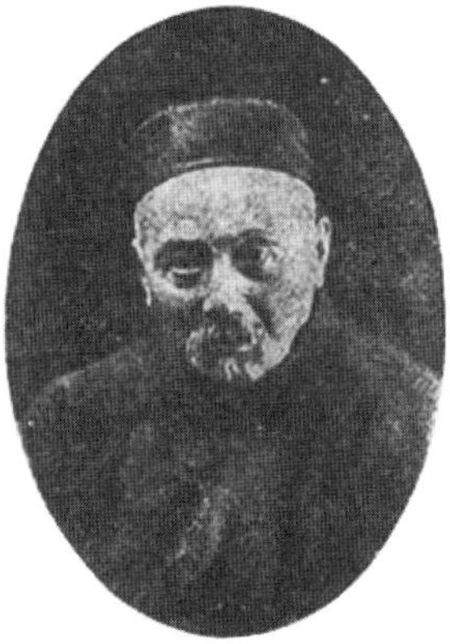

图9-38 傅松元像

《太仓傅氏医学三书》由陈陶遗、陈无咎题签书名，首刊傅松元遗像，次刊谭延闿题像赞、唐文治作家传，再刊蔡元培、胡汉民、于右任、戴季陶和全国医药团体总联合会、上海市中医协会题词手迹，然后是施今墨、杨富臣、汪绍周、薛文元、谢利恒、蔡济平、王一仁、秦伯未、叶惠钧、郁佩瑛等众多名医作的序和自序。《舌苔统志》1卷，成书于清同治十三年（1874）。傅氏采伤寒舌鉴之捷径，补杂症之妙用，而撰是书。其特点是以舌色分门，即舌色有枯白、淡白、淡红、正红、绛、紫、青、黑8种，舌形有肿胀、长大、卷缩、尖削、薄瘦、萎皱、战弄、强硬8种；苔色有白、黄、灰、黑、蓝、酱、熟、嫩8种，苔形有油滑、润腻、微薄、碎袭、芒刺、焦斑、疱、透明8种。同时，详述正常舌象的特点以资鉴别。有清光绪二十九年（1903）宁波上洋赵翰香居铅印本，1930年上海中医书局铅印本，封面书名由沈维贤题签，扉页书名由傅耐寒自题，接刊秦伯未题记，李梦觉、钱龙章题词和傅耐寒自序。《医经玉屑》2卷，成书于清光绪二十年。卷一为“医经提要”，分列医字释疑、医分十三科、藏象、论脾胃两肾之功用、三焦正误、补述藏府之故、补述九藏之功用、左肝右肺辨证、十藏脉络循咽喉说、脑为太极心肾为两仪喻、肾主五液之分解、胞络补遗、骨格、疟论、脉学、五气病之注释及正误等医论31则，侧重探讨《内经》及后世有关藏象经络等理论，并据其体会予以阐析或辨证；卷二为“医经集注”，集辑生气通天论、阴阳别论、大奇论、邪气藏府病形诸篇中各家阐注未畅者，列为四时伏气、阳气失卫、阳气静寒动热之病、

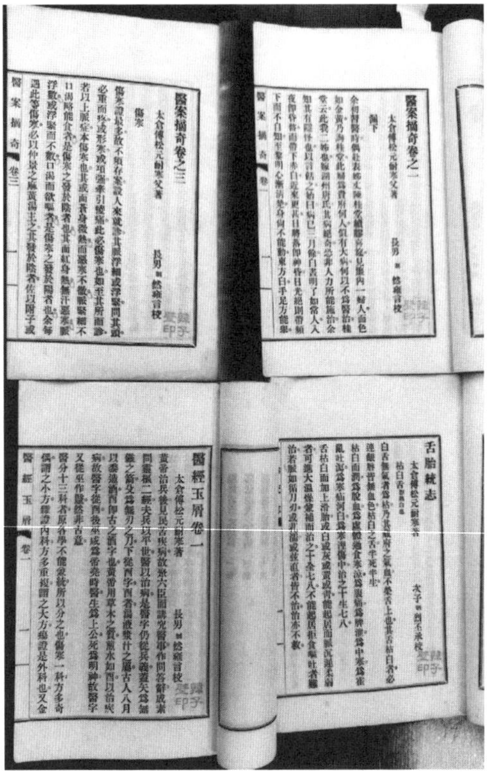

图9-39 《太仓傅氏医学三书》（上海中医书局1930年版）书影

清静顺时为常平之宝、邪气中人之各病、悬绝急之脉位解、阴阳不和之病理与脉法、姑病各脉及部位考等11节，解析为51条原文注释。书中所述者，大多为其结合临床经验而敷陈己见，或阐明经义。1930年上海中医书局铅印本，封面书名由沈维贤题签，扉页书名由黄炎培题签，接刊杨杏佛、李梦觉、钱龙章题词和张可苏序以及光绪二十年傅耐寒自序。《医案摘奇》4卷，成书于清宣统元年（1909）。辑录内、外、妇、儿科等常见病证验案149则，分为80余病证大类；另附有傅氏医论14则，经方、验方13首，以及临诊失误之案4则。书中诸案，阐明内科证治为主，尤以各科危重险症拯治为着力之处，以精思妙法，胪举示人。案例分析侧重于审证求因、贯穿医理和融会经旨，犹如层层剥茧，丝丝入扣。薛逸山在序中评曰：“其间记事翔实，辨析精详，所定方药，警策处如老吏断狱，缜密处如天衣无缝，用古言而不泥于古，运用存乎一心，故能所施而无不效。且实事求是，不计毁誉，尤非庸众所能望其项背。”1930年上海中医书局铅印本，封面书名由沈维贤题签，扉页书名由黄炎培题签，接刊沈湘之、李梦觉、钱龙章题词和薛逸山、张可苏序。2010年10月，山西科学技术出版社将《医案摘奇》与山东名医张士骧的《雪雅堂医案》合集，纳入《中国中医珍本文库影印点校：珍藏版》出版。

11.《治病法轨》3卷

清末民国太仓名医王雨三(1870—1943)撰,综合性医著。王雨三,名汝霖,以字行。太仓县茜泾三里桥人。家本业农,幼好学,弱冠时家中连遭横祸,5年间5位亲人身染微疾却被庸医延误而亡故。本人复病噎嗝又被误诊,服药后病情非但没有好转反而加剧,后自己觅得古方,服之方得治愈。经此劫难,雨三立下以医济世之志,乃广搜博览历代医书,发愤自学,数年寒窗竟自通岐黄,尤深得仲景要旨。后又受业于陆荪文,遂悬壶家门,擅长内科。临证常废寝忘食,探究医术精益求精。随着医道渐长,求治者纷至沓来,成为知名医家。然其并不自满,告诫自己"于医术必求精当,治病不期侥幸",益发精察脉理,探本求源,专研医道。其治病,或补虚,或扶正祛邪,或攻补兼施,无不顾全人之元气;且胆大心细,能识人所不能识之病,用人所不敢用之药。曾赴沪行医,并大世界附近开办"王雨三中药大药房",有三开间店面,自制中成药200余种,有丸、散、膏、丹、液等,规模之大,在沪上颇具影响。后因军阀混战,被迫停业,损失惨重。旋即返里,与药师吴海秋、尹瑞生、学生郁孝根、范成龙等人,将药店残存中草药,再行加工炮制,为乡民服务。遇贫病者,不取酬,反送以药。晚年因患足疾行走不便,诊病之余,潜心著述,三易其稿,终于撰成《治病法轨》一书,此外尚有《医说》。子二,长子王承堪,从事教职;次子王达材,继承父业。承谌子王祖义,于上海国医学院肄业,后回乡开业。

《治病法轨》3卷,前有唐文治、秦伯未、何元奇三序及自序。上卷集王氏关于诊法、辨证、用药、时弊等医论、医话40余篇,密切结合经典医理及临床实践,精湛允当。中卷验案,系王氏数十年临床经验荟萃,对中风、劳损症、鼓胀、噎嗝症、怪病等50余种常见病、疑难病的病因、辨证诊治等,结合病例进行详细论述。下卷为证治扼要。首论脉理,认为"此乃治病之扼要妙法",汇集了100多个常用

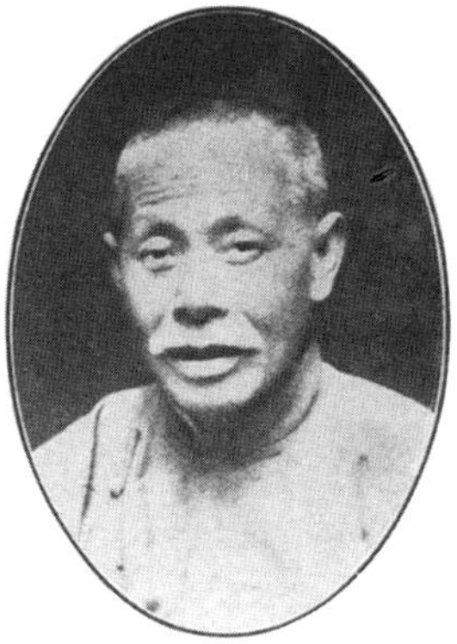

图9-40 王雨三像

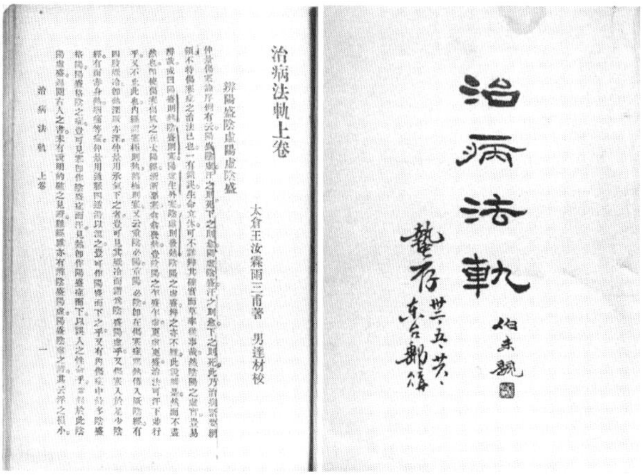

图9-41 《治病法轨》（上海中医书局1941年版）书影

方证的“脉诊指征”；然后对外感风寒燥湿证、各经火证、头面疾病、汗证、腰痛、痹证、耳鼻喉科、妇人杂证、小儿科等100余种常见病症及其病因病机等，引经据典地进行说明、鉴别和诊断，并指导用药。同里国学大师唐文治在序中称：“察君撰是书，宗旨厥有数善：辨明阴阳气血、表里虚实，其善一也；排除一切偏颇之说与专尚攻伐之法，以正医学规矩准绳，其善二也；审察脉法经络，可洞瞩九脏受病之由，用专达之药治之，其善三也；考证诸凡似是而非、疑难变幻、医书所未载明而无治法者，析其奥，摘抉元神，其善四也。此四善皆由数十年经验而来，非空论可比。”沪上名医秦伯未也在序中云，“综观王君之书有四善：无门户之见，无迂曲之论，无隐约之词，无浮泛之方，名目法轨，信符其实”。该书于1941年由上海中医书局出版刊行（秦伯未题签书名），2009年7月学苑出版社出版了武国忠点校本，2013年7月中国中医药出版社出版了林晶整理的《王雨三治病法轨》。

第十章 吴郡名药店拾萃

苏州由于名医辈出，历代药业也十分兴旺。唐代，苏州即有药肆，并有31种药材的记述。宋代，苏州既有官办的太平惠民药局、济民药局，又有民办生药铺、熟药铺和药材交易市场，药市街（今学士街）即为药行聚集之处。元代，苏州名医众多，中药业兴盛。明清时期，苏州中药业非常繁荣，古城内外各种名号的药店、药材行、参茸店星罗棋布。清初，药市又在枫桥兴起，苏州成为东南地区最大的药材交易市场。1995年版《苏州市志·商业卷》记载，清道光年间，苏州时有药业店家34家，其中药铺21家、药材行2家、参燕店3家、祖传秘方小肆8家。咸丰十年（1860），苏州西半城悉遭兵燹，雷允上、沐泰山、德茂药行等大药铺、大药材行均遭破坏，损失惨重；药市也由枫桥转移至南濠街，向阊门外下塘及山塘街发展。同治、光绪年间，药业再度兴起。光绪三十二年（1906），中药业店家已增至56家，其中药铺43家、药材行13家。1937年8月，苏州中药业店家共有141家。1949年苏州解放时，中药全行业店铺有156家。1950年，私营中药业店铺登记有143家，其中国药铺84家、药材行43家、参燕店9家、祖传秘方小肆7家。

苏州的西药经营始于清末。光绪元年（1875），广东商人在西中市开设屈臣氏大药房，为苏州首家专营西药房，药品从上海购进。光绪二十二年苏州开埠后，药品亦有从国外直接进口。光绪二十七年，日本商人在盘门外青旸地日租界旁开设丸三老铺（后迁至阊门外大马路，改名为广济大药房）等多家西药房。当时日商企图垄断苏州西药市场，遭到苏州商界的抵制。宣统二年（1910），广货业在观前开办华英药房、中英药房，经营西药。此时，上海许多西药房也来苏州择址开设分店或领牌开业，这些药房一般都兼营洋广杂货。民国时期，苏州西药房陆续增加，1936年有21家，1944年有113家，主要分布在观前、石路和西中市。抗日战争胜利后，经整顿，1945年12月存68家。苏州西药货源主要从上海购进，少数资金雄厚的药房，直接从洋行经营的药厂进货；中小型药房资金短绌，大多数从大药房批购；大药房除向同行批发外，也向医院、诊所、私人医师及兼营西药的中药铺、百货店供货，并通过航船把货带销给吴县、吴江、常熟、昆山、无锡等县的市镇。苏州解放后，1949年6月有私营西药房55家。

苏州名扬中外的百年老字号药店有宁远堂、沐泰山堂、雷允上诵芬堂、童葆春堂、良利堂、王鸿翥堂、潘资一堂、杜良济堂、天益生堂、灵芝堂等10多家，而“宁（远堂）、沐（泰山）、雷（允上）、童（葆春）”为四大老字号名药铺。民国时期，则雷允上诵芬堂、沐泰山堂、良利堂、王鸿翥堂号称苏州四大名药店，其精心炮制的“六神丸”“人参鳖甲丸”“首乌延寿丹”“玫瑰花粉”“全鹿丸”等特色中成药誉满海内外。而祖传秘方小肆依据祖传秘方、经验方，利用本地和部分外来道地药材，选料考究，工艺精湛，秘制成各具特色的名药。所制的丸、散、膏、丹、花露、药酒，品种繁多，疗效显著。康熙年间山塘街宋氏的“宋制半夏”、乾隆年间枫桥戈氏的“戈制半夏”，皆以专治痰饮、痰喘而闻名；乾隆年间山塘街王上仙的“先天益气丸”，专治黄疸；道光年间梵门桥弄沈伟田的“人参胎产金丹”，主治妇人胎产病；盘门新桥巷沈氏流荫堂的“珍珠丸”，专治小儿腹胀诸症，获显效；孙斗南得先世秘方制成的“狮子油”，专治膈气，得奇效；东白塔子巷赵渊家由明代正统年间赵容传授的“空青膏”“推云片”，治疗目疾有神效；西美巷滕氏世传的“疳药”，为宋代滕伯祥得异人传授，治小儿疳积著名；五圣前潘氏的“仙授铁屑丸”，锻铁为丸，治疗腹痛食滞有佳效；来凤桥下塘周氏的“首乌粉”、阊门吊桥堍徐氏的“百花膏”、庙堂巷桥北张氏三和堂的“肺露”、黄鹂坊桥徐延益的“气

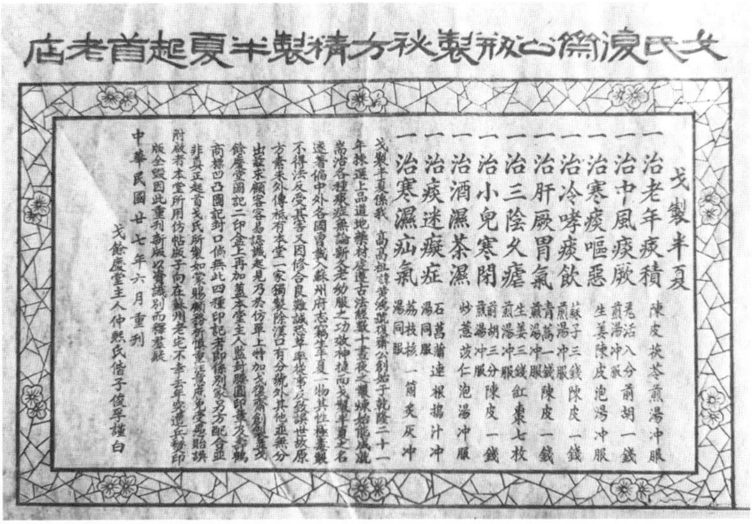

戈製半夏

一治老年痰積　陳皮茯苓煎湯冲服
一治中風痰厥　羌活八分前胡一錢煎湯冲服
一治寒痰嘔惡　生姜陳皮泡湯冲服
一治冷哮痰飲　蘇子三錢陳皮一錢煎湯冲服
一治肝厥胃氣　青蒿一錢陳皮一錢煎湯冲服
一治三陰久瘧　生姜三錢紅棗七枚煎湯冲服
一治小兒寒閉　前胡三分陳皮一錢煎湯冲服
一治酒濕茶濕　炒薏苡仁泡湯冲服
一治痰迷癡症　石菖蒲連根搗汁冲湯同服
一治寒濕疝氣　荔枝核一箇炙灰冲湯同服

中華民國廿七年六月重刊
戈餘慶堂主人仲熙氏偕子俊孚謹白

图10-1　民国“戈制半夏”仿单　徐欣晔提供

管炎膏药”、带城桥陆采山堂的“秋水丸”、虎丘仰苏楼的“花露”、步蟾斋的“膏药”、丹桂轩的“白玉膏”等，都具有良好的声誉，在民间影响很大。

中药饮片与成药的炮制是否得宜，直接影响药物性能与疗效的好坏。吴地药工精良而高超的传统炮制技术，提高了饮片与成药的质量，为吴中医学的崛起提供了优越而坚实的用药后盾；而各家名医的验方、秘方流入药铺，又为各名店研制出精品良药提供了坚固的医学支撑。医、药两家相辅相成，一荣俱荣。

下面简介苏州地区著名百年老字号药店14家。

一、宁远堂药店

宁远堂药店，原名宁远堂药铺，是苏州中药业中历史最为悠久、营业延续至今的老字号药店，系明末宁波成姓药商创设于苏州西部重镇木渎。清代即是苏州四大老字号名药铺之一。

虽历经朝代更迭与兵燹，因处乡镇一隅，宁远堂药铺而能代代相传。然而至清咸丰十年（1860），太平天国战火燃起，为避战乱，成姓店主不得已弃店，携眷逃难至苏州城内。同治三年（1864）战事平息后，返回木渎，发现药铺竟被当地地痞所霸占，在当地图董夏某的相助下，成老板最终夺回了药铺。物归原主后，成老板担心遭地痞暗算报复，于是筹措资金，把药铺迁往苏州阊门外山塘街星桥堍暗弄堂口（今知家栈弄口）。为酬谢夏姓图董的帮助，成老板将店产分成12股，自己留7股半，把其余4股半赠与夏某，每年股息与红利均按此比例分配。

宁远堂药铺迁城后，店面装潢颇为讲究，请名家书写并制作了“宁远堂道地药材”和“宁远堂丸散膏丹”两块冲天长挂，分挂于店门两侧，还特制作“本堂创始迄今已有二百余年，只此一家，并无分出”短匾一块，悬于店招下，表明其为地道的百年老店，以招徕顾客。店堂内显眼处，放着一个大秤锤，为老店旧物，秤锤上铸有“宁远”“成”诸字。当时山塘街是苏州西北区居民聚居最多之地，又为浒关等地百姓出入要道，故异常繁华。因而新店开张后，门庭若市，业务较好。又因经营中药品种贴近患者需求，药材道地，业务不断增加，在阊门外山塘地区影响很大，浒关、陆墓等地百姓都慕名远道而至。1930年的年营业额达1.2万银圆，有职工10余人，在苏州中型药店中属中等水平。1938年后，该店聘请叶洪钧、金绍文、沈养吾、陈雪楼、吕一平等名医坐堂问诊，极一时之盛，更增添了可观业务。然而在日伪和国民党统治时期，因药源阻塞，物价上涨，经济萧条，药店的经营业务受到制约，一度出现收支不平的状况。

1956年1月公私合营，改名为公私合营宁远堂国药店。同年7月，商业网点调整，东邻的保寿堂国药店并入。1958年9月，与中易药房合并，改为宁远堂中西药商店。1965年1月，西药业务分出，复名宁远堂国药店。1966年10月17日，更名为立新药店，同年12月21日，改为国营。1979年10月16日，恢复原名宁远堂国药店。1997年1月27日，并入苏州雷允上国药连锁总店，更名为苏州雷允上国药宁远堂连锁店。1999年5月，又改名为苏州雷允上国药连锁总店有限公司宁远堂药店。2011年1月26日，宁远堂药店被商务部认定为第二批“中华老字号”。2015年11月，店址由山塘街328号原址迁至桐泾北路218号来客茂时尚生活中心内；2020年8月27日，又迁至姑苏区苏锦二村122-1号一层店铺营业，已不开展饮片配方业务。

拥有390多年悠久历史的苏州雷允上国药连锁总店有限公司宁远堂药店，在新时代继续为姑苏人民的健康事业尽心服务着。

二、雷允上诵芬堂药店

雷允上诵芬堂是我国最著名的中药店，乃中国四大药堂之一（另三家为北京同仁堂、杭州胡庆余堂、广州陈李济）。

清康熙、乾隆年间，苏州有位名医叫雷大升（1696年5月16日—1779年5月23日），字允上，号南山。苏州府吴县人，祖籍江西南昌府丰城县，七世祖雷唐于明中叶出任常熟县学官，从此移家常熟。六世祖雷翀为河南彰德府知府，迁居无锡。父雷嗣源，拔贡生，康熙年间官内阁中书、军机章京，

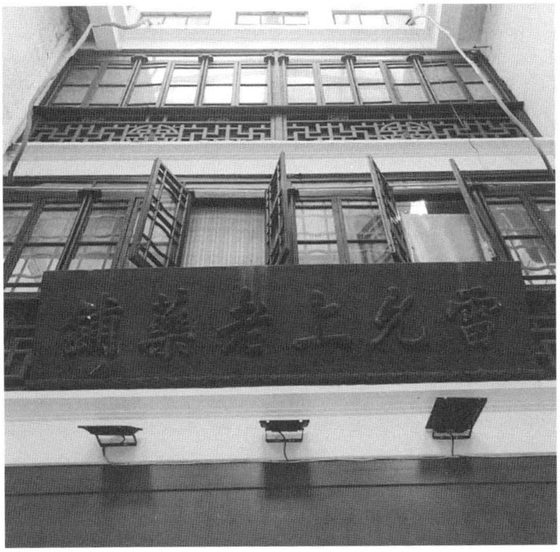

图10-2　雷允上老药铺

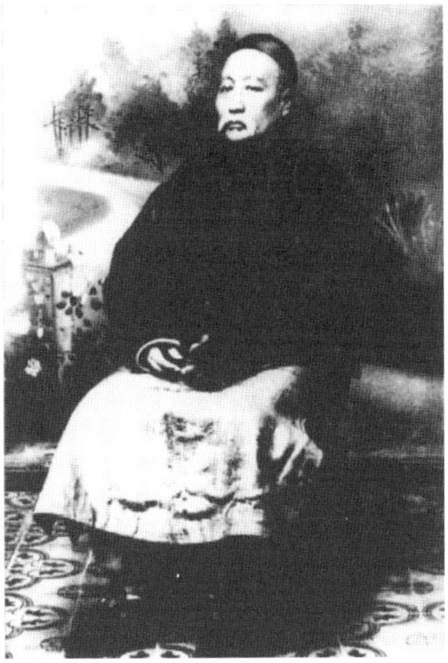

图10-3　雷允上像　徐苏君提供

由无锡迁至苏州。雷允上出身世代官宦之家，幼读诗书，攻科举，因数次考试失利，乃弃儒学医，拜苏州名医王子接（字晋三）为师，深研医药，遂精医道，撰有《金匮辩正》《要症论略》《经病方论》《丹丸方论》等医著。清雍正十二年（1734）创设诵芬堂药铺于阊门内天库前周王庙弄口。乾隆元年（1736），将“雷允上”医牌悬之铺面，在药铺内设诊室，自己坐堂行医，集医、药于一堂，经营40多年。因其医术高明，研制的丸散膏丹又疗效显著，还常免费施医送药，故而名噪姑苏。人们习惯把雷允上的医名和诵芬堂的铺名连在一起，称为“雷允上诵芬堂”，之后就直呼“雷允上”了。雷允上亡故后，其子孙专司中药业，嘉庆八年（1803）起，由“礼大房、耕二房、绮三房、蕉四房、松五房”五房孙辈合伙经营，产权各为五分之一。清咸丰十年（1860），太平军进攻苏州，雷允上诵芬堂药铺坐落于阊门附近，地处交通要冲，乃兵家必争之地，雷氏族人只得将铺内贵重药材等物分发各房，各自离乡谋生，部分族人赴沪避难。当时的店主雷庆镳坚守岗位未曾出逃，结果与妻均被乱军杀害，其年仅10岁的儿子雷文均（理卿）流落街头，药铺被战火焚毁殆尽。

雷允上的绮三房玄孙雷子纯（原名如金，字瑞甫，号纯一，1827年6月—1869年12月），在上海老北门附近摆了个药摊，维持生计。后各房子孙也陆续到达上海，于是合议在上海开设诵芬堂分店，以恢复祖业。因资金有限，除族人集资外，在沪招募了平、童两户外姓资金入股。同治二年（1863），在法租界兴圣街（今新北门永胜街）京江弄口开设雷允上诵芬堂申号，经营药品以祖传丸散膏丹为大宗，只卖自产成药，品种多达三四百种，如诸葛行军散、痧药蟾酥丸、八宝红灵丹、辟瘟丹、紫雪丹、卧龙丹、玉枢丹、纯阳正气丸、小儿回春丹等各种丸丹，均药效卓著，但不经营饮片配方。同年12月，驻守苏州的太平军向淮军投降献城。次年，雷氏族人回苏复业，于阊门内都亭桥堍租房，暂设药肆。同治六年正月，在西中市穿珠巷（即专诸巷）东重设雷允上诵芬堂药店（门面朝南）。同治十一年、光绪三年（1877），相继在天库前原址建药店的货栈和制药工场。自此，雷允上诵芬堂药店分为苏、沪家两家，苏州为总号，上海为分号。

当雷氏各房在上海开设申号同时，绮三房雷子纯之子雷文衍（字滋蕃）在小东门方浜路独自开了一家名为“雷桐君堂”的小药店，仅雇2名职工，经营少量自产成药。雷子纯初至上海摆药摊时，获邻居顾姓昆山老人赠送的一张祖传丸药秘方，未及配制，就于同治八年英年早逝（才42岁），秘方就传给了儿子雷文衍。秘方系由牛黄、麝香、珍珠、蟾酥等六味中药组成，治疗疔疮痈疽等症有奇效。雷文衍精心依古法炮制，终获成功，这便是著名的“六神丸”。该丸状如芥籽，颗粒圆整，乌黑光亮，久存不变，具有解毒、消炎、止痛等功能，主治各种咽喉炎症、痈疖疔疮、无名肿毒，既可内服又可外用，携带方便，深受医家和病者欢迎。雷文衍在苏州通和坊家中和家人、聘请的制药技师一起手工制合后，运到上海雷桐君堂药铺销售，并将其定名为“雷滋蕃牌六神丸”。因当时消炎药品较少，而六神丸疗效卓著、灵验如神，很快声誉鹊起，销售红火，利润丰厚。

光绪二十八年（1902），正值雷允上诵芬堂申号经营良好、业务扩展时，各房子孙认为“六神丸”应由祖业雷允上诵芬堂经营，不能让一房独得利益。雷文衍则声称“六神丸”系外来处方，并非雷氏祖传，各房无权干涉。各房承认这一事实，经合议，出资大洋一万圆一次性买断“六神丸”生产经营权，并规定当年起凡诵芬堂苏、申两店每销出“六神丸”一料（即相当于现在100粒装的200瓶），提取“规银”3两作为专利费归绮三房独得，其他各房无权分享。这项专利金俗称“六提”（“六神丸提成”），并立笔据由两家至亲监证为凭。专利权被买断后，“雷滋蕃牌六神丸”商标随即取消，雷桐君堂关闭歇业，从此“六神丸”成为雷允上诵芬堂的专利产品。1921年经工艺改革，产量增加，销路进一步扩大，成为雷允上诵芬堂药店畅销国内外的支柱名特产品。据雷允上诵芬堂店史，1931年该店销售额为90余万银圆，其中40%是销售六神丸所得。

1915年，雷允上诵芬堂苏州总号和上海分号向吴县知事公署呈请商号注册，获得执照。1928年6月，雷允上诵芬堂向国民政府全国注册局登记，并领取了商号执照；同时以“九芝图”商标向全国注册局申请商标注册，同年9月19日收执了全国注册局发给的“九芝图”商标注册证书，成为我国医药界最早的注册商标之一。1930年，编辑刊印了《雷允上诵芬堂丸散饮片全集》。1934年上半年，苏州拓宽西中市大街，雷允上诵芬堂总号在原有基础上翻建为钢筋水泥三层楼房，于1935年下半年落成。石库门楣上有石刻阳文“雷允上”三个擘窠大字，出自江苏武进著名书法家唐驼手笔，至今历劫不磨。1934年10月，申店在上海河南路天后宫桥（今河南路桥，跨苏州河）北堍设立上海雷允上诵芬堂北号，增设饮片、参茸、药酒等业务，同时将兴圣街京江弄口的上海雷允上诵芬堂分号改称南号。1939年，又在上海王家厍地区的静安寺路（现南京西路719号）设立北支号，后改称西号。1937年苏州沦陷后，雷允上诵芬堂总号损失巨大，清同治年间所建的木结构二层店屋被日军拆毁，建成通往日军司令部（今阊门饭店址）的通道。

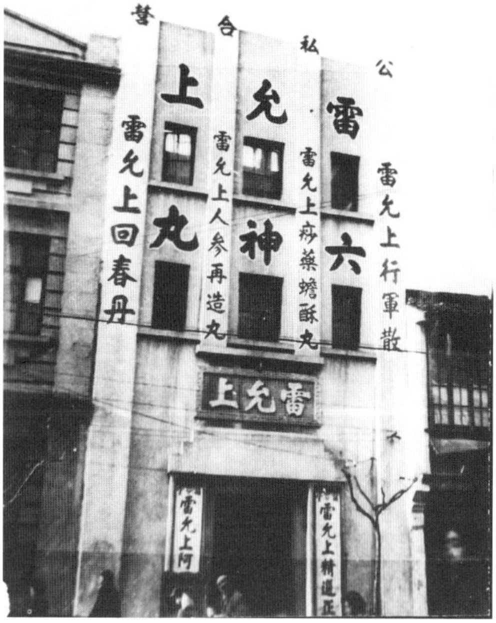

图10-4　20世纪50年代雷允上药铺　徐苏君提供

中华人民共和国成立后，雷允上诵芬堂不仅保留了店名、注册商标，而且人民政府发还了抗战前的存款2.5万元。在党和政府的重视下，百年老店焕发出勃勃生机，苏州总号与上海分号均产销兴旺。1956年公私合营后，雷允上诵芬堂苏州总号与上海3个分号各归当地药材公司管理，苏州总号与上海分号从此分家，以下只述苏州总号。公私合营时，雷允上诵芬堂苏州总号清核资产为98 902元，共有股东29人。1956年1月17日，雷允上诵芬堂苏州总号改名为公私合营雷允上诵芬堂国药店。同年7月，改为苏州国药业第一中心店（北塔区雷允上诵芬堂中心店），管辖北塔区各国药店业务。1958年8月1日，遵照厂店合一的要求，成立公私合营雷允上制药厂，药店改为制药厂门市部。1966年10月17日，雷允上制药厂、雷允上国药店分别被改为苏州中药厂、朝阳药店，六神丸改称咽喉丸；同年12月21日，厂店改为全民所有制企业。1968年11月，朝阳药店被撤销。1978年12月31日，苏州雷允上制药厂和六神丸恢复原名。1994年，雷允上诵芬堂（总号）药铺在苏州市西中市原址恢复营业。随着所属上级公司的变更，于1997年1月27日改名为苏州雷允上国药诵芬堂连锁店，1999年5月又改名为苏州雷允上国药连锁总店有限公司诵芬堂药店。药店现址为西中市134号。

诵芬堂药店隶属的上级公司苏州医药集团有限公司，于1995年11月，以苏州雷允上制药厂、苏州药材采购供应站和苏州雷允上营养保健品公司（1994年3月31日，苏州雷允上制药厂出资30万元成立）为核心企业，以苏州药材采购供应站百合保健品经营部、王鸿翥中药饮片厂、沐泰山药店、雷允上营养保健食品厂、王鸿翥药店、王鸿翥药店新区分号、雷允上诵芬堂（总号）药铺、童葆春药店、天益生药店、杜良济药店、为民药店、宁远堂药店、新风药店、灵芝堂药店、同益生药店、虎丘药店、保康药店、潘资一药店、利民药店、良利堂药店为紧密层企业，联合组建雷允上药业集团（苏州）。同时，苏州雷允上制药厂、苏州药材采购供应站并入苏州雷允上营养保健品公司，苏州雷允上营养保健品公司更名为雷允上药业集团公司（苏州）。集团公司性质为全民与集体联营企业，注册资本2 168万元，公司驻地西中市127号。1997年1月27日，雷允上药业集团公司（苏州）将沐泰山、王鸿翥、童葆春等15家药店合并，成立苏州雷允上国药连锁总店（1999年2月成为苏州雷允上国药连锁总店有限公司），属其全资子公司，注册资金226.9万元，驻地西中市127号。1997年底，由中国远大发展总公司（1998年2月变更为中国远大集团有限责任公司）出资6 029万元（占70%），苏州医药集团有限公司以所属的雷允上药业集团公司（苏州）和苏州雷允上国药连锁总店的净资产出资，经评估确定为3 690万元（占30%），组建雷允上（苏州）药业有限公司，注册资本9 720万元，驻地西中市127号。2001年3月，雷允上（苏州）药业有限公司更名为雷允上药业有限公司。2001年12月，雷允上药业有限公司投资1亿元，在苏州高新区建设雷允上新厂。2003年12月，公司迁入苏州高新区横山路86号新址。2016年12月30日，雷允上药业有限公司变更为雷允上药业集团有限公司（中国远大集团有限责任公司控股）。雷允上逐渐发展为集工业、商业、连锁、国医馆、健康养生于一体的大健康集团企业。2022年，旗下有苏州雷允上国药连锁总店有限公司、苏州雷允上吴门中医馆有限公司、苏州雷允上健康养生有限公司、常熟雷允上制药有限公司、沈阳药大雷允上药业有限责任公司、广东雷允上药业有限公司、长春雷允上药业有限公司、云南雷允上理想药业有限公司、安徽雷允上药业有限公司、北京岐黄制药有限公司10个成员企业。

九芝图牌六神丸因质量上乘，效果优良，问世以来多次获奖。民国时期曾相继获国民政府农商部、工商部和实业部奖，1979年、1984年和1989年三次蝉联国家质量金奖，1991年又荣获国际传统医药大会颁发的长城国际金奖。中华人民共和国成立后，雷允上后人将六神丸秘方献给国家，1956年9月29日，卫生部（56）卫药漆字第801号文件，将九芝图牌六神丸列为国家密级产品，加以特级保护。1980年，雷允上“九芝图”注册商标被国家工商行政管理总局授予国家著名商标称号。1984年10月20日，国家医药管理局下发（84）国药科字第431号文件，将雷允上六神丸列为国家医药系统绝密级项目。20世纪80年代，国家经多方考量，将北京四大名医之一施今墨生前献方——“补固

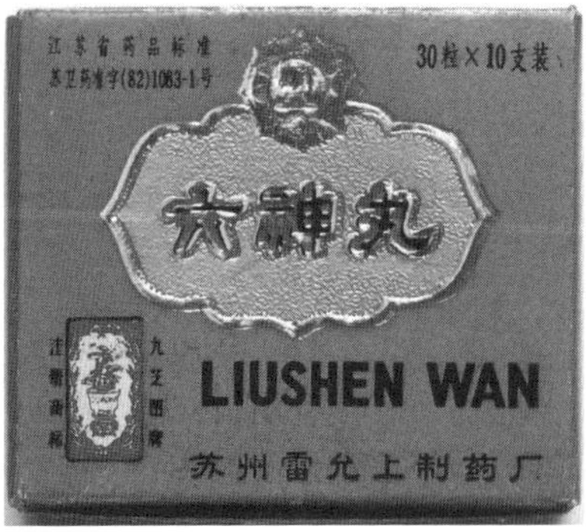

图10-5　九芝图牌六神丸药盒

神气精血方”交给苏州雷允上制药厂独家生产；雷允上制药厂运用经典微丸工艺泛丸后灌装胶囊，制成健延龄胶囊；1987年，健延龄获得时任卫生部部长陈敏章签发的新中国第一个保健药品批文“卫药健字Z-001号”；投放市场后，其抗疲劳、抗衰老、延年益寿效果明显。1995年，雷允上诵芬堂药店被国内贸易部认定为“中华老字号”。2008年6月7日，“雷允上六神丸制作技艺”被列入第一批国家级非物质文化遗产名录“中医传统制剂方法”的拓展项目。2010年11月20日，中国邮政发行《中医药堂》特种邮票1套4枚，第3枚即为《雷允上》。2011年1月26日，雷允上药业有限公司被商务部认定为全国第二批“中华老字号”。2012年，雷允上被评定为中国驰名商标。2016年1月14日，雷允上膏方制作技艺被列入第四批江苏省非物质文化遗产代表性项目名录。2019年11月25日，雷允上六神丸喜获中国中药协会“经典传承中成药品牌”（全国共10个）殊荣。

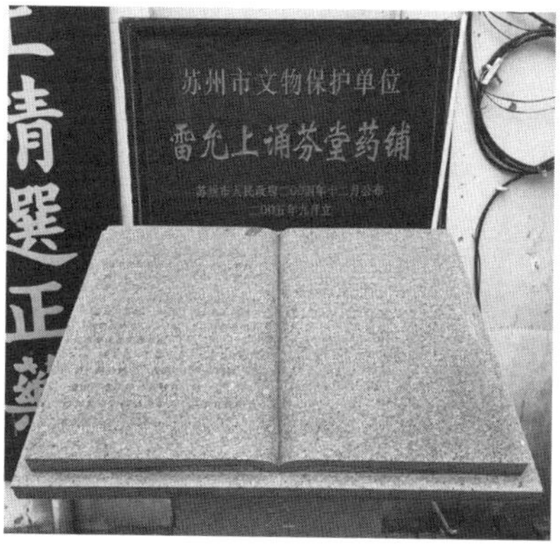

图10-6　雷允上诵芬堂药铺苏州市文物保护单位标志牌

历经近300年历史沧桑的雷允上诵芬堂，至今依然矗立在苏州阊门内西中市，于2004年12月23日被列为苏州市文物保护单位。该店恪守“精选道地药材允执其信，虔修丸散膏丹上品为宗”的祖训，一如既往地以优质产品为广大人民群众的健康保驾护航，永葆老字号的辉煌。

三、沐泰山药店

沐泰山药店，清代时即是苏州四大老字号名药铺之一，至民国时期，仍是苏州四大名药店之一。

沐泰山堂药铺创建于清乾隆二十四年（1759），是浙江慈溪药商沐尚玉

（名元璧，1736—1813）用重金受盘阊门外渡僧桥堍一药铺后开设的。取五岳之首泰山的寓意，并冠以姓，将铺名定为“沐泰山”。开业后，因沐氏在药材行中当过学徒，精通药材的鉴别、炮制等业务，加之其经营有方，故而业务兴盛。药铺在苏州声誉日隆，资金逐年增加，至嘉庆十六年（1811）已达纹银六万两之巨，为当时苏州药铺同业中佼佼者。但至道光年间，沐氏家族股金陆续出让他姓，至咸丰十年（1860）沐氏家族中只存沐尚玉孙沐绍梁名下半股股银1450两纹银了。道光八年十月初一日（1828年11月7日）夜，阊门外遭遇一场大火，沐泰山堂周围二百余家商铺、民房被烧毁，沐泰山堂因有库门高墙、风火山墙阻隔，未被殃及。店主庆幸之余，认为是因平时广结善缘，苍天有眼，所以得到保佑。于是在店门口挂了一杆大秤，并置说明牌“进货这把秤，销货这把秤，行善良心好，大火烧不倒”，收到了很好的宣传效果，加深了顾客对沐泰山堂的信任。咸丰十年四月初四日（1860年5月24日）晚，在清军与太平军阊门外攻守战争中，许多商店、居民住宅都被一场大火烧毁，这次沐泰山堂未能幸免，店铺化为一片瓦砾。同治三年（1864），社会秩序渐趋稳定，沐泰山堂在渡僧桥堍原址重建复业，没多久便业务兴旺，名声复振。抗日战争时期，沐泰山堂遭到日军大肆抢劫，损失达26 500银圆之巨，实力大损，艰难度日，直至苏州解放。

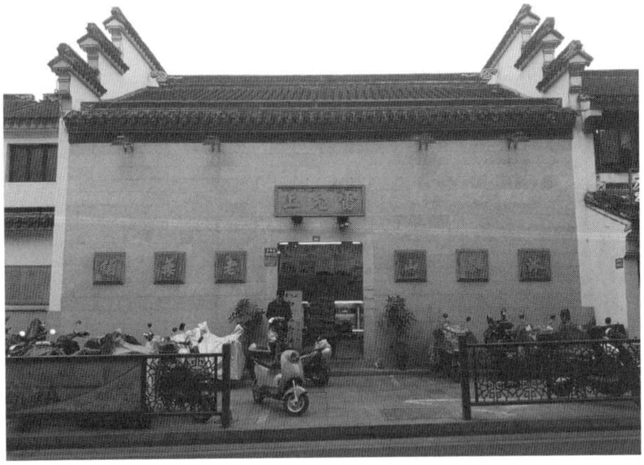

图10-7　雷允上沐泰山老药铺

1956年公私合营，1月17日改名为公私合营沐泰山国药店；同年7月，药店网点调整，良宜堂、恒山堂西号、谢济寿西号先后并入沐泰山，成立金阊区沐泰山中心药店，管辖全区各国药店业务。1958年开展配药一条龙、煎药三查等岗位药品质量责任制，因成绩突出受到中央、省、市主管部门表彰，连续被评为省、市先进单位。“文化大革命”时期，沐泰山受到重创。1966年10月17日，改名为大庆药店；同年12月21日，改为国营。1969年，工场并入苏州中药厂（雷允上制药厂）。1970年药店增设中草药门市部，安排老药工坐堂应诊，并下乡设点，在市郊开辟药圃试验场等；同年8月，大庆药店事迹在《新华日报》刊登后，收到全国各地问病购药来信1万余件，药店为病家邮寄药包3000余只。1979年10月16日，恢复沐泰山国药店老名号。20世纪90年代，沐泰山药店被国内贸易部认定为“中华老字号”。1997年1月27日，并入苏州雷允上国药连锁总店，更名为苏州雷允上国药沐泰山连锁店。1999年5月，又改名为苏州雷允上国药连锁总店有限公司沐泰山药店。2011年10月，店址由阊胥路302号迁至阊胥路801号（沐泰山老药铺旧址）。

沐泰山堂药铺在进货渠道上力求道地，而且炮制精良，还广泛搜求民间验方，进行验证，加以改进，由此研制出了许多名牌特色产品。如肥儿八珍糕、虎骨木瓜酒、消痞狗皮膏、退云散眼药、人参再造丸、大活络丹、金匮人参鳖甲煎丸等，行销四乡八镇，传播大江南北，备受医家、病家欢迎。这些验方经整理，编纂成《沐泰山堂丸散集》2厚册及《良方簿》1本。经营上，沐泰山堂为招徕顾客，服务周到；在制合金匮人参鳖甲煎丸时，会郑重其事地选择吉日在店堂门口当众杀鳖，吸引行人围观，起到很好的广告效应。又在店门边渡僧桥堍的永济亭内放置有炒米的竹筒、蓑衣、灯笼等生活用品，无偿提供给遇到困难的过路人使用。

如今，历经260多年而不衰的沐泰山药店，在太平盛世中继续为民服务，造福社会。

四、良利堂药店

良利堂药铺，乃清嘉庆十四年（1809）由松江府南汇县周浦镇人陆绪卿与开悦银楼业主周某（周汉于祖父）合伙创办于苏州城内萧家巷酱园弄口西首（朝北门面），取“良药苦口利于病”之意，起名“陆良利堂药铺”。利用店铺周边所住官宦士绅富商多的优势，致力于经营滋补养生药材，因而业务蒸蒸日上。咸丰十年（1860），太平军攻占苏州前，为避兵燹之灾，精明的陆绪卿果断地把全店资产、人员转移到老家南汇县周浦镇继续开业，保存了实力。数年后，陆氏因年迈将周浦镇之药铺，交给孙子经营。同治八年（1869）四月，其儿辈回到苏州复业，并吸收潘、单、朱、徐姓等士绅大户资金入股。店址向西迁移到靠近临顿路的萧家巷西首2号，扩建房屋，增加设备，形成前店后坊布局，成为大型药铺，店名改称良利堂。继续重点经营人参、鹿茸、白木耳、膏滋药等滋补品及精制饮片、枫斛、花露、玫瑰花粉、薄荷花粉等药材，销售额始终在同业中独占鳌头。据史料，该店1930—1932年销售额达47 000银圆，其中年煎膏滋药800多料，占了全市40%的份额，为民国时期苏州四大名药店之一。

良利堂药铺好景在1937年日军侵华后便戛然而止，苏州沦陷时，店内货物被抢掠一空，损失达15 000银圆之巨。日伪统治期间，由于交通阻塞而致药源阻断，又物价飞涨，以及老客户大都避往内地等原因，致营业萧条，经营惨淡。抗日战争胜利后，虽力争扭转危局，但已无法与战前相比。直至苏州解放后，在党和政府的扶持下始有好转。1956年公私合营，1月27日改名为公私合营良利堂国药店。同年7月，改为平江区良利堂中心药店，管辖全区各国药店业务。1958年，仁寿天元记国药店并入，乃迁至观前街64号仁寿天元记国药店原址营业。同年9月，与太和药房合并，改名为良利堂中西药商店。1965年1月，西药业务分出，仍名良利堂国药店。1966年10月17日，改名为苏州药店；同年12月21日，改为国营。1979年10月16日，恢复原名良利堂国药店。1997年1月27日，并入苏州雷允上国药连锁总店，更名为苏州雷允上国药良利堂连锁店。1999年5月，又改名为苏州雷允上国药连锁总店有限公司良利堂药店。店址于1996年搬至临顿路原店工场后门营业。2001年5月，从临顿路51号迁至建新巷7号；2003年8月，又迁回临顿路69—70号；2011年6月，迁入施相公弄24—36号；2017年8月，迁至苏州工业园区钟慧路52号3幢101室。2011年1月26日，良利堂药店被商务部认定为全国第二批“中华老字号”。

良利堂药店之所以能赢得如此多客户的信任和高信誉，是因为它的高质量。它的饮片加工享有盛誉，“槟榔一百零八片，附子也能飞上天”，说的就是该店老药工切片薄如蝉翼的精湛技术，使见者无不叹服，得到业内同行的赞誉，以至于有“请了名医要良药，撮药要到良利堂”的民间谚语。

良利堂在历史长河中已经历了210多年的风风雨雨，虽然进入新世纪后，店址不断迁移，但它仍继续发挥着原有特色为民服务。

五、天益生药店

天益生堂药铺，由一位沈姓浙江药商于清道光十七年（1837）创设于当时还相当冷落的凤凰街南端，取“唯天为大，有益为上，生命为贵”之意，命名为“天益生”。

药铺开业后，沈老板为顾客提供到位的服务，除茶水招待外，又询问顾客病情并介绍医生。药铺靠近葑门，沈老板经过周到的服务，结交了不少从葑门外黄天荡及更远的斜塘、车坊来的农民朋友。这些农民大多不识字，生了病也不知到哪儿找哪个医生诊治，自认识了沈老板后，有了他的介绍，甚至还会被带到医师诊所就诊治疗，看病吃药大大方便了。此做法一举数得，沈老板不仅结交了医生，又为自己药铺带来了药方生意。经过多年的经营，天益生堂药铺业务逐渐红火。然而，世事难料，咸丰十年（1860）一场兵燹突然降临。沈老板听到清军败退的消息，又看到左邻右舍家家户户避逃的情况后，果断做出了避灾逃难的决定，连夜雇船装载店内较贵重的药材、加工器具和全家老小包括伙计学徒，出葑门水城门驶向斜塘、车坊一带农村躲藏。平日的积善此时得到了回报，以前在店里结识的这些区域内的农民朋友

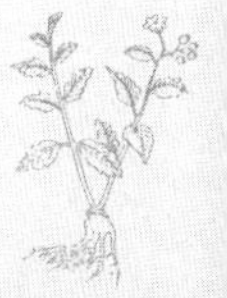

给予了他热情帮助。沈老板租了几间房屋安顿了下来，靠着积余生活。同治二年（1863）年底，城里传来太平军已失败、苏州重被清军占领的消息，春节后又听进城的农民回来讲城里太平了，街道上商店也开门营业了。沈老板决定先回去看看再说，至城后发现虽然部分墙壁倒坍，但店屋主体仍在，于是请人修复后全家返城，药店择吉日重新开张。战乱平息后，葑门一带市面日渐兴旺，住户也逐渐增多，天益生堂业务又红火起来。然而，一场同业竞争又悄悄来临：药铺附近十全街的名医陆方石，于光绪二年（1876）在家门口开设了规模不小的陆采山堂药铺，集看病、卖药于一体，加上其处于带城桥的地段又好，使天益生堂药铺生意大受影响。沈老板只能频频联络其他医生争取处方，扩大业务。后来沈老板去世，后人难以为继，遂于光绪二十八年五月以二千银圆低价将店铺盘给该店学徒出身的周慎安（杏村）。周慎安系宁波镇海人，精于为商之道，受盘后将店号改为天益生堂杏记药铺，并做出了一系列整顿改进措施，因而药铺经营较稳健，业务对象主要是葑门外一带农民。1913年2月，天益生堂药铺学徒出身的沈其章在葑门横街开设了同益生堂药铺，带走了不少业务，因葑门外横街是农民进城返家之路，地段较好，故对天益生堂业务打击颇大，失去了跻身大型药店的条件和机会。

苏州解放后，天益生堂药铺为争取业务，于1951年在博习医院（1954年改称苏州市第一人民医院）设中药配方部，派出3名药工驻院承接配方，业务不错，直至1966年撤销。1956年1月公私合营，改名为公私合营天益生国药店。同年7月，商业网点调整，附近采山堂国药店并入。1958年9月，与华生药房合并，改为

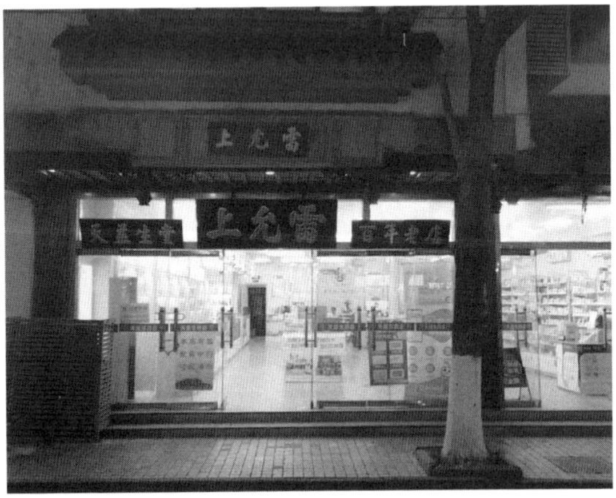

图10-8　雷允上天益生堂

天益生中西药商店。1965年1月西药分出，仍名天益生国药店。1966年10月17日，改名红卫药店；同年12月，改为国营。1970年，又改名为民康药店。1979年10月16日，恢复天益生国药店老字号。1997年1月27日，并入苏州雷允上国药连锁总店，更名为苏州雷允上国药天益生连锁店。1999年5月，又改名为苏州雷允上国药连锁总店有限公司天益生药店，有职工16人，全年营业额为186万元。店址于1998年9月从凤凰街13—17号迁至沧浪区（今姑苏区）十全广场B-1号；2000年12月迁至凤凰街7号。2015年7月6日，天益生药店被江苏省商务厅认定为第一批“江苏老字号”。

天益生药店在历史长河中已经度过了180多个春秋，店虽小，药品质量却不低，服务质量更不减，证明了小店也能做出大贡献，也能在悠悠岁月中生生不息。

六、潘资一药店

潘资一堂药铺的创立时间和业主姓名未详。根据苏州地方志编纂委员会办公室、苏州市档案局1985年内部编印的《苏州中药堂号志》：该店曾称作潘资一大吉堂药铺，创设在临顿路。民国《吴县志》卷六十《金石考二》有“《资一药房记》，潘曾沂撰”的记载。这是状元大学士潘世恩长子潘曾沂（内阁中书）撰写而刻成的碑记，说明了潘资一堂药铺与苏州贵潘家族的关系。潘曾沂于道光五年（1825）患肺病辞官归里，长斋礼佛，究心佛典；亦以济世利民为务，佐其父经营丰豫义庄，丰年买进粮食，荒年施舍赈济贫苦百姓，10余年间，赈济大米四五万石；又创放生会。苏州的许多名门望族子弟，在他们仕途显赫之际，也不忘桑梓之情，兴办了不少善堂，热心施诊给药等慈善事业，由施诊给药演变为药店的也有多例，潘资一堂药铺即为其中之一。从潘资一堂留存的青花瓶及其它器皿上的大吉堂字样推算，该店在咸丰十年（1860）前称作大吉堂药铺。太平天国统治苏州期间，除药王庙、雷允上诵芬堂与沐泰山堂药店全部遭焚毁外，其余大多数药店是部分房屋被毁、人员逃避各处，仅剩两户药店开业，并为太平军服务，其中之一就是潘大吉堂。贵潘家族人员全部逃匿他乡，潘大吉堂的业主也无踪影，因未带走职工，药店被太平军接收，成了其售药处，原店内伙计也成了售药处职工。同治二年（1863）年底，太平军失败，苏州社会秩序开始稳定，潘大吉堂业主返苏，不久后，把店名改为潘资一堂药铺，又请族中名人潘曾沂等书写店名、横匾、楹联等。潘资一堂药铺开业后，遵古法炮制饮片丸散，研制生产的“清麟丸”“制金柑”质量优异，疗效显著，得到同业一致认可，市场销售连年上升，成为苏州名特成药，驰名遐迩。1933年，潘氏后代潘家余为药店业主。1944年3月，因经营困难，业务很难维持而将店铺出盘于沈德华，店招改称潘资一堂益记药店。

1956年1月公私合营，改名为公私合营潘资一国药店；同年7月，商业网点调整，附近养生堂国药店并入，乃迁至养生堂临顿路店址营业。1966年10月17日，改名为健民药店；同年12月21日，改为国营。20世纪80年代末，恢复原名潘资一国药店。1997年1月27日，并入苏州雷允上国药连锁总店，更名为苏州雷允上国药潘资一连锁店。1999年5月，又改名为苏州雷允上国药连锁总店有限公司潘资一药店。店址于1998年5月，从临顿路326号迁往白塔西路花桥巷北向南3、4、5间；2000年12月，又迁至临顿路266—267号；2018年10月，迁至白塔西路37号。2015年7月6日，潘资一药店被江苏省商务厅认定为第一批“江苏老字号”。

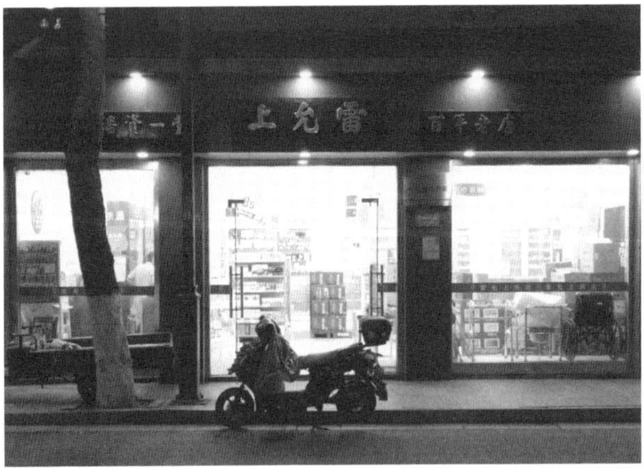

图10-9　雷允上潘资一堂

潘资一药店作为一

家有名门望族背景，又在太平天国时期开业为其服务，历经160多年的药店，创有名特产品，口碑较佳，迄今仍在为苏城百姓的健康服务。

七、柳仁仁药店

柳仁仁药店，于清咸丰四年（1854）始创在常熟县梅李镇，为浙江宁波人龚、叶两姓合资开办。咸丰六年，在城区县南街设分店，称柳仁仁寅记，但两店各立门户，各自经营。柳仁仁寅记系与上海合利元药行合资开办，并由后者委派代理人马志方来常熟担任该店掌柜，生产经营规模有所扩大，除饮片配方外，兼营批发业务。自产“柳氏大活络丹”“全鹿丸”等产品，销往江阴等县，颇享盛誉。历经同治、光绪两朝，经久不衰。随着生产规模的扩大，药店陆续购进西太平巷空地和旧屋，改建成仓房。之后，叶春瑞、李墨卿先后担任经理。李墨卿原为苏州童葆春药店的账房，李来店后，除自投资金外，还带来了苏州药行店东陈、韩两姓的投资。店牌号依旧，但将“寅记”改为“泰记”。抗日战争前，有职工34人，每年流动资金达5万多元。1937年11月中旬，日军侵占常熟县城时，药店店面全部被焚毁，后复遭洗劫，损失惨重。后部货楼及库房幸存，1年后，药店继续在西太平巷经营配方和批发业务。3年后，在县西街再建店面，恢复零售业务，但与从前相比差距甚远，由于是老字号品牌，信誉尚存，因此还能经营下去。1949年4月，常熟解放时有职工20人。

1956年1月18日，柳仁仁药店改为公私合营，当时核定资产为1.17万元。1966年11月，改为国营企业，更名为常熟红炉药材店。1979年12月，又改名为仁仁药店。1987年6月13日，经常熟市卫生局批准，恢复原名柳仁仁药店。是年，有职工20人，流动资金1.66万元，营业额62.25万元。随着所属上级公司的变更，2001年12月29日，店名也由常熟市医药零售总店柳仁仁药店更名为常熟市建发医药零售连锁有限公司柳仁仁药店。药店店址于2004年8月、2010

年11月、2013年1月、2021年11月从县南街47号相继搬迁至县南街县东街口、市文化广场1号楼底楼、和平街45与47号、李闸路160-6号与160-6-1号。

药店隶属的常熟市医药总公司，经上级批准，于2001年7月17日改制为常熟市建发医药有限公司，注册资本880万元。同年8月，常熟市建发医药有限公司撤销常熟市医药零售总店，组建子公司常熟市建发医药零售连锁有限公司，注册资本200万元。

历经近170年沧桑的柳仁仁药店，至今仍在为常熟人民的健康服务。多年来，通过全店职工的不懈努力，荣获了许多荣誉。1990年8月被江苏省药材公司表彰为优质服务单位，1991年6月被江苏省药材公司表彰为中药批零企业优质服务单位，1995年8月被中国医药企业管理协会表彰为1991—1992年度全国医药行业优秀班组。2015年7月6日，江苏省商务厅发文认定柳仁仁药店为首批“江苏老字号”。

八、延天龄药店

清代中后叶，太仓县西郊镇人凌鹤皋，因幼时患有跛足，久治不愈，便立志学医，希望学成后能为病家解除疾苦，有益于社会。他生活节俭，稍有余钱，就购买医书自学，边学边给人治病。凡亲友邻里中有病患的，他总要上门尽力治疗，经验逐渐积累，医道日见进步。他对贫苦病人，只收药材成本费用，不收诊金，因而四乡来就诊者越来越多，他的名声也越来越大。此时，他觉得单靠医道好还不够，还得有质量上乘的药材配合治疗，才能药到病除，因此于清咸丰年间在太仓县城西门外大街开设了延天龄中药铺，以造福乡邻。

药铺常以“修合虽无人见，存心自有天知”警句督励员工，凌鹤皋对药物选料、炮制都一遵古法，亲自监制。每年入冬雇船至无锡装运“天下第二泉”——惠山泉水，熬制膏滋药。所有补膏，如驴皮、龟板、鹿角、虎骨、龟鹿二仙等，都要先把原料浸泡清理后，先在地灶上焖煮，等到皮化骨酥，再滤进另一只锅里边煮边搅，等到药液点滴成珠时，再用文火慢煮，然后舀入膏盘，等它凝结成块后，上膏床切块，放在竹匾里风干后，才放入石灰甏里存储。甏上标明制成年月，要等到10年以后，火气脱尽，才上柜出售。由于药材道地，货真价实，深得病家信任，因而享誉远近。咸丰十年(1860)夏，太平军攻下太仓后，交通受阻，凌氏乃不顾行走不便，挑起药担，为乡民送医卖药。光绪三十年(1904)，因遭盗劫、又逢火灾，西门外房屋全毁，凌鹤皋旋亦病故。次年，由其次子凌盈卿筹划，将店址迁入城内陆家桥东首，继续营业。1937年，淞沪会战爆发，该店药库与作坊被日军军机炸弹炸毁。经过3个月的清理，才在旧址复业。后因凌盈卿体弱多病，药店交由凌家女婿端木聚五接手继续营业。清末至民国时期，延天龄一直是太仓县内较有影响力的中药铺号。

1956年公私合营，延天龄药店与诚中药店及中西药房（西药店）3家合并，称作城区药材中心商店，在3家原址设3个门市部，延天龄门市部位于新仓街40号。不久，改归县商业局管理。“文化大革命”期间，3个门市部合并营业，店址在新仓街(20世纪80年代后期改称新华西路)卖秧桥西侧，改名为城厢镇药材商店。1993年，恢复“延天龄药店”老名号。2000年，并入太仓市天盛医药有限公司，为其旗下之药店。2015年5月12日，太仓市天盛医药有限公司变更为苏州延天龄医药有限公司，延天龄药店也随之变更为下属药店。2019年5月15日，另又成立江苏延天龄医药连锁有限公司。自此，百年老字号“延天龄”，以全新的面貌服务消费者。2023年10月27日，苏州市商务局发文认定苏州延天龄医药有限公司的品牌和注册商标“延天龄”为第二批“苏州老字号”。

九、同德堂药店

昆山同德堂药店的前身是徐泰山堂药店。清同治三年(1864)，浙江宁波人徐杏桥来到昆山县城，挑了两只竹箱药担，摇着串铃走医卖药。嗣后在南大街（今人民北路南段）蟋蟀弄对面，坐西朝东门面，设摊卖药。他积蓄了一些资本，便在原地建房正式开设药铺，店号取名“徐泰山堂”。因进货注重药材产地、质量，炮制遵守古法规范，配方做到货真价实、老少无欺，得到顾客信任，营业范围逐步扩大，终于在昆山生根立足，并逐渐成为昆山规模最大的药店之一。宣统三年（1911），61岁的徐杏桥病故，药店由其子徐景伯继承经营，业务有所发展。20世纪30年代，徐家聘请熟悉医道的同乡亲戚张文馨出任药店经理，因为他精通医术，尤其善治喉症，故求医问药者纷至沓来。

徐泰山堂有大小房屋80余间，头进为风火墙门，门楣上镶嵌着“地道药材”的砖雕。其后为石库门，门楣处悬挂着“徐泰山堂药铺”的匾额，两边还有一副楹联。进门为客堂，摆放着八仙桌和凳子，供顾客歇息。再里进是接方称药的柜台，柜台后是满壁药橱。沿左侧走廊，可进入账房间。账房后是药材加工间，杂房（存放饮片、自制中成药粗料、膏滋药等），细货房（存放人参、羚羊角等细料贵重药品），草药房（存放草药），是典型的“前店后坊”布局。

1937年11月，昆山沦陷后，徐家避难于吴县东山，不久迁转甪直。当时昆山县城南、中、北大街179家商店，除南北两头极少几家幸存外，全部被轰炸与烧毁，成为一片废墟。徐泰山堂虽也未能幸免，但房屋尚完整，损失较少。徐家回到昆山后，随即着手修复店铺。1938年初夏，店面修缮后便迅速开业，为昆山城区最早复业的中药店。1939年，63岁的徐景伯病故，其子徐译生接管药店。因经理张文馨管理有方，药店生意蒸蒸日上，声誉迅速远扬至太仓、吴县等地。

1956年，徐泰山堂参加公私合营，于5月26日并入了新成立的中国药材公司江苏省昆山县公司，成为其零售门店，并更名为同德堂，取“同德同心，济世济民”之意。当时，药店经营面积为200多平方米（其中仓库面积有100多平方米）。1958年5月，中国药材公司江苏省昆山县公司改为昆山县医药公司，乃为其零售门店。1966年12月，药店随工商体制变革改为国营，更名为昆山县医药公司第一门市部。之后，门店经过了两次大翻修。1984年，药店恢复了“同德堂”老店名。同年，因人民路拓宽需要，原建筑被拆除，建造了新营业大楼，新址位于昆山商业主干道人民路6—11号（正阳桥西北堍），药店经营面积扩大至1 100多平方米（其中仓库面积为400多平方米）。2001年1月，昆山市医药总公司同德堂药店更名为昆山双鹤医药有限责任公司同德堂总店。2003年1月5日，由昆山双鹤医药有限责任公司出资1 652万元（持股88.12%），组建成立昆山双鹤同德堂连锁大药房有限责任公司，药店又更名为昆山双鹤同德堂连锁大药房有限责任公司同德堂药店。

药店隶属的昆山市医药公司，于1994年9月9日，更名为昆山市医药总公司。2001年1月5日，昆山市医药总公司与昆山双鹤药业有限责任公司共同出资，组建了昆山双鹤医药有限责任公司。2006年6月，昆山双鹤医药有限责任公司并入北京医药集团有限责任公司，成为北药集团子公司。2011年5月，与北药集团公司一起并入华润医药集团有限公司，定名为华润昆山医药有限公司，其中华润医药商业集团有限公司（曾用名：北京医药股份有限公司）持股66.68%，昆山市医药有限责任公司（曾用名：昆山市医药总公司）持股33.32%。

历经160年的同德堂，创造了百年辉煌。20世纪90年代初，被国内贸易部认定为“中华老字号”，并授牌。1999年4月，同德堂药店获国家药品监督管理局颁发的“1998年度医药商品质量管理全国示范药店”荣誉称号。2006年4月，商务部启动“中华老字号”的重新认定工作，2007年3月30日，同德堂药店经江苏省经贸委商业改革发展处初审合格并公示，可惜未能

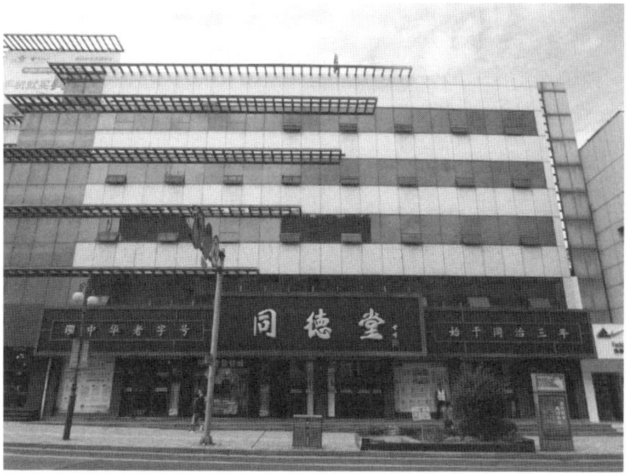

图10-10　昆山同德堂药店

通过商务部的认定，无缘2011年1月26日公布的第二批“中华老字号”。2015年7月6日，江苏省商务厅发文认定昆山双鹤同德堂连锁大药房有限责任公司的品牌和注册商标“同德堂”为首批“江苏老字号”。

十、童葆春药店

童葆春药店，清代时即是苏州四大老字号名药铺之一。

清代中叶，浙江慈溪庄桥镇童氏家族雄于资财，以善于经商闻名江浙沪，经营范围涉及金融、百货、绸缎、银楼、药材等行业，到处设肆开店，在常熟城内广开各业店铺，有“童半天”之称。光绪元年（1875），在苏州胥门附近的道前街东首出资创设了一家药铺，起名童葆山堂，同时作为商品中转货栈和人员往来住宿之所。光绪末年，对面邻店（后为啸云天茶馆）失火，殃及童葆山堂药铺前面部分，灾后铺面重建并扩大，店名改为童葆春堂。

童葆春堂新店开张后，加强了经营管理，从药材进货到饮片切片、丸散炮制等全流程从严要求，使药品质量在苏州西南隅同业中堪称一流。虽如此，童葆春堂因没有独家生产的著名产品而难以跻身名药店之列。为此，店方认真考察，发现江苏地区还没有叫得响的滋阴补阳类成药，几经商议，决定开发以整只活鹿为主再请名医添加一些滋补药材的处方，精心炮制成丸药，又请病家试服，证明颇具滋阴补虚功效，尔后向推市场，定名“全鹿丸”，成为该店的特色品牌药。药店特在后园建起2间养鹿房，从东北吉林购来几头梅花鹿，专人饲养，供人免费参观，以扩大宣传效果。制合全鹿丸须在严冬季节，一般在冬至前后。宰鹿前一段时间，店家在广播电台、大小报纸报道全鹿丸的功能和宰鹿时间。临近宰鹿时日，店堂内外张灯结彩，堂厅内烧香点烛，并延请七八个堂名演员唱宣卷，吹打3天，人头攒动，热闹非凡。最后当众宰杀活鹿，以示全鹿丸用料货真价实，非常讲究，这是招徕顾客的高招。全鹿丸名声得以大振，销售量日益增长，业务兴隆。1930年道前街拓宽，童葆春堂趁势扩大门面并改进店堂设施，以提高档次。改建后的新门面清一色水磨砖墙、石库门面、门楣嵌店名、门两侧砖雕长招，店堂内部由原曲尺柜台改为和合柜，堂内悬挂名人楹联及仰尘、竖招，气派不凡。同时又不断提高药品质量和服务水平，业务量迅速上升。国药业太和公所史料记载，1930—1932年间，童葆春堂药店营业销售额已达20 000银圆左右，与苏州四大药店之一的王鸿翥药店持平。

1937年11月，苏州沦陷后，该店资财被日军抢掠达6 800元。日伪统治时期，由于胥门城门关闭达1年之久，而童葆春堂的大多数业务主要依靠苏州西南郊区进城农民，农民不能进城，该店业务急剧下降，门庭冷落，更兼物价飞涨、药源阻塞等因素，度日维艰，处于崩溃边缘。抗日战争胜利后，由于货币贬值、药源依旧阻塞，名牌产品全鹿丸存货早已售罄，加之资金匮乏，无力制合，因而销售不振，仍然苦度时日。

1949年4月27日苏州解放，童葆春堂药店业务开始好转。1956年1月公私合营，改名为公私合营童葆春国药店；同年7月，改为沧浪区童葆春中心药店，管辖全区各国药店业务。与此同时，商业网点调整，杜良济明记国药店并入，成为童葆春第一门市部；经德堂国药店并入，成为童葆春第二门市部。1958年9月，与万国药房合并，改名为童葆春中西药商店。1965年1月，西药业务分出，仍名童葆春国药店。1966年10月17日，改名为健康药店；同年12月21日，改为国营。1969年，工场并入苏州中药厂（雷允上制药厂）。1979年10月16日，恢复原名童葆春国药店。1990年，药店重

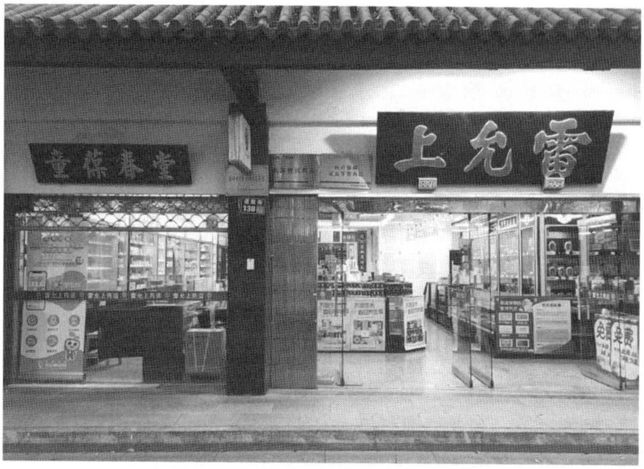

图10-11　雷允上童葆春堂

新扩建，建成面街三层营业楼与四层办公楼各1幢，门面也重新整修。1997年1月27日，并入苏州雷允上国药连锁总店，更名为苏州雷允上国药童葆春连锁店。1999年5月，又改名为苏州雷允上国药连锁总店有限公司童葆春药店，同年有职工20人，年营业额为150万元。2015年7月6日，童葆春药店被江苏省商务厅认定为第一批“江苏老字号”。

拥有近150年历史、遭遇不知其数磨难的童葆春药店，至今仍在原地（道前街134—138号）经营，仍然是苏州国药业中的佼佼者。

十一、王鸿翥药店

王鸿翥药店始创于清光绪八年（1882）。创始人王仙根为苏州富商，出资捐得四品衔候补道员，人称红顶商人。其次子王赓云（名祖庆）是光绪年间苏州外科名医，因家中附设药室配药，就诊者众多，常常拥挤不敷使用，故而萌生开设药铺的想法。于是在观前街醋坊桥堍购得一些临街小店铺，进行装潢和人员配备后，于光绪八年四月二十七日（1882年6月12日）正式开业。店名为王鸿翥堂，除有“鸿鸟飞翔，福至于庭”之意外，还有展翅腾飞、奋发向上之寓意。以鸿鸟嘴衔灵芝图为店标和产品商标。店资金雄厚，除流动金12 000银圆外，还有备用金12 000银圆。王赓云从历代丸散膏丹验方中挑选出一些良方，与药工一起研究试验，并且用药道地，选料上等，四季采集，陈鲜讲究，不惜工本，陆续研制出回天再造丸、易老天麻丸、大资生丸、西瓜灰、金液丹、萃仙丸、龙虎丸等产品，均有独特功效，销量猛增，称誉苏城。特别是利用首乌丸古方，与老药工反复试验改进，采用“九蒸九制”独家工艺制成的首乌延寿丹，解决了药丸发硬这个中药丸炮制中的千年难题。成型的丸粒光滑饱满，糯软疏松，易于崩解，疗效很好，大受进补者青睐，非常畅销，成为王鸿翥堂的当家名牌产品。销售业务长盛不衰，职工最多时达40多人。王鸿翥堂后来居上，至民国初年已成为苏州四大名药店之一。

后来，王赓云将自己行医数十年心得凝聚成的良方和搜集到的验方，按门类编印成一部《王鸿翥堂丸散膏丹总录》，成为民国时期民间刊印的中药药典，在苏州中医药界引起轰动。

1949年苏州解放后，王鸿翥的业务又得到较大发展。1956年1月公私合营，改名为公私合营王鸿翥国药店。因其有完整的生产工场设备和高技术的药工，除负责供应辖区内国药门市部的饮片和中成药外，还接受苏州市各大医院及诊所的小料丸散，如治伤丸、祛伤散、腰痛丸、接骨丸、伤膏药等90多个品种的加工业务，人员增至80多人。1966年10月17日，王鸿翥药店改名为人民药店；同年12月21日，改为国营。1968年11月，人民药店又被撤销。1969年，工场并入苏州中药厂（雷允上制药厂）。改革开放后，在苏州市民主党派、工商联、政协和一些老中医与老药工的四处奔波和呼吁下，1986年5月15日，老字号王鸿翥国药店终于重新在醋坊桥畔开张营业。20世纪90年代，王鸿翥药店被国内贸易部认定为“中华老字号”。1997年1月27日，并入苏州雷允上国药连锁总店，更名为苏州雷允上国药王鸿翥连锁店。1999年5月，又改名为苏州雷允上国药连锁总店有限公司王鸿翥药店。1999年初，为配合观前街更新改造，王鸿翥药店一度迁至因果巷营业；观前街重新开街后，回到观前街64号原址，有300多平方米的营业面积，除经营各种中药多达1 500余味，中成药、西药也有2 000余种，还发挥传统特色，熬、制、修、合，丸、散、膏、丹一应俱全。1999年有职工27人，注册资金25万元，销售额800万

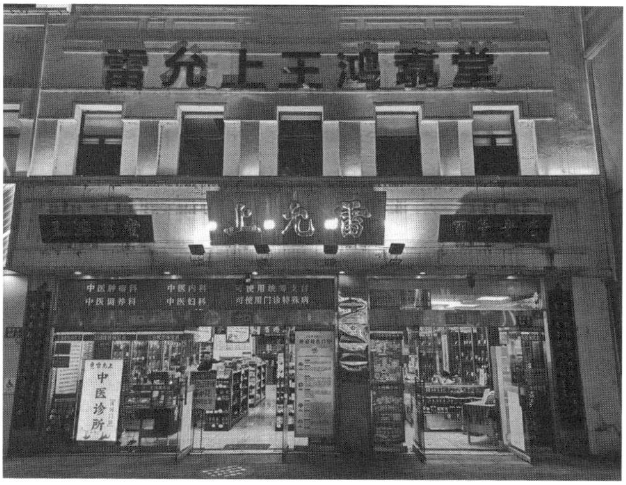

图10-12　雷允上王鸿翥堂

元，利润30万元。2011年1月26日，王鸿翥药店被商务部认定为全国第二批“中华老字号”。

在漫长的140多个春秋中，王鸿翥药店历经了风风雨雨。今日王鸿翥药店驰誉国内，坚持以“弘扬祖国医药，济世活人，诚心相待，追求卓越”为理念，以“服务人民，奉献社会，顾客至上，质量第一”为经营宗旨，以“真情、真品、真价”和“名店、名药、名医”取信于民，取得了良好的社会效益和经济效益。百年沧桑老店，定能再创辉煌。

十二、养和堂药店

养和堂药店，浙江宁波鄞县人洪北堂清光绪九年（1883）创建于吴江县盛泽镇。初设于花园街潇湘弄口，坐南朝北，单开间门面，规模颇小，老板、职工仅4人。苦心经营数年，业务刚有起色、稍有积累之际，不料一场大火，让店产成为一堆废墟。光绪十六年，洪氏在花园街西口购地重造新店，起名“洪养和堂”，取“养其天和”之意。养和堂占地400余平方米，坐北朝南，门面高大轩敞，用巨砖砌成，砖缝间嵌水泥。墙身厚实坚固，中为拱形石库门，装有两扇铆着铁钉的铁皮大门，颇似城门，防火防劫。门旁悬挂七尺长金字店招牌，门框两侧装有铁栅，店之四周高筑风火墙。进门为面阔三间的石板天井，其上为隔丝玻璃天棚，雨天可以不湿脚，夏日里用绸缝成的天幔，遮阳防晒。面对天井的是大店堂，内置一高大柜台，为配药的饮片柜台，店堂内庭柱上悬一副楹联，上联为“修合丸散无人见”，下联为“良心自有天知晓”，以示其经营作风和商业道德。饮片柜台东侧为一宽阔过道，沿墙放置靠背长椅供顾客取药、病家候诊时休息。过道尽头又一天井，亦有天棚构筑，面积略小。后面是小店堂，其柜台略低矮，专卖丸散膏丹，堂内悬挂“不二价”横匾。小店堂旁设财神堂，兼作洽谈室，接待前来兜销的各路药商；冬季则成为看参房，接待顾客看货，购买人参等滋补药品。财神堂内摆设红木太师椅和茶几，墙上悬挂大理石山水挂屏，甚是雅致。大、小店堂之上均为楼房，前楼供职工住宿，后楼为店主内宅。后楼之后为堆栈、制药工场和煎药房等辅助房屋，其上建有面积颇大的木板晒台，用以晾晒原药。后门通向剪刀弄。另设厨房供全店膳食。

养和堂恪守商业道德，讲求信誉，严把药物质量关，常年自制中药饮片和丸、散、膏、丹，尤以眼药水、狗皮膏、白玉膏、疥疮药等享有盛名。除盛泽本地外，邻近乡镇及浙江嘉兴等地的病家亦多慕名前来，甚至委托航船持处方代为配药。还免费代煎汤药，派学徒于当日送往病者家中，最多时，日送200余方。在盛泽镇10余家国药店中业务首屈一指。养和堂还邀擅治伤寒症的中医杨勤之父子坐堂诊病。20世纪20年代末，养和堂业务极为兴旺，乃在十字弄口增设分店，取名“洪养生堂”。二开间石库门面，建筑式样如养和堂，但店内仅设一只柜台，不设工场，原药及成药都由总店送去。养和堂全盛时期，职工有二十七八人，养生堂有六七人。

民国时期，由于店主常住宁波，委托翁志湘代理店务。店主洪北堂谢世后，店产一分为两，由长子洪元臣和次子洪文清继承。文清因吸食鸦片入不敷出，将其股份转让给元臣。此后，元臣独资经营，将招牌改为“洪养和堂顺记”。洪元臣中年早亡，时长子洪佐廷、三子洪庚廷均在上海工作，便委托账房施一帆任经理，洪氏昆仲仅逢年过节来查看账目。抗日战争胜利后，养和堂经营不佳，出现亏空，遂关闭分店养生堂。1948年，洪氏家族派出老四洪贤廷（原在宁波教书）到盛泽驻店熟悉业务，于1949年下半年施一帆亡故后接任经理。

1956年9月，养和堂等13家中药店合并成立公私合营盛泽国药店。嗣后，国药店又与12家西药店合并为公私合营盛泽医药商店，养和堂等均成为其门市部。1966年底，盛泽医药商店成为国营企业。1986年7月，五开间四层医药商店新大楼在盛泽镇闹市东方广场建成。1990年4月，养和堂恢复原店名。随着所属上级公司的变更，相继更名为盛泽医药商店养和堂门市部、吴江市医药总公司盛泽医药公司养和堂门市部、吴江市国医药业有限公司盛泽养和堂药店、吴江市国医药业零售连锁有限公司盛泽养和堂药店、苏州养和堂医药零售连锁有限公司盛泽养和堂药店、苏州吴江国医药业零售连锁有限公司盛泽养和堂药店、苏州佳惠堂连锁大药房有限公司盛泽养和堂药店。2003年，养和堂药店在盛泽镇区分设了4个门市部，全店职工30人，当年营业额700余万元。2017年起，注册地址为吴江区盛泽镇舜新中路西侧金银岛商业广场109、110、111、131、132、133室。

药店隶属的吴江市医药公司，于1994年7月14日，更名为吴江市医药总公司，下辖七大镇的国营医药商店更名为市医药总公司某某医药公司。2000年6月27日，吴江市医药总公司及下属医药公司实行产权制度改革，更名为吴江市国医药业有限公司（2019年12月30日注销）。2003年4月28日，吴江市国医药业有限公司下设吴江市国医药业零售连锁有限公司，原七大镇的医药商店成为其连锁零售药店。2014年5月，吴江市国医药业零售连锁有限公司更名为苏州养和堂医药零售连锁有限公司，同年6月13日又更名为苏州吴江国医药业零售连锁有限公司，2021年6月23日再次更名为苏州佳惠堂连锁大药房有限公司。

十三、杜良济药店

杜良济药铺，是杜良济堂明记药铺（1895年创设于养育巷）于光绪三十二年（1906）分设的杜良济堂南号，位于胥门外万年桥盛家弄口。主要业务群体为近郊百姓。

20世纪40年代，苏州外科名医陈明善，诊得一病人患骨结核症（俗称“穿骨流注”），日流脓水，痛苦万分。开出“用克蛇乌龟（即断版龟）一只，炙炭，用炼蜜制丸服之”的处方，但此药为丸散集所不载，药店所不备。当病家持此方来杜良济药店配药时，引起店方重视，多方设法觅得断版龟，如法炮制，病人服用后，果然沉疴渐起，连服2只，终于痊愈。此后，杜良济堂药店便派人到浙江嵊县山区采购断版龟，制合成丸药发售。由于疗效显著，逐渐成为名牌产品。1956年公私合营后，这一特效验方由雷允上药厂研制为片剂发售，遍销全国，邮购者众多。1939年，店主杜少波子辈分家，杜良济堂南号由长子杜献赓继承。杜献赓接手后，大力整顿经营，业务逐渐上升，成为胥门地区大型国药铺之一。1952年，第三次苏南地区城乡物资交流会在苏州举行，该店在南干路（今人民路南段）东74号开设分店，后于1954年收歇，迁回总店。1956年1月实行公私合营，改名为公私合营杜良济国药店，当年有职工14人；同年7月，大德堂恒记国药店并入。与此同时，商业网点调整，杜良济明记国药店并入了童葆春国药店，没了杜良济名号。1958年9月，公私合营杜良济国药店又与东吴药房合并，改为杜良济中西药商店。1965年1月，西药业务分出，仍名为杜良济国药店。1966年10月17日，改名为红光药店，同年12月21日改为国营。1970年又改名为永康药店。1979年10月16日，恢复杜良济国药店名号。1997年1月27日，并入苏州雷允上国药连锁总店，更名为苏州雷允上国药杜良济连锁店。1999年5月，又改名为苏州雷允上国药连锁总店有限公司杜良济药店，有职工10人，年营业额130万元。2019年2月，从十梓街东小桥下塘7号迁往苏州工业园区苏雅路318号明天翔国际大厦1幢108室；6月，又迁至苏州工业园区汇隆街5号A98号、A99号商位。

十四、同益生药店

1913年2月，沈其章（良玉）出资银币2 800圆，在葑门横街107号开设同益生堂药铺。沈氏早年系天益生堂药铺学徒，取名“同益生”，意为“同天益生那样兴盛”。药铺业务以招徕葑门外农民配药为主。

沈氏有二子，后来长子沈德荣继承同益生堂药铺，次子沈德华于1944年独资受盘潘资一堂药铺。沈德荣与葑门外名医许伯安为亲家关系，经许的帮

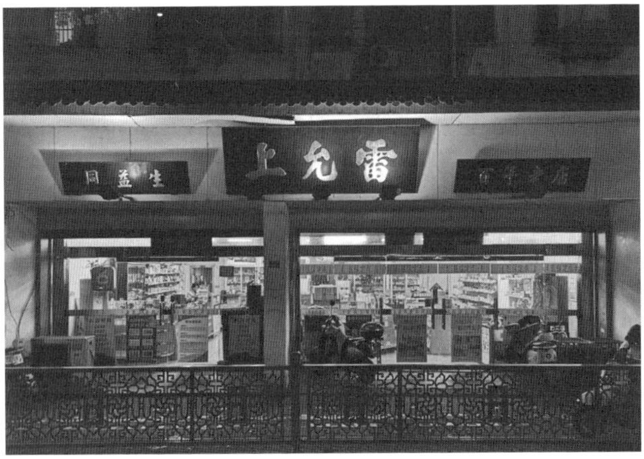

图10-13　雷允上同益生

助，店铺业务更加兴旺。1936年8月，以法币2 800元盘入白鹤龄开设在横街41号的存德堂药铺，将店号改为“存德堂生记药铺”，也称作同益生堂分号，既当门市，又作货栈、工场。后于1952年9月12日撤并至总店。

1956年1月公私合营，改名为公私合营同益生国药店，当年有职工11人；同年7月，坐落横街122号的回春堂国药店并入。1957年，坐落横街23号的存心堂国药店并入。1958年9月，与民众药房合并，改为同益生中西药商店。1965年1月，西药业务分出，仍名同益生国药店。1966年10月17日，改名为保健药店，同年12月21日，改为国营。1994年10月，同益生药店在葑门路17号恢复营业，兼营中西药。1997年1月27日，并入苏州雷允上国药连锁总店，更名为苏州雷允上国药同益生连锁店，店址在葑门路143号。1999年5月，又改名为苏州雷允上国药连锁总店有限公司同益生药店，有职工10人，年营业额250万元。2015年7月6日，同益生药店被江苏省商务厅认定为第一批“江苏老字号”。

第十一章　苏州对外医学交流钩沉

中医药学是我国文化宝库中的瑰宝，它对保障我国历代人民的健康发挥了巨大作用。在其悠久的发展过程中，通过不断地对外交流，中医药学为世界医药学的发展和进步做出了重要贡献，同时也吸取其他国家和民族的医药经验，丰富和完善了自身发展。作为国内历代医学发达地区之一的苏州，对外医学交流历史悠久。

一、吴中医学对外交流抉微

文献记载，早在唐代鉴真和尚东渡日本之前，南朝陈天嘉三年（562，日本钦明天皇二十三年）秋八月，医僧吴人知聪携带《明堂图》（针灸穴位图）、《甲乙经》等各种医书160多卷途经高句丽（在高句丽传授汉医学1年余）到达扶桑，此为中国医学传到日本的最早记载，也是吴中医学对外交流的肇始。知聪后定居日本，他的儿子也精通医学，被日本天皇赐名为“和药使主”，且子孙世袭。后知聪家族成了日本著名世医，在中国医学传播到日本过程中起了重要作用，对推动日本古代医学的发展产生了很大的影响。

元代，马可·波罗曾在一封信中谈到过中国医疗用的针。至17世纪，中国的针灸术已引起一部分欧洲人的注意，来华传教士和医生将针灸术传入欧洲。

清代，由于朝廷实行海禁锁国政策，限制了医学的对外交流。当时的日本当局也实行锁国政策，于日本正德五年（1715，清康熙五十四年）发布新令，有限开放长崎港，规定每年中国到日本的商船数量为30艘。次年，德川吉宗出任第八代将军，他对中国医学极感兴趣，常委托商船携来医生与医书，但依然限定他们在长崎港活动。然而中国和日本一衣带水，不少中国医师应日本幕府邀请冲破重重阻挠，旅日传播医术与方药，把中国医药的最新进展介绍给日本。据郭秀梅等《清代医师旅日史钩沉》，见于名簿的东渡医师有6名，其中就有吴戴南[①]、陈振先[②]、周岐来、赵淞阳、沈草亭、胡兆新、杨西亭等多名苏州府籍医生。

康熙五十八年（1719，日本享保四年）三月，苏州医师吴戴南（1666—1719，名召棠）乘12番南京船至日本长崎，居住在兴福寺，五月患病，同年六月十二日病故于长崎，享年54岁。康熙六十年，苏州医师陈振先乘丑14番南京沈茗茶园船东渡到日本长崎后，不辞辛劳，到邻近山野踏访采集草药，得162种，编成《采药录》，详述每种草药的别名、性味、修治、效能、用法等，经向井元成加以和名“旁训”，成为日本医药学史上著名的《陈振先药草效能书》，对日本实用本草学影响颇大。雍正三年（1725，日本享保十年）六月十八日[③]，56岁的崇明名医周岐来（名南，号慎斋）乘14番费赞侯船到达日本，带着制药助手孙辅斋、弟周岐兴及朱氏，至长崎港后先住唐人坊，七月十一日迁入大通事（即翻译）柳屋治左卫门住宅。周岐来在长崎行医，并将医案整理汇编成《其慎集》5卷，后于享保二十一年（1736）由大阪平安仰山馆梓行。旅日期间，他还与同期赴日的福建汀州名医朱来章共同完成了幕府交给的数

①《中国医学通史·古代卷》（人民卫生出版社2000年版）作吴载南，此据苏州《吴氏支谱》所载。

②《中国医学史（高等医药院校教材）》（上海科学技术出版社1984年版）与《中国医学百科全书·医学史》（上海科学技术出版社1987年版）作陈振先为杭州医生；而郭秀梅等在《清代医师旅日史钩沉》（《中华医史杂志》1999年第2期）中作陈振先是苏州医生，《中国医学通史·古代卷》也作陈振先为苏州医生。今从后者。

③民国《崇明县志》卷十二《人物·艺术》载：康熙六十年周南被聘至日本后，所治皆效，遂教授该国医生，留居五年而归；《清代医师旅日史钩沉》作享保十年（雍正三年）周岐来首次赴日，今从后者。

百种动植物药的分类任务。雍正五年五月十一日周岐来乘费氏船归。雍正九年至十一年，周岐来第二次抵日，此次不是幕府之邀。雍正四年十月九日，63岁的昆山名医赵淞阳（1644—？名天潢，字锡爵、润周，三代世医）偕外甥吴宿来、弟子高辅皇及仆人徐安，携带了大量中药材与21种中医经典医籍，乘26番南京船至日本国长崎，受命寄住在大通事河间八平次宅，行医3年。在日期间，除诊疗外，和日本医师进行了学术交流，特别与居住在小仓的日本当时著名医药学家香月牛山（1656—1740）有频繁的书信交往，还应邀为香月牛山编纂的药物学著作《药笼本草》作序，两人的往来书信内容（论及本草和医学理论）还被整理成《万里神交》，附在《药笼本草》后梓行，传为佳话。赵氏在日本行医的医案现保存在日本琴修堂大塚敬节收藏的《唐医赵淞阳文录》中。雍正七年八月二十八日赵淞阳乘4番厦门船归。

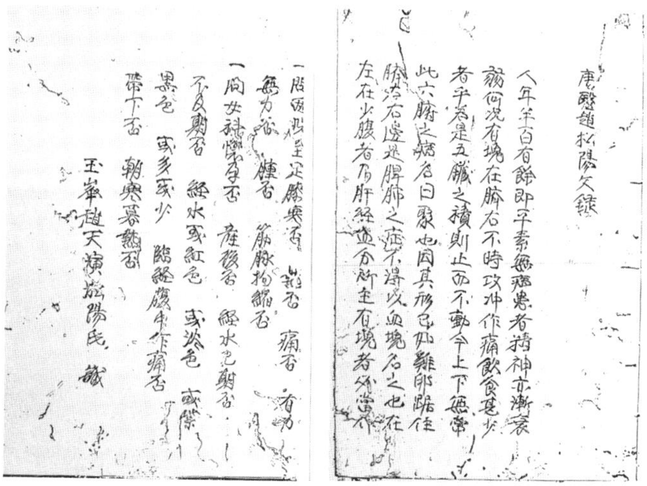

图11-1 《唐医赵淞阳文录》 日本加藤久幸提供

雍正十一年（1733，日本享保十八年）至乾隆年间（日本宝历年间〔1751—1763〕），苏州医师沈草亭（名璠，字鱼石，兼善诗文书画）滞留长崎，因治愈福济寺住持大鹏和尚之顽疾而医名卓著。最后一位应日本幕府之聘而赴日的清朝医生是吴县名医胡兆新（名振，别署星池，20岁成生员，后因病弃儒习医），于嘉庆八年（1803，日本享和三年）十二月乘子2番船抵达长崎，翌年二月十二日离开唐馆为百姓治病，其每月逢二之日出诊于崇福寺，逢七之日出诊于圣福寺，疗效显著，就医者甚众。有《胡兆新治验录》《胡兆新医案》流传至今。由于其医术精湛，次年幕府特派小川文庵、千贺道荣、吉田长祯3名医官千里迢迢从江户赶赴长崎向胡游学。胡氏精心授业解惑，3名医官学到了精髓，回到江户后，医名大振。胡兆新工于诗文，兼善书道。后于日本文化二年（1805，嘉庆十年）四月乘子9番船归国。嘉庆二十三年（1818，日本文政元年）七月，新婚不久的姑苏医生杨西亭（名兆元）乘商船至长崎，非受幕府之邀，其擅治痨瘵、疮癞等疾，在日期间曾授医术于日本医生。

二、郑和下西洋随船苏州名医

明代永乐年间，苏州府昆山县的刘家港（今太仓市浏河镇）成为繁荣的漕运港口和通商口岸，有“六国码头”之称，也是三宝太监郑和下西洋船队的启航与停泊港口。郑和历次下西洋船队均配备医官、医士随行，有180余名，每艘船有医生2—3人，平均每150名船员即配有1名医务人员。这些医务人员一部分是太医院遴选派出的御医，另一部分则是从民间尤其是在苏州地区征募、聘请来的惠民药局医士与民间良医。

据目前所能查到的文献，苏州府有6位下西洋随船医生，他们是常熟匡愚、昆山郁震、昆山支德、昆山许公辅、长洲张濬和长洲陈弓。

第一位是常熟县惠民药局医士、名世医匡愚（1378—1459），永乐三年（1405）、五年和七年，被征召随同郑和3次出使西洋，经南中国海，穿过马六甲海峡，横渡印度洋，访问了东南亚、南亚和西亚的10个多国家和地区。他不仅做好了出使人员的防病治病和医疗救护工作，而且每到一地也为当地民众治病施药，并与当地医生进行医药交流；又沿途收集各国特产的珍贵药材和香料，充实丰富了我国的中药宝库。医务之暇，还留心观察所至各国的山川，绘成图册，取名《华夷胜览》，可惜已失传。

第二位是昆山名世医郁震，明初、中叶昆山人，随祖、父辈徙居常熟沙头里（1497年划归太仓州）。读书尚气节，初以名医荐为太医院医士。后又被简命3次（一说2次）出使西洋（一说西域）诸国，以功授苏州府医学正科。后赐三品服致仕。

第三位是昆山名医支德，永乐初年因随郑和下西洋有功，归国后被赐籍太医院。

第四位是昆山县医士、名世医许公辅，随船下西洋，出色地完成了艰苦的航海医疗保健任务，立下功绩，归国后被钦赐予冠带。

第五位是长洲名世医张澘（一作缙），学博理明，善承医业，重义轻利。永乐初以名医征入太医院为医士。曾3次参加郑和使团，出使海外西南诸国，军士行程中患病者，多赖其精心医治而得存活，做出较大贡献。后以高寿终于家，巡抚尚书周忱为其撰墓志铭。

第六位是长洲名世医陈弓（1388年1月3日—1438年11月2日），字良绍，

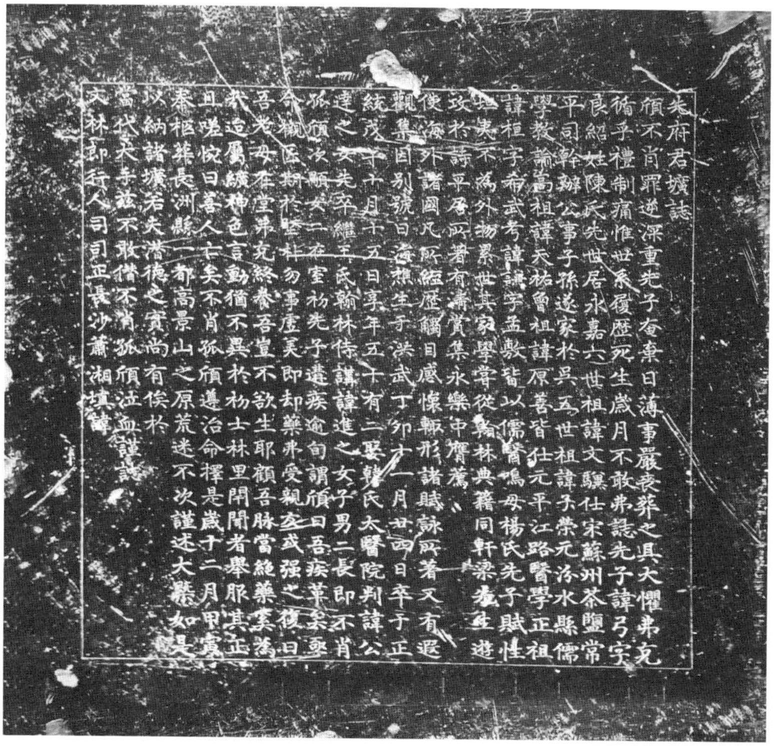
先府君壙誌
頎不肖罪逆深重先子奄棄日薄事嚴喪葬之具天懼弗克
循乎禮制痛惟世系履歷死生歲月不敢弗誌先子諱弓字
良紹姓陳氏先世居永嘉六世祖諱文驥仕宋蘇州茶鹽常
平司幹辦公事子孫遂家於吳五世祖諱子榮元汾水縣儒
學教諭高祖諱天祐曾祖諱原善皆仕元平江路醫學正祖
諱桓字希武考諱譚字孟敷皆以儒醫鳴母楊氏先子賦性
坦夷不為外物累世其家學嘗從翰林典籍同軒梁先生遊
攻於詩平居所著有滿賞集永樂中嘗薦
使海外諸國凡所經歷觸目感懷輒形諸賦詠所著又有遐
觀集因別號曰海樵生于洪武丁卯十一月廿四日卒于正
統戊午十月十五日享年五十有二娶韓氏太醫院判諱公
達之女先卒繼王氏翰林侍講諱進之女子男二長即不肖
孤頎次顒女二在室初先子遘疾逾旬謂頎曰吾疾革矣亟
命觀醫斯於坐忽事虐矣即却藥弗受親友或強之復曰
吾老母在堂弗克終養吾豈不欲生耶顧吾脉當絕藥奚為
哉迨屬纊神色言動猶不異於初士林里閈聞者舉服其正
且嗟悼曰善人亡矣不肖孤頎遵治命擇是歲十二月甲寅
奉柩葬長洲縣一都高景山之原荒迷不次謹述大槩如是
以納諸壙若夫潛德之實尚有俟於
當代大手筆不敢僭不肖孤頎泣血謹誌
文林郎行人司司正長沙蕭湘填諱

图11-2　明《陈良绍（弓）墓志铭》碑　太仓市博物馆藏

号海樵。为明永乐初太医院院判、长洲名世医韩夷的女婿，陈家世代在苏州行医，至陈弓已历五世。高祖陈天佑、曾祖陈原善均是元代平江路医学学正，祖陈桓（字希武）和父陈谦（字孟敷）皆以儒医著称，陈谦还是位收藏家。陈弓少承家学，又师从翰林院典籍梁同轩，工于诗，著有《清赏集》，成为儒医。永乐中应荐任郑和使团随船医生，出使海外诸国，“涉沧溟十万余里”，“凡所经历触目感怀，辄形诸赋咏，所著有《遐观集》”。陈弓子陈颀，继承家学，工医术，又攻儒学，景泰元年（1450），中南直隶举人，次年会试中副榜，历任浙江湖州府学、湖广荆州府学、河南开封府学训导，誉望特重。55岁致仕归里，以医自给，治病多效。与沈周、吴宽等吴门名士为好友。

三、名医曹存心与《琉球百问》

曹存心，字仁伯，号乐山。清常熟县福山镇人。生于清乾隆三十三年（1768）[①]，卒于道光十三年十二月（1834年1月10日—2月8日）[②]。先世本姓高，清康熙年间，祖父高裕德因其舅曹子民没有儿子而过继于舅家，乃袭母舅曹姓。父亲振业，字宗岐，号愚溪，邑诸生，以医为业，有医名。著有《见闻录》，记述医家治病经验，曾刊印于世。曹存心为长子，天资聪颖，幼承庭训，学习勤奋刻苦，其日夜高诵读书之声影响了周围邻居，常引起不满，其父只得在自家房屋左右筑高墙以隔音。众人都称赞道：“此孩子日后必定成才。”其家境十分贫寒，本想考取秀才功名以慰双亲，只是随着父母年事渐高，曹存心觉得秀才这样的功名难以支撑家庭开支，于是弱冠之年“乃袱被走吴闾”，拜吴门名医薛承基（字公望，号性天，名医薛雪族孙）为师，开始学医

①据清·许廷诰《曹君乐山家传》“丁亥九月，祠宇落成，讲求士祭，笾豆有秩。文澜时将为君治六十寿觞，君不许”，江南记岁为虚龄，丁亥为清道光七年（1827），则曹氏应生于乾隆三十三年（1768）。

②据曹存心之子曹文澜在《继志堂语录》中“……先君此言，已在道光十二年冬病痁之后，次年文澜与月溪条例病症甫成一卷，熟料先君即于是年十二月弃养……”所言，曹氏卒于道光十三年十二月，公历已是1834年1月10日—2月8日了。

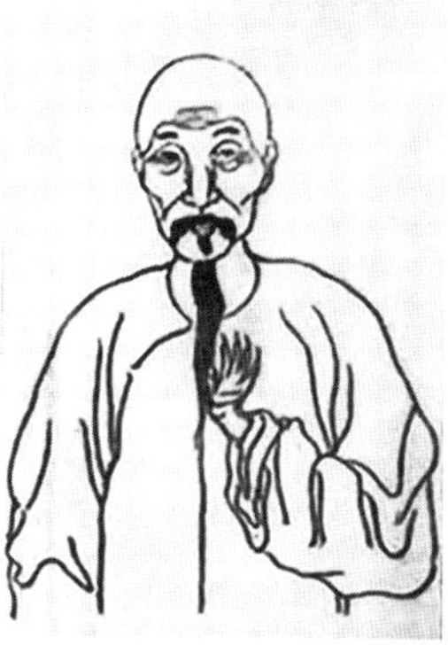
图11-3　曹存心画像

生涯。因为家贫，曹存心衣着简朴，囊中羞涩，多为同学所嘲笑。然曹存心不以为意，苦学不倦。薛师见其刻苦奋进，常赞誉不绝，曰："将来光大吾道者，必曹生也。"乃周以衣食，尤悉心教导。曹存心异常感奋，治学愈勤，凡师所藏医籍，无不精究，着意揣摩，废寝忘食，不避寒暑，每晚攻读常至子夜。上自《灵素》经典，下至薛、喻诸家，用心苦研奋读，而至融会贯通。如是者积10年之久，学业大成，尽得其师之技。

曹氏告别老师后，初在苏城窦妃园挂牌行医，后又迁至长春巷。其临证时，除主症外，有关病者之食息起居，皆用心审问，故对病情之曲折变化，都了如指掌。处方严谨，用药精细。虽小病亦一丝不苟，若遇疑难重症，更是苦思冥索，力求万全。每遇危剧重病、他人所弃而不治者，其深谋精思，总以数剂而起沉疴。于是名震于时，求治者摩肩接踵，填街充巷。道光五年（1825），常熟翁同龢的母亲坠梯，病呕血甚剧，广邀众医，皆谓不治，后由曹存心诊治，配药一包，嘱患者分服，谓当服完血止，时翁母随夫宦赴广东，行至赣江，果然如期而愈，令人叹服。道光十年，林则徐头昏失眠，经曹存心悉心治愈。林则徐为劝民戒鸦片烟毒，曾向曹存心求教戒烟方，曹氏将自己创制的戒烟丸验方慨然与之，林则徐对其称赞不已。曹存心诊治的病患遍及江苏及邻省，远至山西、陕西、河南、广东等地，翁同龢特题写"济世利民"匾额相赠，对他的高尚医德和高明医术给予极高评价，足见其医术之高超与医名之隆盛，被誉为叶天士、薛生白后苏州第一人，以至弟子云集，先后有百余人。曹存心每日门诊病人以百计，自诊二三十人，余皆由弟子分诊，诊毕一一复核修正，改后要学生"将改方细想其所以然"，帮助学生提高临诊经验。有暇则与"徒辈聚在一堂"讲论经典著作、医疗心法。所著《继志堂语录》和《曹仁伯先生医说》二书，就是他生动的教学记录。

曹存心医名盛于当时，声誉远播海外。道光初年，琉球国国医官吕凤仪仰慕他的医名，将从医过程中遇到的疑难处罗列多条致函向曹存心求教，曹氏两次复信一一解疑，吕氏后又来华当面拜师请教。这些问答形式的医学经验，后汇编成《琉球百问》《琉球问答奇病论》两书，为很有价值的临床参考书，促进了中医学在东洋的传播，是中医学传播海外的历史性文献资料，也是中医学函授教学之开端。

《琉球百问》，医论类医著，成书于清道光七年（1827），初刻于咸丰九年（1859）。道光四年，琉球国国医官吕凤仪遥闻吴门名医曹存心的盛名，试将所遇疑难病例、经穴厘订、本草药性之难解处，修书求询。曹氏接信后，据情“分丝派别，提纲挈领”，用2 000余字长信为之指迷解惑。3年后，吕氏借奉使来华进京纳贡之机，来到苏州，以弟子之名义，拜见并求教于曹存心，“告留一日……以百问求审”，曹氏又不厌其烦，一一为之随证疏明，穷原竟委。曹存心后将问答文字整理汇编成册，于当年著成《琉球百问》。该书采取一问一答形式，共计101则，涉及内科28问、外科12问、妇科15问、儿科16问、眼科2问、针灸经穴19问、本草药性9问。曹氏推究病因，阐明病机，细辨症状，指导立法，提示方药，颇多精警之处。现存咸丰九年初刻本，光绪七年（1881）、十年重刻本，清末民国被收入《黄寿南抄辑医书二十种》和裘庆元的《国医百家》，1983年江苏科学技术出版社出版了点校本《琉球百问》（中医古籍小丛书），2006年被收入学苑出版社出版的《曹存心医学全书》（中医古籍校注释译丛书）。

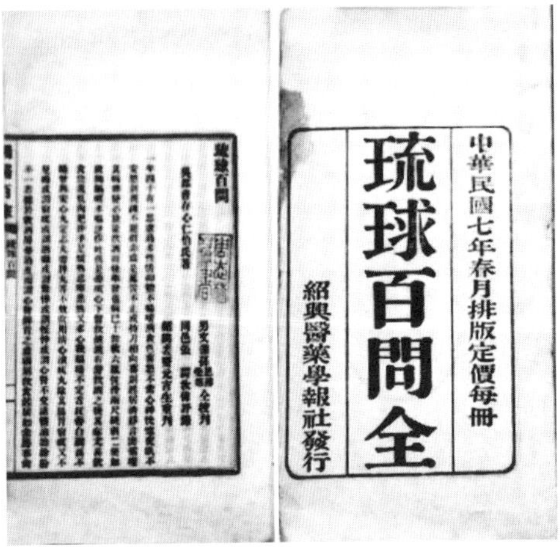

图11-4 《琉球百问》（1918年绍兴医药学报社版）书影

《琉球问答奇病论》，医论类医著，成书于清道光十三年

（1833）正月。道光十二年九月，吕凤仪复将归国后临证所遇内、外、妇、儿科疑难杂症贻书进质。曹存心花了3个月的时间，不嫌其烦地逐条剖析释疑，于次年元宵节又复信解疑，极尽师生之谊。曹氏将书信问答文字整理汇编成册，于道光十三年正月著成《琉球问答奇病论》。该书共列师生问答30则，涉及内科14问、外科2问、妇科5问、儿科9问。曹氏以其丰富的临证经验，精湛的医理医技，对吕生所提疑问作了精辟解答。现存清福建黄良安抄本，1924年裘庆元《三三医书》本，1983年被收入江苏科学技术出版社出版的《琉球百问》（中医古籍小丛书），2006年被收入学苑出版社出版的《曹存心医学全书》（中医古籍校注释译丛书）。

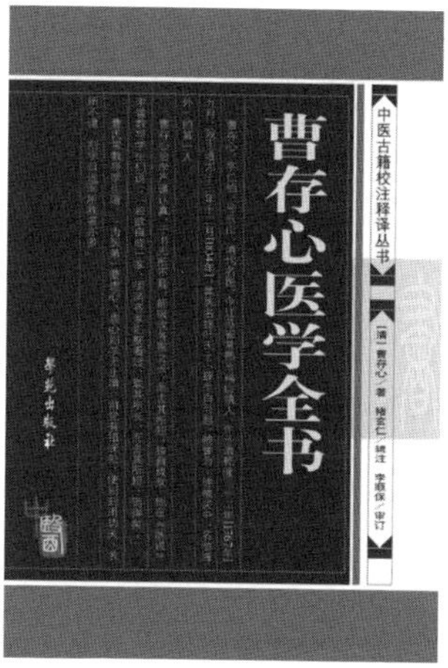

图11-5　《曹存心医学全书》（学苑出版社2006年版）书影

曹存心子曹文澜（字一如），孙曹恩溥（字玉年）、曹荣第（字博泉），均承家学，传其医业。曹存心的医学经验，在他去世后由其门人和家人整理辑成医案多种。2006年2月，学苑出版社出版了常熟名中医褚玄仁整理辑注的《曹存心医学全书》，共收入了《琉球百问》《琉球问答奇病论》《继志堂语录》《曹仁伯先生医说》《增订医方歌诀》《过庭录存》《延陵弟子纪略》《评选继志堂医案》《曹仁伯医案》《曹存心医案选按》10部著作。

四、近代译书先驱和驻外医官赵元益

中国翻译史上，一位著名译家的姓名频频出现在晚清的各种译著上，他便是赵元益。

赵元益，字袁甫，又字望岵，号静涵。苏州府新阳县信义镇（今昆山市正仪街道）人。生于道光二十年六月二十八日（1840年7月26日），卒于光绪

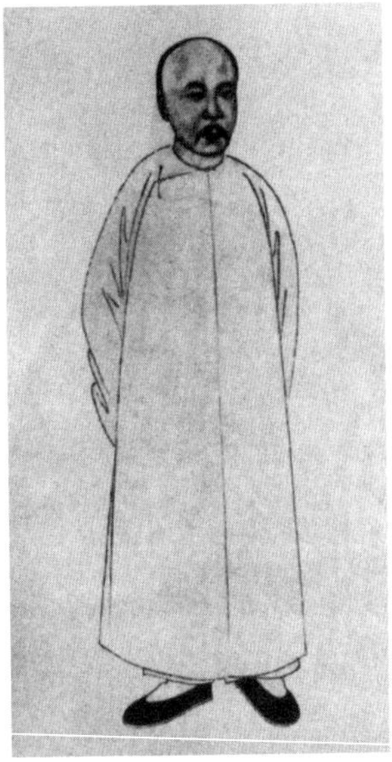

图11-6　赵元益画像
（《清代学者像传》）

二十八年十一月二十五日（1902年12月24日）。出生世代书香门第，祖赵文彬（1780—1837），原名安止，字汇珠，号兰溪，又号觉松。自幼聪颖，精于诗文。嘉庆十八年（1813）中举人，道光六年大挑二等，选任徐州府丰县教谕。任职期间，捐俸修缮学校，谆谆培植学子，造就良多。父赵之骥（1804—1847），原名鸾书，字穆仲，号云卿。文彬次子。身材高伟，资性过人。18岁中秀才，道光十四年中式举人，次年会试本已选中，因超名额而裁，主考官潘世恩深为惋惜，延请其为家塾教师。道光二十四年经大挑一等，分发东河河工即任知县，任内颇受上司器重。惜壮年病逝，年仅44岁。

父丧时，赵元益才8岁，随母华宜人（父亲继配）依居金匮县荡口镇外祖家读书，得到外祖父华沛恩（系贡生）和舅父华翼伦（系举人，知县）的悉心抚育，故而发奋力学。咸丰九年（1859），20岁时补新阳县学生员。22岁时其母患疟疾，误服庸医之药而病逝，痛定之余，乃肆力研究医学数年，又获外祖父（精于医术）传授医技，尽得其中奥妙。于张仲景学说尤有心得，疗疾多奇效，医名噪起。同治七年（1868），至常熟行医，求者盈门，名著一时。次年，由表兄华蘅芳引荐，被聘入上海江南制造局翻译馆（该馆1868年成立）从事译述，前后达30余年。与英美学者傅兰雅、金楷理、秀耀春等合作（中外合译是近代中国早期翻译的常用方式），翻译出版了大量西方医学、数学、物理、军事、测绘、井矿、冶金、水利等书籍，达200万字，影响极大，梁启超对他们的翻译工作甚为推崇。因此，赵元益是近代向国内传播先进科学技术知识（尤其是西医学）的先驱者之一，同时也是中西医汇通的先行者，为近代中西医学交流做出了杰出贡献。他注意吸取西医长处，并在临床实践中加以应用，遂博通中西医学，治病莫不奏效。光绪七年（1881），慈禧太后患病，太医诊治无效，征求海内名医，赵元益经直隶总督李鸿章保荐入京应征，至天津悉慈禧之病已被薛福辰（无锡人，薛福成长兄，时为候补道）治愈，乃返沪。光绪十四年，赵元益参加江南乡试，以第26名中举人。

光绪十六年（1890），赵元益以医官身份随出使大臣薛福成出使英、法、意、比4国，常驻伦敦使馆。当年12月，被薛福成派往德国柏林，向著名细菌学家罗伯特·科赫（Robert Koch，1843—1910）学习治疗痨病（肺结核病）之法，成为中国第一个会见科赫之人。出使期间，还利用公暇翻译西方地理书若干种。3年期满，于光绪二十年归国，保举知县加同知衔。

赵元益不喜仕途，仍回上海翻译馆工作，译书不辍。同时，在法大马路得善里26号设诊所悬壶济世。为人治病辄奏奇效，1900年12月的《申报》多日刊登治愈患者的鸣谢广告。赵氏还一度兼任著名的格致书院监理，主持院务。光绪二十三年（1897），与董康创设译书公会，初任协理，后为总理之一，并创办《译书公会报》周刊。光绪二十八年冬，原翻译馆同事美国人卫理就任美驻华公使馆参赞，函邀元益赴京续译《英民史略》，时元益已久病痢疾，为竟夙愿，仍抱病北上，乘海轮时遇飓风，衣履尽被海水打湿，病情加剧，抵京方10天，遽病逝于北京锡金会馆居易斋，享年63岁。后归葬家乡新阳县朱塘乡秋区十七图政字圩三家村（今属昆山市巴城镇巴城湖村）。

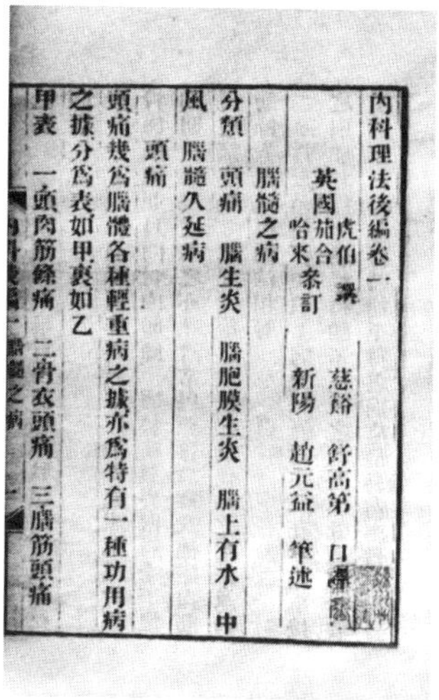
内科理法後編卷一
英國虎伯 撰　慈谿 舒高第 口譯
茄合哈來 參訂　新陽 趙元益 筆述
腦髓之病
分類　頭痛　腦生炎　腦胞膜生炎　腦上有水　中
風　腦髓久延病
頭痛
頭痛幾爲腦體各種輕重病之據亦爲特有一種功用病
之據分爲表如甲表如乙
甲表　一頭肉筋絲痛　二骨衣頭痛　三腦筋頭痛

图11-7 《内科理法》（江南制造局光绪刻本）书影

赵元益毕生译著（笔述）20多种（由傅兰雅等口译），其中医学类有《儒门医学》3卷附1卷（〔英〕海得兰撰，1876年出版）、《西药大成》10卷首1卷（〔英〕来拉、海得兰撰，1884年出版）、《西药大成药品中西名目表》1卷（1887年出版）、《内科理法》前编6卷后编前6卷后10卷附1卷（〔英〕虎伯撰，茄合、哈来参订，1889

年出版）、《水师保身法》1卷（〔法〕勒罗阿撰，1896年前出版）、《法律医学》24卷首、附各1卷（〔英〕该惠连、弗里爱撰，与徐寿同译，1899年出版）、《保全性命论》1卷附1卷（〔英〕古兰肥勒撰，1901年出版）、《西药大成补编》6卷首1卷（〔英〕哈来撰，1904年出版）、《济急法》1卷（〔英〕舍白辣撰，1903年出版），以上为江南制造局刻本；《医学总说》《眼科书》，以上未刻。其他学科类有《海塘辑要》（1873年出版）、《冶金录》（1873年出版）、《临阵管见》（1873年出版）、《行军测绘》（1873年出版）、《爆药记要》（1879年出版）、《光学（附视学诸器图说）》（1876年出版）、《井矿工程》（1879年出版）、《数学理》（1879年出版）、《测绘海图全法》（1900年出版）、《行军指要》（1901年出版），均为江南制造局刻本。当时署名为笔述，实际为成书的执笔者，其水平高低与译书质量的优劣关系极大。学生丁福保（1874—1952，无锡人），精通中西医学，也翻译出版了大量日文医学著作。

赵元益还是近代著名藏书家。素喜藏书，凡遇宋元旧刻佳本，不惜典当财物而重金倾囊购回。数十年间，以馆俸收入，积书数万卷。光绪年间，择罕见善本14种刻成《高斋丛刻》（现藏中国国家图书馆），还详细校订了凌嘉六的《温热类编》。赵元益病逝后，其藏书由长子赵诒琛继承，宣统元年（1909）春，诒琛在上海翻译馆附近的龙华路畔筑“峭帆楼”（七楹）以藏庋，惜此数万卷藏书后尽毁于民国二年（1913）攻打上海制造局之战火。

主要参考文献

1. 先秦诸子：《尚书》，王世舜、王翠叶译注，中华书局2012年版。

2. 司马迁：《史记》，中华书局1982年版。

3. 班固：《汉书》，中华书局1962年版。

4. 刘昫等：《旧唐书》，中华书局1975年版。

5. 欧阳修、宋祁等：《新唐书》，中华书局1975年版。

6. 脱脱等：《宋史》，中华书局1977年版。

7. 宋濂等：《元史》，中华书局1976年版。

8. 柯劭忞编：《新元史》，吉林人民出版社1998年版。

9. 张廷玉等：《明史》，中华书局1974年版。

10. 万斯同：《明史稿》，国家图书馆出版社2013年版。

11. 台北"中央研究院"历史语言研究所校勘：《明实录》，上海书店出版社2015年影印版。

12. 赵尔巽等编：《清史稿》，中华书局1977年版。

13. 杜石然等编著：《中国科学技术史稿》（下册），科学出版社1982年版。

14. 李经纬、林昭庚主编：《中国医学通史·古代卷》，人民卫生出版社2000年版。

15. 邓铁涛、程之范主编：《中国医学通史·近代卷》，人民卫生出版社2000年版。

16. 傅维康、李经纬、林昭庚主编：《中国医学通史·文物图谱卷》，人民卫生出版社2000年版。

17. 李经纬、程之范主编：《中国医学百科全书·医学史》，上海科学技术出版社1987年版。

18. 《中医大辞典》编辑委员会编：《中医大辞典·医史文献分册》，人民卫生出版社1981年版。

19. 贾得道：《中国医学史略》，山西人民出版社1979年版。

20. 俞慎初：《中国医学简史》，福建科学技术出版社1983年版。

21. 甄志亚主编：《中国医学史》（高等医药院校教材），上海科学技术出版社1984年版。

22. 陈海峰主编：《中国卫生保健》，人民卫生出版社1985年版

23. 高伟辑编：《金元医史类存》，兰州大学出版社1999年版。

24. 俞慎初：《中国药学史纲》，云南科学技术出版社1987年版。

25. 唐廷猷：《中国药业史》，中国医药科技出版社2001年版。

26. 陈仁寿主编：《江苏中医历史与流派传承》，上海科学技术出版社2014年版。

27. 王国平主编：《苏州史纲》，古吴轩出版社2009年版。

28. 王国平总主编：《苏州通史》，苏州大学出版社2019年版。

29. 苏州市科学技术史学会编：《苏州科技史话》，中国科学技术出版社2013年版。

30. 乐史：《太平寰宇记》，中华书局1985年版。

31. 袁康、吴平辑录：《越绝书》，乐祖谋点校，上海古籍出版社1985年版。

32. 赵晔：《吴越春秋》（江苏地方文献丛书），苗麓点校，江苏古籍出版社1986年版。

33. 尹继善等修，黄之隽等纂：乾隆《江南通志》，广陵书社2010年影印版。

34. 朱长文纂：《吴郡图经续记》（江苏地方文献丛书），金菊林点校，江苏古籍出版社1986年版。

35. 范成大纂：《吴郡志》（江苏地方文献丛书），陆振岳校点，江苏古籍出版社1986年版。

36. 卢熊纂：洪武《苏州府志》，陈其弟点校，广陵书社2020年版。

37. 林世远修，王鏊等纂：正德《姑苏志》（《天一阁藏明代方志选刊续编》第11—12册），上海书店出版社1990年影印版。

38. 宁云鹏等修，沈世奕、缪彤纂：康熙《苏州府志》，清康熙三十年（1691）刻本。

39. 雅尔哈善等修，习寯、王峻等纂：乾隆《苏州府志》，清乾隆十三年（1748）刻本。

40. 钱思元辑：《吴门补乘》，清嘉庆二十五年（1820）吴门钱氏刻本。

41. 宋如林等修，石韫玉等纂：道光《苏州府志》，清道光四年（1824）刻本。

42. 李铭皖等修，冯桂芬纂：同治《苏州府志》（《中国地方志集成·江苏府县志辑》第7—9册），江苏古籍出版社1991年影印版。

43. 顾震涛：《吴门表隐》（江苏地方文献丛书），甘兰经等校点，江苏古籍出版社1986年版。

44. 徐崧、张大纯纂辑：《百城烟水》（江苏地方文献丛书），薛正兴校点，江苏古籍出版社1986年版。

45. 金友理：《太湖备考》（江苏地方文献丛书），薛正兴校点，江苏古籍出版社1998年版。

46. 苏祐修，杨循吉纂：嘉靖《吴邑志》，陈其弟点校，广陵书社2006年版。

47. 牛若麟修、王焕如纂：崇祯《吴县志》（《天一阁藏明代方志选刊续编》第15—19册），上海书店出版社1990年影印版。

48. 吴愚公修，孙珮纂：康熙《吴县志》，清康熙三十年（1691）刻本。

49. 姜顺蛟等修，施谦纂：乾隆《吴县志》（《中国地方志集成·善本方志辑》第一编第36册），凤凰出版社2014年影印版。

50. 曹允源等纂：民国《吴县志》（《中国地方志集成·江苏府县志辑》第11—12册），江苏古籍出版社1991年影印版。

51. 张德夫修，皇甫汸等纂：隆庆《长洲县志》，陈其弟点校，广陵书社2006年版。

52. 祝圣培修，蔡方炳等纂：康熙《长洲县志》，清康熙二十三年（1684）刻本。

53. 李光祚修，顾诒禄等纂：乾隆《长洲县志》（《中国地方志集成·江苏府县志辑》第13册），江苏古籍出版社1991年影印版。

54. 许治修，沈德潜、顾诒禄纂：乾隆《元和县志》（《中国地方志集成·江苏府县志辑》第14册），江苏古籍出版社1991年影印版。

55. 莫旦纂：弘治《吴江志》，台北成文出版社有限公司1983年影印版。

56. 曹一麟等修，徐师曾等纂：嘉靖《吴江县志》，台湾学生书局1987年影印版。

57. 郭琇修，叶燮等纂：康熙《吴江县志》，清康熙二十三年（1684）刻本。

58. 陈莫纕、丁元正修，倪师孟、沈彤纂：乾隆《吴江县志》（《中国地方志集成·江苏府县志辑》第19—20册），江苏古籍出版社1991年影印版。

59. 陈和志修，沈彤、倪师孟纂：乾隆《震泽县志》（《中国地方志集成·江苏府县志辑》第23册），江苏古籍出版社 1991年影印版。

60. 金福曾、金吴澜修，熊其英等纂：光绪《吴江县续志》，清光绪五年（1879）刻本。

61. 孙应时纂修，鲍廉增补，卢镇续修：宝祐《重修琴川志》，江苏古籍出版社1998年影印版。

62. 杨子器修，桑瑜纂：弘治《常熟县志》，上海图书馆藏民国抄本。

63. 冯汝弼修，邓韨纂：嘉靖《常熟县志》，明嘉靖十八年（1539）刻本。

64. 管一德纂：万历《皇明常熟文献志》，上海图书馆藏抄本。

65. 姚宗仪纂：万历《常熟县私志》，常熟市图书馆藏抄本。

66. 龚立本纂：崇祯《嘗熟县志》，常熟市图书馆藏抄本。

67. 高士鸃、杨振藻修，钱陆灿等纂：康熙《常熟县志》（《中国地方志集成·江苏府县志辑》第21册），江苏古籍出版社1991年影印版。

68. 劳必达修，陈祖范等纂：雍正《昭文县志》，清雍正九年（1731）刻本。

69. 王锦等修，言如泗等纂：乾隆《常昭合志》，清光绪二十四年（1898）木活字印本。

70. 陈揆纂：《琴川续志草》，清抄本。

71. 郑钟祥、张瀛修，庞鸿文等纂：光绪《常昭合志稿》（《中国地方志集成·江苏府县志辑》第22册），江苏古籍出版社1991年影印版。

72. 张镜寰修，丁祖荫纂，徐兆玮等续修纂：民国《重修常昭合志》，1949年铅印本。

73. 项公泽修，凌万顷、边实纂：淳祐《玉峰志》，清宣统元年（1909）刻本。

74. 谢公应修，边实纂：咸淳《玉峰续志》，清宣统元年（1909）刻本。

75. 孛罗帖木尔修，杨譓纂：至正《昆山郡志》，清宣统元年（1909）刻本。

76. 顾潜纂：弘治《昆山志》，陈其弟点校，广陵书社2014年版。

77. 杨逢春修，方鹏纂：嘉靖《昆山县志》（天一阁藏明代地方志选刊），上海古籍书店1963年影印版。

78. 周世昌纂：万历《昆山县志》，陈其弟点校，广陵书社2014年版。

79. 董正位修，叶奕苞等纂：康熙《昆山县志稿》，清康熙稿本。

80. 邹召南、张予介等修，顾登、顾惇量等纂，王峻总裁：乾隆《昆山新阳合志》，清乾隆十六年（1751）刻本。

81. 张鸿、来汝缘等修，王学浩等纂，石蕴玉总裁：道光《昆新两县志》（《中国地方志集成·江苏府县志辑》第15册），江苏古籍出版社1991年影印版。

82. 金吴澜、丁廷鸾、李福沂等修，汪堃、朱成熙、李缃等纂：光绪《昆新两县续修合志》（《中国地方志集成·江苏府县志辑》第16—17册），江苏古籍出版社1991年影印版。

83. 连德英等修，李传元、赵诒琛等纂：民国《昆新两县续补合志》（《中国地方志集成·江苏府县志辑》第17册），江苏古籍出版社1991年影印版。

84. 潘道根辑，彭治增辑：《昆山先贤冢墓考》，台北成文出版社1983年影印版。

85. 李端修，桑悦纂：弘治《太仓州志》，陈其弟点校，广陵书社2013年版。

86. 周士佐修，张寅纂：嘉靖《太仓州志》，上海古籍出版社 2015年影印版。

87. 钱肃乐修，张采纂：崇祯《太仓州志》，广陵书社2013年影印版。

88. 金鸿修，李锑等纂：乾隆《镇洋县志》，清乾隆十年（1745）刻本。

89. 鳌图、汪廷昉修，王昶等纂：嘉庆《直隶太仓州志》（《续修四库全书》史部第697册），上海古籍出版社 2002年影印版。

90. 钱宝琛纂：《壬癸志稿》，清光绪六年（1880）刻本。

91. 王祖畬等纂修和续纂：宣统《太仓州志》（《中国地方志集成·江苏府县志辑》第18册），江苏古籍出版社1991年影印版。

92. 王祖畬等纂修和续纂：民国《镇洋县志》（《中国地方志集成·江苏府县志辑》第19册），江苏古籍出版社1991年影印版。

93. 唐文治等纂：《乙亥志稿》，1935铅印本。

94. 张应武、韩浚等：万历《嘉定县志》（《中国地方志集成·善本方志辑》第一编第3册），凤凰出版社2014年影印版。

95. 赵昕、苏渊：康熙《嘉定县志》（《中国地方志集成·上海府县志辑》第7册），上海书店1991年影印版。

96. 朱衣点、黄国彝：康熙《崇明县志》（《中国地方志集成·上海府县志辑》第10册），上海书店1991年影印版。

97. 王清穆修，曹炳麟等纂：民国《崇明县志》（《中国地方志集成·上海府县志辑》第10册），上海书店1991年影印版。

98. 陈树德纂：《安亭志》（《中国地方志集成·乡镇志专辑》第3册），上海书店1992年影印版。

99. 陈惟中纂：康熙《吴郡甫里志》（《中国地方志集成·乡镇志专辑》第5册），江苏古籍出版社1992年影印版。

100. 彭方周纂修：乾隆《吴郡甫里志》（《中国地方志集成·乡镇志专辑》第6册），江苏古籍出版社1992年影印版。

101. 徐傅辑，张郁文补辑：《光福志》（《中国地方志集成·乡镇志专辑》第7册），江苏古籍出版社1992年影印版。

102. 张郁文辑：《木渎小志》（《中国地方志集成·乡镇志专辑》第7册），江苏古籍出版社1992年影印版。

103. 顾镇、周昂辑：《支溪小志》（《中国地方志集成·乡镇志专辑》第9册），江苏古籍出版社1992年影印版。

104. 卢襄辑：《石湖志略》，明嘉靖刻本。

105. 陆肇域、任兆麟编纂：《虎阜志》，张维明校补，古吴轩出版社1995年版。

106. 凌寿祺纂：嘉庆《浒墅关志》，钦瑞兴点校，广陵书社2012年版。

107. 杨循吉等著：《吴中小志丛刊》，陈其弟点校，广陵书社2004年版。

108. 文震孟等撰：《吴中小志续编》，陈其弟点校，广陵书社2013年版。

109. 李楚石等纂：《吴中小志三编》，陈其弟辑注，广陵书社2017年版。

110. 徐鸣时等纂：《吴中小志四编》，陈其弟点校，广陵书社2020年版。

111. 陆广微等撰：《吴中小志五编》，陈其弟点校，广陵书社2022年版。

112. 苏州市地方志编纂委员会编：《苏州市志》，江苏人民出版社1995年版。

113. 《金阊区志》编纂委员会编：《金阊区志》，东南大学出版社2005年版。

114. 苏州市平江区地方志编纂委员会编：《平江区志》，上海社会科学院出版社2006年版。

115.《沧浪区志》编纂委员会编:《沧浪区志》,上海社会科学院出版社2006年版。

116.《苏州郊区志》编纂委员会编:《苏州郊区志》,上海社会科学院出版社2003年版。

117. 吴县地方志编纂委员会编:《吴县志》,上海古籍出版社1994年版。

118. 吴江市地方志编纂委员会编:《吴江县志》,江苏科学技术出版社1994年版。

119. 常熟市地方志编纂委员会编:《常熟市志》,上海人民出版社1990年版。

120. 昆山市地方志编纂委员会编:《昆山县志》,上海人民出版社1990年版。

121. 太仓县县志编纂委员会编:《太仓县志》,江苏人民出版社1991年版。

122. 张家港市地方志编纂委员会编:《沙洲县志》,江苏人民出版社1992年版。

123.《木渎镇志》编纂委员会编:《木渎镇志》,上海社会科学院出版社1999年版。

124.《莫厘村志》编纂委员会编:《莫厘村志》,苏州大学出版社2019年版。

125. 朱儒等纂:《太医院志》,清抄本。

126. 郑洪主编:《明清〈太医院志〉考释与研究》,科学出版社2022年版。

127. 江苏省地方志编纂委员会、《江苏省志·卫生志》编纂委员会编:《江苏省志·卫生志》,江苏古籍出版社1999年版。

128. 苏州市卫生局编:《苏州卫生志》,江苏科学技术出版社1995年版。

129.《吴江卫生志》编纂委员会编:《吴江卫生志》,苏州大学出版社2009年版。

130. 常熟市卫生志编纂委员会编：《常熟市卫生志》，常熟市卫生局1990年内部版。

131.《昆山卫生志》编纂委员会编：《昆山卫生志》，江苏凤凰科学技术出版社2018年版。

132. 太仓县卫生局《卫生志》编写组编：《太仓县卫生志》，太仓县卫生局1990年内部版。

133. 苏州市教育局《苏州教育志》编纂组编：《苏州教育志》，三联书店上海分店1991年版。

134. 苏州市地方志编纂委员会办公室等编：《苏州史志资料选辑》第1—47辑，1984—2020年内部版。

135. 上海市政协文史资料委员会编：《海上医林》（上海文史资料选辑第67辑〔中医专辑〕），上海人民出版社1991年版。

136. 政协吴江县委员会文史资料研究委员会编：《吴江文史资料》第7辑，1988年内部版。

137. 政协吴江县委员会文史资料研究委员会编：《吴江文史资料》第10辑（工商史料选辑），1990年内部版。

138. 政协吴江市委员会文史资料研究委员会编：《吴江文史资料》第16辑，1998年内部版。

139. 政协常熟县委员会文史资料研究委员会编：《常熟文史资料辑存》第4辑，1963年内部版。

140. 政协常熟市委员会文史资料研究委员会编：《常熟文史资料辑存》第13辑，1986年内部版。

141. 政协常熟市委员会文史资料研究委员会编：《常熟文史资料辑存》第14辑，1987年内部版。

142. 政协常熟市委员会文史资料委员会编：《常熟文史》第24辑，1996年内部版。

143. 政协常熟市委员会文史资料研究委员会编:《常熟地方小掌故续集》,1985年内部版。

144. 政协沙洲县委员会文史资料研究委员会编:《沙洲文史资料选辑》第4辑,1985年内部版。

145. 政协张家港市委员会文史资料研究委员会编:《文史资料选辑》第6辑,1985年内部版。

146. 政协昆山县委员会文史征集委员会编:《昆山文史》第7辑,1988年内部版。

147. 政协昆山县委员会文史征集委员会编:《昆山文史》第8辑,1989年内部版。

148. 政协昆山县委员会文史征集委员会编:《昆山文史》第9辑,1990年内部版。

149. 政协太仓县委员会编:《太仓文史资料辑存》第1辑,1983年内部版。

150. 政协太仓市文史资料委员会编:《太仓文史》第10辑,1995年内部版。

151. 政协太仓县委员会编:《太仓地方小掌故续集》,1983年内部版。

152. 政协上海市嘉定县委员会文史资料委员会编:《嘉定文史资料选辑》第1辑,1987年内部版。

153. 盛钟岐纂修:《平江盛氏家乘初稿》,清同治十三年(1874)苏州十贤堂木活字印本。

154. 郑云续修、郑国任续补:《开封郑氏世谱(昆山支)》,明崇祯四年(1631)抄本。

155. 郑长龄续修:《开封郑氏世谱(周庄支)》,清光绪元年(1875)修辑抄本。

156. 叶耀元编纂 :《洞庭王氏家谱》,清宣统三年(1911)木活字印本。

157. 顾茂、顾登等续修:《雍里顾氏族谱》,清乾隆五十五年(1790)刻本。

158. 吴永锡纂修:《洞庭吴氏家谱》,清乾隆七年(1742)刻本。

159. 张兰馨纂修：《张氏宗谱》（崇明），清嘉庆十四年（1809）刻本。

160. 未署纂修人：《张氏宗谱》（崇明），清道光十三年（1833）刻本。

161. 缪楷纂修：《东兴缪氏宗谱》，清宣统元年（1909）木活字印本。

162. 王兆宽、王德祥、王颂文纂修：《昆山瑯琊安阳支王氏世谱》，1936年刻本。

163. 潘家元纂修：《大阜潘氏支谱》，1927年潘氏松鳞庄铅印本。

164. 葛洪：《神仙传》，谢青云译注，中华书局2017年版。

165. 焦竑编：《国朝献征录》，台北明文书局1991年影印版。

166. 钱谦益：《列朝诗集小传》，上海古籍出版社1983年版。

167. 臧励和等编：《中国人名大辞典》，商务印书馆1928年版。

168. 宗志文、严如平主编：《民国人物传（第六卷）》（中华民国史资料丛稿），中华书局1987年版。

169. 张昶：《吴中人物志》，陈其弟校注，古吴轩出版社2013年版。

170. 叶衍兰、叶公绰编：《清代学者像传合编》，上海古籍出版社1989年版。

171. 邵忠、李瑾编：《吴中名贤传赞》，江苏古籍出版社1997年版。

172. 顾沅撰，孔继尧绘：《吴郡名贤图象赞》，王国平点校，古吴轩出版社2022年版。

173. 李峰、汤钰林编著：《苏州历代人物大辞典》，上海辞书出版社2016年版。

174. 张学群等：《苏州名门望族》，广陵书社2006年版。

175. 李嘉球：《苏州状元》，上海社会科学院出版社2003年版。

176. 李嘉球：《姑苏宰相》，古吴轩出版社2013年版。

177. 夏冰：《苏州士绅》，文汇出版社2012年版。

178. 苏州市姑苏区文化文史委员会编：《姑苏名人故居》，古吴轩出版社2021年版。

179. 张大复撰：《皇明昆山人物传》（《续修四库全书》第541册），上海古籍出版社2003年影印版。

180. 叶均禧撰：《昆山人物传》（《清代地方人物传记丛刊》第6册），广陵书社2007年影印版。

181. 刘俊伟：《王鏊年谱》，浙江大学出版社2013年版。

182. 廖峰：《嘉靖阁臣顾鼎臣研究》，巴蜀书社2012年版。

183. 范金民、吴恬：《郑和》，南京大学出版社2011年版。

184. 陈梦雷等编：《古今图书集成·医部全录》，人民卫生出版社1983年版。

185. 李经纬主编：《中医人物辞典》，上海辞书出版社1988年版。

186. 李云主编：《中医人名辞典》，国际文化出版公司1988年版。

187. 何时希辑：《中国历代医家传录》，人民卫生出版社1991年版。

188. 中国科学技术协会编：《中国科学技术专家传略·医学编》（中医学卷一），人民卫生出版社1999年版。

189. 崔月犁、韦功浩主编：《中国当代医学家荟萃》（第一卷），吉林科学技术出版社1987年版。

190. 陈敏章、贺建国主编：《中国当代医学家荟萃》（第二卷），吉林科学技术出版社1988年版。

191. 韩光、张宇舟主编：《中国当代医学家荟萃》（第三卷），吉林科学技术出版社1989年版。

192. 陈道瑾、薛渭涛编：《江苏历代医人志》，江苏科学技术出版社1985年版。

193. 俞志高编：《吴中名医录》，江苏科学技术出版社1993年版。

194. 秦文斌主编：《吴中十大名医》，江苏科学技术出版社1993年版。

195. 马一平主编：《昆山历代医家录》，中医古籍出版社1997年版。

196. 戴祖铭编著：《常熟历代名医志》，2003年内部版。

197. 高红勤主编：《太仓中医人物志》，江苏凤凰科学技术出版社2019年版。

198. 葛惠男、欧阳八四主编：《吴中名医碑传》，江苏凤凰科学技术出版社2016年版。

199. 欧阳八四编著：《吴中医家与医著》，江苏凤凰科学技术出版社2016年版。

200. 龚明之：《中吴纪闻》（宋元笔记丛书），孙菊园点校，上海古籍出版社1986年版。

201. 洪迈：《夷坚志》，何卓点校，中华书局1981年版。

202. 顾嗣立：《元诗选初集》，中华书局1987年版。

203. 顾沅辑：《吴郡文编》（苏州文献丛书第1辑），上海古籍出版社2011年版。

204. 钱穀编：《吴郡文粹续集》（《景印文渊阁四库全书》第1385—1386册），台湾商务印书馆2008年影印版。

205. 陆龟蒙：《陆龟蒙全集校注》，何锡光校注，凤凰出版社2015年版。

206. 黄溍：《黄溍集》，王颋点校，浙江古籍出版社2013年版。

207. 高启：《高青丘集》，徐澄宇、沈北宗校点，上海古籍出版社1985年版。

208. 王鏊：《王鏊集》，吴建华点校，上海古籍出版社2013年版。

209. 唐寅：《唐伯虎全集》，中国书店1985年版。

210. 文徵明：《文征明集》，周道振辑校，上海古籍出版社1987年版。

211. 祝允明：《祝允明集》（苏州文献丛书第4辑），薛维源点校，上海古籍出版社2016年版。

212. 徐祯卿：《徐祯卿全集编年校注》，范志新编年校注，人民文学出版社2009年版。

213. 刘溥：《草窗集》，明成化十六年（1480）刻本。

214. 顾鼎臣：《顾文康公三集》，明刻本。

215. 顾鼎臣、杨循吉:《顾鼎臣集·杨循吉集》(苏州文献丛书第2辑),蔡斌点校,上海古籍出版社2013年版。

216. 归有光:《震川先生集》,周本淳校点,上海古籍出版社 1981年版。

217. 蔡羽:《林屋集》,明嘉靖八年(1529)刻本。

218. 吴讷:《思庵先生文粹》,明嘉靖二十七年(1548)重刻本。

219. 吴讷:《吴文恪公大全集》,清抄本。

220. 徐缙:《徐文敏公集》,明隆庆二年(1568)刻本。

221. 郑若庸:《北遊漫稿文》,明隆庆三年(1569)刻本。

222. 文震孟:《药园文集》,1930年晒印本。

223. 王世贞:《弇州山人续稿碑传》,台北明文书局1991年影印版。

224. 沈德潜:《沈归愚诗文全集》,清乾隆刻本。

225. 朱存理:《铁网珊瑚》(《文渊阁四库全书》第815册,子部),上海古籍出版社2003年影印版。

226. 许有壬:《至正集稿》(《文渊阁四库全书》第1 211册,集部别集类),上海古籍出版社2003年影印版。

227. 陈基:《夷白斋稿》(《文渊阁四库全书》第1 222册,集部别集类),上海古籍出版社2003年影印版。

228. 胡翰:《胡仲子集》(《文渊阁四库全书》第1 229册,集部别集类),上海古籍出版社2003年影印版。

229. 王彝:《王常宗集》(《文渊阁四库全书》第1 229册,集部别集类),上海古籍出版社2003年影印版。

230. 王行:《半轩集》(《文渊阁四库全书》第1 231册,集部别集类),上海古籍出版社2003年影印版。

231. 王偁:《虚舟集》(《文渊阁四库全书》第1 237册,集部别集类),上海古籍出版社2003年影印版。

232. 王绂:《王舍人诗集》(《文渊阁四库全书》第1 237册,集部别集类），上海古籍出版社2003年影印版。

233. 梁潜：《泊庵集》（《文渊阁四库全书》第1 237册，集部别集类），上海古籍出版社2003年影印版。

234. 王璲：《青城山人集》（《文渊阁四库全书》第1 237册，集部别集类），上海古籍出版社2003年影印版。

235. 杨士奇：《东里集》（《文渊阁四库全书》第1 238—1 239册，集部别集类），上海古籍出版社2003年影印版。

236. 杨荣：《文敏集》（《文渊阁四库全书》第1 240册，集部别集类），上海古籍出版社2003年影印版。

237. 金幼孜：《金文靖集》（《文渊阁四库全书》第1 240册，集部别集类），上海古籍出版社2003年影印版。

238. 王直：《抑庵文集》《抑庵文后集》（《文渊阁四库全书》第1 241—1 242册，集部别集类），上海古籍出版社2003年影印版。

239. 徐有贞：《武功集》（《文渊阁四库全书》第1 245册，集部别集类），上海古籍出版社2003年影印版。

240. 韩雍：《襄毅文集》（《文渊阁四库全书》第1 245册，集部别集类），上海古籍出版社2003年影印版。

241. 郑文康：《平桥稿》（《文渊阁四库全书》第1 246册，集部别集类），上海古籍出版社2003年影印版。

242. 沈周：《石田诗选》（《文渊阁四库全书》第1 249册，集部别集类），上海古籍出版社2003年影印版。

243. 李东阳：《怀麓堂集》（《文渊阁四库全书》第1 250册，集部别集类），上海古籍出版社2003年影印版。

244. 朱存理：《楼居杂著》（《文渊阁四库全书》第1 251册，集部别集类），上海古籍出版社2003年影印版。

245. 吴宽：《家藏集》（《文渊阁四库全书》第1 255册，集部别集类），上海古籍出版社2003年影印版。

246. 顾清：《东江家藏集》（《文渊阁四库全书》第1 261册，集部别集类），上海古籍出版社2003年影印版。

247. 王立道：《具茨集》（《文渊阁四库全书》第1 277册，集部别集类），上海古籍出版社2003年影印版。

248. 王世贞：《弇州四部稿》《弇州续稿》（《文渊阁四库全书》第1 279—1 284册，集部别集类），上海古籍出版社2003年影印版。

249. 孙继皋：《孙宗伯集》（《文渊阁四库全书》第1 291册，集部别集类），上海古籍出版社2003年影印版。

250. 韩奕：《韩山人诗集》（《四库全书存目丛书》集部第23册），齐鲁书社1997年影印版。

251. 张适：《甘白先生张子宜文集》（《四库全书存目丛书》集部第25册），齐鲁书社1997年影印版。

252. 王宾：《光庵集》（《四库全书存目丛书》集部第28册），齐鲁书社1997年影印版。

253. 杨循吉：《松筹堂集》（《四库全书存目丛书》集部第43册），齐鲁书社1997年影印版。

254. 靳贵：《戒庵文集》（《四库全书存目丛书》集部第45册），齐鲁书社1997年影印版。

255. 毛澄：《三江遗稿》（《四库全书存目丛书》集部第46册），齐鲁书社1997年影印版。

256. 顾鼎臣：《顾文康公文草》（《四库全书存目丛书》集部第55册），齐鲁书社1997年影印版。

257. 方鹏：《矫亭存稿》（《四库全书存目丛书》集部第61册），齐鲁书社1997年影印版。

258. 袁袠：《衡藩重刻胥台先生集》（《四库全书存目丛书》集部第86

册)，齐鲁书社1997年影印版。

259. 黄省曾:《五岳山人集》(《四库全书存目丛书》集部第94册)，齐鲁书社1997年影印版。

260. 吕本:《期斋集》(《四库全书存目丛书》集部第99册)，齐鲁书社1997年影印版。

261. 孙升:《孙文恪公集》(《四库全书存目丛书》集部第99册)，齐鲁书社1997年影印版。

262. 刘凤:《刘子威集》(《四库全书存目丛书》集部第119-120册)，齐鲁书社1997年影印版。

263. 申时行:《赐闲堂集》(《四库全书存目丛书》集部第134册)，齐鲁书社1997年影印版。

264. 郑若庸:《蛣蜣集》(《四库全书存目丛书》集部第143册)，齐鲁书社1997年影印版。

265. 叶盛:《泾东小稿》(《续修四库全书》集部第1 329册)，上海古籍出版社2002年影印版。

266. 张凤翼:《处实堂集》(《续修四库全书》集部第1 353册)，上海古籍出版社2002年影印版。

267. 叶燮:《已畦集》(《续修四库全书》集部第1 698册)，上海古籍出版社2002年影印版。

268. 袁枚:《随园诗话》线装书局2010年版。

269. 孙中旺、曹培根主编:《江苏艺文志·苏州卷(增订本)》，凤凰出版社2019年版。

270. [日]丹波元胤:《中国医籍考》，人民卫生出版社1956年版。

271. [日]冈西为人编:《宋以前医籍考》，人民卫生出版社1958年版。

272. 郭霭春主编:《中国分省医籍考》，天津科学技术出版社1984年版。

273. 严世芸主编:《中国医籍通考》，上海中医学院出版社1992—1994

年版。

274. 沈括、苏轼:《苏沈良方》,杨俊杰、王振国点校,上海科学技术出版社2003年版。

275. 葛可久:《十药神书》,陈修园注,人民卫生出版社1956年版。

276. 浦江县中医院编:《戴原礼医论》,上海科学技术文献出版社1999年版。

277. 王履:《医经溯洄集》(中医古籍小丛书),左言富点注,江苏科学技术出版社1985年版。

278. 王履:《王履〈华山图〉画集》(中国古代绘画名作辑珍),天津人民美术出版社2000年版。

279. 王宏翰:《医学原始》,上海科学技术出版社1989年影印版。

280. 王宏翰:《性原广嗣》,中医古籍出版社2014年影印版。

281. 王维德:《外科证治全生集》,胡晓峰整理,人民卫生出版社2006年版。

282. 曹仁伯:《琉球百问》(中医古籍小丛书),顾泳源、江一平点注,江苏科学技术出版社1983年版。

283. 唐笠山辑:《吴医汇讲》,丁光迪校,中国中医药出版社2013年版。

284. 盛维忠主编:《薛立斋医学全书》,中国中医药出版社1999年版。

285. 任春荣主编:《缪希雍医学全书》,中国中医药出版社1999年版。

286. 缪仲淳著,褚玄仁编,李顺保注:《缪仲淳医书全集》,学苑出版社2000年版。

287. 张民庆等主编:《张璐医学全书》,中国中医药出版社1999年版。

288. 孙中堂主编:《尤在泾医学全书》,中国中医药出版社1999年版。

289. 黄英志主编:《叶天士医学全书》,中国中医药出版社1999年版。

290. 刘洋主编:《徐灵胎医学全书》,中国中医药出版社1999年版。

291. 徐景藩等主编:《徐灵胎研究文集》,上海科学技术出版社2001年版。

292. 王暻主编:《陆懋修医学全书》,中国中医药出版社1999年版。

293. 曹存心著,褚玄仁辑注,李顺保审订:《曹存心医学全书》(中医古籍校注释译丛书),学苑出版社2006年版。

294. 张绍重、刘晖桢编著:《汪逢春》(中国百年百名中医临床家丛书),中国中医药出版社2002年版。

295. 俞中元主编:《承淡安》(中国百年百名中医临床家丛书),中国中医药出版社2003年版。

296. 吴绍德等整理:《陆瘦燕针灸论著医案选》,人民卫生出版社1984年版。

297.《吴中医集》编写组:《吴中医集·温病类》,江苏科学技术出版社1989年版。

298.《吴中医集》编写组:《吴中医集·临证类》,江苏科学技术出版社1992年版。

299.《吴中医集》编写组:《吴中医集·医经类》,江苏科学技术出版社1993年版。

300.《吴中医集》编写组:《吴中医集·方药类》,江苏科学技术出版社1993年版。

301. 龚纯编著:《中国历代卫生组织及医学教育》,卫生部科教司、第四军医大学1983年内部版。

302. 王振国主编:《中国古代医学教育与考试制度研究》,齐鲁书社2006年版。

303. 任应秋主编:《中医各家学说》(高等医药院校教材),上海科学技术出版社1986年版。

304. 全国医药总会编:《全国医药团体代表大会特刊》,1929年刊本。

305. 吴县政协文史资料委员会编:《吴地文化一万年》,中华书局1994年版。

306. 强亦忠主编:《苏州科技文化》,江苏凤凰科学技术出版社2016年版。

307. 华润龄:《吴门医派》(苏州文化丛书),苏州大学出版社2004年版。

308. 欧阳八四主编:《吴门医派》(中医流派传承丛书),湖南科学技术出版社2021年版。

309. 王国平、唐力行主编:《明清以来苏州社会史碑刻集》,苏州大学出版社1998 年版。

310. 苏州博物馆编:《苏州博物馆藏历代碑志》,文物出版社2012年版。

311. 张英霖主编:《苏州古城地图》,古吴轩出版社2004年版。

312. 张墀山等:《苏州风物志》,江苏人民出版社1980年版。

313. 江苏省地方志编纂委员会编:《江苏老字号志》,江苏凤凰科学技术出版社2020年版。

314. 孙中浩主编:《苏州老字号》,古吴轩出版社2006年版。

315. 苏州地方志编纂委员会办公室、苏州市档案局编纂:《苏州中药堂号志》,1985年内部版。

316. 何大明:《百年雷允上》(苏州民族工商业百年名企系列丛书),苏州大学出版社2018年版。

317. 王馨荣:《天赐庄:西风斜照里》(文化沧浪丛书),东南大学出版社2004年版。

后　记

苏州山明水秀，风物清嘉，历史悠久，经济繁荣，文化昌盛，素称鱼米之乡、丝绸之府、园林之都、文物之邦、工艺之城，又杏林兴盛，名医辈出，医著浩瀚。苏州古有吴中的别称，吴中医学是中医学的重要组成部分，是我国著名的地域性医学。吴中医学具有“名医多、医著多、创温病学说”等显著特点，数千年来为吴地人民的医疗健康和社会繁荣昌盛做出了杰出贡献。然而，至今虽有《吴门医派》和《吴中名医录》等书出版，但尚无全面系统记述吴中医学史的著作问世，不能不说是一件憾事。有鉴于此，2021年9月，苏州大学江南文化研究院院长、苏州城市学院苏州发展研究院院长、《苏州全书》编纂出版委员会副主任委员、《苏州通史》总主编王国平教授力邀本人编纂吴中医学史专著。但限于学识，加之有关史料的匮乏，编纂吴中医学史力尚不逮，今竭尽全力撰成《苏州医药简史》，洵为后人编纂《苏州医药史》奠一基石矣。

本人治吴中医学史已整整37个春秋，延续至今未有间断。由于本人酷嗜文史，工作之余1983起在报刊上发表了一些昆山历史文化文章，故1987年2月从临床医疗岗位被抽调至县卫生主管部门，担任《昆山县志·卫生篇》副主编兼主笔，参加首轮新编地方志编纂工作，就此开始了地方医学史的研究。1990年修志结束，《昆山县志》出版后，本人留在机关从事卫生行政管理工作。30多年来，在圆满完成本职工作任务的前提下，千方百计利用业余时间深入研究吴中医学史（延伸至中国医学史）、中医药文化与地方文史，取得一定成果，撰写了20多篇医学史与中医药文化方面的论文，在《中华医史杂志》《中医文献杂志》《中医药文化》等核心学术期刊上发表，并在多次全国、江苏省医史文献与中医药文化学术会议上交流。主编出版了医学史专著《昆山历代医家录》，参编出版了《苏州通史》《苏州科技文化》《苏州科技史话》《吴中十大名医》《昆山县志》《昆山市志》《昆山卫生志》《昆山民族民间文化精粹·中医卷》等地方文化、地方志、科学技术史和医学史著作50多本（套），获全国、江苏省、苏州市社会科学类、自然科学类优秀成果奖7次和江苏中医药科学技术奖三等奖1次，指导申报成功省（直辖市）级非物质文化遗产项目（传统医药类）3个。

《苏州医药简史》设吴中医学的起源、吴中医学的发展、吴中医学的兴盛、吴中医学的坚守和苏州西医学的传入与发展、姑苏名儒医摭菁、吴门名太医掇英、吴地名世医撷秀、苏州民国名医选粹、吴中名医著掠影、吴郡名药店拾萃、苏州对外医学交流钩沉十一章一百十九节（另附苏州历代太医名录），追溯苏州医药业的渊源与发展脉络，力求达到熔学术性、知识性和可读性于一炉，充分展现苏州医药文化的深厚积淀和独特魅力，从而成为苏州史、吴文化史和江南文化史中一朵绚丽多彩的奇葩。为达到上述之目标，举凡历部苏州府县志与乡镇志、各种有关史书、实录、家谱、年表、书目、碑文、墓志、医著、文集、笔记、日记、档案、辞书、杂志、报纸等文字资料，以及各大图书馆古籍数据库的电子资料，皆在搜集网罗选摘之列。笔者对所得资料细心辨析，精心考证，去伪存真，去芜存菁，从而达到沙里淘金之功。较为重要者略述如下：一、根据史实，纠正了长期以来形成的浦江名医戴思恭来吴行医而致吴中医学大盛的片面看法。二、明太医院院使朱儒纂《太医院志》中记载成化至弘治年间太医院院使施钦为吴江县人（属孤证），但明万历《无锡县志》与无锡《施氏宗谱》均明确记载其为无锡县人（迁居无锡已经七世），且吴江历部县志均无载，故排除为吴江县人。三、从出土的明太医院院使薛己母颜氏墓志铭了解其家族世系，纠正了以往记载薛己在其父薛铠去世后接任太医院医士的错误；又据《明世宗实录》记载薛己升任太医院院使时间为嘉靖十二年，纠正了医史界认为其嘉靖九年致仕之谬；还据薛己在校刊前贤医著作序自署“长洲薛己”，纠正了清《苏州府志》将其作“吴县人”的乡贯错误。四、透过吴江旧地方志言之凿凿地说明万历年间太医院院使朱儒是吴江人的表象，考证出朱儒的曾祖已迁居嘉兴府秀水县，入籍秀水了，只是祖籍吴江，故本书不予收入。五、根据相关张氏墓志铭改正了明张世华嘉靖年间为太医院院判的错误，实为其子张承宗任太医院院判而封为太医院院判的荣衔；又纠正了乾隆《苏州府志·张世华传》中的一些史实错误，以较正确的内容写入本书。六、竭力挖掘考证出了自唐至清苏州及所属各县医药机构与职官的概况，填补了相关历史空白。七、历时数载挖掘考证出了清初长洲名医张璐的父亲竟是明末著名书画鉴藏家张丑。八、据叶桂《本事方释义·序》中自署“长洲叶桂”和清《吴县志》中叶桂居住地上津桥北堍属长洲县，纠正了清《苏州府志》与《清史稿》将其作“吴县人”的乡贯错误；据清《苏州府志》中薛雪居住地俞家桥畔扫叶庄属长洲县，纠正了《苏州府志》和《清史稿》将其作“吴县人”的乡贯错误。九、通过文献考证出道光四年（1824）琉球国国医官吕凤仪没有来华从师曹存心开始学医三年，而是来函向曹存心求教学医中的疑惑，后于道光七年（1827），利用使团赴京途经苏州之机，才执弟子礼谒见曹存心先生，告留一日，当面以百问求教。现以正确史实撰述于书中。十、竭尽所能搜集到了文献所载有姓名的苏州历代太医250多人，编成《苏州历代太医名录》附书中，既是极珍贵且价值很高的历史资料，也是反映历史上吴中医学水平的一个标志。诸如此类，余不多赘。历尽艰辛，耗时近3年，跨入甲辰龙年之际终于完成了撰写任务，倍感欣慰。我的先父与小女属相均为龙（相差一甲子），在龙年完成本书的写作，更具纪念意义。

著名医古文和中医文献学家、上海中医药大学终身教授段逸山老师为本书热情作序，知名书法篆刻家与文史学者、南通博物苑赵鹏先生为封底治印，画家陆娟女史为封面勒口绘图，均使本书增色匪浅，首先向他们表示衷心的感谢！同时，也应感谢苏州图书馆、国家图书馆、上海图书馆无偿提供的网上电子古籍查阅。在本书的编撰过程中，得到了顾珂溢、王馨荣、范庭卫、施晓平、徐苏君、徐欣晔、郑洪、华润龄、尢小鹤、尢小龙、金传相、金羲和、吴兆平、余舒平、李峰、杜祯彬、倪浩文、浦德琪、王林弟、陈仁寿、沈劼、薛昊、刘军、郑黎明、龚正丰、加藤久幸、范志芳、陆卫星、董宏利、夏冰、孙中旺、李青等专家、学者、朋友的无私帮助，顾珂溢医师提供了6部民国名医著的简介与图片、王馨荣研究员提供了柏乐文与惠更生的生平资料与图片。在出版过程中，得到了苏州城市学院、苏州大学王国平教授、昆山市中医医院封以生院长、昆山市中医医院主任中医师徐进康教授（江苏省名中医）、苏州市吴江区吴根越角中医药博物馆赵建林馆长、苏州明基友达公益基金会王黎明董事长、苏州市卫生健康委员会中医处周红处长（时任）、苏州职业大学陈璇教授、昆山市卫生健康委员会副主任兼昆山市城乡卫生指导中心主任朱敏先生、昆山市卫生健康卫生委员会副主任兼昆山市医学会会长张小川先生和古吴轩出版社有关编辑老师等的大力支持。在此，谨对所有关心、支持、帮助本书编撰出版的专家和朋友们，一并致以诚挚的感谢！

虽然本人殚精竭虑欲把本书写成一本内容丰富、文字优雅、考证严密、图文并茂、读者喜欢之书，但限于本人的学识水平，仍难免有疏漏和舛误之处，敬祈专家和读者不吝赐正，使之更臻完善。

在出版审校过程中，获悉本书于2024年9月23日被江苏省新闻出版局批准列入“江苏省‘十四五’时期重点图书出版专项规划项目”，笔者数载所付出之心血得到专家和省出版主管部门的认可，令人欣慰。

2024年2月24日于东吴求精阁

2024年11月22日又记